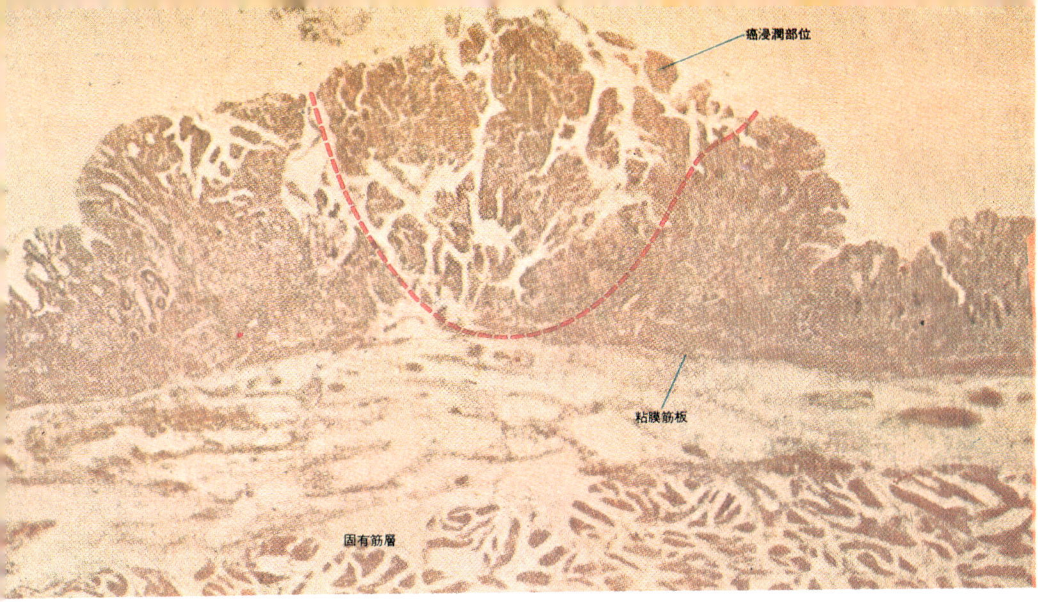

계 최소 위암(胃癌), 암은 위쪽으로 올라온 점막(粘膜)안 서 계상(楔狀)으로 증식되고 있다. 점막 근판(筋板)의 주 (走行)에는 이상(異常)이 없다.

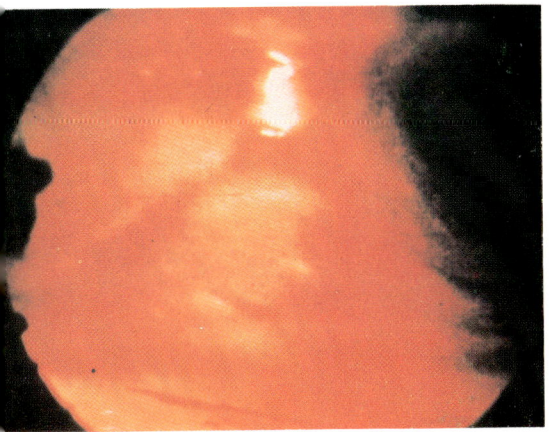

위(胃)카메라 상(像), A는 그 병(病)이 변한 부분

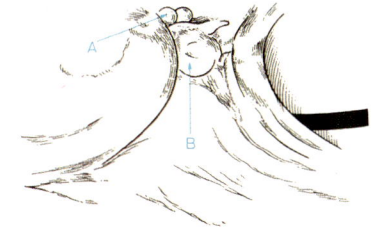

A 위각부(胃角部) 전벽(前壁) 전정(前庭)에 기식하는 백색(白色)의 작은 융기(隆起)
B 위각(胃角)의 비랑성(性) 변화

암(癌)

위(胃)의 사진은 수술 전에 X선 사진과 내시경 카메라에 의하여 진단된 직경 0.7cm라고 하는 세계에서 가장 작은 위암이다. 위암의 조기진단은 X선 검사의 2중 조영법(造影法), 위(胃)카메라, 세포 진단, 위생검(胃生檢)라는 네가지 병용(併用)에 의하여 간신히 완성된 것이다. 이 작은 암은 위궤양(胃潰瘍)이나 뿌리뿌가 먼저 진행된 증상은 없고 평탄한 점막(粘膜)에서 발생된 것이므로 자각(自覺)증상은 거의 없고 궤양증상(潰瘍症狀)을 동반하는 보통의 조기(早期) 위암보다도 발견은 곤란하다. 아래 사진은 이것과는 전혀 다른 전형적인 위암의 제거(除去) 표본이다.

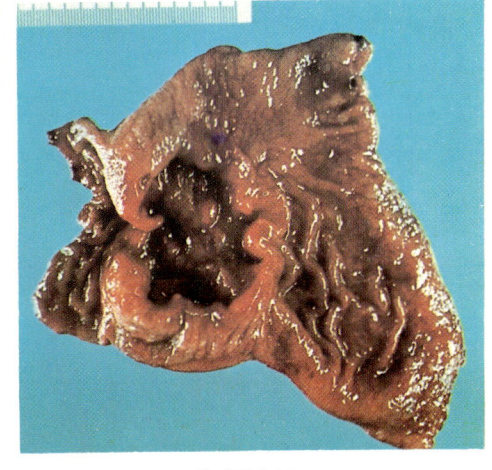

위암(胃癌)

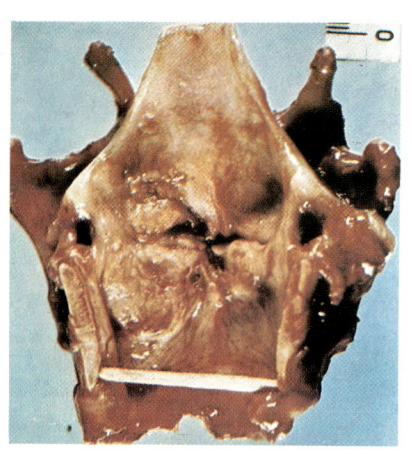

후두암(喉頭癌)

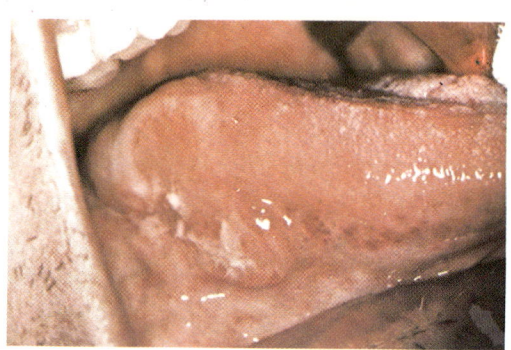

설암(舌癌)

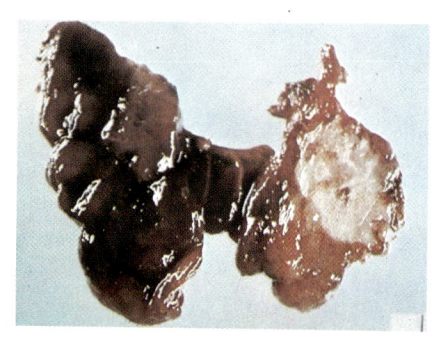

갑상선암(甲狀腺癌)

암의 치료도 날로 발전하고 있으며 우리나라도 세계적인 수준에 육박하고 있다. 치료성적도 ·외과(外科)요법을 중심으로 방사선(放射線)요법과 화학요법이 향상 되었다. 이미 암은 불치(不治)의 병이 아니며 일찍 발견하면 거의 완치 가능하다. 그러나 암의 사망율은 병사(病死)의 2위(位)를 차지하고 있고 특히 폐암(肺癌)의 급속한 증가는 위암을 앞지를 것으로 예측되고 있다. 암의 실태(實態) 일부를 각각 증세에 따라 나타낸다.

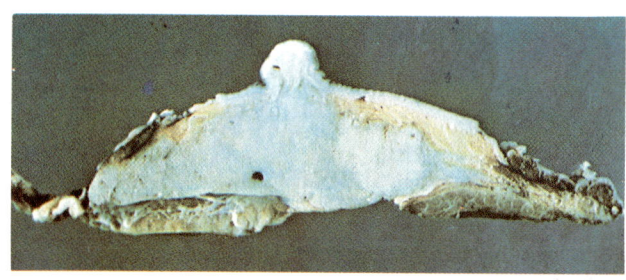

유암(乳癌) (左)

(下右) 피부의 유배(乳胚)
(下左) 피부의 함몰(陷沒)

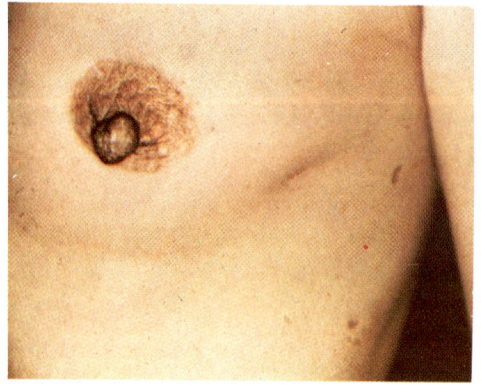

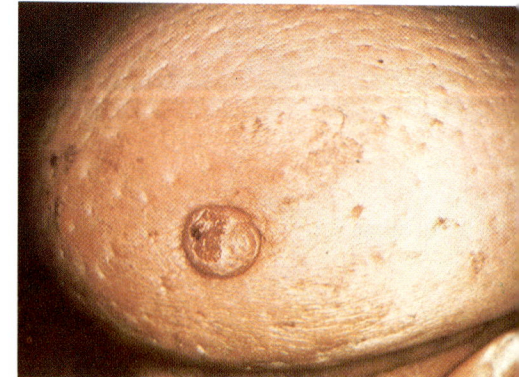

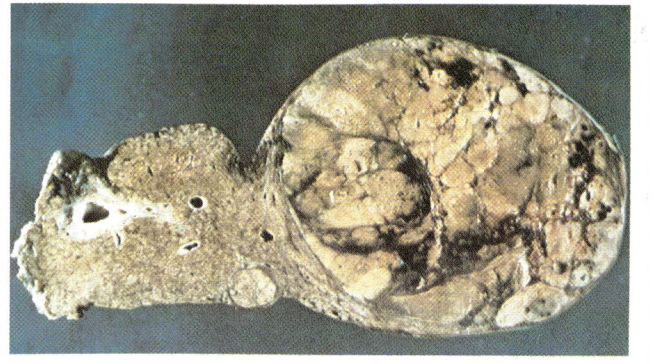

○ 간장암(肝臟癌)의 절제(切除)표본

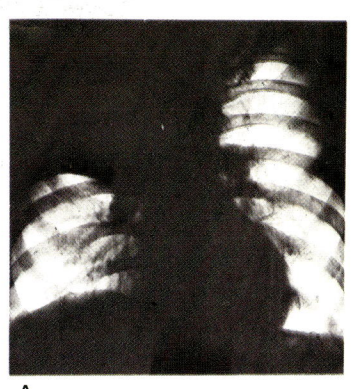

A

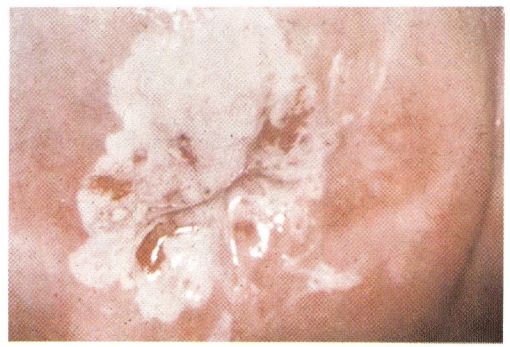

○ 골보스코프로 본 자궁질부(子宮膣部) 조산(酢酸)가공에 의하여 암의 부위가 명백히 희게 보인다.

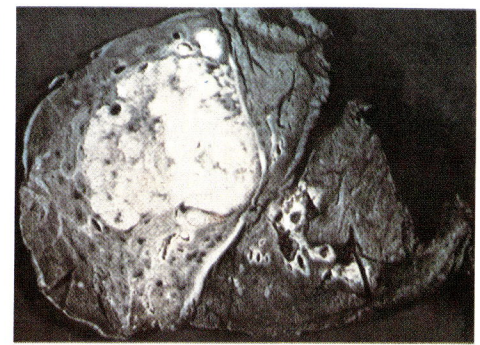

B   A는 폐암(肺癌)의 X선상(線像)

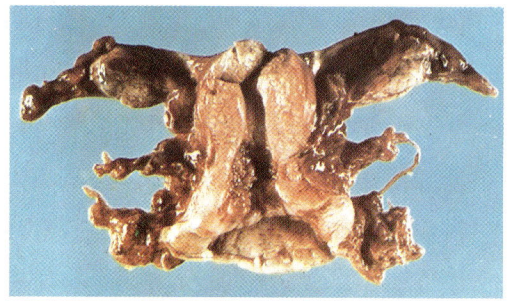

자궁암(子宮癌)

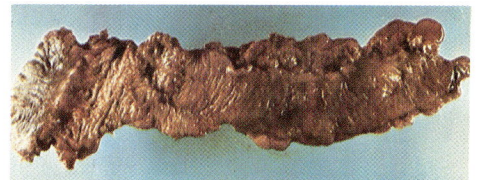

직장암(直腸癌)

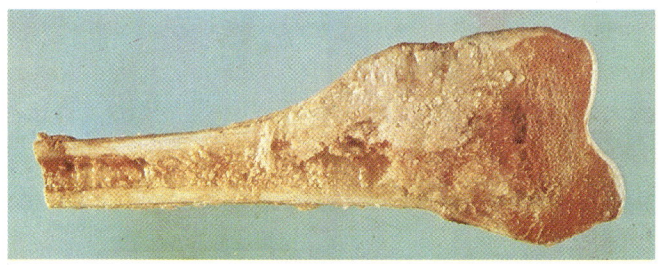

골육종(骨肉腫)

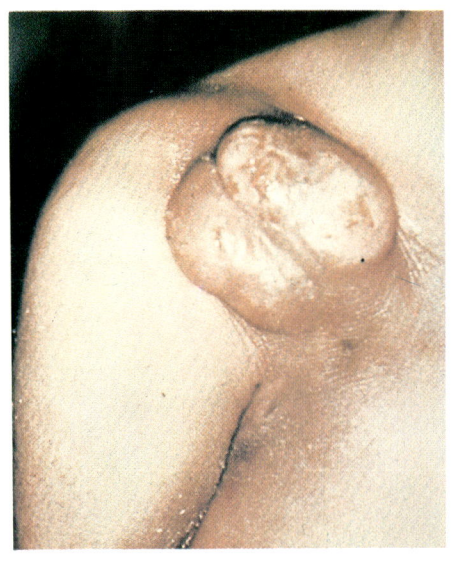 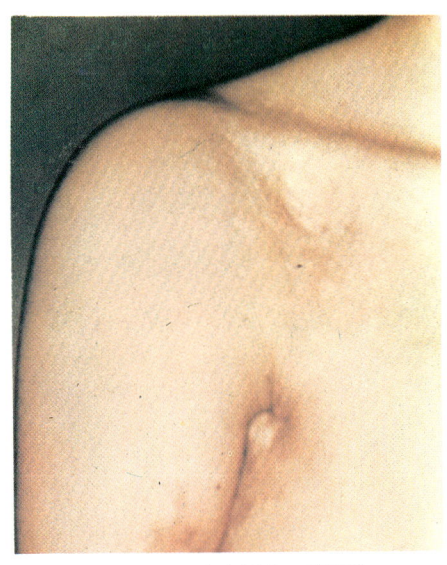

○ 화학요법에 의한 암소(癌巢)의 소실(消失)　(左)는 치료전, (右)는 치료후

암의 사망율은 그 치료성적의 향상과는 반대로 매년 증가하고 있고, 이것은 암에 대한 일반지식의 부족이 원인의 하나가 되고 있다. 암 정복의 길은 현대에 와서 그 지식의 보급과 국민 각자 한사람 한사람의 자각(自覺)에 달려 있다고 해도 과언이 아니다. 여기에 암 치료의 실태 일부를 치료 전후를 비교하므로서 나타냈다. 불치라고 생각되고 있는 진행암(進行癌)에 대한 방사선(放射線)이나 화학요법(化學療法)의 성과도 날로 증가하고 있다.

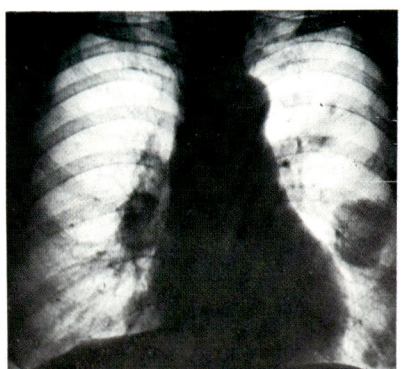

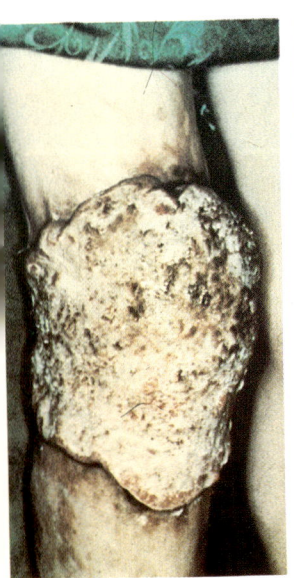 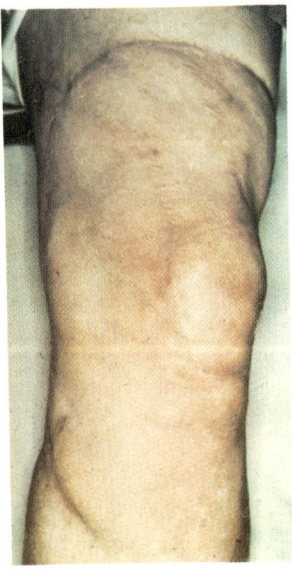

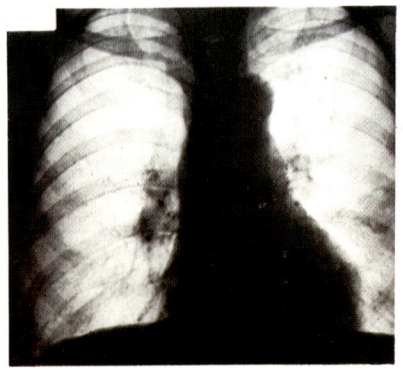

○ 우하지화상반낭암(右下肢火像瘢痕癌)
　 左는 치료전, 右는 치료후

○ 자궁암의 폐전이(肺轉移) 예로, 화학요법에 의한 전이소(轉移巢)가 거의 없어지고 있다.
　 上은 치료전, 下는 치료후

〈癌百科 執筆者〉

金潞経	서울大 医大 敎授 / 大統領主治医
金東集	가톨릭医大 敎授 / 大韓內科學會理事長 / 가톨릭癌센터所長
金炳洙	延世大 医大 敎授 / 延世癌센터病院長
金錫煥	前서울大 医大 敎授 / 서울中央病院長
金禮會	仁濟医大 主任敎授 / 白病院癌센터所長
金楨鎭	漢陽大 医大 敎授 / 前大韓治療放射線科学会長
金鎭福	서울大 医大 敎授 / 亜細亜太平洋癌學會會長 / 大韓癌學會理事長
金貴彦	延世大 医大 敎授 / 放射線治療專門医
金周恒	延世大 医大 敎授 / 癌治療專門医
高銀姬	延世大 医大 敎授 / 藥物療法治療專門医
金喆守	仁濟医大 副敎授 / 白病院內科專門医
朴基福	原子力病院 産婦人科部長
朴瑛勳	釜山 高神大 医學部 敎授 / 釜山 福音病院長
朴贊一	서울大 医大 副敎授 / 治療放射線科 主任敎授
柳東俊	慶熙大 医大 敎授 / 成人病豫防協会 理事
李章圭	前原子力病院長 / 大韓癌協會理事長
李重達	漢陽大 医大 病理學 敎授 / 漢陽大附屬病院 組織病理科長
李台鎬	慶北医大 敎授 / 慶北医大附屬病院長
李海宣	富川 第一病院長
崔龍默	慶熙大 医大 敎授 / 慶熙医大附屬病院 癌센터硏究室

머 리 말

우리 인간에 있어서 가장 기쁘고 소중한 것이 삶이요, 가장 두렵고 슬픈 것이 죽음이다. 그런데 주지(周知)하는 바와같이 우리들 삶에는 원하지 않는 질병이 따르고 이 질병은 죽음을 재촉하게 마련이다.

그 중에서도 암(癌)은 옛날부터 한번 걸리기만 하면 곧 죽음을 의미할 정도로 불치의 병으로 알려져 왔다.

우리나라의 경우에도 사망 원인 중에서 각종 암으로 사망하는 사람이 년간 5만명으로서 매년 증가일로에 있다.

이에 대한 대책의 하나로 최근 우리나라에도 중성자 치료 시설을 도입, 가동하고 있는 것을 비롯하여 각 종합병원에서는 암센터를 설치 운영하는 등 암 퇴치에 적극 대처하고 있다.

그러나 암은 아직까지 현대 의학의 힘으로 완전히 정복된 병은 아니다. 이 암이란 병에 대해서는 아는 것보다는 모르는 것이, 해결한 것 보다는 해결하지 못한 것이 우리나라 현실이고 앞으로 최우선적으로 해결해야 할 의학계의 과제이다. 그러나 그 정체를 명확하게 밝혀질 날도 결코 멀지는 않은 것이라고 이 분야에 종사하는 본인도 확신하고 있으며, 또 정복되는 날이 하루속히 오기를 바라마지 않는다.

최근 과학 문명의 획기적인 발전과 더불어 의학의 발달도 경이적인 진전을 보이고 있으며, 이에 즈음하여 선진국으로 힘차게 부상(浮上)하고 있는 우리 의학계에서도 이 부분에 지속적인 연구가 향상되고 있어 고무적인 실정이기에 암(癌)이란 병이 결코 불치의 병만은 아닌 것이다.

따라서 암을 정복하는 길은 여러가지가 있겠으나 이 책에서는 암의 정체, 조기발견의 길 또는 암의 예방과 치료 방법 등을 국내 최고의 의료진 20명이 공동집필, 그동안의 연구와 치료 결과 등을 토대로 하여 누구나 알기 쉽게 기술하고 있다.

그러므로 이 책은 불행하게도 암으로 고생하고 있는 환자들 뿐만 아니라 그 보호자들에게도 암을 퇴치하는 길잡이가 될 것을 믿어 의심치 않으며, 일반 대중 모두가 읽고 유의한다면 암의 공포에서 벗어날 수 있을 것이고, 나아가 국민 보건 향상에 일조(一助)가 되리라고 확신하는 바이다.

서울大学校医科大学 教授
서울大学教癌研究所 所長
韓国成人病豫防協会 会長

李 文 鎬

암百科 · 차례

머리말 —————————— 李文鎬(21)

암이란 무엇인가? ————— 李章圭(21)

암의 현황 / 22 암의 본태 / 26 암의 여러가지 증상 / 33 암의 조기발견 / 39 정기검진의 종류와 방법 / 40 집단검진의 종류와 방법 / 43 암의 치료법 / 45 암의 예방과 일상생활 / 50

암의 지식 ————————— 金潞経(55)

암의 본태 / 56 암이 발생하는 원인은 무엇인가? / 59 암의 증상은 어떻게 나타나는가? / 62 암 치료의 성공률은 조기진단이 좌우 / 64 임 치료에는 어떤 방법이 있는가? / 67

암의 조기발견을 위하여 ——— 金楨鎭(73)

암이란 무엇인가? / 74 암의 위험신호 / 75 장기(臟器)별로 본 암의 조기발견 / 77

암도 완치될 수 있다 ————— 金炳洙(87)

암은 예방이 제일이다 / 88 암은 조기발견해야 완치된다 / 92 약으로 완치시킬 수 있는 암 / 96 방사선요법과 약물요법 / 97 가족들의 협조와 국가의 시책이 필요 / 98

암의 예방 ————————— 李重達(101)

인류의 사인(死因)중 으뜸가는 암 / 102 암

세포와 암조직 / 103 암의 원인 / 104 좋은 혹과 나쁜 혹 / 107 암의 발견과 진단 / 109 암의 발견검사 / 109 암의 종류 / 111 깊숙한 부위에 있는 암의 경우 / 113

이것이 암이다 ──────────── 金錫煥(117)

암이란 무엇인가? / 118 암의 여러가지 원인 / 119 암의 예방과 치료는 어떻게 하는가? / 124 초기에 위암을 발견하려면 / 130 현재의 위 X선 검사방법 / 132

女性癌 ──────────── 朴基福(177)

여성암이란 무엇인가? / 178 자궁경암 / 179 자궁체암 / 134 난소암 / 185 융모상피암 / 186 질암 / 187 외음암 / 187 유암 / 188

암의 현황 및 관리대책 ──────── 柳東俊(191)

암의 정체는 무엇인가? / 192 암이란? / 192 암의 원인 / 193 암의 종류 / 194 역학(疫学) / 194 암의 진단 / 195

암의 골수이식(骨髓移植)요법 ────── 金東集(201)

골수이식이란? / 202 골수이식의 방법 / 202 골수이식의 대상질환 / 204 골수이식의 치료효과 / 205 골수이식의 문제점 / 205

각종 암의 수술요법 ──────── 金鎭福(209)

위암을 비롯한 각종 암의 수술요법 / 210

암의 방사선요법 ──────── 朴賛一(221)

암치료의 주요방법 / 222 방사선 치료란 무

엇인가? / 223 주요 암에 대한 방사선 치료 / 226 / 방사선 치료의 부작용 / 230

암의 약물요법 ──── 金禮會 金喆守 (231)

암의 조기발견 / 232 암의 발생 / 233 암의 치료법 / 234 DNA란 무엇인가? / 239 항암제 투여법 / 238 약물요법의 효과 / 239 항암제의 부작용 / 242 이상적인 약물요법 / 246 암의 예후 / 246

암의 면역요법 ──────── 崔龍黙 (247)

서론 / 250 면역요법의 종류 / 252 면역학적 치료방법 / 253 면역요법의 장래 / 262

암266 問答 ─────────────── (265)

자기진단과 예방법 ────── 金炳洙
　　　　　　　　　　　　　金貴彦
　　　　　　　　　　　　　金周恒
　　　　　　　　　　　　　高銀姬
위암·간암·췌장암 그밖의 암 ──── 朴瑛勳
자궁암에 대하여 ─────── 李台鎬
암으로부터 가족을 지키는 지혜 ── 金錫煥
이렇게 하면 암에 걸리지 않는다 ── 李海宣

각종 암의 증상과 그 대책 ──── (359)

위　암(胃癌) / 361
폐　암(肺癌) / 364
간　암(肝癌) / 366
자궁암(子宮癌) / 368
유방암(乳房癌) / 370
갑상선암(甲狀腺癌) / 373
간장암(肝臟癌) / 375

고환암(睾丸癌) / 377
골전이암(骨轉移癌) / 378
결장암(結腸癌) / 379
극세포암(棘細胞癌) / 380
기저세포암(基底細胞癌) / 381
뇌종양(腦腫瘍) / 383
대장암(大腸癌) / 386
담낭암(膽囊癌) / 386
담도암(膽道癌) / 387
방광암(膀胱癌) / 389
백혈병(白血病) / 391
설　암(舌癌) / 394
상인두암(上咽頭癌) / 396
하인두암(下咽頭癌) / 397
식도암(食道癌) / 397
신장암(腎臟癌) / 400
악성임파종(惡性淋巴腫) / 401
음경암(陰莖癌) / 402
요도암(尿道癌) / 403
인두암(咽頭癌) / 404
융모암(絨毛癌) / 405
자궁경부암(子宮頸部癌) / 406
자궁체암(子宮体癌) / 408
직장암(直腸癌) / 409
장　암(腸癌) / 416
전립선암(前立腺癌) / 417
췌장암(膵臟癌) / 419
피부암(皮膚癌) / 422
후두암(喉頭癌) / 423

전국 주요병원 일람 ──────(427)

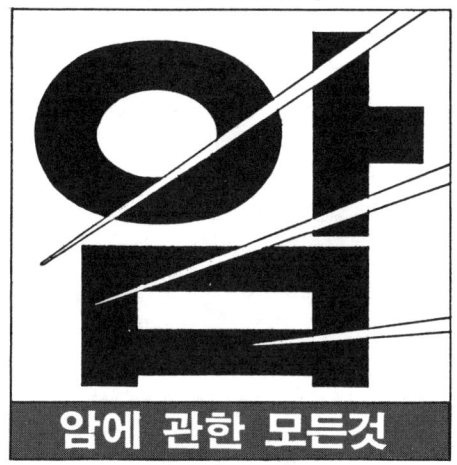
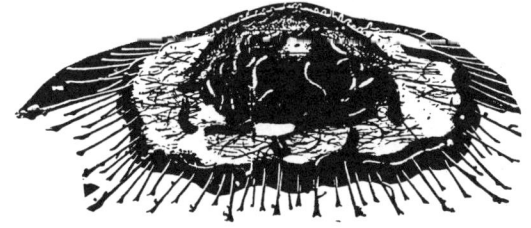

1

암이란 무엇인가?

李章圭

前 原子力病院長 / 前 大韓癌協会理事長

1. 암의 현황

최근에 와서 암의 이환율(罹患率)이 계속 증가하는 추세를 보이고 있다. 이것은 암에 대한 진단 방법이 진보했을 뿐만 아니라, 현대 의학이 발달함에 따라 인간의 평균 수명이 연장되기 때문에 암이 많이 발생할 수 있는 연령층이 늘어나고, 또 현대 산업문명이 낳은 여러가지 공해(公害)는 인간 생활에 부적당한 환경을 만들어 이것이 또한 암 이환율을 높이는 원인이 되고 있다.

실제로 어떤 암이 많고, 어떤 암이 적은가, 그리고 지리적 차이는 어떠한가 등에 대해서 한국과 세계 각국과의 현황을 살펴보기로 한다.

한국인의 암

최근 한국에서는 년간 약 5만여 명이 암으로 사망하고 있는 것으로 추산되며, 전세계의 암 사망자는 1년에 약 1백만 명 정도이다.

우리나라에 있어서의 부위별(部位別)암 발생률은 1970년부터 1979년까지 10년간의 통계에 따르면, 남자에 있어서 가장 많은 암은 위암(胃癌)으로 남자 전체의 약 20%를 차지하고 있으며, 그 다음이 간암(肝癌)으로 8%, 흡연과 밀접한 관계가 있다고 생각되는 폐암(肺癌)은 4%, 그리고 가장 적은 암은 갑상선암(甲狀腺癌)으로 약 1% 정도를 차지하고 있다.

한편, 여자에 있어서는 자궁암(子宮癌)이 가장 많아 전체의 30%를 차지하고, 그 다음은 위암으로 18%, 유방암(乳房癌) 9%, 그리고 가장 적은 암은 질암(膣癌)으로 1%를 차지하고 있다.

남녀 모두 통틀어서 볼 때 한국인에 가장 많은 암은 위암으로 약 29% 즉 전체의 약 ¼을 차지하고 있다. 그 다음이 간암(16%)등의 순서로 되어 있다.

암과 연령 —— 암(癌)은 일반적으로 연령이 증가함에 따라 그 발생 빈도도 증가한다. 특히 피부암과 전립선암(前立腺癌)등은 70세 이상의 노인층에 많고, 40세 이하에서는 거의 볼수 없다. 자궁암은 비교적 젊은 연령층에도 나타나지만 40대 이후의 연령층에서 많이 볼 수 있다.

소화기 계통의 암(위암·대장암·직장암 등)도 젊은 사람에서보다 40대나 50대에서 현저하게 많이 발생한다.

한편 혈액의 암이라고 불리는 백혈병(白血病)은 모든 연령층에서 볼 수 있으나 우리나라의 경우 1980년도 통계를 보면 30세 이전에 특히 그 발생률이 높다. 혈관종(血管腫)은 유아와 소아에서 가장 많이 발생하는 종양(腫瘍)이다.

백혈병·악성임파종 기타 조혈기관(造血器管)에 생기는 암은 유아와 소아에게 발생하는 암의 약 50%를 차지하고 있는 실정이다.

따라서 암은 모든 연령층에서 발생할 수 있는 것으로 젊다고 해서 안심할 수 있는 것은 아니다. 그러나 앞서 말한 몇 가지의 암,즉 어린이들에게 특히 많이 발생하는 암을 제외한다면 일반적으로 나이가 많을수록 암에 걸릴 가능성이 증가한다고 볼 수 있다.

암 발생의 지역적 차이 —— 우리나라에서는 아직 확실한 통계가 없어 지역적인 차이를 알 수 없으나, 일본의 경우 위암이나 폐암의 지역적 차이를 볼 수 있다.

이는 식사·기후·생활환경 등 여러가지 요소가 관계하고 있는 것으로 추정되는데, 위암은 습기가 많은 산성 토양, 한랭한 지방에 많고, 건조하고 온난한 지방, 그리고 석회암 지대에는 적다고 한다.

또한 쌀 생산이 많은 지방에서 많이 발생한다고 하는데, 쌀밥과 직접적인 관계가 있는지의 여부는 아직 확실히 규명되어 있지 않지만, 쌀의 단작(單作)지대에서는 다른 영양 섭취에 결함이 생기기 쉽다고 생각할 수 있다.

다량의 쌀밥을 섭취한다는 것이 위(胃)를 약화시키는 원인이 될 수도 있다. 따라서 불규칙적인 식사나 양이 많은 식사는 피하는 것이 좋다.

폐암의 경우를 살펴보면 공업지대, 특히 석탄 생산지나 인구 밀집 지역에서 많이 발생되고 있다.

공업지대의 대기오염(大氣汚染)은 담배 연기와 함께 폐암(肺癌)의 2대 원인이라고 지적되고 있지만, 이밖에도 자동차의 배기(排氣)가스, 석탄을 사용한 가정 난방(煖房)에 의한 공기 오염, 아스팔트 등도 폐암의 원인이 될 수 있다. 강우량(降雨量)이 많은 지방은 폐암이 적은데, 이는 비에 의하여 공기가 정화된다는 사실을 말해 주고 있다. 이러한 사실을 볼 때 우리나라도 공업지대, 도시와 같은 인구 밀집 지대는 폐암이, 그리고 농촌 같은 곳에서는 위암이 많지 않은가 생각된다.

세계의 암

지역에 따라 암의 발생 상황도 다르다. 이를테면 일본에는 위암이 많지만, 대만에 가면 위암은 비교적 적고 비인두(鼻咽頭)의 암이 1위로 되어 있다. 이집트에서는 방광암(膀胱癌)이 고율로 나타나는데, 그 이유는 특별한 주혈흡충(住血吸虫)이 이 지방에서 유행하고 있기 때문이다.

인도에 구순암(口脣癌)이 많은 것은, 이 지방 사람이 빈랑수(檳榔樹)속에 넣는 생석회 때문일 것이라는 설도 있고, 또 카시미아 지방의 사람은 숯불을 넣은 단지를 복부에 대고 보온(保溫)하는 습관이 있어, 이 때문에 복부의 피부에 암이 생긴다는 설도 있다.

이처럼 지방적으로 어느 특수한 암이 발생하고 있는 것은 설명하기 쉽지만 위암·식도암 등 어디서나 볼 수 있는 암의 지리적 차이에 대한 해석은 어려워 대부분은 상상의 범위를 벗어나지 못하고 있다. 아마 그럴 것이라고 추정은 되어도 결정적인 조건이 되지 않고 있다.

소련에 식도암이 많다고 하면, 누구나 워카와의 관계로 생각하고, 스위스에 갑상선암(甲狀腺癌)이 많다는 말을 들으면 요오드 부족과의 관계를 생각한다. 이렇게 해서 얻어지는 추정을 한 발 더 나아가 깊이 조사해서 참다운 원인이 아닌지를 추구하기 위해서는 여러가지 연구가 진행되어야 할 것이다.

세계의 실태 —— 암이 많은가 적은가를 판정하는 것은 대단히 어려운 일이다. 이를테면 위암의 사망율이 인구 10만에 대해 5.83이라고 해도 그것이 많은 것인지, 적은 것인지 아무도 모른다. 우리들은 국제적 또는 지리적으로 같은 방법으로 계산된 숫자를 나열해 놓고, 그 위치를 비교하여 많은 쪽의 그룹에 속하는지 암에 대해서는 앞에서 말한 바와 같이 부위별의 숫자를 비교해서, 어디에 암이 많은지 적은지를 알 수가 있다. 그러나 어떤 부위의 숫자가 많은지 적은지는 다른 나라 지역의 그것과 비교해야 비로소 알 수 있는 것이다.

이와 같은 비교 판정의 데이터로서의 연령정정 이환율(年令訂正罹患率—발생률)이 가장 적당하지만, 이 비율을 내기 위해서는 그 지역의 인구에 대한 기초적인 데이터가 완비되어야 함은 물론이고, 어떠한 형태로든 암의 신고(등록)제도가 마련되어 있어야 한다.

덴마아크, 미국의 코네티컷주 등에서는 이미 제2차 세계대전 전 또는 대전 중에 그 제도가 발족하여 계속 오늘에 이르고 있다.

세계적으로 이와 같은 신고 제도를 실시하고 있는 지역이 차차 증가하고 있는데, 그 결과가 발표되고 있는 나라는 한정되어 있으므로 암의 다소(多少)의 비교는 현재로서는 정정사망률에 의해서 하는 것이 보통이다.

이 비교는 정정 사망률의 계산이 가능한 지역에 한정되어 있는데, 발생 부위별로 보면 나라에 따라 그 비율에 큰 차이가 있다는 것을 알 수 있다.

전부위의 암 —— 백혈병(白血病)을 포함한 전부위(全部位)의 암의 정정 사망률(1964~65년)은 남자는 최고가 스코틀랜드, 최저가 포르투갈이다. 여자는 최고가 칠레, 최저가 포르투갈이다. 전부위를 통한 정정 사망률 중의 최고와 최저 사이에는 남녀 모두 그 차이가 2배가 되지 않는다는 점이 주목된다.

위   암 —— 남자는 일본이 발생률이 가장 높고 이어 칠레, 오스트리아의 순서이며, 미국 백인이 최저이다. 여자는 칠레가 가장 높고 이어 일본, 오스트리아, 최저는 남자와 마찬가지로 미국의 백인이다. 미국 백인의 위암이 매우 저율인 것이 주목된다.

폐   암 —— 남자는 스코틀랜드가 최고이고, 다음은 영국이다. 최저는 포르투갈이며 다음으로 일본이다. 여자의 최고는 남자와 마찬가지로 스코틀랜드, 2위는 영국이며 최저는 포르투갈이다.

유　　암 —— 네덜란드가 최고이며, 일본이 최저이다. 일본 다음으로 낮은 칠레도 일본의 2배 이상이며, 네덜란드는 약 7배이다. 일본의 유암 사망률이 낮은 것은 국제적으로 관심거리이다.

자궁암 —— 자궁경암(子宮頸癌)과　자궁체암(子宮體癌)을 합한 사망률은 미국 유색인이 최고이며, 칠레가 2위이다. 자궁경암이 적은 이스라엘은 자궁암 전체의 사망률도 또한 최저로 나타나 있다.

백혈병 —— 백인 여러 나라에서는 고연령(高年齡)에서 백혈병 사망률이 높다. 15세 미만의 연령층에 대한 비율은 남자는 덴마아크가 최고이며, 미국 유색인이 최저이다. 여자는 뉴질랜드가 최고, 미국 유색인이 최저이다.

55세 이상의 경우에는 남자는 덴마아크가 최고, 다음이 미국 백인, 최저는 일본이다. 여자는 덴마아크가 최고, 최저는 남자와 마찬가지로 일본이다. 남자의 미국 백인의 사망률은 일본의 5배이다. 고연령에 있어서의 일본의 저율(低率)이 주목된다.

2. 암의 본태(本態)

특　　징 —— 암은 의학적으로 악성종양(惡性腫瘍)이라고하는 병변(病變)의 총칭으로, 양성종양과 더불어 종양이라는 병변 단위를 이루고 있다.

암은 원래 신체의 일부인 어느 장기(臟器)에 국재(局在)한 병변으로서 시작되는 것인데, 그것이 전신에 퍼지고 또 국소(局所)의 병변을 통하여 전신에 나쁜 영향을 미침으로써 사람을 죽게 한다는 의미에서 암은 하나의 병이라고 할 수 있다.

그러나 암의 증식 초기에는 거의 아무런 병세도 나타나지 않으며, 국소의 치료로 완전히 고칠 수 있으므로 암은 전신적(全身的)인 병으로 인정하는 것은 적당하지 않다고 생각되기도 한다.

암은 암세포의 증식이 무한히 계속되는 것, 그리고 그 증식이 정상적인 신체의 조절통제(調節統制)의 범위를 벗어나는 것이 특징이다.

그 결과 주위의 장기조직(臟器組織)은 파괴되고, 혈관은 벽을 잃어 출현하며, 관(管)이 있는 장기에 있어서는 내강(內腔)이 좁혀져서 내용물이 통과할 수 없게 된다. 또한 혈관이나 임파관에 난입(亂入)한 암세포가 혈액이나 임파의 흐름을 타고 떨어져 있는 다른 장기에까지 흘러가서 거기에서도 증식을 시작하기 때문에, 전신의 도처에 암병소(癌病巢)가 퍼져 원발부위(原發部位)에서 일어났던 것과 똑같은 일이 사방에서 일어나게 되는 것이다.

이 상태는 패혈증(敗血症)때에 신체 밖에서 침입해 온 균이 장기에 농양(膿瘍)을 만들어 이것을 파괴하고, 차례차례 온몸에 퍼져가는 것과 매우 흡사하다. 그러나 암의 경우는 이와 같이 증식하여 퍼지는 것이, 원래 신체 속의 국소에 있었던 체세포(體細胞)가 그 성질을 바꾸었을 뿐이라는 점이 다르다.

즉, 암에 있어서는 신체를 망치는 것이, 원래 신체 내에 있는 세포가 악성화해서 생긴 것이라는 데에 매우 큰 특징이 있는 것이다. 균은 체세포와는 큰 차이가 있으므로 이 차이를 이용해서 균에만 강력하게 듣는 약을 써서 균을 퇴치할 수 있지만, 암세포는 체세포와 닮았기 때문에 현재로서는 암만을 퇴치하고 체세포에 해를 미치지 않는 약을 발견한다는 것은 용이한 일이 아니다.

암세포의 특징—정상의 체세포는 전신성 및 국소성의 조절기구 밑에서 그 기능도 증식되고 또 통제(統制)되고 있다.

이를테면 피부의 표피세포(表皮細胞)는 끊임없이 때가 되어 벗겨지는데 그것은 표피의 세포이고, 심부(深部)에서 증식하고 있는 기저세포(基底細胞)는 표층(表層)이 벗겨져 없어지는 만큼의 증식을 하고 있으며 덮어 놓고 자꾸 불어나지는 않는다.

간장과 같은 장기의 일부를 떼어내면 남은 간장의 세포는 분열을 일으켜 현저히 증식한다. 그 결과 간장의 무게가 처음 무게와 같은 만큼 불어나게 되면 간세포(肝細胞)가 불어나는 속도에 제한을 받아 차차 증식이 늦어지고, 마침내는 거의 정지되어 버린다.

암세포는 표피세포와 간세포처럼 원래 신체 자체에 있었던 세포가 변화한 것이므로, 그 증식은 정상세포의 경우와 마찬가지로 표피 속이나 간장 속에서 시작된다. 수가 점점 많아지면 정상적인 경우처럼 규칙적인 조직 구조가 되지 않고, 불규칙적인 덩어리를 형성하여 어느 것은 표면에 돌출하고, 어느 것은 곁의 구조 속에 침입한다. 그 때문에 인접부(隣接部)의 장기 구조가 파괴된다.

정상의 체세포가 증식할 때는 반드시 그것을 저지 하거나 영양을 공급하고 대사산물(代謝産物)을 내놓는 여러가지 조직 즉 결합조직이나 혈관·임파관이 조화를 이루면서 불어난다.

그런데 암세포의 증식은 일반적이어서, 필요한 부조직(副組織)의 증식은 억제되며, 불규칙적으로 수반되기도 한다. 그 때문에 증식한 세포군은 생명을 유지할 수가 없게 되어 국소(局所)에서 사멸한다. 이때에는 이미 파괴된 표면 구조나 혈관도 함께 파괴되므로, 출현이 일어나고 또 2차 감염에 직면하게 된다. 암에 걸리면 빈혈이 일어나거나 열이 나는 것은 이와 같은 과정 때문인 경우가 많다.

혈관이나 임파관의 벽을 파괴하여 내강(內腔)에 침입한 암세포는 혈액이나 임파의 흐름에 밀려서 다른 장기의 혈관이나 임파관에 들어가 증식하고, 전이(轉移)를 일으킨다. 전이는 화재의 불똥과 같은 것으로, 전이가 다시 당초의 암과 같이 크게 증식하여 또 다시 장기를 파괴하고 출현을 일으켜 기능을 방해한다.

이러한 사실에서 암이 미치는 가장 큰 악영향의 원인이 암세포가 정상적 조절 통제에 따르지 않는데에 있다는 것을 이해할 수 있다.

암세포가 생기기까지 —— 암세포가 어떠한 기구로 생기게 되는가 하는 문제는 현재 모두 해결된 것이 아니다. 정상세포의 증식 조절의 기구는 세포가 갖는 유전자의 정보와 체내의 여러 조건과의 분자 수준에서의 조화에 있으므로 이 조화가 새로운 성질을 가진 암세포와는 성립되지 않기 때문에 끝없이 현상이 일어나리라고 생각된다.

'암세포는 귀머거리여서, 이제 그만 멈추라고 하는 다른 세포로부터의 명령을 들을 만한 귀를 가지고 있지 않은 불구의 세포이다.' 라고 비유해서 말할 수도 있을지 모르겠다.

이러한 불구의 세포가 어째서 생기는가는 또 다른 문제이지만, 아마도 세포의 유전 정보 그 자체의 조직이나 그 발현 과정(發現過程)이 역시 분자 수준에서 일부분 어긋나서 생기게 될 것이다.

이 어긋나는 일이 생기고, 또 증식하는 성질만이 남아 있는 세포를 만드는 것은 분자 수준에서 정상세포에 작용하는 물리적·화학적·생물학적인 에네르기인데, 방사선·암원물질(癌原物質)·종양(腫瘍)바이러스에 있어서는 명백히 그러한 일이 이루어지고 있다.

조기의 암 —— 암의 경과에 대하여 앞에서 말한 바로 미루어 알 수 있는 것은, 화재의 경우와 마찬가지로 불씨가 작은 동안에 적당한 처치를 하면 크게 번지기 전에 처리할 수 있으나, 불똥이 튀어 불이 번져 버린 뒤에는 많은 노력을 기울여도 제압될 가능성이 적다는 사실이다. 현재 암에 대한 대책으로서 암의 조기발견(早期發見), 조기치료가 주장되고 있는 것은 이런 의미에서이다.

　조기의 암은 처음에 그것이 생긴 조직 속에 있다. 상피내암(上皮內癌)이라고 불리는 것도 그 하나로, 자궁이나 성대(聲帶)·피부 등에 그 예가 많이 있다. 점막내암(粘膜內癌)이라고 하는 것은 그것보다는 약간 진행된 상태인데, 위(胃)점막의 일부에만 국재(局在)하고 있다. 폴립암이라고 불리는 것도 처음에는 폴립의 점막층 속에만 국한되어 있으므로 마찬가지로 생각해도 좋을 것이다.

　이와 같은 조기의 암은 육안으로는 확실히 알 수 없는 것이며, 또 커진 암이라도 그 종류·성상(性狀)·증식 등을 올바로 인식하는 것은 병리 조직학적 검사에 의하여 현미경으로 확인할 수밖에 없다. 따라서 암의 치료에는 항상 병리학자가 의사단(醫師團)의 한 사람으로서 협력하지 않으면 안된다.

암의 종류 ──── 보통 암(악성종양)이라고 하는 것에는 상피성(上皮性)의 암종(癌腫)과 비상피성의 육종(肉腫)이 있다.

　상피성이라는 것은 표피(表皮)와 점막의 표면을 덮고 선구조(腺構造)를 만들어 여러가지 분비액을 내놓는 세포의 총칭이어서, 세포는 기저막(基底膜)이라고 하는 무세포성(無細胞性)의 막 위에 1층 또는 수층을 이루어 늘어서 있다.

　비상피성이라는 것은 지지조직(支持組織)인 섬유를 만드는 결합조직이나, 지방(脂肪)처럼 물질을 저장하는 것, 또는 근육·뼈·연골(軟骨)등처럼 운동에 관계하는 것이나 혈관처럼 관조직(管組織)을 만드는 것의 총칭이다.

　이렇게 보면 모든 세포에서 암이 생긴다는 것을 알 수 있다.

　암은 원래 조직세포가 변화하여 생기므로 이에 해당되는 명칭을 붙여 부른다. 이를테면 선암(腺癌)·편평상피암·점액세포암과 같은 암종(癌腫)과 골육종(骨肉腫)·근육종·지방육종과 같은 육종이 있다.

　이들 세포를 현미경으로 보면 성질의 변화와 형태의 변화는 있으나 대개는 처음의 조직 세포가 가지고 있던 분화형태(分化形態)를 갖추고 있다. 그러나 성질이 많이 변화하여 전문가의 눈으로 보아도 어떠한 세포에서 나온 암인지 확실히 단정할 수 없는 경우도 있다.

암은 또 이러한 조직 세포학적 수준 외에 그것이 생긴 장기의 이름을 붙여 위암·폐암 등으로 부르는 일도 있다. 전이(轉移)가 생긴 장기의 이름을 붙여 부르는 것은 속칭(俗稱)이고 의학적으로 올바른 호칭은 아니다.
　이를테면 위암이 전이해서 그 때문에 사망한 경우, 병은 위암의 간장 전이이며 간암은 아니다.

발　생── 암은 모든 연령의 사람에게 생긴다. 그러나 실제의 통계상으로 보면 5세 무렵에 좀 심해지고 그로부터 35세까지는 비교적 암이 생기는 일이 적으며, 그 후 연령과 더불어 점차 암이 생기는 빈도(頻度)가 높아진다.
　특히 45세 이상이 되면 암이 많으므로 이를 암연령이라고도 하는데, 어린이나 청년에 암이 생기지 않는 것은 아니다. 어린이의 암은 백혈병(白血病)·신종양(腎腫瘍)·부신종양(副腎腫瘍) 등이 주이고, 청년기에 있어서는 골육종·백혈종 등이 많으며, 노년에 있어서는 위암·폐암·자궁암 등이 많이 나타난다.
　암은 남성에게 약간 많은 경향이 있다. 여성에 있어서는 자궁암·유암 등 생식에 관계된 암이 있는 사실을 생각할 때, 남성 쪽이 일반적으로 암 원인에 직면하는 일이 많은듯 하다. 그러나 동물실험의 사실로 보면 남성 호르몬이 이러한 차이에 작용하고 있는 것 같다.
　암은 지구상의 지역이나 민족·국민·풍습과 관계되는 빈도(頻度)상의 차이가 있다.
　한국인에 있어서는 자궁암이 암 중에서 수위를 차지하고 있고, 영국이나 미국에 있어서는 폐암이나 전립선(前立腺)암이 1위를 차지하고 있는데 이 두 가지의 암은 한국인에게는 적다.
　또 피부암은 압도적으로 백인종에게 많고, 황인종과 흑인종에는 적은데, 그것은 태양의 자외선에 대한 색소의 보호작용과 관계가 있을 것이다. 피부암은 또 적도(赤道)에 가깝고 태양광선이 강한 지역에서 많이 볼 수 있다. 유태인에게 자궁암이나 음경암(陰頸癌)이 적은 것은 할례(割禮)와 관계가 있다고 말하는 사람도 있다.
　동물 실험에 있어서는 계통이나 종속(種屬)에 따라 암의 빈도에 현저한 차이가 있고, 인공적인 도태에 의하여 만들어진 어떤 종류에는 자연히 특정의 장기에 암이 생기기 쉬운 것이 있다.
　이런 의미에서 본다면 암이 되기 쉬운 성질은 유전되는 것으로 생각된다. 그러나 사람에 있어서는 유전형질(遺傳形質)이 실험 동물처럼 순화(純化)되어 있지 않으므로, 실제 문제로서는 크게 거론하거나 개인 위생상으로 걱정할 정도의 것은 아니다. 단, 어떤 종류의 유전 질환으로 암이 되기 쉬운 것이 있는 것은 알려져 있다. 색소성건피증(色素性乾皮症)이나 가족성(家族性)대장폴립증 등이 그것이다.

후천적인 병으로 암이 생기기 쉬운 것이 있는데, 이는 전암병변(前癌病變)이라고 불리고 있다.

한국인에 있어서 두드러진 것은 간경변증(肝硬變症)으로서, 정상의 간장보다도 수백 배 간암이 생기기 쉽다고 한다.

위궤양 등도 그 하나로 여기는 사람이 있다. 그러나 일반적으로 그런 병변이 있으면 그 언젠가는 반드시 암이 생기는 것은 아니고, 역시 거기에 암을 만드는 특별한 자극이 가해지지 않으면 암은 생기지 않는다고 생각되고 있다.

원   인──암의 연구는 암의 원인을 발견하여 그 작용과 발생 경위를 규명하는 방향으로 나아가고 있고, 최근 이 점이 상당히 밝혀지고 있다. 이러한 연구에는 동물이나 배양세포(培養細胞)가 사용되고 있다. 이와 같이 형태·화학·기능 등의 모든 면에서 연구가 추진되고 있다.

그 결과가 사람의 암에 직접 들어맞지 않는 일도 있으나, 기본적인 현상은 다를 까닭이 없는 것이다.

위험한 암원물질이나 방사선에 노출되어 있는 환경을 피함으로써 어떤 종류의 암은 예방될 수 있으나, 사람에게서 볼 수 있는 보통의 암은 아직 정확한 원인이 밝혀지지 않았으며 이 방면에 대한 노력이 계속되고 있다. 이를테면 세계 각국 국민의 암의 분포나 종류를 조사하여 어떻게든 그 원인을 찾아내려는 국제적인 노력도 기울여지고 있다.

모든 병은 신체속에 갖추어져 있는 조건[內因]과 외부로 부터 신체에 작용하는 조건[外因]의 두 가지에 의하여 일어난다.

암←(내인)×(외인)

위의 식에서 알 수 있듯이 유전이나 선행하는 병에 의하여 상당한 소지(素地)가 생기면, 적은 외인에 의해서도 병이 일어나는 것이다. 암도 예외는 아니다. 내인에 대해서는 앞의 '발생'의 항에서 언급했다.

외인은 물리적·화학적·생물학적인 세 종류로 나눌 수가 있다.

물리적 원인 —— 원자폭탄처럼 강력한 것으로부터 진단에 쓰이는 약한 것에 이르기까지 모든 방사선이 가장 중요하다.

방사선이 가진 이온 화력(化力)에 의하여 유전자의 분자 구조가 변화하기 때문인 것으로 생각된다. 화상을 일으키는 일도 때로는 암의 원인이 된다. 타박과 같은 기계력은 현재로는 직접적인 원인이라고는 생각되고 있지 않다.

화학적 원인 —— 처음에 석탄의 타알 속에 있는 탄화수소계(炭化水素系)의 암원물질이 피부암을 일으킨다는 것이 증명되었고, 이어 아니린 색소 중의 아조 화합물이 쥐에 간암을 일으킨다는 것이 증명된 이후, 현재에는 1,000종류에 달하는 화학물질이 강한 암원성(癌原性)을 가지고 있는 것으로 알려져 있다.

이들 물질이 작용하는 모양은 동일하지는 않지만, 어느 것이나 세포 속에 들어가서 분자 수준으로 작용하는 것으로 알려져 있다. 그러나 실험 동물에서 얻어진 소견(所見)만 가지고 인간에 대하여 어느 만큼 암을 만드는 힘이 있는가 하는 것을 바로 추론(推論)할 수는 없다.

현재로는 분명히 어떤 화학물질에서 생긴 것임에 틀림없다고 하는 암이란 극히 드물다. 그러나 공장에서 생기는 유해한 물질을 사람에게 접촉하지 않도록 함으로써 폐암·방광암을 감소한 사실은 있다. 암원성의 탄화수소는 유기물의 연소로 생기므로 모든 연기는 유해(有害)하다고 생각해도 좋다.

또 인공착색(人工着色)된 식품·화장품 등도 피하는 것이 좋다. 일반적인 사람에게는 암을 만들지 않더라도 내인(內因)이 갖추어진 경우에는 해가 없다고 단언할 수 없다.

생물학적 원인 —— 최근 암의 원인의 하나로서 바이러스가 거론되고 있다. 이것은 실험 동물에서 암을 만드는 바이러스가 많이 알려지게 된 것 외에 최근에 이르러 사람에게 감기를 일으키는 바이러스를 늘려서, 그것을 햄스터라고 하는 실험 동물에게 주사하여 암이 생기는 것을 볼 수 있었던 사실과 또 서아프리카 등에서 확실히 바이러스에 의해서 일어나는 듯한 악성임파종(惡性淋巴腫)의 지역적 유행이 있는 것을 알았다는 사실 등에 의한다.
 그러나 일반적인 암에서 바이러스는 결코 발견되지 않는다. 가령 신문 등에서 그러한 기사가 발표되었더라도 학문적으로는 인정될 수 없는 것뿐이다. 더우기 그 바이러스를 이용해 암을 치료할 수 있었다고 하는 보고는 전혀 신빙성이 없다. 그러나 사람의 암 속에 장차 바이러스가 발견될 듯한 종류가 있다는 것은 많은 학자가 생각하고 있는 바이다.

3. 암의 여러가지 증상

 암세포는 원래 정상세포가 어떠한 원인에 의하여 변화한 것이므로 암세포가 되었다고 해도 처음에는 특별한 증세를 일으키지 않는 것이 보통이다.
 암세포가 증식해서 그 주위의 조직을 압박하고 사방으로 전이(轉移)하여 신경섬유를 침범하거나 혈관을 침범해서 출혈을 일으키는 경우와 또 암세포의 번식으로 전신의 영양이 고갈되었을 경우에 증세가 나타나는 일이 많다.
 암은 인체의 도처에 생겨, 여러 곳으로 전이하기 때문에 그 일으키는 증세도 극히 다종다양하다. 따라서 암이 전신에 퍼져서 환자가 사망한 때에도 거의 증세를 나타내지 않아 암이라는 진단이 내려지지 않는 경우도 있고, 원인 불명의 발열이나 원인 불명의 동통(疼痛)등의 증세가 암의 전이에 의하여 일어나는 경우도 있다.
 이를테면 아주 고령자(高齡者)로, 거의 동통도 없고 노쇠(老衰)로 사망했다고 생각되는 사람을 해부해 보았더니 위암이 있고, 전신에 전이하여 퍼져 있었다고 하는 예도 있다.
 각종 암의 증세에 대해서는 각각의 항에서 설명될 것이므로 여기서는 여러가지 증세에 의하여 어떤 암을 생각하지 않으면 안되는가에 대하여 말하기로 한다.

 임파절종양과 암 —— 피부의 바로 아래에 있는 임파절이 붓는 일이 있다. 화농균(化膿菌)의 침입에 의하여 붓는 경우에는 대개 통증이 있고, 빨갛게 부으며 열이 있다. 암에 의하여 붓는 경우에는 보통 동통이 없으나 약간 딱딱한 감촉을 준다.

가끔 볼 수 있는 것은 좌경부(左頸部)로, 쇄골상와(鎖骨上窩 : 쇄골이 흉골에 붙은 상부의 움푹한 곳)에 2~3개의 임파절이 생기는 경우이다. 이것은 주로 위암이 생겨서 암세포가 임파관에 들어가게 되고 그것이 상부에 흘러가 임파절에 전이되는 경우로서, 빌효선(腺)전이라고 불리는 것이다. 이런 경우에는 비록 위(胃)에 아무런 이상이 없다고 생각하더라도 위암의 검사를 받아야 한다.

빌효선보다도 조금 윗쪽으로 경부(頸部)의 한쪽이나 양쪽에 임파절이 부어오르는 경우가 있다. 위나 식도(食道), 또는 폐에도 원발(原發)의 암이 없어 진단을 잘 내리지 못하는 일이 있으나, 이런 경우에는 대개 갑상선(甲狀腺)의 암이나 후두암(喉頭癌)으로 의심할 필요가 있다. 특히 갑상선 암은 극히 발육이 늦고 오랜 경과를 가지게 되므로, 원발의 갑상선암은 잠재하고 임파절 전이만이 표면에 나타나는 것이다.

옛날에는 경부의 임파절 종창(腫脹)은 대부분이 결핵성이었으나, 지금은 암이 가장 의심스럽다.

혈액의 암이라고 불리는 각종 백혈병(白血病)일 때에도 경부·겨드랑밑·서혜부(鼠蹊部)의 임파절이 붓는 일이 있으므로 혈액검사를 받지 않으면 안된다. 임파육종(淋巴肉腫)또는 호지킨병 등일 때에도 각처의 임파절이 붓는다.

안면 양측에 있는 이하선(耳下腺)이 유행성 이하선염처럼 단단하게 붓는 일도 있다. 이것을 미쿨리쯔병 [唾液腺의 疾患 참조] 이라고 하는 것으로 암에 가까운 병이다.

양쪽의 서혜임파절만이 붓는 경우에는 화농균(化膿菌)의 침입이나 성병(性病 : 매독이나 연성하감)인 경우도 있으나, 가끔 전립선(前立腺)이나 직장(直腸)의 암이 전이된 경우도 있으므로 전립선과 직장의 검사를 받아야 한다.

요컨대 피하(皮下)의 임파절이 부어 올랐는데 그것을 눌려도 아프지 않을 경우에는 어딘가에 암이 발생하고 있을 것으로 생각해야 한다.

신경통과 암 —— 신경통이라는 진단이 내려져서 그 치료를 해도 좀체로 낫지 않을 경우에는 어딘가에 암이 있어서 그것이 무증세(無症勢)이고, 신경의 어느 부분에 전이하여 신경 섬유를 압박하기 때문에 일어나는 것일지도 모른다고 생각해야 한다.

가끔 경험하는 일이지만 늑간신경통(肋間神經痛)에서와 같은 통증이 있는데, 원인을 잘알 수 없는 경우, 흉부(胸部)의 뢴트겐 사진을 찍어 보면 늑골의 일부에 분명히 암의 전이에 의한 변화가 있고, 그것이 신경 섬유를 압박하기 때문에 일어났다는 것이 판명되어, 그 원발소(原發巢)를 찾아 위암을 발견하는 수가 있다. 위암 뿐 아니라 폐암이나 직장암 등의 전이인 경우도 있다.

또 좌골신경통(坐骨神經痛)이라고 자기 스스로 판단하여 침이나 뜸질의 치료를 하고 있는 사람이 있다. 물론 좌골신경통일 경우도 있지만, 전립선암(前立腺癌)이 잠복해 있어서 그것이 골반 쪽에 전이하였기 때문에 일어난 암성(癌性)의 신경압박인 경우가 있다.

등이나 허리가 아파서 오랫동안 고통을 받는 사람이 있다. 이것도 척추골(脊椎骨)의 X선 사진을 찍어 보면 뼈에 변화가 있고, 또 그것이 췌장암(膵臟癌)이나 위 또는 장의 암으로부터의 골전이(骨轉移)에 의한 것이라는 것이 판명된 일도 있다.

경추골(頸椎骨)에 심한 동통이 있는 사람을 조사해 본 결과, 전립선암의 전이에 의한 것이라는 것을 알게 된 경우도 있다.

안면에 신경통(三叉神經痛)이 있는 경우에 잘 조사해 보면 상악골(上顎骨)의 암 때문인 일도 있다.

신경통과 약간 다르지만, 늑골이나 흉부를 망치로 가볍게 두드려 보면 꽤 심한 통증을 느끼는 경우가 있다. 이것은 백혈병일 경우도 있으나 다발성골수종(多發性骨髓腫)이라는 암과 비슷한 병일 경우도 있다.

기침·담과 암 —— 40세 이상인 사람으로, 감기도 아닌데 기침이나 담이 나오거나 때로는 담에 피가 섞여 나오면 옛날에는 폐결핵으로 의심하는 경우가 많았다. 결핵이라면 담 속의 결핵균을 조사해 보면 알 수 있지만, 결핵균도 발견되지 않을 경우에는 폐암을 생각하지 않으면 안된다.

폐암에도 원발(原發)하는 것과, 신체의 다른 부분(이를테면 위·장·자궁·유방 등)에 생긴 암이 전이(轉移)하여 폐에 생기는 것이 있다.

원발성폐암은 대개 단독으로 되어 있으나 전이성인 것은 다수의 병소(病巢)가 있다. 이것은 흉부의 뢴트겐 사진을 찍어 보면 알 수 있다.

그러나 뢴트겐만으로는 확실치 않은 경우가 있으므로 기관(氣管)에 가느다란 관을 넣어 세척(洗滌)하고, 그 액을 조사해서 암세포를 발견할 필요가 있다.

혈담(血痰)은 암이나 결핵 뿐 아니라 폐에 흡충(吸虫)이 기생하거나 폐렴이나 심장병에 있어서도 나오는 일이 있는데 무엇보다도 주의해야 할 것은 폐암이다.

배변의 이상과 암 —— 배변(排便)은 건강인의 경우 하루 1회 정도이다. 변은 부드러우면서도 고형(固形)으로, 일정한 굵기를 가지고 있다. 설사를 하거나 변비(便秘)가 있는 것은 배변이상(排便異常)이다.

만성의 설사로, 그 속에 혈액이나 점액(粘液)이 섞일 때는 궤양성대장염(潰瘍性大腸炎)같은 경우도 있으나, 일단 장암이 아닌가 의심해 보아야 한다. 그것은 주로 직장(直腸)부분에 암이 생겨, 그 표면이 무너져서 미란상태(糜爛狀態)가 되었을 때 생기는 것이다.

정상 배변이었던 사람이 점점 변비로 되거나 변이 가늘게 되고 때로는 혈액이 섞이게 되었을 때에도 직장암이 아닌가 생각하지 않으면 안된다. 그것은 직장 부분에 생긴 암이 커져, 장관(腸管)이 좁아지기 때문이다. 납짝하고 가는 변이 나오는 것은 상당히 협착(狹窄)이 진행된 경우이다.

혈변(血便)이 나와도 암이라고만은 할수 없다. 치핵(痔核)이 있거나 제4성병(性病)의 경우에는 혈변이 나오는 일은 있다. 그러나 암은 빨리 처치하지 않으면 치명적이 되는 병이므로 무엇보다도 더 주의해야 한다.

코올타르처럼 새까만 변이 나오는 일도 있다. 이것은 위 또는 장의 상부로부터의 출혈이 긴 장관을 통하여 나오는 경우에 화학변화를 받아 까만 색으로 변하는 것이다.

대개는 위·십이지장의 궤양이나 위암에서 나오는 출혈인데 때로는 대장(大腸)상부에 암이 생겨서 나오는 출혈일 수도 있다.

혈뇨와 암 —— 오줌에 혈액이 섞이는 병은 많이 있다. 우선 신장결핵, 요로(尿路)에 결석(結石)이 생겨 그것이 점막의 혈관을 손상해서 출혈하는 경우를 들 수 있다. 본태성신출혈(本態性腎出血)이라고 해서, 그 원인은 잘 모르지만 일시적으로 혈뇨가 나오는 일도 있다. 또 요로에 암이나 유취종(乳嘴腫)이 생겨도 가끔 혈뇨가 나온다.

가장 많이 나타나는 것은 방광에 암이나 유취종이 생기는 경우로, 결석에 의하여 경우와는 달리 지속적으로 혈뇨가 있다. 이럴 경우에는 방광경(膀胱鏡)으로 방광의 내부를 관찰하거나 오줌의 침전물을 조사해서 암세포의 유무를 확인한다.

연하곤란과 암 —— 음식을 삼킬 때 식도(食道)의 어딘가에 걸리는 느낌이 있을 때는 빨리 뢴트겐 진단이나 식도경(食道鏡)의 검사를 받아야 한다. 식도는 원래 가느다란 관이지만, 거기에 무슨 암같은 것이 생기면 삼키는 데 지장을 주어 걸리는 느낌이 일어나는 것이다.

식도암이 점점 악화하면 식도의 내강(內腔)이 협착(狹窄)을 일으켜서 음식이 통과할 수 없게 되며 토하게 된다. 식도암은 수술로 치유되는 경우도 있지만, 방사선의 치료로 상당히 좋아지는 수도 있으므로 빨리 진단을 할 필요가 있다.

식도 주위의 조직에 암이 생겨서 그것이 외부로부터 식도를 압박하는 일도 있다.

암뿐 아니라 식도궤양(食道潰瘍)이나 그밖의 원인으로 반흔(瘢痕)이 생겨 협착을 일으키는 수도 있다.

또 특발성식도확장증(特發性食道擴張症)이라고 하는 병의 경우에는, 식도의 최하부에 경련성의 협착이 일어나 음식의 통과가 방해되고, 그 상부의 식도가 확장되어 음식이 오래 머물러 있는 수도 있다. 이것은 암과는 달리 약물치료로 고칠 수가 있다.

쉰목소리와 암 —— 감기에 걸려 심한 기침을 한 뒤나 큰 소리로 노래를 부른 뒤에 목소리가 쉬거나 잘 나오지 않는 일이 있다.

그것은 후두(喉頭)전체의 점막이 충혈되거나 붓거나 해서 성대(聲帶)가 침범되어 소리가 달라지는 것이다. 이러한 증세는 감기가 낫거나 양치질을 하거나 하면 낫는다.

그런데 어느 사이엔가 목소리가 나빠지고 담이 걸린 소리가 나며 목소리가 쉬는 수가 있다. 그런 경우에는 후두암이 생겼거나 성대에 조그만 혹 같은 것(폴립)이 생겨 있는 수가 있다.

폴립이 있을 경우에는 그것을 제거하면 곧 소리가 정상적으로 나지만, 후두암인 경우에는 수술을 하거나 방사선 치료를 받아야 한다.

아뭏든 음성에 변화가 생길 경우에는 즉시 전문의사의 진찰을 받아 빨리 처치하지 않으면 안된다. 후두암은 설교사(說敎師)나 강연자·성악가처럼 소리를 많이 내는 사람에게 많다고 하므로 조심할 필요가 있다.

두통과 암 —— 두통은 아주 흔하게 볼 수 있는 증세로 그 원인은 다양하다.

뇌수(腦髓)속이나 뇌막(腦膜)에 암이 생겨도 두통이 일어난다. 열도 없는데 오래 계속되는 두통이 있다든지 때로는 시력(視力)에 변화가 일어난다든지 하는 경우에는 뇌종양이 아닌가 생각해야 한다.

처음부터 뇌에 생기는 종양도 있고, 신체의 딴 부분에 생긴 암이 뇌에 전이하는 경우도 있다. 따라서 위·장·간장·자궁·유방에 암이 있을 때 두통이 나면 암의 전이일 경우가 가장 의심스럽다.

소화불량과 암 —— 식욕이 없다든지, 위가 무겁다든가, 위가 부풀어 있다든가, 몸이 마른다든가 하는 등의 소화불량 증세는 많은 병에 나타나는 병세이다.

특히 위암·장암·췌장암·간장암 등이 있을 경우에는 자주 나타나게 된다. 이런 경우에는 우선 위암이 아닌가 의심을 하고 뢴트겐 검사나 내시경검사(內視鏡檢査)등을 하여 위암의 유무를 확인하여야 한다. 위나 장에도 암이 없다면 췌장이나 간장의 검사를 받지 않으면 안된다.

그러나 위암의 초기에는 아무 증세도 나타나지 않는 일이 많으므로 40세 이후에는 1년에 1회 위의 간접 뢴트겐 검사를 받아야 한다. 그러면 수술을 해서 완치할 수 있는 시기의 위암 발견의 실마리가 된다.

유방의 응어리와 암 —— 유방 속에 아픔을 느끼지 않는 응어리가 있으면 유암(乳癌)이 아닌지 의심해 보아야 한다. 응어리의 유무는 자기 자신이 알수 있으므로 2개월에 1회쯤 잘 만져 본다.

거울을 향하여 두 손을 머리 위로 올려 유방을 비쳐 보고 좌우의 위치나 모양에 변화가 있으면 곧 의사를 찾아가야 한다.

부인의 부정기 출혈과 암 —— 월경 이외의 출혈이 있을 때, 또는 접촉에 이어 출혈이 있을 때는 자궁암일 염려가 짙다. 부정기 출혈이 없는 경우에도 자궁경부(子宮頸部)에서 조직을 꺼내어 검사해 보면 극히 초기의 자궁암이 발견되는 수가 있으므로 1년에 1～2회 정도 부인과의 검진을 받도록 한다.

피부·점막 출혈과 암——특별히 원인도 없는데 코피가 나거나 잇몸에서 피가 나거나, 또는 전신의 피부 어딘가에 점(點)모양 혹은 반점 모양의 출혈이 있는 일이 있다.

　이것은 출혈성 소인(出血性素因)이 높아진다고 해서 여러가지 빈혈이나 비타민C 결핍증〔壞血病〕등에서 볼 수 있는데, 백혈병(白血病)때에도 자주 나타나는 증세이다. 어쨋든 혈액검사를 받을 필요가 있다.

기타 증세와 암——자각적으로는 아무 고통도 없는데 자꾸 몸이 마르는 경우가 있다. 늙으면 대체로 마르게 되는데, 당뇨병인 경우도 있고 암인 경우도 있다.

　암인 경우에는 위암인 경우가 가장 많다. 또 노인으로 아무 고통도 없이 설사가 날 때에도 위암이 아닌지 의심해야 할 일이다.

　빈혈이 되어 안색이 나쁜 것도 여러가지 병에 걸렸을 때 있는 일인데, 신체의 어딘가에 암이 생겨 있을지도 모른다. 특히 부인으로 자궁근종(筋腫)이 생겨 있으면 빈혈이 일어나기 쉬우므로 부인과의 검진을 받을 필요가 있다.

　피부 표면에 있는 궤양(潰瘍)같은 것이 오랫동안 낫지 않거나 화상을 입어 수축된 살이 진무르거나 또는 사마귀 표면의 색깔이 변하거나 헐거나 했을 경우에는 피부암일 염려가 짙다.

　혀에 과히 아프지 않은 조그만 돌기 같은 것이 생겼을 때에는 설암(舌癌)의 시초일지도 모른다.

4. 암의 조기발견

　조그만 병소(病巢)라도 바로 자각증세가 나타나는 특수한 부위의 암〔이를 테면 후두암〕을 제외하고는 일반적으로 암의 초기에는 모두 자각증세가 없다.

　자각증세가 있어서 검사를 받은 결과 조기(早期)의 암이라는 진단을 받은 환자의 경우라도, 함께 존재하고 있던 다른 질환(이를테면, 위암의 경우에는 위궤양·위염 등, 폐암의 경우에는 결핵·기관지염·감기 등) 때문에 생긴 자각증세일 뿐 암 자체에서 생긴 증세는 아닌 경우가 많은 것이다.
 따라서 자각증세만으로 암을 발견하려는 것은 실패의 원인이된다. 자각증세가 없어도 암이 있는 경우도 있고, 자각증세가 있어도 암이 없는 경우도 있다.
 암을 조기에 발견하기 위해서는 자각증세의 유무에 불구하고 정기적으로 검진을 받는 것이 중요하다. 이를 위해서는 정기검진과 집단검진의 두 가지 방법이 있다.

정기검진의 종류와 방법

 정기검진은 현대 의학에서 할 수 있는 최고의 검사를 병원 또는 검사센터 등에서 하는 방법이다. 비교적 시간과 비용이 많이 드나, 적어도 1년에 1회는 받아두는 것이 좋다.

위암의 정기진단 : 반년이나 1년에 1회씩 다음과 같은 검사를 받는다.

위 뢴트겐 검사 —— 바륨을 먹고 뢴트겐 사진을 찍는다. 전에는 비교적 큰 암밖에는 발견할 수 없었지만, 최근에는 직경 10mm이하의 조그만 조기암까지 충분히 진단할 수 있게 되었다. 이 검사는 가장 간단하고 유효한 방법이므로 반드시 받도록 해야 한다.
 식도(食道)의 뢴트겐 검사는 위검사와 동시에 간단히 할 수 있는 방법이므로, 특히 40세 이상인 사람은 꼭 받아두는 것이 좋다.

위 내시경 검사 —— 위속에 소형의 카메라(위 카메라)를 넣어 위점막의 천연색 촬영을 한다. 파이버스코우프라고 하는 장치를 사용하여 위 밖에서 위 속을 들여다 보고 진찰할 수가 있다. 파이버스코우프가 붙은 위 카메라는 파이버스코우프로 위 속을 들여다 보면서 이상한 곳을 카메라로 촬영할 수가 있다.
 이런 검사와 뢴트겐 검사와는 수레의 양바퀴라고 할 정도로 중요한 것이다. 특히 뢴트겐 검사로 이상을 발견했을 때에는 반드시 내시경(內視鏡)검사를 받아야 한다.

세 포 진──위관(胃管)을 통하여 위 속에 세척액(洗滌液 : 효소를 함유한다)을 넣어 씻고 그 액을 회수해서 원심침전(遠心沈澱)을 해서, 거기서 얻어진 세포로 암인지 아닌지를 진단한다. 뢴트겐 검사나 내시경 검사로 이상이 있을 듯한 때는 이 세포진(細胞診)검사를 받아두는 것이 좋다.

생   검──파이버스코우프로 위점막(胃粘膜)을 관찰하면서 점막의 일부를 절취하여 검사하는 방법이다. 이 생검(生檢)은 이상이 발견되었을 때에 실시한다.

기타 검사──위액의 산도 측정(酸度測定), 분변내잠출혈(糞便內潛出血)의 검사 등이 있다.

자궁암의 정기검진──적어도 1년에 1회는 다음 검사를 받아야 한다.

질지고 검사──질강(膣腔)에 괴어 있는 소량의 분비액을 솜이나 피페트로 채취하거나 자궁 질부를 문질러 세포를 취한다. 그것들을 염색한 표본에서 암세포의 유무를 현미경으로 검사한다. 이 질지고(膣脂膏)검사는 가장 간단하고 유효한 방법인데, 이것만으로 암의 확실한 진단이 되지 않는 경우도 있으므로 의심스러울 경우에는 정밀검사를 한다.

콜포스코우프 검사──가장 암이 생기기 쉬운 부분은 자궁질부(子宮膣部)인데, 암의 시초에는 그 부분이 약간 진무를 뿐이므로 암이 아닌 자궁질부미란(子宮膣部糜爛)이라는 병과 구별하기 어려운 경우가 있다. 그러한 경우에는 콜포스코우프장치로 자궁질부의 표면을 2배 정도의 크기로 확대해서 관찰하거나 천연색 촬영을 해서 조사한다.

내진・조직검사──질내(膣內)에 삽입한 오른손의 손가락과 복벽(腹壁)위의 왼손에 의하여 자궁의 위치와 크기・난소・난관 등의 상태를 촉진(觸診)한다. 동시에 자궁질부에 이상이 있을 경우에는 쌀알 크기보다 작은 조그만 조직편(組織片)을 떼어내어 검사한다. 이에 의하여 확실한 진단을 할 수가 있다. 더 필요한 경우에는 자궁질부의 원추절제(圓錐切除)를 해서 진단을 확정짓는 수도 있다.

폐암의 정기검진 : 1년에 적어도 한 번은 다음과 같은 검사를 받는다.

흉부 뢴트겐 검사 —— 폐결핵의 검진때와 마찬가지로 뢴트겐 사진을 찍는다. 이때 측면(側面)촬영을 해두는 수도 있다.

뢴트겐 특수촬영 —— 보통의 뢴트겐 촬영으로 이상하다고 의심이 갈 때에는 단층(斷層)촬영, 관지 조영(造影)등 특수촬영을 한다.

세포진·조직진 —— 이상의 검사로 더욱 의심될 경우에는 존데라고 하는 가느다란 관을 넣어 기관지 내의 세포나 작은 조직편(組織片)을 채취해서 검사하는 경우가 있다.

유암의 정기검진 : 유방 내의 응어리는 환자 자신이 발견할 수가 있다. 응어리가 있어도 유선증(乳腺症)인 경우가 보다 많지만 전문의사는 시진(視診)·촉진(觸診)으로 유암인지 아닌지를 감별한다.
　감별하기 어려울 때는 유방의 뢴트겐검사, 초음파(超音波)에 의한 검사, 델모미티에 의한 검사, 방사성 동위원소 ^{32}P에 의한 검사, 암세포 응집저지반응(癌細胞凝集阻止反應)등의 검사를 한다.
　이 검사중 유방의 뢴트겐 검사는 평균 70%정도의 진단율을 올리고 있으나, 기타는 아직 연구 단계이며 일반적인 방법이 아니다.
　가장 유효한 검사는 유방 내의 응어리의 일부를 시험적으로 떼어내어 현미경으로 조사해 보는 방법이다. 이것은 확실하기 때문에 자주 실시된다.

기타 암의 정기검진 : 기타 모든 암을 정기적 검진으로 발견하기 위해서는 전신의 시진·청진(聽診)·촉진을 비롯하여 뢴트겐 검사, 혈액이나 오줌 또는 체액(體液)등의 정밀검사가 필요하다. 그리고 사소한 이상이라도 발견했을 때에는 이것으로 미루어 생각할 수 있는 장기(臟器)의 암에 대하여 철저한 검사를 한다.
　그러나 이런 일은 전문의사로서나 환자로서나 커다란 부담이 된다. 그래서 빈도(頻度)가 가장 큰 전기(前記)의 4대 암에 대하여 조기발견의 방법을 시행하는 것이 능률적이다.

집단검진의 종류와 방법

집단검진은 많은 사람을 단기간에, 그것도 비교적 싼 비용으로 실시할 수 있도록 조직된 검사 방법이다.

따라서 정기검진과 비교하면 다소 정밀성의 정도가 낮은 결점도 있으나 좀체로 병원을 찾을 기회가 없는 지방민이나 바쁜 직장 생활을 하는 사람들에게는, 집단검진차(集團檢診車)가 방문(出張檢診)하는 등 검진을 받기 쉬운 잇점이 있다.

위암의 집단검진 : 주로 간접 뢴트겐 검사와 문진(問診)을 실시하는데, 위 카메라 검사도 보급되어 가고 있다.

간접 뢴트겐 검사 —— 위 집단검진차에 실려 있는 것이 이 장치이다. 진찰을 받는 사람은 보통의 뢴트겐 검사와 마찬가지로, 바륨을 먹고 검사대에 올라서면 뢴트겐 기사가 옆방에서 투시하면서 적당한 체위(體位)가 되었을 때 몇 장 또는 그 이상을 촬영한다. 완성된 필름은 보통 70×70㎜의 크기로, 나중에 전문의사가 이것을 독영(讀影)하여 이상이 있는 무리와 이상이 없는 무리로 나눈다. 전자(前者)를 요정검자(要精檢者)라고 한다. 요정검자는 보통 전체 진찰자의 20~30%로, 이 사람들은 정기검진의 경우와 마찬가지로 정밀검사를 받을 필요가 있다.

그러나 요정검자가 반드시 '이상자(異常者)'는 아니며, 또 비요정검자는 완전히 암이 없다고 단정된 것이 아니고, 다만 간접 뢴트겐 검사로 발견될 정도의 암이 없다는 것을 뜻하고 있는 데 불과하다.

따라서 간접 뢴트겐검사는 매년 1회 반드시 수진할 필요가 있는 것이며, 이로써 위암을 완치할 수 있는 조기발견을 할 수 있게 되는 것이다.

진단검진용 위 카메라 검사 —— 정밀검사용의 위 카메라 보다 가늘고 부드러우며 삼키기 쉬운 P형이라고 하는 위 카메라가 사용되고 있다. 아직 충분히 보급되어 있지 않으나 잘 촬영하면 극히 작은 병변도 포착할 수가 있다.

문　　진——위 간접 뢴트겐 검사라든지, 위 카메라 촬영을 하기 전에 자각증세의 유무와 종류, 생활환경 등 많은 항목(項目)에 대하여 문진(問診)을 한다. 이 각항목이 암의 발견에 결정적인 요인이 되는 일은 별로 없지만 이상을 발견했을 때의 수진자(受診者)의 생활 지도에 도움이 된다.

집단검진의 성과——지금까지 보고된 바에 의하면 피검사(被檢査)의 0.2~0.5%정도의 위암이 발견되고 있다. 일반적으로 지역사회, 특히 농촌에 있어서의 집단검진에서는 묻혀 있는 위암(무증세인채 진행된 커다란 위암)이 많은데 이상적으로 관리된 사업소에 있어서의 집단검진에서는 해마다 위암의 수가 줄고, 또 발견된 위암 중 조기 위암이 차지하는 비율이 증가하고 있다. 위암을 목표로 한 집단검진에서도 위궤양·십이지장 궤양 등이 가끔 발견된다. 그 비율은 위암의 약 10배이다. 따라서 위암의 집단검진의 성과는 크다고 하겠다.

자궁암의 집단검진 : 충분히 보급되고 있지는 않지만 검사로서 간단히 끝낼 수 있는 검사이므로 1년에 2회쯤 받는 것이 좋다.

스메야 자기채취법——면구(綿球)를 달은 막대를 나누어 준 다음 피검자 자신에게 자궁질부 부근의 질지고(膣脂膏 : 스메야)를 채취시켜 그것을 모아 검사센터 또는 병원에서 면구에 부착한 세포를 검사하는 방법이다.
　가장 간단한 방법이지만, 채취해서 검사할 때까지의 시간 동안에 세포가 변질하여 판정하기 곤란해지는 일이 있는 것이 결점이다.

자궁암 검진차——집단 검진용의 대형버스가 만들어져 시용(試用)되고 있다. 질지고를 의사가 채취하기 때문에 보다 확실하며, 그자리에서 판정할 수 있어 편리하다.

폐암의 집단검진 : 주로 흉부(胸部)뢴트겐 간접 촬영이 실시되고 있다. 이 방법은 폐결핵의 집단검진 경우와 마찬가지이므로 폐결핵의 집단검진과 동시에 실시할 수 있다.
　객담(喀痰)세포진단도 실시되고 있으나, 암의 경우에는 검출율(檢出率)이 50~60%에 불과하므로 뢴트겐 간접촬영 쪽이 유효하

다.

유암의 집단검진 : 주로 뢴트겐 촬영에 의하여 시도되고 있는데, 점차 보급되어 갈 것으로 생각된다.

5. 암의 치료법

 암의 치료법으로는 수술요법·방사선요법·화학요법의 세 가지가 있다. 이중 가장 중요한 것은 수술인데, 각 장기(臟器)에 따라 유효한 방법이 다르다.

수술요법(手術療法)

 의학적으로 많이 진보된 현재에도 방사선요법으로 고칠 수 있는 일부의 암(子宮癌·頭頸部의 암)을 제외하고 다른 종류의 암을 근치시키기 위해서는 수술에 의하여 완전히 제거할 수밖에 없다.
 조기 발견, 조기 수술이야말로 암을 제압하는 유일한 방법인 것이다.

암 수술의 진보 —— 제2차 세계대전 전에 암 수술이라고 하면 가장 크고 어려운 수술로 생각하였다. 이를테면 위암으로 위를 절제한다는 것은 대학병원 같은 데서 밖에 할 수 없었고, 또 수술 실패의 예도 많아서 수술 효과도 반드시 좋지만은 않았다.
 그러나 전후에는 새로운 전신마취법(全身痲醉法)의 개발과 항생물질의 발견으로 외과 수술법의 진보, 수혈의 보급 등 의학의 현저한 진보에 따라 암의 수술 범위도 한층 확대되었다.
 위암·직장암·유암 등의 수술을 일반 병원에서도 완전하게 그리고 신속하게 할 수 있게 되었고, 그 치료 효과도 해마다 향상되고 있다. 또한 흉부(胸部)의 수술도 발달하여 폐암·식도암 등도 절제할 수 있게 되었다. 그밖에 뇌종양·췌장암·간장암 등에도 수술이 적용되게 되었다.

수술의 대상이 되는 암 —— 앞에서 말한 바와 같이 어느 일부의 암을 제외한 태반의 암은 수술하지 않으면 낫지 않는다고 해도 과언이 아니다. 특히 위·췌장·대장·직장 등의 소화기암·폐암·유암·신장암 등에는 수술 이외의 근치요법이 없고, 그밖에 갑상선·후두·상악(上顎)·식도암·골육종(骨肉腫)등에는 수술요법이 실시된다. 단 전신적 질환이라고 하는 백혈병(白血病)·임파절종양에는 수술이 적용되지 않는다.

근치수술─── 암의 특성은 침윤성(浸潤性)으로 발육하는 것, 전이(轉移)하는 것, 조금이라도 암세포를 남기면 재발하는 것 등이다. 따라서 암 수술에 있어서는 반드시 암 주위의 건강한 조직을 포함해서 광범위하게 절제하여야 한다.

또 암이 생긴 장기 가까이에 있는 임파절도 완전히 제거하지 않으면 재발의 원인이 된다.

이런 점에서 암 수술은 필연적으로 큰 수술이 되고 시간도 오래 걸린다. 그러나 현재에는 전신 마취가 보급되고 수술 후의 관리도 철저해졌으므로 환자 자신은 아프지 않게 수술을 받을 수 있으며, 마취에서 깨어났을 때에도 거의 고통이 없다.

또 수술 직후부터 적극적인 영양 보급을 실시하므로 수술에 의한 체중 감소도 2~3kg에 그치고, 수술후 3주일로 거의 보통의 식사를 하며, 1개월로 보통의 생활을 할 수 있게 된다. 수술에 의한 치료 성적도 향상하여 수술에 의하여 사망하는 일은 거의 없게 되었다. 5년 생존율(암으로 수술을 한 후 5년간 재발하지 않으면 일단 치유된 것으로 본다)도 해마다 향상하여, 조기 위암에서는 90%, 유암과 자궁암의 임파절 전이가 없는 암에 있어서는 80%가 5년 동안 생존하고 있다.

그러나 많은 환자는 의사를 찾아올 때 벌써 암이 상당히 진행되어 있어, 수술 후의 재발은 적지 않다. 그래서 수술 성적을 향상시키기 위하여 여러가지 합병요법(合倂療法)을 시도하고 있다.

합병치료─── 상악암(上顎癌)·후두암·설암(舌癌)·자궁암·피부암·골육종(骨肉腫)등에는 방사선요법과 수술요법과의 병용이 이미 상식화되어 있다. 유암의 수술후 방사선 조사(放射線照射)와 최근에는 폐암·식도암의 수술전 방사선 치료에 의하여 수술 성적의 향상이 도모되고 있다.

또 근년에는 암의 화학요법 연구가 진척되어 위암에 대해서도 수술 전후에 항암제(抗癌劑)를 사용하여 현저한 치료 성적을 올리고 있다.
　여러 부위(部位)의 암에 대하여 수술이 불가능하다고 생각되는 진행암(進行癌)에 미리 방사선 또는 화학요법을 실시하여 종양을 축소시키고 근치수술을 가능하게 하는 방법도 시도되고 있다.

암 수술에 연령적 제한은 없다 —— 일반적으로 암 환자에는 고령자가 많아 고혈압·심장병·동맥경화·당뇨병 등 다른 성인병(成人病)을 합병하고 있는 경우가 많으므로 수술이 제약되는 일이 있다. 그러나 암은 절대로 자연 치유되지 않으므로 다소의 악조건이 있더라도 수술하지 않으면 안되는 경우가 많이 있다.
　총괄적으로 말하면 수술에 대하여 몇 살 이상의 고령이어서는 안된다고 하는 연령적 제약은 없다. 신체의 다른 부위에 중대한 질환이 없으면 고령자라도 안전하게 수술 할 수 있다.
　90세 되는 할머니의 유암을 수술하여 전후 10일로 완치시킨 예도 있다. 또 어린이에 대한 제약도 없어 생후 4개월째인 갓난아기의 간장을 수술해서 치료시킨 예도 있다.

방사선요법(放射線療法)

　방사선이 생물의 세포에 닿으면 강한 작용을 하며, 그 양이 많으면 세포를 죽여 버린다는 것은 원자폭탄 이래 누구나 알고 있는 일이다. 잘못 사용하면 무서운 이 방사선도 암세포를 선택적으로 죽이는데 이용하면 극히 강력한 치료법이 된다.
　암을 치료하기 위한 방사선 치료 장치에는 여러가지가 있는데, 이것은 병의 장소나 퍼지는 상황에 따라 방사선의 종류와 그 사용방법이 다르기 때문이다. 현재 가장 많이 쓰이고 있는 것은 텔레코발트라고 하는 기계인데, 최근에는 더욱 강력한 리니아아크셀레타, 베타트론 등의 장치도 사용되게 되었다. 라듐 치료는 설암(舌癌)이나 자궁암의 치료를 위해서는 중요한 방법이며, 현재도 많이 사용되고 있다.

방사선 치료로 잘 낫는 암 —— 방사선요법은 말하자면 암세포를 태워 죽이는 치료이다. 따라서 암세포가 방사선에 민감해서 빨리 죽어버릴수록 낫기 쉬운 것은 당연한 일이다.
　암 중에는 감수성이 높은 것도 있고 낮은 것도 있다. 같은 종류의 암이라도 크기가 작을수록, 또 조기에 치료할 수록 낫기 쉽다.
 암과 비슷한 병에 육종(肉腫)이 있다. 그 중에서도 세망육종(細網肉腫)이나 임파육종(淋巴肉腫)이라는 병은 방사선에 매우 민감해서 단 몇 차례의 치료로 낫는 일도 있다.
 또 이렇게 민감한 암은 증식이 빨라 전신에 퍼지기 쉬우므로 치료가 늦으면 효과는 있어도 완전히 나을 수 없는 일이 많다.
 식도암·폐암을 아주 조기에 발견되면 방사선 치료로 나을수가 있다. 그러나 이렇게 깊은 곳에 생기는 암은 조기에 치료하기가 어려우므로, 어느 정도 진행된 암은 수술에 의할 수밖에 없다. 그 경우에도 미리 방사선을 쬐어 암세포의 대부분을 죽여 버린 후 수술하는 것이 효과가 있으므로, 최근에는 여러 곳의 암에 방사선과 수술의 합병 치료가 실시되고 있다. 또 유암의 치료처럼 수술로 암을 제거한 뒤에 방사선을 쬐어 재발을 방지하는 방법도 있다.

방사선 치료의 부작용────방사선은 원래 인체에 유해한 것이므로 이것을 치료에 사용하면 어느 정도의 부작용이 있는 것은 어쩔 수 없다. 이것은 약의 경우에도 수술의 경우나 마찬가지이다. 단, 방사선의 해는 눈에 보이지는 않아도 나중에 나타나는 일이 있으므로 주의해야 한다.
 방사선 상해(傷害)의 방지에 대해서는 치료를 담당하는 의사가 항상 노력하고 있는 일이지만, 환자쪽에서도 전에 방사선을 쬔 일이 있으면 되도록 자세히 의사에게 말하는 것이 좋다. 치료 후에는 의사의 지시에 따라 환부(患部)를 정성들여 보호할 필요가 있다.

화학요법(化學療法)

암의 화학요법이란────암의 화학요법이라는 것은 암환자를 수술이나 방사선요법에 의하지 않고, 약물투여(藥物投與)에 의하여 치료하는 것이다. 그 때문에 쓰이는 약물이 화학요법제〔抗癌劑〕이다.
 현재까지는 암에 효과가 있다고 알려진 수십 만의 약물과 독성(毒性)이 동물 실험에 의하여 검토되어 왔다. 그러나 실제 치료에 이용되고 있는 것은 겨우 30여 종류이다. 이 항암제(抗癌劑)들은 그 작용과 화학구조의 차이에 따라 여러가지로 분류되고 있다.
 항암제는 암이 증식에 가장 관계가 깊은 핵산(核酸), 단백대사(蛋白代謝)와 각종효소 작용을 저해하고 암세포를 붕괴시킨다.

화학요법의 대상이 되는 질환 —— ① 백혈병·적혈병·골수종(骨髓腫)등 조혈기종양(造血器腫瘍), 이 중 백혈병은 현재로는 화학요법만으로 치료되고 있는데, 상당한 효과를 거두고 있다. 만성백혈병의 5년 생존율이 높아진 것은 더 말할 것도 없지만, 급성백혈병도 화학요법 후 5년 생존율이 미국에서 150에 이상이나 있는데, 이 중에는 치료되었다고 생각되는 증례(症例)도 상당히 나타났다.

적혈병(赤血病)이나 골수종처럼 많은 장소에 한꺼번에 종양세포가 만들어지는[多中心性發生]종양도 화학요법에 의하여 연명(延命)된다는 것이 알려졌다.

② 세망육종·임파육종·호지킨 병(病)등 임파절 종양[惡性淋巴腫].

임파종이 한 임파절군에만 국한되어 있을 경우는 주로 방사선 요법의 대상이 되지만, 그보다 병소(病巢)가 퍼져 두 곳 이상의 임파종이 있는 환자는 화학요법의 대상이 된다.

한국에서 많이 발생하는 임파성 세망육종 등도 최근의 화학요법의 진보에 의하여 수년 전에 비해 3배 이상 연명이 된다는 것이 밝혀지고 있다.

③ 수술이나 방사선 요법의 적응이 되지 않는 암이나 육종(광범위한 轉移巢를 가진 手術不能癌 및 肉腫, 수술 후의 再發癌 및 肉腫, 방사선 요법이 무효가 된 癌 및 肉腫).

지금까지 수혈, 아미노산 용액 투여 등 대증요법(對症療法)에만 의존하고 있는 종양이었으나 현대에 있어서는 화확요법이 적극적으로 시도되고 있다.

화학요법의 효과적 응용 —— 화학요법의 효과를 기대하기 위하여는 종양세포가 항암제(抗癌劑)에 민감함과 동시에 그 종양의 크기가 되도록 작은 것이 불가결의 조건이다.

또 많은 약제를 조제하여 사용할 것, 1회의 약제투여량을 증가하여 여러 차례 계속하여 투여하고, 총량으로서 충분한 분량의 항암제를 사용하도록 연구하는 것 등이 중요하다. 또한 화학요법을 시작할 때의 신체 상태도 화학요법의 효과에 영향을 준다.

따라서 재발한 암일지라도 되도록 조기에 발견하고 적절한 화학요법을 실시하는 것이 중요하며, 이로써 환자를 충분히 연명시킬 수가 있다.

또한 화학요법은 수술시에 외과요법과 병행해서 재발을 방지하기 위하여 사용되는 일도 있고, 방사선요법과 병용하는 일도 있다.

6. 암의 예방과 일상생활

암이 어째서 이처럼 중대한 인류의 병이 되고 있으며, 특정의 암이 어째서 한국인에 많이 발생하는지 그 원인을 조사해 가면 '생활의 비정상'에 부딪게 된다. 우리들 자신에게는 정상적인 생활처럼 생각되어도, 실은 암을 불러들이는 생활을 하고 있는 것이다.

암의 원인 그 자체에 대해서는 아직 연구가 추진되고 있는 중에 있지만, '어떠한 생활을 하고 있는 사람이 암에 더 많이 걸리고 있는가?' 또는 '어떤 방향으로 생활이 바뀌었을 때 암은 줄어드는가?'에 대해서도 짐작이 가게 되었다.

이미 알고 있는 그러한 지식을 활용해서 우리들의 생활이 비뚤어진 방향을 조금이라도 암에서 멀리 떨어지는 방향으로 바로잡는 것이 현명한 방법이다.

식생활과 위암

이환 경향── 우선 어떤 사람이 위암에 더 많이 걸리고 있는가, 어떤 사람이 잘 걸리지 않는가를 보면 다음과 같은 경향이 있다는 것을 알 수 있다.

① 한국인이 걸리기 쉽다.
② 사회 계층이 낮은 사람일수록 걸리기 쉽다. 영국, 미국, 덴마아크의 어느 통계에 있어서나 확실하게 이러한 경향이 나타나 있다. 한국에서만 보아도 같은 경향이 있다.
③ 미국에 이주한 한국인들의 위암 발생 빈도는 해마다 줄어들고 있다.
④ 미국에 이주한 한국인 중에서 위암에 걸린 사람과 같은 나이의 걸리지 않은 사람과를 비교하면 전자의 특징은,
  • 우유를 마시는 빈도가 적다
  • 녹황색 야채를 먹는 빈도가 적다
  • 장아찌, 김치를 많이 먹는다

의 세 가지며, 특히 우유를 먹는 점에서 커다란 차이가 나타나 있다.

⑤ 위암 환자의 성·연령·직업 등 여러 조건이 같은 대조군(對照群)과를 비교해 보아도 동일한 사실이 나타나며 위암 환자에 있어서는,
- 우유를 마시는 빈도가 적다
- 매우 짠 음식을 먹는 빈도가 많다

는 사실이 주목되었다. 다른 식품까지 모두 함께 비교하여 단독 식품의 영향을 조사해 보아도 결국 이 두 가지 식품만이 관계되어 있다는 것이 밝혀졌다.

⑥ 우유를 잘 먹는 사람과 먹지 않는 사람의 대군(大群)을 계속 관찰하여 보면 잘 마시는 사람은 위암에 되어 사망하는 일이 확실히 적다.

⑦ 식생활을 조사한 다음에 위의 집단검진을 해보면, 우유를 마시지 않는 사람의 위암 발생률이 높다.

⑧ 인도에는 위암 환자가 적은데, 인도인은 한국인보다 6배나 우유를 마시고 있다.

⑨ 대부분의 문명국에서 위암은 해마다 감소의 경향을 보이고 있는데, 그 감소의 정도를 국제적으로 비교해 보면 각국의 1인당 우유 소비량과 병행하고 있다. 즉 우유를 보다 많이 마시고 있는 나라일수록 위암의 감소율이 두드러지고 있다.

식생활은 우유 중심으로 —— 이상의 여러 점은 모두 식생활의 위암의 발생 빈도에 두드러진 영향을 미치고 있다는 것을 보여주고 있다. 그 이유로서는,

- 짠 김치 등은 위염(胃炎)이나 위출혈(胃出血)을 일으키기 쉽다.
- 우유를 중심으로 한 식사는 만성위염이나 위궤양에 걸리는 것을 방지할 뿐 아니라, 만일 걸렸을 경우에도 중증(重症)에 이르지 않고 치유되게 한다.
- 우유에 함유되어 있는 영양소나 화학성분이 좋은 영향을 주고 있다는 것 등이 생각되고 있다.

아뭏든 우유 중심의 경우와 같은 영양적인 균형이 잡힌 합리적인 식생활을 하고 있는 사람들에게 위암이 적은 것은 다만 학설만이 아니고 확실한 사실인 것이다.

우유 중심의 식생활 형태가 건강 전반에 좋은 영향을 준다는 것은 영양학이나 의학에 있어서의 상식이다.

거기에 더군다나 위암을 멀리할 가능성이 있다면 단연코 그러한 식생활로 전환해야 한다.

될 수 있으면 매일 540cc(3홉), 적어도 360cc(2홉)의 우유를 마시는[마실 뿐 아니라 요리의 형태로도]습관을 실행했으면 한다.

흡연과 폐암 —— 담배의 악영향

어떤 사람이 폐암에 보다 잘 걸리는가를 알아보면 다음과 같은 사실을 들 수 있다.

① 시가렛 흡연자가 걸리기 쉽다. 시가아나 파이프, 잎담배를 피우는 사람중에서 시가렛 흡연자가 폐암에 걸리기 쉽다.

② 더우기 하루에 피우는 담배의 양이 많은 사람일수록, 또 오랜 세월 계속 피우고 있는 사람일수록 폐암에 걸리기 쉽다.

③ 피우는 양이 같은 경우에는 연기를 폐 속 깊이 들이마시는 사람이 보다 많이 폐암에 걸린다.

④ 금연(禁煙)한 지 10년이 지나면, 폐암이 될 위험성은 훨씬 적어진다. 10년 이내라도 그 기간만큼 위험성이 줄어든다.

⑤ 담배를 전연 피우지 않는 종교단체에는 폐암이 거의 없다.

⑥ 폐암 사망률은 남자가 높은데, 흡연 상태별로 보면 남녀의 폐암 사망률은 거의 같아, 성별에 따른 차이는 흡연의 입장에서 충분히 설명할 수 있다.

⑦ 시가렛을 피우는 습관이 보급되지 않은 나라[이를테면 인도]에서는 폐암은 현저히 적고, 예외적으로 폐암이 되는 사람의 거의 전부는 시가렛을 피울 수 있는 상류계급 사람들이다.

⑧ 국제적으로 보아 시가렛의 1인당 소비량이 높은 나라일수록 폐암에 걸리는 율이 높다.

⑨ 폐암은 우선 영국에서 급격히 증가하기 시작하여, 이어 미국, 유럽에서 증가하였다. 한국에서는 해방 후 현저히 증가하였다. 이런 경향은 시가렛 흡연풍습의 세계적, 역사적 전파와 꼭같이 병행하고 있다.

⑩ 폐암 이외의 병으로 죽은 사람도 해부해 보면 생전에 시거렛을 많이 피운 경우에는 폐암의 시초, 또는 그 전단계의 병변이 자주 발견된다.

⑪ 시가렛 흡연 이외에도 대기오염과 같은 인자(因子)도 다소 영향이 있으나, 그 정도는 시가렛 흡연자의 경우와 비교하면 훨씬 적다. 대기오염이 심한 지역에서 살고 있으면서 흡연을 계속하면 폐

암이 될 위험성이 더욱 높아진다.
　이상의 여러 사실은 모두 시가렛 흡연이 폐암의 주원인이라는 것을 보여주고 있다.
　시가렛의 연기에서 얻어지는 타알을 동물의 피부에 계속 바르면 암이 확실히 나타난다. 또 시가렛의 연기 속에서는 16종류 이상의 암원물질(癌原物質)이 나오고 있다.

기타의 견해

WHO기타의 견해──세계보건기구(WHO)의 암예방전문위원회(1964년)는 폐암 대책은 흡연 대책이라고 단정하고, 다음과 같이 결론을 내리고 있다.
　폐암을 예방하는 방법이 금연에 있다는 것은 명백하며, 그 목적을 달성하기 위하여 다음 여러 사항의 실시가 권고되어야 한다.
　① 흡연의 위험성에 대한 대중 교육, 특히 청소년 교육.
　② 공공의 장소나 공공의 교통기관에서의 금연 규칙의 철거.
　③ 시가렛 광고 선전의 제한.
　이와 똑 같은 결론은 영국 내과의사회 보고서 '흡연과 건강'(1962년), 미국 공중위생국 보고서 '흡연과 건강'(1964년)에서도 기록되어 있다.
　국제 암학회에서도 마찬가지의 결론을 내놓고, 가맹국에 대책의 실시를 강력히 권고하고 있다.

폐암의 예방──요컨대 폐암에 걸리지 않기 위해서는 다음과 같은 일을 실행해야 한다.
　① 금연할 것.
　② 금연할 수 없을 때에는 되도록 피우는 양을 줄일 것.
　③ 시가아나 파이프로 전환할 것.
　④ 연기를 뿜어내기만 하고 폐속에 들이마시지 말것.
　⑤ 끝까지 피우지 말고, 불을 붙이면 되도록 빨리 버리도록 할 것.
　⑥ 시가렛 필더를 이용하거나 필터가 붙은 것을 피울 것.
　이중 ⑥ 만으로는 폐암이 될 위험성을 줄이기는 어려운 것으로 알려져 있다. 결단을 내려 금연을 결심해야 한다.

술과 식도암

담배가 폐암을 유발한다는 것과 같이 술이 식도에 영향을 준다는 것은 거의 정확한 사실로 입증되고 있다. 특히 독한 술을 많이 마시면 위험하다는 것은 결국 식도에 많은 자극을 주기 때문이다. 너무나 뜨거운것, 맵고 짠것을 즐기는 것은 좋지 않다.

식도암은 인도(印度)가 세계에서 발병율이 가장 높은 나라인데 그 이유는 그들의 음식이 자극성을 가졌기 때문이다. 일반적으로 우리들은 식도에 대해 크게 관심을 갖지 않고 있으며, 특히 식도암은 심장병이나 분문경련증 따위와 증세가 비슷하기 때문에 조기 발견이 매우 어렵다.

그 증세로서는 가슴이 답답하고, 음식이 제대로 내려가지 않으며, 명치에 무언가 걸려 있는 느낌이 든다.

따라서 이같은 증상을 갖고 있는 분은 그동안 독한 술을 폭주하지 않았던가? 또한 심하게 담배를 피우지 않았던가 반성해 볼 필요가 있다.

2 암의 지식

金 溶経

서울大学校 医科大学教授 / 大統領主治医

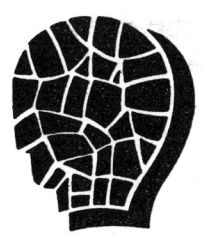

1. 암의 본태(本態)

'암의 정체는 무엇인가?'라는 질문에 대해서 명확한 답변을 해 줄 수 있는 사람은 아직까지 아무도 없다. 암이란 병은 아직 그 원인이 규명되지 않았으므로 그 본태를 정확히 정의내릴 단계는 아니지만, 다만 암은 세포의 병, 바꾸어 말하면 세포가 미치는 병이라고 쉽게 이야기할 수 있을 것이다.

동식물을 막론하고 생체를 구성하고 있는 기본 단위는 세포이다. 세포가 모여 조직을 이루고, 조직이 모여 장기가 되며, 장기가 모여 생체를 이루게 되므로 결국 생체는 수많은 세포가 모여 하나의 생명체를 이루고 있는 것이다.

이러한 세포의 중요한 임무 가운데 하나는 항상 분열・증식하여서 자기와 똑같은 자손을 만들어 내고 수명이 차면 죽는 것이다.

정상 세포의 경우에는 이러한 분열・증식이 일사불란한 질서 밑에서 이루어지고 있기 때문에, 우리는 세포의 이러한 스스로의 분열・증식을 조절할 수 있는 능력을 자동능(自動能)이라고 부르고 있다.

그러나 어떤 원인에 의하여 이런 질서(자동능)가 깨어지게 되면 세포는 무한히 분열을 계속하게 되며, 이렇게 끝없이 늘어나는 '미친 세포', 즉 암세포 때문에 결과적으로 생명을 잃게 되는 것이고, 이러한 병을 우리는 암이라고 정의하고 있다.

암을 의학적인 용어로 신생물 또는 '종양'이라고 부르기도 하는데, 이 암을 한자로는 '암(癌)'이라고 쓰지만 그 어원은 암(岩), 바위같이 단단하다는 뜻이고, 서양에서는 카르키노스라고 불렀다. '게'라는 뜻으로 암 조직의 겉모양이 게딱지같이 울퉁불퉁하고 단단하기 때문이라는 이야기도 있고, 또 게같이 암이 자꾸 옆으로 번져 나가기 때문이라는 설도 있다.

암세포는 정상 세포가 변화해서 생겨난 것이지만 정상 세포와 다른 몇가지의 특성을 가지고 있다.

첫째, 암세포의 왕성한 발육 때문에 영양분을 섭취·분해·이용하는 대사과정이 정상 세포보다 훨씬 왕성하다.

둘째, 암세포의 형태는 정상 세포와 매우 다르다. 일반적으로 세포의 크기가 정상 세포보다 크거나 대소부동(大小不同)을 나타내고, 세포의 배열이 불규칙하며 염색을 했을 때 빛깔도 달라진다. 따라서 현미경으로 볼때 정상 세포보다 훨씬 흉하게 보이게 되는데, 정상 세포와 이러한 모양의 차이가 클수록 이형도(異型度)가 크다고 하며, 이형도가 클수록 그 암세포는 질이 더욱 나쁘다. 다시 말하면 모습이나 행동이 자기를 낳아 준 모세포로부터 동떨어질수록 질이 나빠진다는 뜻이다.

세번째 특징은, 전이(轉移)이다.

침윤이란, 우리 몸 속의 어느 한 곳에서 생겨난 암세포의 수가 점점 불어나면서 주위 조직내로 파먹어 들어가는 상태를 말한다. 착한 형제지간의 세포들 사이로 기어 들어가 폭행을 자행하고 밀어 제치면서 자꾸 퍼져 나간다.

그 파괴 행동은 지속적으로 진행성이어서 멈추거나 되돌아 서지 않고 환자가 아무리 쇠진해도 그 횡포를 멈추지 않는다.

마치 잔디밭에 자란 잡초를 우리가 뽑아 버리지 않으면 점점 무성하게 자라 온 잔디를 망가뜨리는 것과 같다고 하겠다.

암이 난치병이 된 원인의 하나가 전이(轉移) 때문이다. 전이란 어느 장기에 생긴 암세포의 집단이 조직 내로 침윤(浸潤)해 가는 동안 혈관이나 임파관 속으로 기어 들어가 혈액과 임파액을 타고 몸안의 각처에 퍼져 다른 장기나 조직 속에 뿌리를 내리는 새로운 증식을 시작하게 되는 것으로, 마치 민들레가 바람을 타고 그 씨를 여기저기 멀리 날려 보내는 것과 같다.

그 때문에 어느 장기에 생긴 암은(原發病巢)메스로 도려내거나 방사선으로서 태워버리면 그만이지만 이미 여기저기 흩어진 게릴라들을 모조리 잡아낸다는 것은 아주 어려운 일이며 이런 전이된 암세포 때문에 암이 재발하는 등 암의 근치를 어렵게 하고 있다.

암종(癌腫)과 육종(肉腫)

우리 몸의 세포를 크게 둘로 나눌 수 있는데 상피성(上皮性)세포와 그렇지 않은 비상피성 세포이다. 태생기에 처음 태아의 표면을 덮고 있던 상피성 세포의 일부가 몸안으로 말려 들어가면서 소화관이나 호흡기의 속껍질(점막)이 된다.

다시 또 일부가 더욱 속으로 말려 들어가서 간·췌장·기타 내분비선을 형성하게 된다. 따라서 피부나 내장의 점막·내분비선은 모두 상피성 세포의 후손인 것이다.

비상피성 세포는 우리 몸의 껍질(상피) 또는 속껍질(점막) 세포들 사이에 끼어 그 지주의 역할을 한다. 혈관·지방·신경·뼈·근육 조직들이 바로 그것이다. 따라서 병리학에서는 암을 상피성인 것과 비상피성인 두 가지로 대별하되 상피성암을 암종(癌腫), 비상피성 암을 육종(肉腫)이라고 부른다.

우리 주변에서 가장 흔히 생기는 암은 상피성 암이다. 예컨대, 위암은 위점막에서, 폐암은 폐점막에서 생기는 상피성 암으로서 현재 알려진 것만 해도 100여 종이 넘는다.

육종은 골육종·근육종·지방육종 등이 이에 속한다. 우리 몸에 발생하는 암의 종류는 암종과 육종을 포함해 250여 가지나 되는데 암종과 육종은 같은 암이면서도 그 본관이 다르기 때문에 여러 가지 면에서 달리 행동하고 그들이 나타내는 증상도 다르다.

암종은 중년 이후의 성인에게 많지만 육종은 어린 아이들에게 많다. 일반적으로 육종은 암종보다 더욱 악성이며 급속히 발육한다. 암종은 주로 임파관을 타고, 육종은 주로 혈관을 타고 전이가 된다.

생활 환경에 따른 암(癌)의 발생

정상 세포는 어느 것이나 암세포로 변할 가능성이 있다. 따라서 암은 유아에서 노인까지 어느 연령에서나, 백인이나 흑인이나 인종의 구별 없이, 남녀에 관계 없이 어느 사람에게나 발생할 가능성이 있고, 우리 몸의 어느 부위에서 언제나 암은 생길 수 있다. 다만 손톱과 머리카락 암은 아직 발견된 바 없다.

암이라면 서양에서는 폐암, 동양에서는 위암을 생각한다. 우리나라에 가장 많은 암은 남자에게서는 위암·간암·폐암의 순서이고, 여자에서는 자궁(경부)암·위암·유방암의 순서이다.

서양에서는 남자에게 폐암·대장암·섭호선암이 가장 많고, 여자에게는 유방암·대장암·자궁(체부)암의 순서로 많이 발생한다.

이와 같이 암은 지역에 따라 발생 양상이 크게 다른데 이것은 암 발생에 제일 중요한 요인인 주위 생활 환경의 차이 때문이라고 생각하고 있다.

소위 선진국형의 암이라 함은 남자에서는 폐암이 제일 많고, 여자에서는 문화 생활과 관련되는 유방암이 가장 많으며, 자궁경부암은 드물다.

여기에 또 특징은 같은 소화기 계통의 암 중에도 간암이나 위암은 아주 적은 대신, 대장암이 남녀 구별없이 많이 발생하는 것이 특징이다.

위암이나 자궁경부암은 가난한 후진국에 많고, 또 선진국에서도 빈민층에 많다. 따라서 이들은 '빈자(貧者)의 암'이라 하고 유방암이나 대장암 같은 선진국에 많은 암을 '부자(富者)의 암'이라고 부르기도 한다.

그러나 최근에 와서 우리나라에서도 눈에 띄게 나타나는 것은 폐암·유방암이나 대장암이 늘고 있다는 것이다. 이른바 한국암도 서구화 되는 경향을 보이고 있지만, 아직도 위암이나 자궁암이 가장 많다.

이렇듯 암은 우리들 일상생활의 주변을 맴돌면서 늘 칼을 갈고 있는 것이다. 암은 현대 인류를 괴롭히고 있는 가장 무서운 공적의 하나이다. 그러나 세계 곳곳에서 '인류 최대의 전쟁'이라고 불릴만큼 치열하게 진행되고 있는 암 연구 활동은 나날이 암의 정체를 하나씩 벗겨내고 있는 것이다.

2. 암이 발생하는 원인은 무엇인가?

전세계의 과학자들이 대단한 노력을 들여 연구를 계속하고 있으나 암의 결정적인 원인을 모르고 있기 때문에 아직도 암 정복에 큰 결실을 보지 못하고 있다. 정상세포가 '왜', '어떻게' 암세포로 변화하는가?

답변은 '불명'이라는 한마디로 끝난다. 세포도 늙는다. 늙으면 기운이 떨어져 더 이상 분열하지 못하고 죽는다. 그러나 암세포는 지칠 줄 모르고 무한정 분열을 계속한다. 무슨 힘에서인가는 아직 수수께끼이다.

과연 어떤 기전으로 암이 발생하고 성장하는지는 밝혀지지 않았지만 암 가운데에는 그 원인을 댈 수 있는 것들이 더러 있다. 암의 발생에는 물리적·화학적·생물적인 원인들이 관여하는 것으로 생각되고 있다.

특정 자극이 오랫동안 일정한 부위에 작용하면 암이 발생한다는 학설을 우리는 자극설이라고 한다.

일본의 한 학자가 끈질기게 토끼의 귀에다 타르를 발라 처음으로 인공적인 암을 만드는 데 성공하였다. 이러한 인공암은 암의 원인을 규명하는 데 큰 도움을 주며, 다른 화학물질에 의한 인공암 연구에 박차를 가하게 하였고, 그 타르 속에서 발견된 벤즈파이렌이란 발암 물질은 그 후 담배의 진, 생선구이, 토스트 속에서도 발견되었다.

그 외에도 이미 범인으로 낙인 찍혔거나 용의선상에 오르고 있는 발암 물질만도 수백 가지는 될 것이다. 환경 오염이나 공해 문제가 시끄럽게 논의되는 것도 그 때문이다. 장기간의 흡연이 폐암의 원인이라는 것은 새로운 사실이 아니다.

약200년 전 영국에서는 굴뚝 소제부들 사이에 음낭의 피부암이 많이 발생하였다. 굴뚝의 그을음이 원인이라는 사실이 밝혀졌고 세계 최초의 직업암의 경우가 된 것이다. 아닐린 색소공장에서 일하는 노동자에게는 방광암(膀胱癌)이, 석면공장 노동자에게는 폐암(肺癌)이 많이 발생한다.

또 다른 직업암의 예인 것이다. 충치 끝이 뾰족하거나 의치가 잘 맞지 않아 자극을 받으면 혀에 상처가 생기고 그것이 되풀이 되면 혀암으로 발전되는 수도 있다.

파이프 담배를 즐기는 사람에게는 입술암이 많고, 인도에 구강암이 많은 이유는 씹는 담배를 '빈랑'나무 잎으로 싸서 하루종일 씹기 때문이다.

이런 예들은 기계적인 자극에 발암 물질이 가세하여 암을 일으키는 경우들이다. 태양 광선이나 방사선도 암을 일으킨다.

백인종이 황인종보다 피부암에 잘 걸리는 것은 멜라닌이란 흑색 피부색소가 적기 때문이며, 피부암은 태양 광선을 많이 받는 농부나 선원들에게 많다. 방사선이 암의 원인이 된다는 사실은 잘 알려진 상식이다.

1903년 라듐을 발견하여 공적이 큰 퀴리 부인은 백혈병이었고, 원자폭탄에 피폭된 사람들 가운데 백혈병이 많다는 것은 누구나 다 아는 사실이다. 바이러스가 동물의 암을 일으키는 것은 움직일 수 없는 사실이 되었다. 바이러스가 사람에게도 암을 일으키는가?

아프리카의 어린 아이들에게 많은 버키트임파종이나 동남아의 중국인에 많은 비인두암은 바이러스가 원인이라고 밝혀졌으나 자궁경부암의 경우에는 그 혐의는 짙으나 아직 확실한 결론을 내릴 단계가 아니다.

자궁경부암의 혐의자로 지목받고 있는 헤르테스 바이러스(제2형)는 성교에 의하여 전파되기 때문에 만일 진범으로 밝혀지는 경우, 자궁경부암은 성병으로 간주해야 될 것이다.

호르몬도 암의 발생과 밀접한 관계가 있다. 여자의 유방암은 여성 호르몬이, 남자의 섭호선암에는 남성 호르몬이, 암이 생긴 후에 그 발육이나 증식에 큰 영향을 미치기 때문에 이들을 호르몬 의존성 종양이라 부른다.

암은 유전되는가?

이 질문도 쉽게 답변하여 버릴 수 있는 질문은 아니다. 암이 유전병이 아니라는 사실은 일반적으로 인정되고 있으나 암에 걸리기 쉬운 경향은 유전할 수도 있는 것이다. 이런 유전적인 소질을 가진 사람에게 발암시킬 수 있는 환경인자와 접촉되었을 때, 더욱 쉽게 암이 발생할 수 있다고 본다.

이른바 전암(前癌) 상태라는 것이 유전되는 경우가 있다. 대장이나 직장에 생기는 폴립은 유전되면서 쉽게 암으로 변하며, 색소성건피증(乾皮症)이라는 유전병 환자는 피부암이 흔히 발생한다.

일란성 쌍생아에서 한쪽이 백혈병이 생겼을 때 다른 한쪽에 백혈병이 발생할 가능성은 수십 배나 높은 것이다.

나폴레옹 집안은 암이 많은 가문으로 유명하다. 아버지, 동생, 2명의 누이동생 등 6명이 위암으로 사망하였다. 그러나 나폴레옹 자신의 사인은 위암이 아니었다는 것이 유력하다고 한다. 그러나 대체적으로 암은 전체 인구의 약 5분의 1에서(인구 5명 중 1명) 볼 수 있는 흔한 질병이기 때문에 한 가족 중에서 몇 명이 암에 걸렸다고 하여도 통계학적으로 볼 때 놀랄만한 것은 하나도 없다.

한 집안 식구들은 같은 음식을 먹고, 같은 생활을 하여 온 만큼 어느 공통된 환경적 요인이 암을 일으켰을 가능성을 무시할 수 없는 것이다.

이상 위에서 이야기한 바와 같이 암의 80~90%는 환경적 외인에 의하여 발생하는 것으로 인정되고 있다. 따라서 상이한 환경, 즉 직업적·영양적·지질학적·대기환경 등이 각각 다른 환경 속에서 생활하는 사회집단에서 각종의 암이 다르게 발생한다는 것은 쉽게 이해될 수 있다.

우리가 사는 환경은 인간이 만들어 놓은 것이기 때문에 암은 결국 인간이 창조한 병이라 말할 수 있다.

3. 암의 증상은 어떻게 나타나는가?

암은 우리 몸의 어느 곳에도 생길 수 있기 때문에 그 발생 부위에 따라 증상이 다르다. 암의 초기에 있어서는 이렇다 할 증세나 증상이 없는 것이 보통이기 때문에 그것을 의식하거나 발견하기가 어렵다.

한 개의 암세포가 분열을 시작하여 2, 4, 8, 16… 개로 수가 점차 불어나 30번을 분열하고 나면 즉, 한 개의 암세포의 30대손은 약10억(10^9)개의 세포라는 엄청난 숫자로 불어난다. 10억 개의 세포덩어리는 직경이 1cm이며 무게가 1g이 되는데 이 때야 비로소 우리는 암이라고 알아낼 수 있는 것이다.

여기에서 암세포가 더 발육을 계속하여 40번을 분열하고 나면(40대손) 암세포의 수는 1조(10^{12})개가 된다. 무게로는 1kg이 되며 사람이 1kg의 암덩어리를 가지게 되면 대개는 살 수 없게 된다고 한다. 따라서 우리가 암이라고 진단을 내렸을 경우에는 대개 몸 속에 10억(1g)개 내지는 1조(10^{12})개라는 천문학적 숫자의 암세포를 가지고 있기 때문에 이를 박멸한다는 것은 용이한 일이 아니다.

보통 암을 빨리 알아낸다고 하여도 암세포 수가 10억 개 이상으로 늘어난 덩어리를 형성했을 때에야 가능하다는데 의사들의 고민이 있는 것이다.

암(癌)의 자각증상(自覺症狀)

그러면 암이 진행되었을 때에는 어떤 증상이 나타나는가? 우선 딱딱한 덩어리가 생긴다. 유방암에서는 유방의 피부 밑에서, 위암에서는 명치 밑에서, 간암에서는 오른쪽 갈비 밑에서 딱딱한 덩어리를 만질 수 있다.

우리 체표면 가깝게 생긴 암에서는 흔히 이런 덩어리를 촉감으로 알 수 있다. 다음의 흔한 증상이 통과 장애이다.
 좁은 길목에 장애물이 있으면 통행이 불편해지듯 암이 생기면 여러 가지의 통과 장애 증상이 나타난다. 식도에 암이 생기면 음식물을 삼키기가 어려워지고 가슴이 맞부딪치는 듯한 느낌을 준다.
 위암이 진행되면 음식물이 내려가지 않아 위가 확장되고 구역질이나 구토가 생기며 대장 앞에서는 변비가 생기거나 장이 막혀 배가 팽팽해지고 복통이 온다.
 전립선암이 생기면 요도가 막혀 소변이 잘 안 나오며, 담도암이나 췌장암에서는 담도가 막혀 담즙이 십이지장으로 배설되지 못하므로 혈액 속으로 역류, 황달이 생기고 소변이 검붉어지는 것도 역시 통과장애의 증상이다.
 암 증상의 다음은 출혈이다. 암이 너무 빨리 자라다 보면 그 영양 보급로인 혈관이 미처 따라가지 못해서 일부가 죽어 버리고 그 자리는 헐게 되므로 출혈이 생긴다.
 자궁암의 하혈, 직장암의 혈변, 폐암의 혈담, 방광암의 혈뇨, 위암의 토혈이나 타르 색깔의 변을 보는 것은 모두 출혈 증상인 것이다.

자각 증상이 있다고 곧 암이 아니다 —— 그러나 따따한 혹이 민저지거나, 통과 장애의 증상이 있거나 출혈이 있다고 하여 이런 증상을 곧 암과 연결시키는 것은 잘못이다.
 이런 증상들은 오히려 암 이외의 여러 질병에서 더 흔히 볼 수 있기 때문이다.
 또 다른 암의 증상으로는 몸이 마르고, 빈혈 증상이 생기며 식욕이 떨어지는 등의 일반적 영양장애의 증세가 있다.
 암이 자라면서 몸 속의 영양분을 정상 세포와 사이좋게 나누어 먹는 것이 아니라, 점차 정상 조직이야 굶거나 말거나 독식을 하게 된다. 또 암 조직이 내뿜는 어떤 독소가 영양 장애를 초래한다는 학설도 있다.

전이(轉移)의 증상이 원발암(原發癌)의 증상보다 먼저 나타나기도 한다 —— 말기 암 환자의 극히 심한 영양실조 상태를 악액질(惡液質)이라고 부른다.
 끝으로 암이 자라면서 주위 조직으로 침범하거나 전이를 일으키기 때문에 생기는 증상이 있다.

폐암 환자에서 뇌에 전이를 일으켜 두통·구토·마비의 증상이 나타나기도 하고, 위암이 간에 전이를 일으켜 간이 단단하게 커지거나 유방암이 뼈에 전이를 일으켜 심한 통증을 느끼는 경우는 흔히 볼 수 있다. 특히 이런 전이의 증상이 원발암의 증상보다 먼저 나타나는 경우도 드물지 않다.

이와 같이 암의 증상은 다양하고 환자마다 증상의 차이가 심하기 때문에 한마디로 그 증상을 말하기는 힘들다.

4. 암 치료의 성공률은 조기 진단이 좌우

암이 발생하면 간단하게 치료되거나 결말이 쉬운 것이 아니라, 때로는 진단시부터 많은 고생을 하며 치료 과정이 대단히 힘들고, 많은 경비가 소요되어 가정 경제에 큰 타격을 주는 경우가 많다.

특히 우리나라는 암에 대한 일반인의 경각심이 부족하여 조기 진단이 되지 않고, 대부분의 환자가 악화된 상태에서 병원에 오기 때문에 치료에 더욱 난관이 있게 된다.

암치료의 성공률은 조기 진단이 좌우한다고 단언할 수 있다. 우리나라에 많은 위암은 일본에서는 계몽이 잘 되어 있어 40세 이후에 약간이라도 소화장애가 있거나 또는 아무런 증상이 없어도 주기적으로 6개월이나 1년에 한 번씩 위내시경검사를 받아 조기에 발견되며, 이렇게 발견된 조기위암은 수술만으로 90%가 완치되고 있다.

우리나라에서는 소화 장애가 있으면 소화제나 제산제를 사서 복용하다가 증상이 악화되어야 병원에 찾아오기 때문에 위암의 치유율이 좋지 않게 된다.

여성의 자궁경부암의 경우도 마찬가지이다. 자궁경부암은 자궁의 입구에 생기기 때문에 정기적인 세포진 검사나 의심되는 부위의 조직검사로서 암이 생기기 시작하는 세포의 변화나 초기암의 병소를 의사들이 쉽게 발견할 수 있으나, 이런 시기에는 아무런 증상이 없기 때문에 당사자는 알 수 없다.

우리나라 여성의 자궁암의 사망률이 높은 것은 조기 진단이 안 되고, 몸에 널리 퍼진 상태에서 병원에 오기 때문이다.

조기에 발견된 자궁암(자궁암 0기)은 100% 완치시킬 수 있다. 폐암도 담배를 피우는 40대 이상의 사람에서 기침이 나거나 가래에 피가 묻어 나올 때 곧 병원에 와서 X—선 사진을 촬영하면 일찍 발견되는 경우가 많아 수술이 가능하고 완치율을 높이게 된다.

최근의 암 진단법

　최근에는 진단법이 더욱 발전하여 종래의 진단법보다 더 정확·정밀하고 환자에게는 고통이 적은 방법들이 많이 개발되었다. 그 중 몇 가지를 소개한다. 우선 암의 마커(표지물질)를 검출하는 방법이다.
　암이 증식함에 따라 암세포에 특이한 항원·효소 등의 물질이 떡고물같이 떨어져 혈액 속으로 흘러 들어가게 된다.
　1960년대 초반까지만 해도 혈액 안의 어떤 물질의 측정은 마이크로그램(1 g 의 1/1000)이상의 농도의 것에 국한되었으나, 이제는 피코그램(1백만분의 1 g)까지도 가능해졌다. 따라서 혈액 내에 존재하는 극미량의 암 마커를 검출하여 암의 진단에 이용할 수 있게 된 것이다.
　간암의 세포는 알파-휘로프로테인이라는 마커를, 대장암은 태아성 암항원이라는 물질을 생산해 내고, 융모상피암은 H.C.G라는 호르몬을 만들어 내기 때문에 핏속의 이런 물질을 검출해 냄으로써 쉽게 진단을 내릴 수 있다. 동위원소를 이용한 암의 진단도 새로운 원소가 개발되고 계측 기계가 정밀화 되어 더욱 향상되었다.
　예를 들면 갈륨67이란 동위원소는 암조직에 선택적으로 모이게 되기 때문에 임파종의 진단에 이용되고 있고, 또 X-선 촬영으로 찾아내지 못하는 골암도 테크니슘이라는 동위원소를 주사하여 쉽게 진단이 가능해졌다.
　이미 1979년도 노벨의학상 수상 대상이 되었던 컴퓨우터 단층 촬영법(C.T)은 뇌종양 진단에 필수적인 것이 되었고, 종래의 X-선 촬영법으로는 아주 찾아내기 어려웠던 췌장 및 후복강 부위의 종양 발견에 큰 위력을 보이고 있다.
　아마 C.T진단법이 더 발전하고 정밀화 되면 현재 검출이 어려운 1cm이하의 작은 암의 조기 발견에 돌파구를 열어 줄 것이다. 초음파 촬영법도 급속도로 발전하여 담낭·췌장·후복부 등 우리 몸의 깊숙한 부위의 병변 진단에 큰 도움이 되고 있으며, X-선이나 동위원소와 같은 방사선에 노출될 위험성이 없어 안심하고 사용할 수 있기 때문에 앞으로는 아마 다른 진단법에 앞서서 1차 진단법으로 이용될 것이다.

이러한 진단법들은 앞으로도 계속 발전할 것에는 틀림없으나 암 진단에 무엇보다 중요한 것은 개개인이 암에 대하여 충분한 인식을 가지고 정기적으로 검진을 받거나 증상이 있을 때 곧 병원을 찾는 일일 것이다.

암의 조기 경보신호

미국 암협회가 대중계몽을 위해서 마련한 7조의 '암 조기경보' 즉, 암의 위험신호를 소개하면,
① 대변이나 소변을 볼 때 이상이 생길 경우
② 부스럼이나 헐은 자리가 잘 낫지 않을 때
③ 비정상적인 출혈이나 분비물이 생길 경우
④ 유방이나 다른 곳에 몽오리가 만져질 때
⑤ 소화불량이나 음식 삼키는 것이 불편할 때
⑥ 사마귀나 반점이 급히 커지거나 자랄 때
⑦ 기침이 계속 나거나 목소리가 쉴 때
이상의 7가지 경우는 피부·유방·후두·폐·소화기(위·대장·식도 등) 계통 암의 위험신호로서 즉시 의사의 진찰을 받도록 권하고 있다.

우리나라의 경우는 외국과 암 발생의 양상이 다르고 대중의 암에 대한 인식도 다른 점을 고려하여 우리 나름대로 암 조기 발견을 위한 원칙을 마련한다면,
첫째, 중년이 지나면 년2회의 위내시경이나 X-선 검진을 받을 것.
둘째, 중년이 지나면 년2회의 흉부X-선 검사를 받을 것.
셋째, 중년이 지난 여성에서 월경 이외의 출혈은 요주의.
네째, 중년이 지난 여성에서 유방에 덩어리가 만져지면 요주의.
다섯째, 음식물을 삼킬 때 가슴에 걸리거나 지속적인 소화불량은 요주의.
여섯째, 다음과 같은 증상은 요주의.
○ 대변에 피가 섞여 나올 때.
○ 목소리가 쉰 뒤 나아지지 않을 때.
○ 소변 보기가 힘들어질 때.
○ 피부의 사마귀나 혹이 급히 자랄 때.
일곱째, 가까운 가족 중에 암환자가 있을 때에는 요주의.

여덟째, 증상이 없더라도 정기검진을 받을 것.

아홉째, 조금이라도 증상이 있으면 곧 의사에게 진찰을 받을 것.

암은 조금만 유의하면 조기 발견해서 완치될 수 있고, 퍼져 있는 암의 경우에도 최신요법으로 완치되는 암이 많기 때문에 암이 진단되면 전문의의 의견을 들어 보는 것이 현명하다.

5. 암 치료에는 어떤 방법이 있는가?

암은 불치의 병인가? 아마 암을 못 고치는 병이라고 믿고 있는 의사는 없을 것이다. 다만 암의 치료 과정에서 환자는 대단히 힘이 들고, 장기간 병원에 내원하여야 되기 때문에 치료가 복잡하고, 어려운 난치병임에는 틀림 없으나 결코 불치병은 아닌 것이다.

1940년대만 해도 암환자 5명 중 1명만이 치유되던 것이 1950년에는 4명중 1명이, 1970년대에는 3명 중 1명이 치료되고 있으며, 멀지 않은 장래에 2명중 1명이 치유되리라고 전망되고 있다.

암 치료의 목표는 어떻게 하든 암세포를 완전히 소멸시켜 암을 치유시키거나 이것이 불가능할 경우에 가능한 한 암세포를 많이 감소시켜서 그 감소된 상태를 오래 유지하여 증상을 개선시키고 환자의 생명을 연장시키는데 있다.

이를 위하여 현대의학이 사용하고 있는 무기는 외과적요법(수술)·방사선요법·화학요법·면역요법이 있고, 이러한 4대 방법을 함께 사용하는 다방법 병용요법이 있다.

외과적(外科的) 치료법(수술)

암이 발생한 부위를 뿌리째 도려내는 수술은 지금까지 암 치료의 근간을 이루어 왔으며, 아직도 암 치료법 중 최선의 방법이다. 암에 대한 수술은 대별해서 3가지 목적으로 시행된다.

첫째는 완치를 기대하는 근치수술(根治手術)이며, 둘째는 환자의 증상을 개선시켜 좀더 편안한 생활을 하게끔 하여 주고 동시에 생명연장을 기대하는 고식적 수술(姑息的手術), 세째는 화학요법 등 다른 치료법의 효과를 높이기 위해 큰 암세포 덩어리를 제거해 주는 암세포 감소수술이다.

근치수술은 '암은 국소에서 시작하여 전신으로 퍼진다'는 원칙에 입자, 암이 생긴 국소 부위와 부근의 임파선을 함께 도려내어 암을 뿌리째 뽑는 것이다. 그 때문에 근치수술은 암이 국소 및 부근 임파선까지만 퍼졌을 때 가능하며 완치를 기대할 수 있다.

암은 원발병소의 암의 크기가 작을수록 그만큼 전신에 전이를 일으켰을 가능성이 적고, 또 부근 임파선에 암이 퍼졌는지 아닌지에 따라 전신에 퍼질 확률도 달라진다.

현재 자궁경부암·유방암·대장암등은 임상적으로 조기에 발견되는 수가 많아 근치수술의 대상이 늘어나고 있다. 암의 고식적 수술이란 암이 이미 전신에 퍼져 근치수술이 불가능할 때 출혈·통과장애·통증이나 다른 병발증을 없애 주고 생명을 연장시키기 위해서 시행하게 된다.

또한 고식적 수술로서 다른 치료 방법을 동원할 시간적 수술로서 다른 치료 방법을 동원할 시간적 여유를 줌으로써 암에 대한 다각적인 공격을 해볼 수 있게 해 주는 역할도 한다.

실례로 전신에 퍼진 위암 환자에서 유문협착이 생겨 음식물 통과가 되지 않는 경우에 국소부위의 암을 제거함으로써 음식이 잘 내려가게 해주고, 수술 후에 화학요법을 실시함으로서 환자는 장기간 편안한 삶을 누릴 수 있는 것이다.

암세포 감소 수술은 화학요법이 필요한 환자에게 그 효과를 증가시키기 위해서 큰 덩어리를 제거해 주려는 목적으로 시행하는데 약물치료는 암세포 수가 적을수록 더 효과적이기 때문이다. 난소암·고환암·유방암 등에서 주로 시행된다.

한편 간전이·폐전이·뇌전이를 일으킨 일부 환자에서도 원발 국소의 암을 근치수술한 다음 전이된 간·폐·뇌의 부분을 절제하게 되면 약 30%의 환자가 5년 이상 생존할 수 있게 된다.

방사선요법(放射線療法)

X-선을 비롯하여 라듐·동위원소 등 방사선이 발견되기 이전까지는 암은 수술로서 병소를 도려내는 방법이 유일한 치료 수단이었다. 그러나 방사선 치료법이 등장하고 나서는 양상이 달라져 많은 종류의 암이 이 방법으로 근치되고 있다. 우리가 요즈음 흔히 쓰는 코발트 60이란 동위원소는 라듐 이후 주요 치료 무기가 되었으며, 방사선 치료 장치가 한층 발전하여 보다 강력한 방사선 치료가 가능하게 되었다.

방사선은 암의 종류에 따라 잘 듣는 것과 그렇지 않은 것이 있고, 어떤 종류의 암은 수술보다 방사선 치료가 훨씬 좋은 결과를 가져온다.

　방사선 치료만으로 완치가 가능한 암으로는 임파종·피부암·입술암·혀암·후두암·구강암·비강암·자궁암·고환암 등을 들 수 있다.

　또 수술로 국소의 암을 제거한 다음 방사선요법을 추가하여 재발을 방지함으로써 좋은 치료 성적을 나타내는 암으로는, 식도암·유방암·폐암·방광암·직장암·난소암·신장암 등이 있다. 이 때문에 전문의는 암의 수술 후 방사선을 쬘 것인가를 결정하게 된다.

　방사선 치료의 또 다른 효과는 암이 이미 전신에 퍼져 통증이나 기타의 증상이 있을 때 방사선 치료를 시행하여 증상을 없앨 수 있다.

　예를 들면 암이 뼈에 전이를 일으켜 심한 통증이 있을 때, 뇌전이를 일으켜 두통이나 마비증세가 있을 때, 방사선 치료를 시행함으로써 50% 이상의 환자에서 증상을 없앨 수 있는 것이다.

방사선 치료의 효과── 그러면 방사선 치료가 암 치료에 어느 정도의 효과를 나타내는지 대표적인 몇 가지 예를 든다면 피부암·입술암에 대한 치유율은 외과적 수술과 맞먹어 임파선에 전이가 없을 경우 90~100% 완치시킬 수 있으며, 수술로 인한 보기 싫은 흉터도 남지 않는 장점이 있다.

　혀암은 혀 앞쪽 2/3이내의 움직이는 부위에 생긴 암으로서 라듐침을 삽입하는 방법으로 80%의 완치율을 나타내고 후두암은 조기일 경우 95~100%가 치유된다. 자궁암은 그 진행 정도에 따라 0기부터 4기로 나누는데, 0기는 조기암이고 4기는 전신에 퍼진 말기암이다. 방사선 치료로서 1기 90%, 2기 60%, 3기 20%, 4기 5%의 치유율을 보이는데 특히 3, 4기인 진행 자궁암은 수술보다 훨씬 좋은 성적을 얻고 있다.

약물요법(藥物療法)

　암을 약물로서 치료하고자 하는 것은 오랜 인류의 꿈이었으나 최초의 성공을 거둔 것은 1차대전 때 독일군이 독가스로 사용하였던 머스타드라는 화학무기에서 비롯되었다.

사람을 살상하는 전쟁용 무기에서 암 치료약이 개발되었다는 것은 역설적인 이야기이지만 이 독가스의 유도체는 무작정 불어나는 백혈병 세포의 분열을 저지시킨다는 사실을 알게 된 것이다.

여기서 얻은 경험을 토대로 지난 30여 년 동안 수만 종의 항암제가 개발되었고, 그 중 40여 종만이 효능이 인정되어 암 치료에 사용되고 있다. 암은 전이를 일으키는 특성이 있기 때문에 수술이나 방사선을 가지고 암이 발생한 국소를 절제하거나 태워 버려도 이미 다른 곳으로 전이되어 숨어 있던 암세포가 다시 발육하여 재발이 되는 경우가 아주 흔하다. 따라서 암을 치료하는 데 가장 효과적인 방법은 이미 전이하여 전신에 퍼져 있는 미소한 병소까지도 박멸할 수 있는 전신요법인 약물요법이 가장 이상적인 치료법이다.

약물요법에는 화학요법과 호르몬제를 사용하는 내분비요법이 있다. 새로운 항암제가 속속 개발되고 효과적으로 사용됨으로써 이미 전신적으로 퍼진 암일지라도 치유되는 경우가 허다하게 되었다.

옛날에는 진단이 내려진 후 3개월을 살지 못하였던 무서운 병인 소아백혈병은 지금 그 반수가 완치되고 있는 것이다. 융모암·임파종을 위시하여 10여 종의 암을 근치하는데 성공을 거두고 있고 앞으로도 화학요법은 계속 암 치료의 총아가 될 것이다.

우리 한국인에 발생 빈도가 높은 위암도 화학요법에 잘 듣지 않는 난치의 병으로 알려져 왔으나 지난 수년간, 꾸준한 연구로 새로운 치료제가 개발되어 항암 화학요법에 서광이 보이고 있다.

항암제의 대부분은 세포의 분열·증식에 필요한 핵산 합성을 저지하거나 세포의 물질대사를 억제하여 암세포를 파괴하는 작용을 하는데, 이런 약들은 암세포 뿐만 아니라 정상세포도 손상을 입혀서 빈혈·백혈구·혈소판 감소증·구역·구토·설사·탈모 등의 부작용이 나타난다. 따라서 암세포만을 선택적으로 골라서 파괴할 수 있는 이상적인 특효 치료제의 개발이 아직 숙제로 남아 있다.

근래에는 항암제를 사용하는 데 한가지만을 투여하기보다는 2~4가지를 동시에 사용하는 복합 화학요법이 많이 쓰인다. 이렇게 여러 가지를 함께 사용함으로써 그 효과가 훨씬 높아지고 암세포가 약에 대해 저항성이 생기는 것을 막을 수 있는 장점이 있다.

또 근래에는 수술로 암을 제거하거나 방사선을 쬐인 뒤에, 남아 있거나 전이되어 숨어 있는 미세 암병소를 파괴하기 위해 미리 화학요법을 추가하는, 소위 예방적 화학요법을 많이 시행하고 있고, 유방암을 위시한 몇 가지 암에서 근치효과를 보고 있다.

호르몬요법

　암의 호르몬요법은, 암 가운데서 호르몬이 있어야 자라는 암이 있는가 하면, 반대로 호르몬 때문에 시드는 암도 있다는 사실이 밝혀진 뒤부터 치료법으로 등장하게 되었다.
　암의 호르몬요법에는 3가지 방법이 있는데 암의 성장을 촉진하는 호르몬을 생산하는 공장(내분비기관)을 수술로 제거하는 방법, 대상 호르몬과 반대작용을 하는 호르몬을 투여하는 방법, 최근에 개발된 항호르몬제를 투여하는 방법이 그것이다.
　가장 대표적인 암이 여성 유방암으로서 유방암은 에스트로겐이라는 여성 호르몬의 존재 하에 생겨난다. 따라서 수술이 불가능하거나 수술후 재발한 환자 중 젊은 여성(폐경 전의 여성)의 경우 에스트로겐 생산 공장인 난소를 제거하면 약 30% 정도 암세포가 소멸되어 버린다.
　폐경기 이후의 여성에서는 에스트로겐의 분비원이 난소가 아니라 콩팥 위에 위치한 부신이기 때문에 이것을 제거하는 수술도 한다.
　근래에는 항에스트로겐제가 개발되어 수술과 같은 번거로움 없이 약물치료로써 같은 효과를 얻을 수 있다. 전립선암은 남성 호르몬 생산공장인 고환을 떼어 버리는 것만으로 그 발육이 주춤해지고 여성 호르몬을 투여해도 효과를 거둘 수 있다.
　갑상선암도 수술을 한 뒤 갑상선 호르몬을 투여하는데, 이렇게 함으로써 호르몬의 최고사령부인 뇌하수체로부터 갑상선 촉진 호르몬의 분비가 억제되어 갑상선암의 발육을 저지하는 것이다.

면역요법(免疫療法)

　요즈음 우리 주위에서 암의 면역 치료법이란 이야기를 자주 듣게 된다. 수술이나 방사선 치료가 암 치료의 국소적 요법이라고 한다면, 화학요법이나 면역요법은 전신적인 치료법인 것이다.
　그 중에도 면역 치료법은 최근 10년 사이에 발전된 것으로 우리 몸이 가지고 있는 암에 대한 면역 기능을 높여 암을 치료하고자 하는 방법이다.
　인체는 암의 일방적인 공격에 속수무책으로 당하고만 있는 것은 아니다. 생체에는 이물질(異物質)을 배척하는 주체성(저항성)이 있고, 암세포도 이물질이기 때문에 생체는 일단 이를 물리치려고 하며, 우선 방어전선에 나서는 것이 임파구(淋巴球)이다.

임파선은 암세포와 임파구의 전쟁터이며 암세포가 승리하면 전이가 일어나고, 임파구가 승리하면 암세포는 죽게 된다.

어떻게 하면 이런 임파구의 전투력을 증가시키는가 하는 것이 의학자들의 큰 과제이다. 암세포와의 전쟁에는 탐식 세포의 기능도 중요하다. 이런 임파구나 탐식 세포를 채찍질하기 위해 사용되는 것이 소위 면역요법제로서 결핵균의 일종인 B.C.G가 초창기부터 사용된 것 중의 하나이다.

B.C.G는 암세포를 잡아먹는 탐식세포의 기능을 항진시키고 임파구의 면역기능을 증대시킨다. B.C.G 이외에도 여러 가지 면역요법제가 있지만 면역요법은 아직도 연구가 시작된 단계로서 암의 치료에 대한 정확한 통계가 나온 것은 별로 없는 실험적 치료법인 것이다.

최근에 화제를 모으고 있는 인터페론도 암세포에 직접 작용하기도 하지만 우리 몸에 처음부터 존재하고 있는 암세포를 죽이는 면역세포의 기능을 높임으로써 치료 효과를 나타내는 물질이다.

B.C.G는 악성 흑색종에 효과를 나타낸다는 것이 알려져 있으며, 인터페론도 몇 가지의 암에 효과가 있으나 정말 암 치료의 신비의 약이 될는지는 앞으로 더욱 연구가 필요하다고 하겠다.

이상의 암 치료를 요약하건대 앞으로의 암 정복은 어떤 단일 치료법보다는 4가지 방법, 즉 수술·방사선·약물 및 면역치료의 병용요법으로 이루어질 전망이며, 아직까지도 조기 발견, 조기 치료가 최선의 방법임을 강조하고 싶다.

3
암의 조기발견을 위하여

金 楨 鎭
漢陽大学校 医科大学教授 / 前大韓治療放射線科学会長

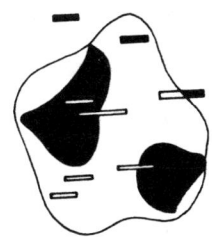

1. 암이란 무엇인가?

암때문에 사망하는 환자가 늘고 있다는 것은 세계적인 추세이다. 1979년 미국에서 약 40만 명의 사망자가 있었고, 80년대에는 그보다 훨씬 많은 사람들이 사망하였다. 우리나라와 비슷한 경향을 띠고 있는 일본도 암 사망자 수가 1979년에 15만 6천여 명으로서 사인 순위로 세계 제2위이다. 전체 사인의 1/4이상이 암 때문이라고 알려졌으니 사망자 4명 중에 1명은 암사망이란 말이 된다.

미국 대암협회가 1980년 판에 발표한 것을 보면 미국인 암 환자의 1/3은 치료를 받고서 5년 이상 생존할 수 있음이 가능하며, 이는 조기 발견과 적절한 치료로 더 많은 환자의 생명을 구할 수 있다고 기록했다.

인류의 난치병의 하나인 암의 조기 발견이란 말하기는 쉽지만 실행하기는 힘든 것이다. 어떻게 하는 것이 조기 발견이냐고 따지고 들면 이 대답도 명쾌하게 매듭짓기가 또한 힘들다. 치료 가능하니 조기 발견이고, 조기 발견이니 치료 가능했다는 식으로 돌려대는 말장난 같기도 하다.

그러나 '암은 조기 발견만 하면 치료가 가능하다'는 점이 공인되어 있는 것은 틀림없는 사실이다. 그러면 조기 발견은 어떻게 하면 되는가? 이것이 분명하지 못하기에 문제가 되는 것이다.

특별한 이유도 없는 것 같은데 어느 날 웬지 이상하게 몸이 무겁고 뻐근하고, 나른하다고 느낄 때가 있으면 조심해야 된다고 일러 주는 것이 고작이다. 암이 생기는 장기에 따라서 처음에 나타나는 경종인 증상은 각각 다르기 마련이다. 일사불란하게 운행되는 인체의 세포 중에서 어느 날 갑자기 어느 세포가 미쳐 버려서 이상증식을 시작하는 것이 암이라는 신생물인 것이다. 따라서 인체 내에 미친 세포, 즉 암세포가 생겼다고 본인이 느낄 때까지의 기간도 암이 생기는 장소에 따라 각양각색이다.

자각 증상이 있을 때는 곧 검사를

흔히 '내 몸은 내가 안다' 심지어는 '내 병은 내가 안다' 하는 생각을 하는 사람들이 있는데 이것은 암의 조기 발견에 가장 두려운 말이다.

자기 몸에 이상이 있는 것을 느끼면서도 자기 나름대로 그 이유를 찾아내고서는 별것이 아니라고 넘겨 버리기 쉽고, 이것이 되풀이 되면서 암은 커 가는 결과를 가져올 수 있기 때문이다. 그러므로 어떤 자각 증상이 있을 때는 그대로 방치하지 말고 의사를 찾고 필요한 검사를 해 보는 것이 조기 발견의 지름길이라고 말할 수 밖에 없다.

2. 암의 위험신호

암은 초기에는 특이한 증상이 없는 점이 특징이다. 심한 동통이 있다거나 견딜 수 없는 오한·구토 등이 거의 없다.

여러 가지 병 증세를 자각한 뒤가 되면 암은 벌써 상당히 진전된 경우가 많다. 대체로 다음 몇가지 증상은 암에 특유한 것은 아니지만, 암의 조기 발견의 유력한 단서가 되고, 실제로 의외로 빨리 증상이 노출될 경우도 있어서 이런 환자는 운이 좋은 사람이고, 조기 발견의 특전을 받을 기회가 있어 치유 가능성도 높다고 하겠다.

부정출혈(不正出血) ── 암에서는 통증이 초기 증상으로 나오는 경우가 극히 적다. 별다른 통증 없이 부정출혈이 조기 증상으로 나오는 경우는 비교적 흔하다.

예를 들면 콧물이나 침에 붉게 또는 연하게 피가 섞이는 일이 되풀이 되면 구강·구경·코 주위 등의 진찰을 요하며, 필요한 검사도 해야 한다.

혈담·구혈 등은 먼저 폐·식도·위 등을 걱정해야 하고, 혈변은 직장을, 대변의 빛깔이 검으면 잠혈이 있나 알아 보아야 한다. 혈뇨는 콩팥과 방광 등 비뇨기 계통에 이상이 있나 알아 볼 것이다.

여성의 성기 출혈이 부정기적이거나 성교 후의 이상 출혈이 있을 때는 소위 자궁암을 생각하지 않을 수 없다. 통증이 없으므로 무관심하는 경우가 매우 흔하다.

이처럼 통증은 없고, 부정(不定) 또는 부정(不正)출혈이 있을 경우가 암의 증상으로 나올 수 있지만, 이상 출혈을 알고 즉시 의사를 찾아 검사를 했으나 조기 발견을 놓치는 경우도 있음을 잊어서는 안된다.

전신증상(全身症狀) —— 정상적으로 일상생활을 하고 있는데도 불구하고 어딘지 모르게 몸의 컨디션이 이상하고 몹시 피곤을 느끼는 상태가 있다. 소화 기능이 만족스럽지 않고 소화제를 복용하면 좋아진 듯하다가 다시 되풀이 한다.

체중이 감소되는 경향이 있고, 때때로 신열이 있는 듯도 하다. 이런 경우도 검사를 받을 필요가 있다. 임시 방편으로 약을 먹어 보고 쉬고 하니 좋아진 듯할 때도 있어서 안심하고 지내기 쉬운데 이것 또한 위험신호로 받아들이는 것이 현명하다.

이러한 전신 증상에 곁들여 기침·신열·상복통 등을 위시해서 다른 증상까지 겹치게 되면 종합검사를 받아 보아야 한다.

기타의 비정상적 증상 —— 목소리가 쉰 듯하다, 대소변이 평상시와 달라졌다, 젖멍울에 아프지도 않은 딱딱한 것이 만져진다, 피부에 멍울이 서면서 헐고 아물지 않는다, 갑자기 옆구리가 결려 견딜 수 없을 정도로 아프더니 쉽게 가신다.

이런 증상을 위시해서 생활의 변화와 관계없이 이상한 증상을 느낄 때는 위험신호로서 세심한 노력을 기울여야 한다.

이러한 증상은 어느 것이 먼저 오고 어느 것이 나중에 온다는 서열도 없으므로 암의 조기 발견을 위해서는 되풀이 되거나 이중으로 겹치는 증상이 보일 때는 경계해야 된다.

암을 난치병이라 하는 이유 중의 특이한 것은 전이가 있기 때문이다. A부에 암이 생기고 A부와 관계 있는 임파선에 암이 생기며, 또 멀리 떨어진 B부에 딴살림을 하는 암을 만들어 내는 것을 전이라 한다.

전이가 있는 암은 조기 발견이라고 말할 수 없는 것이므로 암의 전이가 있느냐 없느냐가 중요한 의의를 갖고 있으며 치유 가능성에 결정적으로 나쁜 영향을 미친다.

3. 장기별(臟器別)로 보는 암의 조기발견

암의 조기 발견의 방법은 아직까지 없다고 말할 수밖에 없다(최근에 암세포가 인체에 있으면 즉시 알 수 있는 방법이 곧 개발되리라는 전망은 있지만 의학적으로 공인된 바는 없다). 그러나 정기적 종합검사와 환자 각자의 노력으로 정말 조기암이라고 진단될 수 있는 발견의 가능성은 많다.

어떤 사람은 처음 이상한 증상을 느끼고 즉시 검사해 보니 과연 조기암이었다는 다행스러운 경우도 있지만 그 중에는 조기암을 지난 상태였다는 경우도 있는 것이다.

다음에 각 장기별로 암의 증상을 살펴보고 조기 발견에 도움이 되었으면 한다.

위암(胃癌)

남녀의 구별 없이 우리나라 암의 1/3이상을 차지하고 있는 것이 위암이다. 선진국 가운데서는 일본인에 특별히 많은 것이 위암이고 그러기에 의학적으로 위암에 대한 연구는 일본이 단연 앞서고 있다.

일본의 국립암센터 병원은 의학적으로 조기 위암일 경우 100% 치유 가능하다고 발표했었고, 이는 공인되어 있는 셈이다.

위벽은 내부 점막 등 4가지 층으로 되어 있는데 이 중에서 점막층

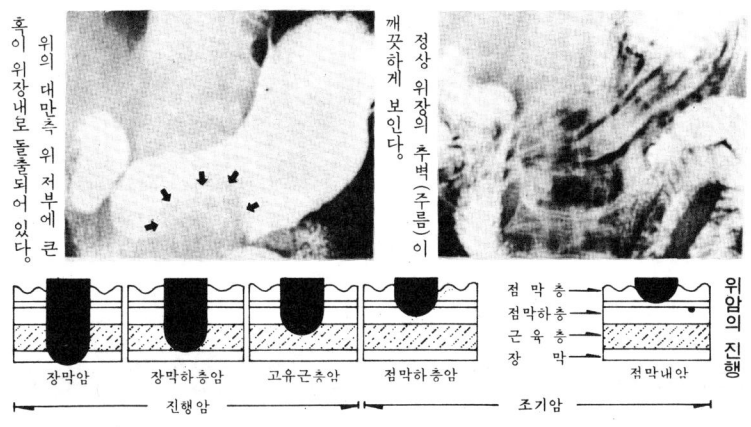

만, 또는 점막층과 점막하층까지에만 암이 침범되었을 때 이를 조기 위암이라고 말한다. 그러나 이 진단의 최종적 결정은 수술 후의 조직검사에 의존하는 것이며 환자가 느끼는 증상만 가지고는 알 수가 없다.

암이 처음 발생하는 위의 부위에 따라서 나타나는 증상의 차가 있기 때문이다.

자각증상으로는 위가 거북하다, 답답하다, 일시적으로 체한 것 같다, 아플 때도 있다, 식욕이 없다, 메스껍다, 체중이 감소하는 경향이다, 하혈이 있으며 대변 색깔이 달라졌다, 토혈(吐血)이 있다 등을 들 수 있지만, 이들 증상은 암 이외의 모든 위병의 공통된 증상으로써 위암에만 있는 증상이 아님을 명심해야 한다.

따라서 40~50대의 성인에서 이들 증상 중 한 두 가지라도 되풀이해서 나타나면 즉시 검사를 받는 것이 좋다. 1년에 한 번 정기 종합검사를 받는다고 안심해서는 안된다.

간암(肝癌)

얼마 전까지만 해도 간암은 의학적 치료대상에서 제외되어 왔다. 그러기에 의사들 중에는 간암 진단 후 3개월에 승부가 끝난다고 하는 말이 있을 정도였다. 그러나 최근에는 점차 의학적 치료가 시도되고 실제로 생명 연장에 많은 효과를 거두고 있다.

간암은 구미인에게서는 0.5%도 안 되지만 일본이나 한국은 7% 정도로 많은 것으로 나타나 있기 때문에 우리에게는 무서운 암임에 틀림이 없다.

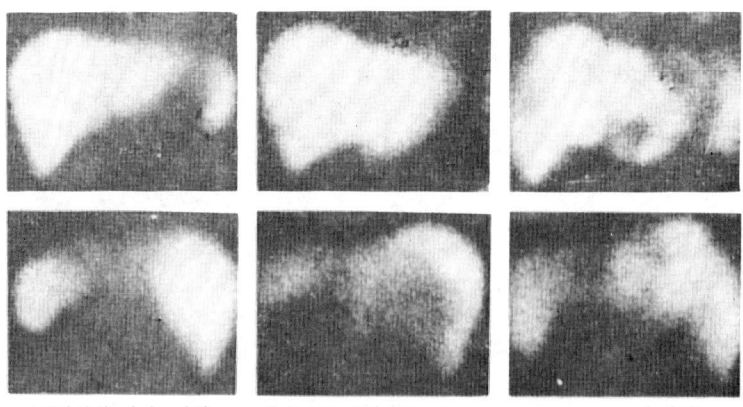

간의 감마 카메라 사진

정상인의 간과 비장 | 한사람의 간인데 뒷면에는 (하) 혹이 나타난다. | 간 전체에 여러 개의 혹이 보인다.

자각증상으로는 소화불량이 계속된다, 피로가 빨리 온다, 갑자기 심한 우상(右上)복통이 있다, 식욕이 떨어지고 체중 감소가 오며, 얼굴빛이 나쁘다 등을 들 수 있으나, 간장은 소화기계이지만 음식이 통과하는 주류(主流)에서 벗어나 있어서인지 이들 증상을 느끼기 힘든 수가 많다.

　간은 80% 정도가 손상되어도 간 기능상으로는 크게 변함이 없다. 혈액의 생화학적 검사를 간암 발견의 목적으로 하면 조기 발견이 될 수도 있으나 그 치유 가망성은 낮다.

　만성 간염·간경화증 등을 경험한 분은 간암을 경계함이 좋다.

폐암(肺癌)

　위암으로 사망한 경우가 제1위이고, 제2위가 폐암 사망수이다(일본 통계). 비록 그 차가 많다 하더라도 폐암의 발생 빈도가 급곡선으로 증가하고 있으며, 사람의 평균 수명의 노령화 또는 공해 증가 등이 겹쳐서 우리나라도 일본의 통계를 따라 가고 있다고 생각해야 옳을 것이다. 담배 피우는 것과 관계 있다고 말하는 폐암은 남자에게서 여성보다 4배 이상 많다.

　지각증상으로는 첫째, 기침으로 나타나는 경우가 가장 많고, 다음은 혈담·흉통·체중감소 등으로 이를 4대 증상이라고 말하고 있다. 이 외에도 호흡곤란·신열·식은땀 등 다른 폐질환에서 보는 증상은 모두 있다. 50대 내외부터 이러한 4대 증상 중의 증세가 있으면 즉시 X-선 검사부터 시작해 보아야 한다. 또 폐암은 X-선 사진으로 잘 나타나는 폐야부(肺野部)암과 X-선 검사로 쉽게 나오지 않는 경우가 있는 폐 내부암이 있으므로 내시경 검사 등으로 정밀하게 검사하는 것이 좋다.

자궁암(子宮癌)

　여성에게 있는 암의 1/3이상이 여성 성기암이고 이 중 85% 내외가 자궁암이다. 한국과 일본은 구미에 비해서 자궁암이 상당히 많은 것으로 나와 있다. 45~55세 간에 특히 많이 발생하고 자궁경암이 자궁체암보다 압도적으로 많다.

　다행히도 자궁암은 치료 성적이 매우 좋은 편이고 의학적 치료기술의 발달과 함께 그 치료 성적도 더욱 향상되고 있다.

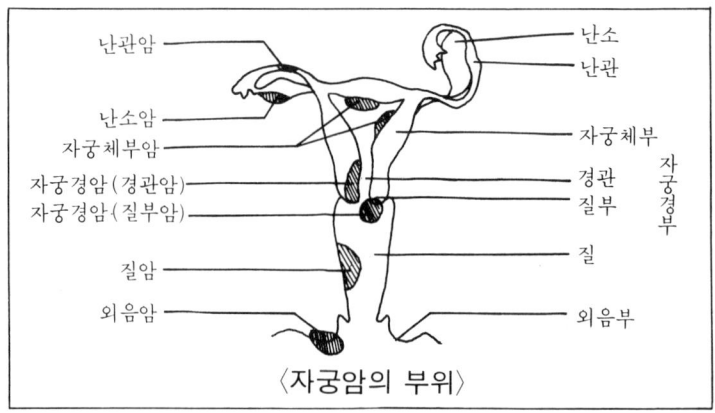

〈자궁암의 부위〉

자각증상으로는 첫째가 성기에서의 부정출혈인데 월경이 있는 여성에서는 월경 이상으로 알고 넘겨 버리는 수가 많다.

또 자궁암의 출혈은 월경에 비해 별 다른 특징이 없고, 한 번 출혈하고서는 상당한 기간 출혈이 없기도 한다. 성교 후의 출혈이 있는 수도 많기 때문에, 어떤 경우에든지 부정출혈이 있으면 의사의 진찰을 받는 것이 옳다. 특히 조기에 발견할수록 이에 비례해서 치료 성적이 좋기 때문에 부정출혈의 유무를 중요시한다.

더우기 폐경 후의 여성의 부정출혈은 자궁암의 가능성이 높기 때문에 속 내의에 묻는 작은 혈흔이라도 주의해야 한다.

다음 증상으로는 대하증을 들 수 있지만 이것도 그 빛깔이 문제가 되기 때문에 역시 출혈과 관계가 있다. 자궁암에서 특히 강조되고 있는 것은 무증상인 자궁암이 있다는 점이다. 이 때문에 정기적인 세포검사로 암을 찾아내는 자궁암 조기 발견 센터가 여러 병원에 있다. 구미인과는 달리 한국·일본은 자궁암이 여성암 제1위이기 때문에 부정출혈이 있으면 곧 검사를 받도록 해야 한다.

유암(乳癌)

남성에도 유암은 있으나 한국에서는 극히 드물기에 생략한다. 여성의 유암은 아기가 없는 여성(독신녀 포함), 수유하지 않은 여성에 많은 탓인지 한국 사람은 구미인에 비해서 월등히 적다. 이 점은 위암·간암이 구미인에게 적은 것과 대조적이다. 유선염·만성 유선염 등의 병이 있으나 이에 비하면 유암은 40대 이후에 잘 본다.

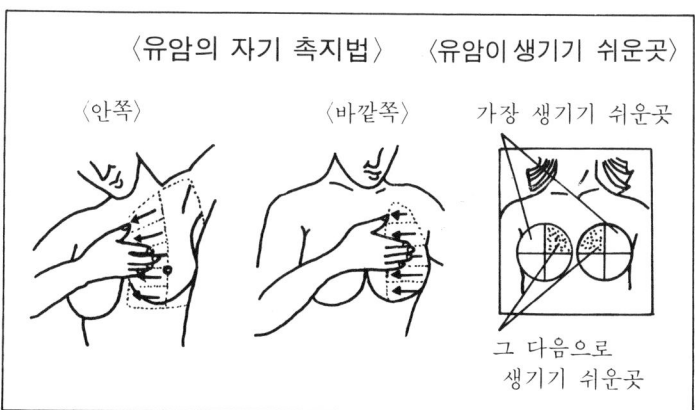

또 치료 성적도 매우 좋은 편이지만 미용면의 단점이 있다.
자각증상으로는, 유방에 아프지 않은 종물이 잡힌다. 유두가 꺼져 들어가는 듯하여 좌우 유두의 모양이 다르다. 유두의 빛이 발적한 듯이 보인다.

또한 유두 분비물이 붉은 색과 관계될 수 있는 것이 나온다, 유방의 피부면에 고르지 않은 곳이 있다 등등 여러 가지를 들 수 있다. 이 중에서 아프지 않은 종물이 잡힐 때는 아무리 작더라도 위험하다. 또 이들은 만져 보고 눈으로 보아 알 수 있는 것이기 때문에 의사가 아니라도 여성들이 쉽게 찾아 낼 수 있는 증상이다.

유암과 유선증의 구별은 의사도 용이하게 가려내기 힘들기 때문에 이상한 변화가 왔다고 생각되면 즉시 검사를 받는 것이 현명하다. 유암의 조기 발견자는 여성 자신이라고 할 정도이니 항상 자기가 검진하도록 힘쓰는 것이 중요하다.

식도암(食道癌)

소화기계에서 위암·간암 다음으로 식도암이 있다. 남녀의 비율은 3 : 1 정도로 남성에게 많고, 구미인보다는 동양인에 더 많은 것으로 되어 있다.

식도에 암이 생기면 음식을 삼키지 못해서 죽는다고 생각하는 것은 당연하지만, 최근에 와서는 조기 발견만 하면 고칠 수 있는 암으로 되어 가고 있다.

식도는 길이가 25cm나 되는 근육 튜우브로 음식물을 운반하는 역할만을 담당하고, 소화시키는 데는 관계가 없다.
 자각증상으로는 음식물을 삼킬 때 어쩐지 이상하다, 음식물이 지나가는 것을 본인이 알 수 있다, 밀감 같은 것을 삼킬 때 더욱 알 수 있다, 좀더 지나면 토혈이 있거나 음식물을 먹기가 힘들다 등을 들 수 있다.
 X—선 검사만으로 쉽게 진단할 수 있고, 또 50대 이상의 고령자에 많으나, 조기발견된 식도암이면 80% 정도의 치료 성적을 낼 수 있다고 한다.
 음식물을 마음대로 먹을 수 있는 즐거움에 다소라도 이상이 오면 즉시 검사를 받는 것이 조기 발견의 지름길이다.

대장암(大腸癌)

 미국에서는 위암 사망의 2배가 되도록 많은 대장암이지만, 한국·일본에서는 오히려 1/3 정도로 적다. 대장은 맹장에서부터 상행·횡행·하행하여 S자형 결장과 직장까지이지만 직장 쪽에 암이 잘 생긴다고 보고되어 있다.
 조기 발견만 되면 그 치료 성적이 매우 좋고 직장암에서는 인공항문을 내지 않고 치료될 수 있는 경우도 많다.
 자각증상으로 직장암에서는 혈변이 있거나 점액변이 있다. 배변 습관에 이상이 오고 뒤가 무겁다고 느낀다. 그러나 위쪽 대장암에서는 항문과 멀어서인지 배가 부른듯 답답하거나 방귀가 연발되고 변비도 생긴다. 대변 빛깔이 달라지며 빈혈이 원인불명으로 오며, 체중 감소와 식욕부진이 뒤따른다.
 직장암은 외과의사가 간단히 짐작할 수 있어 정밀검사로 확진될 수 있고, 상부의 결장은 X—선 검사, 내시경 검사로 진단이 가능하다.

악성임파종(惡性淋巴腫)

 우리가 가래톳이 선다고 할 때가 있다. 수지(手肢)어느 곳에 염증이 있을 때 흔히 보며 이는 염증에 대한 임파의 반응이며, 이것을 양성임파종이라 할 수 있다. 왜 생기는지 알 수 없지만 임파계의 암을 우리는 악성임파종이라고 부른다.
 이 중에서 서양사람에게 많은 '호지킨씨병'을 따로 하였을 때 악성임파종은 한국이나 일본에 많다.

　전신에 있는 임파계만 골라서 퍼지는 악성임파종도 불치의 임파암에서 치유 가능한 쪽으로 많이 기울고 있다.

　자각증상이라 할 만한 것이 없으며, 목·겨드랑이·서혜부 등의 임파선이 부어 오르고, 가슴 속에서 발생 커지면서 호흡곤란 등이 오는 정도의 증상이 있을 뿐이다.

　악성임파종의 진단을 위해서는 임파종의 일부를 떼어 내어 조직 검사를 하여야 알 수가 있기 때문에 정기검진으로도 발견되기가 힘들다.

　때로는 발열도 있고 부어 오른 임파가 아프기도 하지만 어느 곳의 임파에 먼저 암이 생겼느냐에 따라 증상이 다르다.

　특히 복부에 생길 때는 개복 후에 발견될 때도 있으므로 자기검진으로 몽오리가 있나 없나를 알아 보는 것이 조기 발견에 한 역할을 한다고 하겠다.

백혈병(白血病)

　혈액의 암이라고 말하는 백혈병은 건강한 사람이면 6천~8천 개의 백혈구(혈액 1mℓ당)가 무세한으로 증가하는 암이고 세계적으로 증가 경향의 발생 빈도를 가지고 있다.

　구미인에 비해서 한국 사람은 1/2이하로 적다고 하지만, 소아의 암 가운데에서는 가장 많은 것이므로 문화·문명의 발달과 함께 주의해야 될 암인 것이다.

　자각증상으로 특출한 점이 없고 처음에는 감기로 생각하기 쉽다. 발열·피곤·빈혈, 그리고 코피가 나거나 잇몸에서 피가 나는 등 출혈형 경향을 띠고 때로는 배가 부르기도 한다.

　또 급성과 만성 백혈병으로 구분하기도 하나 서로 교체해 가는 경우도 있다. 전항의 악성임파종처럼 정기검진에서 발견되기도 힘들고 수술로 고치는 암도 아니다. 백혈구 수가 수만 또는 수십만으로 되는 경우가 있어 혈액검사로 판명되는 수가 대부분이다.

　조혈기관의 이상에서 오는 이 암은 항암제의 발달로 치료 성적이 현저하게 개선되었고, 만성인 경우는 일상생활을 하면서 치료할 수도 있게 되었다.

　악성임파종과 백혈병은 소아에서 특별히 많다는 점을 알아두는 것도 중요하다.

비뇨기(泌尿器)의 암

암 전체로 볼 때 1% 정도로 그 발생이 적고 남성에게서 많다. 전립선암·신장암·방광암 등으로 나누어서 말할 수 있으나, 조기 발견의 입장에서 볼 때는 어느 것이나 거의 비슷한 증상을 나타낸다.

자각증상으로는 혈뇨가 가장 두드러진 증상이다. 콩팥 부위가 아프다든지 또는 소변 전후에 약간 아프다든지 하는 증상 등은 조기에 발견되기 힘들다.

혈뇨는 한 두번 비치다가 없어지는 경우가 있기 때문에, 혈뇨를 보고 통증이 없는 경우는 노령일수록 암에 의심을 두고 검사해 볼 필요가 있다.

비뇨기과 의사들의 의견에 따르면 신결핵(腎結核)이 엄청나게 감소되어 가고, 그대신 암이 약간 증가하는 경향이라 한다.

후두암(喉頭癌)

호흡과 발성의 2개 중요 임무를 가지는 후두에 오는 암으로서 성대와 밀접된 부위의 후두내암이 압도적으로 많다.

자각증상으로는 목이 쉰다고 말하는 애성(嗄聲)이 오는가 하면 조금만 말을 계속하면 성대에 피로가 와서 약간 쉰 듯한 목소리가 되는 경우도 있다.

대부분은 쉰 목소리가 오랫동안 계속하면서 점점 더해 가지만 갑

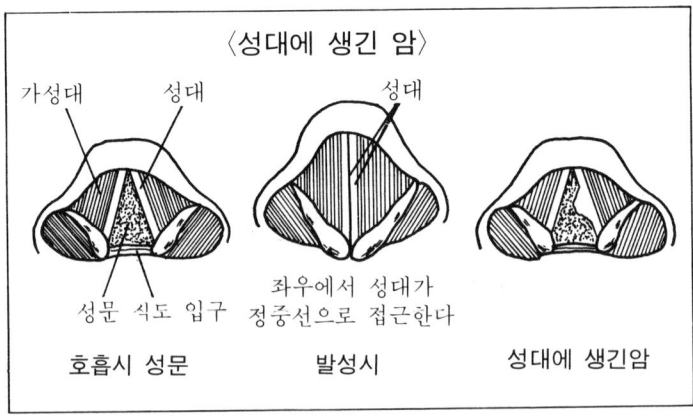

자기 목이 쉬었다고 하는 환자도 있다.

후두경검사로 쉽게 검사받을 수 있으며 전문의와의 협의하에 초기에서는 100% 완치도 될 수 있으니 조기 발견의 중요함을 명심해야 한다. 조금 지나면 근접된 식도에 영향을 미치고 이렇게 되면 완치하기가 점점 어려워진다.

구강 내의 암과 뇌종양

눈으로 보고 쉽게 이상이 있다 없다는 것을 알수 있는 부위가 구강 내이다.즉, 입천정·편도선·잇몸·혀·입술 등이다.

이러한 부위는 자기 자신이 즉시 이상감각을 느끼기 쉬우므로 주의만 하면 특별한 자각증상이 있기 전에도 발견할 가능성이 많다.

뇌종양은 암이 뇌의 어느 부위에 생겼느냐에 따라 뇌가 관장하는 기능에 변조를 가져 오게 되기 때문에 구강 내와는 대조적으로 알기 힘들다.

그 중에서 시력 저하와 두통이 잘 나타나는 증상으로 되어 있지만 이것이 곧 조기 발견과 일치하는 것은 아니다.

과거에는 종양의 진단이 용이하지 않았지만 최근에는 콤퓨터가 있는 X—선 **특수촬영**(C.T.scan)으로 진단이 간소화 되었다.

또 서양 사람에 비해서 퍽 적지만 피부암도 구강 내처럼 쉽게 자기 검진으로 찾아 내기 쉬운 암에 속한다.

갑상선·췌장 등의 내분비계에도 암은 있고, 특히 췌장암은 조기 발견이 힘들어서 치명적인 경우가 많다.

이 외에 골종양, 남녀 외부성기의 암, 이비계(耳鼻系)의 암·안암·근육·신경·난소 등에도 암은 있으며, 소아에게만 있는 암도 따로 구별되고 있다.

4. 난치의 암도 조기발견·치료로 치유된다

과학문명의 발달로 인간의 평균수명도 많이 길어졌고, 각종 질병에 의한 사망도 감소일로인 데에 비해서, 암은 반대로 증가하고 사망 원인 제2위까지로 되어 버린 것이 오늘의 현실이다.

또 암에 대한 연구도 지극히 활발하여 암의 특효약이 금방이라도 발견된 듯하면서도 융모상피종이라는 여성암 하나를 제외하고는 아직 특효약은 없다.

  암이 왜 생기는가 하는 원인도 명확히 밝혀진 바도 없고, 담배 피우는 사람 가운데서 폐암의 발생률이 높다 하는 정도일 뿐이다. 그 중에서 한가지 명백한 것은 난치의 암도 조기 발견해서 조기 치료하면 고칠 수 있는 경우가 대단히 많다는 사실이다.

  소아에 오는 암도 있지만 암은 성인병으로 40세 이후에 많은 것이 사실이고, 노령에 갈수록 암 사망률은 증가하고 있다.

  조기 발견만이 당신과 나의 생명을 지킨다면 서로 노력해서 조기 발견하도록 하고 싶은데 이것이 쉽지 않다. 항상 대수롭지 않게 여기기 쉬운 증상으로 시작하는 경우가 많은 것이 암이란 병이기 때문이다.

  연 1회의 정기검진으로 찾아 낼 수 없는 암도 있고, 1년이란 간격이 너무 길다고 주장하는 의사들도 있다. 조기에 나타나는 자각증상도 전술한 바와 같이 가지각색이다.

  그 중에서 최대 공약수의 증상을 찾아 본다면 다음과 같다고 할 수 있다.

  ① 암이 생기면 그 부위에 딱딱한 몽오리가 생기고,
  ② 출혈하는 경우가 많다.
  ③ 종류(腫瘤)가 커지면서 공간이 협착이 되고,
  ④ 일부가 썩으면서 전신쇠약이 오고,
  ⑤ 통증은 비교적 후에 가서 나타난다.

  이상 5개 증상 중에서 어느 것이 조기에 나타날 수 있는가는 암이 발생하는 부위에 따라 차이가 많고, 대부분이 대수롭지 않은 증상을 보이는 경우가 많다.

  암의 조기 발견은 대수롭지 않은 증상을 놓치지 않아야 그 지름길이 될 수 있다.

4

암도 완치될 수 있다

金炳洙

延世大学校 医科大学敎授 / 延世癌센터病院長

1. 암(癌)은 예방이 제일이다

사람은 누구나 건강하게 오래 살고 싶어한다. 나이가 상당히 많은 분이라 해도 여생(餘生)에 대한 애착은 젊은 사람과 별차이가 없다.

일반적인 세균성 질환이나 결핵 등이 성공적으로 퇴치되어감에 따라 전반적으로 평균 수명이 증가되고 있는 것이 세계적인 추세이다.

질병의 양상도 큰 변화가 있어서 이제는 성인병이 사망의 주요 원인이 되어 가고 있는데, 우리나라의 경우 제1의 사망 원인이 뇌졸증이고, 두번째를 암이 차지하고 있다.

이웃나라 일본의 경우, 과거에는 제1 사망 원인이 뇌졸증이었는데 1982년을 기해서 암이 뇌졸증을 추월하여 사망의 제1원인으로 등장하게 되었다.

서양의 대부분 나라에서도 심장병 다음으로 암이 주요 사망 원인으로 되어 있다.

아직은 우리나라의 암 발생률이 미국이나 일본보다 낮아서 다행이지만, 암의 증가 추세만은 확실하므로 우리도 이에 대한 대책이 절실히 요구된다.

경기도 강화군의 전주민을 표본으로 연세 암센터에서 조사한 바에 의하면, 우리나라 암 발생률이 인구 10만명당 매년 125명인데, 이것으로 견주어 볼때 매년 전국적으로 약 5만명 정도의 암 발생을 추정할 수 있다.

암의 발생 양상도 우리나라는 미국 등 서양과는 다르고, 일본과 유사한 경향이 있으며, 남녀 공히 위암이 제일 많은 것이 특징이다.

과거에는 우리나라에서 폐암의 발생률이 낮은 편이었는데 점차 증가하여 남자의 경우 두번째로 상승하였다.

〈한국인의 암 발생 특성(%)〉

부위순위 \ 성별	남 자	여 자
1	위 (43)	위 (26)
2	폐 (17)	자 궁 (24)
3	간 (8)	대 장 (6)
4	백혈병 (6)	유 방 (5)
5	대 장 (6)	간 (5)

 위 도표의 이러한 우리나라 암발생 특성은 서양의 경우 남자에게 폐암, 여자에게 유방암이 가장 많고, 남녀 공히 대장암이 많은 경향과는 상당한 차이를 보이는데, 이와같은 암 발생 현황의 차이는 암 퇴치에 중요한 정보를 제공하게 된다.
 이와같이 암의 발생 양태의 차이를 알게 되므로서, 쉽게 원인적인 퇴치 방법을 강구할 수 있을 것으로 생각되지만 근원적인 완전 퇴치는 그렇게 쉬운 일이 아닌 것이다.
 최근의 많은 연구를 통해서 증명되고 있는 것은 우리 인체내의 모든 세포가 처음부터 암을 유발할 수 있는 발암인자(oncogene)를 구조적으로 갖고 있다는 사실이다.
 이 발암인자가 처음에는 우리 인체 세포의 증식 및 분화에 중요 작용을 하다가 일정한 단계에 이르면, 억제인자(repressor gene)에 의해서 차단되어 그 작용이 정지되고 있다.
 주위의 환경 요인이나 바이러스(Virus) 등에 의해서 발암인자가 자극을 받아 다시 작동을 시작하면 세포가 증식을 시작하여 암이 발생하게 되는 것이다.
 다시 말하면, 암의 근본적인 완전 퇴치가 불가능하다는 이유를 이해하여야 하고, 다만 발암인자를 작동시키는 기전(機轉)을 찾아내어 그것을 피해야만 암 발생을 감소시킬 수 있는 것이다.
 세계보건기구(WHO)가 상세히 조사한 보고서에 의하면, 암을 발생하도록 발암인자를 자극하는 요인중 제일 중요한 것으로 음식을 지적하고 있으며 암의 원인중 약 35%가 식생활에 연유되는 것임을 알 수 있다.

우리가 일상 섭취하는 음식이 바로 암의 원인이 되는바, 그 중에도 가장 문제가 되는 것은 짠음식이며 과다한 소금의 섭취가 암을 유발하는 것이다.

또한 태우거나 높은 온도로 조리한 음식은 항상 암을 유발할 수 있는 발암물질을 포함하게 된다. 그 예로 고기를 300℃에서 15분 이상 구울때 고기 속에서 발암물질이 발생하는 것을 알 수 있다.

대부분의 발효 음식도 문제가 된다. 음식물 중 동물성 지방질이 많이 포함되어 있는 육류 종류를 많이 먹는 서양사람들은 대장암이나 유방암 발생률이 높다. 그러나 이와 반대로 신선한 야채나 과일·우유 등은 암을 예방하여 주는 효과가 있다. 우리나라에서 위암이 가장 많은 이유가 우리 음식에서 연유된다는 것을 쉽게 추정할 수 있다.

선진국에서는 암이나 성인병을 예방하는 식단을 국민들에게 계몽함으로써 식생활 개선에 앞장서고 있는 것이다.

그 다음으로 중요한 암 발생 원인이 흡연으로 전체 암의 30%가 이것으로 인해 발생한다.

미국에서는 남자에게 제일 많은 암이 폐암이고, 여성 흡연 인구의 증가로 이제는 여성에게서도 유방암을 앞질러 폐암이 제1의 암이 되었다.

흡연은 폐암뿐만 아니라 구강암·식도암·후두암·췌장암·방광암의 발생률도 결정적으로 증가시킨다.

흡연만 하지 않아도 폐암 등 여러 가지 암이 예방된다는 생각을 할때 금연 운동이 얼마나 중요한 것인지를 재인식하게 될 것이다.

최근 미국에서는 금연 운동이 성공적으로 진행되어 일반인의 흡연율이 35%로 감소되었을 뿐만 아니라, 특히 의사들은 10%만이 담배를 피우고 있다.

금연운동의 성공으로 의사에게서는 폐암과 심장병이 급속히 감소하는 것이 증명되었다.

세번째 암 발생 원인이 기생충과 바이러스 등의 감염증이며, 전체적으로 약 10%가 여기에 기인되고 있다. 우리나라의 경우, 좋은 예가 B형 간장염이 만성화하여 간암으로 진행되는 것이다.

대만에서 조사한 바에 의하면, B형 간장염 바이러스를 만성적으로 갖고 있는 사람의 간암 발생률이 정상인보다 250배 높은 것을 알

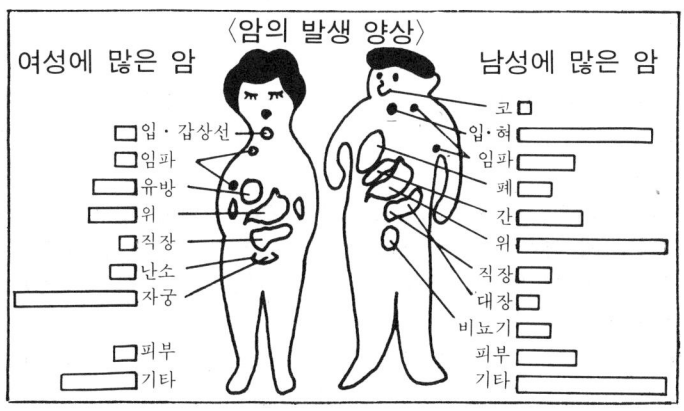

 수 있으며, 간암 환자의 98%가 B형 간염 바이러스를 갖고 있다는 것도 증명되었다.
 이것으로 보아 B형 간염 퇴치를 위해서 예방주사를 맞는 것이 얼마나 중요한가를 알 수 있다.
 그 밖에도 환경공해가 암 발생에 있어 대단히 심각한 문제인데, 이것은 개인적인 노력의 한계를 넘어 국가적 대책이 절실히 요청되므로 정부에 대해 공해 문제의 심각성을 강조해야 한다.
 총체적으로 볼때, 암은 자기만 조심하면 75% 정도는 예방이 가능한 것임을 알 수 있다. 식생활 개선과 금연, 간염 퇴치만으로도 우리가 암을 예방할 수 있는 것이다.
 암의 가장 좋은 퇴치 방법이 암의 예방인 것은 사실이지만 우리 주위에서는 암이 계속 발생하고 있는 것이 현실이다. 불행하게도 암이 발생했을 때는 치료를 잘 받아서 완치되도록 하는 것이 중요하다.
 예방에 대한 노력과 마찬가지로 암의 치료 방법도 세계적으로 많은 연구가 진행되고 있다.
 암의 시초부터 완치까지의 과정중 가장 중요한 것이 조기 진단이다. 암을 일찍 발견해서 국소적으로 있을때 근치적 수술을 하는 것이 완치에 기초가 되는 것이다.
 조기 진단을 위해서는 일반 국민에게 암에 대한 계몽이 잘 되어 암을 의심할 만한 증상이 있을때, 병원을 찾아올 수 있도록 되어야 한다. 즉, 소화 장해가 있을때 최소한 한번 정도는 위검사나 X-선 촬영을 해야 한다.

몸의 어느 부위에서나 만져지는 덩어리는 암일 수 있다. 이상출혈(異狀出血), 한 예로 자궁에서 나오는 출혈은 자궁암일 수 있는 것이다. 목이 쉬거나 계속되는 기침은 폐암의 증상일 수 있다. 또한 피부나 구강 등 점막이 헐어서 아물지 않을 때 한번쯤 암을 의심해 보아야 한다.

우리 몸에서 발생할 수 있는 암은 250가지나 되고, 같은 종류의 암이라도 각 경우에 따라 치료 방법에 차이가 있기 때문에 일단 암이 의심되거나 진단되면 전문 의료진이 있는 병원에서 처음부터 치료를 시작하는 것이 매우 중요하다.

암 환자의 경우 대부분 처음 수술이 가장 중요하며, 가능하면 처음에 근치적 수술이 완치의 기초가 된다.

미국의 암환자 치료 경험을 보면 40%의 환자는 수술만으로 완치가 가능했고, 25%는 근치 수술 후에도 재발 가능성이 많은 암이거나, 병기(病期)였으므로 수술 후에도 암센터 등 전문 의료진에게서 항암제 치료나 방사선 치료가 필요하였다.

그 예로 유방암 2기는 근치 수술 후에도 항암제를 사용하므로서 완치율을 배가시킬 수 있다. 나머지 35%의 환자는 처음 진단 때부터 암세포가 온몸에 퍼져 있어 수술이나 방사선 치료가 불가능한 경우인데, 이중 20%는 최근 개발된 항암제 투약으로 완치시킬 수 있거나 장기 생존이 가능한 것이다.

그 이외의 15%는 새로운 요법이 개발되기 전까지는 불치의 암인데, 췌장암·간암·폐암 등이 여기에 속한다.

암 퇴치를 위해서는 예방에 대한 계몽, 식생활 개선, 금연 등 전 사회가 참여하는 공동 노력이 있어야 되고, 이를 위한 정부와 사회 각계 각층 독지가들의 협조가 의료진에게 주어져야 하며, 아울러 국민의 적극적인 호응과 협력이 요청되는 것이다.

2. 암은 조기 발견해야 완치된다

암은 예방이 가장 중요하며, 암이 발생하더라도 조기에 발견만 하면 완치될 수 있다.

세계적으로 같은 경향이지만 조기에 발견하면 50%정도는 완치된다. 우리나라 사람들이 일단 암으로 진단되면, 사형선고로 생각하면서 치료를 포기하는 경향이 있거나 사약(私藥)이나 미신에 의지하려는 경향이 있어 치료에 장애가 많다.

유방암(乳房癌)

유방암은 서양 여성에게 가장 많은데, 최근 우리나라 여성에서도 증가 추세를 보이고 있다. 유방암의 경우 조기 발견하면 80% 정도는 완치가 된다. 여성들은 스스로 자기의 유방을 진찰함으로써 조기 진단이 가능하다.

매달 월경이 끝난 다음 유방을 자기가 만져 보아서 멍울이 있으면 전문 의사에게 진찰을 받아 보는 것이 중요하다. 이때 멍울이 만져지면 전부가 암은 아니고, 그중에서 5 내지 10%만이 암이고 대부분이 양성 혹이다.

또 유두에서 피가 나오고, 유두 주위에 습진이 생기며, 유방에 함몰된 주위가 있으면 일단은 유방암이 염려되므로 전문의와 의논하는 것이 좋다.

위암(胃癌)

우리나라에 많은 위암은 평상시 예방에 유의하는 것이 중요하고, 다음과 같은 증상이 있으면 병원에 가는 것이 좋다. 소화장애가 있으면서 명치 끝이 아프거나 거북하면 일단 한 번은 의사에게 진찰을 받아 보는 것이 좋다.

위암의 초기에는 별 증상이 없이 소화가 안되는 증상 뿐이며, 이때 소화제를 약국에서 사서 먹으면 이런 증상이 없어져 위암을 의심하지 않게 되어 조기 진단의 기회를 잃게 된다.

계속 소화제만 복용하다 증상이 악화되어 피를 토하거나 배가 몹시 아파서 병원을 찾게 되면 암이 퍼져 있어 완치가 힘들게 된다.

경미한 증상이 있을 때, 일단은 위 사진을 찍어 보거나 내시경 검사를 함으로써 위암의 초기 증상인지 여부를 검사하여 위암이 아니면 그 때는 소화제로 치료하고, 만일 위암이면 즉시 수술을 받아서 완치시켜야 한다. 이와 같이 하여 발견되는 조기 위암은 수술로 90% 정도는 완치되고 있다. 일본의 경우, 정기적으로 위내시경 검사를 받거나 경한 증상이 있을 때는 즉시 조사하는 방법으로 위암을 일찍 발견하여 완치율을 대단히 높게 하고 있다.

조기 발견하여 수술을 권하면 증상이 너무 경하니까 보호자들이

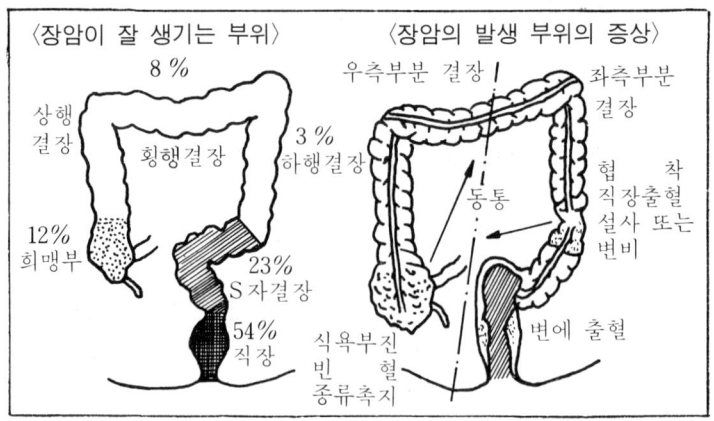

이 충고를 듣지 않고 사약만 쓰고 있다가 아까운 기회를 잃는 경우가 많은데 유감스러운 일이다.

자궁경부암(子宮頸部癌)

자궁경부암도 일찍 발견하면 예방이 가능하며, 암 발생시에도 치료가 용이하다. 월경이 아닌 때에 자궁에서 출혈이 있거나, 또 냉에서 냄새가 몹시 나면 병원에 가서 검사를 받아야 한다.

정기적인 자궁세포 검사를 1년에 한번씩 받으면, 자궁암이 되는 전단계에서 발견하므로 예방이 가능하고, 자궁암이 되었어도 초기인 0기(期)이니까 수술로 100% 완치된다.

대장암(大腸癌)

대변에 피가 묻어 나오면 치질이라고 자기가 진단하지 말고 한번 병원에 가서 진찰받는 것이 좋다. 대장암의 초기 증상은 대변에 피가 묻어 나오는 것이다. 대장암도 조기에 진단하면 수술로 고칠 수 있다.

설암(舌癌)·피부암(皮膚癌)및 폐암(肺癌)

입안이나 피부 등 어느 부위라도 상처가 나서 10여일이 지나도 치유가 되지 않고 계속되면 일단은 암인지 여부를 검사받아야 한다.

예를들어 혀에 상처가 생겨서 아물지 않으면 설암인 경우가 많은데, 조기에 진단해서 수술받거나 방사선 치료를 하면 치유되지만 방치하면 임파선으로 퍼져서 치료가 어려워진다. 피부의 상처처럼 시작하는 피부암도 일찍 제거하면 완치가 되나 오랫동안 두면 위험하다.

목이 쉬거나 감기 증상이 2주일 이상 계속될때, 특히 담배를 많이 피우는 사람에서는 이런 증상이 폐암의 초기 증상일 수 있다. 더욱이 목이 쉬면 후두암의 초기 증상일 수 있는데, 이때 치료하면 완치율이 대단히 좋아서 90% 정도는 고치게 된다.

폐암도 역시 조기 발견해서 수술해야 하는데, 역시 예방이 중요하다. 감기 증상이 오래가거나 가래에 피가 묻어 나오는 등 폐염 증상같이 시작되는데, 흡연가에게서 이런 증상이 있으면 일단은 가슴 사진을 찍어 보아야 한다.

몸에 생긴 혹과 암

유의해야 할 것은 몸의 어느 부위에서나 혹이 만져지면 일단 암으로 의심해야 한다. 어린이를 목욕시키다가 배에서 난난한 혹이 만져지면 이것이 소아에게서 발생하는 신장암이나 신경아세포종인데, 수술해 주면 경과가 대단히 좋다.

어린이들에게서는 암이 발생하지 않는 것으로 잘못 알고 있는 부모들이 많은데, 어린이에게도 암이 사망의 제2원인이다.

또한 목에서 몽오리가 만져지면 곧 병원에 가야 한다. 이 경우 어린아이나 어른을 막론하고 임파선 암일 경우가 많다. 임파선 암은 완치가 잘되기 때문에 유의해서 진단해야 한다.

소변에 피가 섞여 나오면 방광암이나 신장암의 증상으로서 간단한 검사로 진단되며, 조기에 발견되면 완치된다.

사지의 뼈나 관절이 몹시 아프고 부어오르면 뼈에 발생하는 암일 수 있다. 이 때도 간단한 검사로 발견할 수 있으며 적절한 치료를 받으면 완치된다.

뼈에 생기는 골육종의 경우 되도록 빠른 시일 내에 그 혹을 제거해 주면 완치되며, 치료의 획기적인 발전으로 항암제도 함께 병용하므로서 많은 사람들이 생명을 구하고 있다.

3. 약으로 완치시킬 수 있는 암

　대부분의 암은 조기 진단해서 외과적으로 제거해 주어야 완치되는 것이 사실이나, 몇가지 암은 처음부터 전신에 퍼져 있어 외과적인 방법이 불가능하고, 약물로 치료해야만 완치되는 종류가 있다.
　예로 백혈병의 경우는 피에서 생기는 암으로 수술이 불가능하고 약물로만 완치가 된다. 20여년 전만 해도 일단 급성 백혈병이라고 하면 사형선고로 생각했는데, 최근에는 항암제가 많이 발전해서 어린이에게서 발생하는 급성 임파성 백혈병은 50% 정도는 완치되고 있다.
　어린이가 빈혈이 생기고 피부에 출혈 반점이 나타나며, 코피가 나거나 피하 출혈이 생기면 일단 백혈병으로 의심해야 하며, 임파선이 동시에 부어 오르면 더욱 이 병을 의심해야 한다. 때로는 가벼운 빈혈이 있으면서 계속 팔다리가 아프다고 호소하는 경우도 있다.
　이런 때, 전문의를 찾아가 혈액검사를 하면 쉽게 진단된다. 백혈병은 약물치료로서 완전히 백혈병 세포를 몸에서 씻어내고 그 다음에 재발되지 않도록 계속 항암제를 복용하면 완치가 가능하다. 그러나 어린이의 급성 골수성 백혈병이나 성인의 급성 백혈병은 약물치료로서 일단 백혈병을 없애 준 다음, 재발을 막기 위해 형제의 골수를 뽑아 이식시켜 주는 골수이식 방법으로 근래에는 완치율을 높이고 있다.

임파선암(淋巴腺癌)

　임파선에 발생하는 임파선암의 처음 증상은 대부분의 경우, 목 부위의 임파선이 딱딱하게 부어 오르게 된다. 이 때 간단히 임파선을 떼어 보면 진단된다. 이 중에서 호치킨씨병인 임파선암은 방사선 치료로 90%가 완치되며, 전신에 퍼져 있을 경우라도 약물을 써 주면 60% 정도는 완치가 가능하다.
　임파선암 중 처음부터 전신에 퍼진 상태에서 발견되는 경우 즉, 열이 높고, 체중 감소가 심하면서 임파선이 커지는 악성 임파선암도 약물을 사용하면 40~50% 정도는 완치가 가능하다.

융모상피암(絨毛上皮癌)

우리나라에 많은 융모상피암은 인공 유산이나 산후에 태반이 자궁 내에 남아 있다가 암이 된 것인데, 악성 암임으로 치료하지 않으면 2~3개월 이내에 사망한다.

포상기태나 유산을 경험한 부인은 자궁출혈이 있을 때 유산으로 생각하고 병원에 오게 된다. 융모상피암은 처음부터 폐로 퍼져 호흡곤란 증상을 일으켜 병원에 가는 수도 있다.

때로는 임신 증상이 있다가 피가 보이며, 포도알 같은 것이 자궁에서 많이 빠져 나오는 경우도 있다. 이때도 태반에서 생기는 암으로 보고 곧 치료해야 한다. 융모상피암이 되어 폐에 퍼져 있더라도 항암제를 쓰면 거의 90% 정도는 완치된다.

4. 방사선요법과 약물요법

여러가지 암 중에서 조기에 발견되면 수술을 하므로써 완치되는 경우가 많다. 또한 불행하게도 암이 퍼져 있는 경우에 발견되거나 수술을 했는 데도 완전 제거가 되지 못했을 경우, 또 수술 이후 재발한 경우는 방사선 치료와 함께 항암제를 투여해 줌으로써 완치되거나 또는 생명을 상당 기간 연장할 수 있을 때가 많이 있다.

유방암인 경우 조기에 발견하여 수술해 주면 완치되지만, 암세포가 퍼져 있으면 방사선 치료를 받으면서 항암제를 투여해서 높은 치료 효과를 볼 수 있다.

유방암을 수술하고 난 후, 재발해서 폐에 전이(轉移)가 되었을 경우도 최근에 개발된 약물요법으로 암을 완치한 경우가 있으며, 약 60% 정도는 여러 해 동안 정상적인 생활을 할 수 있도록 생명을 연장할 수 있다.

무서운 폐암의 경우도 대부분이 조기 진단하여 수술을 해야 완치되나, 그 중에서도 소(小)세포성 폐암은 항암제와 방사선 치료의 반응이 좋기 때문에 장기 생존할 수 있다. 이와 같이 항암제가 발달되기 전에는 6개월 이내에 전부 사망하는 것이 통례이였다.

우리나라에서 가장 발생 빈도가 높은 위암이나 간암은 항암제를 사용해도 그 효과가 크지는 못하였다. 그러나 위암의 경우 수술 후 재발했거나 수술 불가능할 때도, 최근의 항암제 사용법이 발전해서 크게 효과를 보는 경우가 많으며, 생명을 1~2년 이상 연장시키는 경우가 50% 정도나 된다.

간암은 더욱 치료가 어려우나, 때로 항암제의 반응이 좋아서 1년 이상 장기 생존하는 경우도 있다.

5. 가족들의 협조와 국가의 시책이 필요

암은 예방이 가장 중요하며 암이 가족 중에서 발생하더라도 당황하지 말고 전문의와 의논해서 조기 진단에 힘써서 완치되도록 노력해야 한다.

조기 진단을 위해서는 전술(前述)한 여러가지 조기 증상에 유의했다가 의심이 가면 전문의에게 일단 진찰받는 것이 필요하다.

그러나 기억할 것은 아무런 증상이 없더라도 모든 병을 예방하는 입장에서 1년에 한 번 정도는 병원에 가서 건강조사를 받아 보는 것이 필요하다.

이때 입원해서 전부 조사하면 경비가 많이 소요되므로, 의사와 대화를 통해서 필요한 것만 중점 조사해 보는 것이 필요하고, 비교적 간단한 검사로 진단할 수 있다.

예를들어 다른 곳에는 특별한 증세가 없으나 소화가 계속 안 되면 위 사진만 찍어 보면 될 것이며, 기침이 계속되면 폐 사진을 찍어 보아야 할 것이다. 부인들의 경우는 자궁 세포검사를 정기적으로 받아야 한다.

일단 암이 의심되면, 조직검사를 통해서 확진을 받아야 하며 암을 의심하는 단계에서 조직검사 없이 자기가 진단하거나 또는 사약(私藥) 등을 사용하면 완치할 수 있는 기회를 잃게 된다.

진단되면 암 치료 전문기관에 가서 최근에 개발된 정확한 치료를 전문가에게서 받는 것이 중요하다. 암이라고 진단되면 사형선고를 받은 것으로 오해하고 치료를 포기하는 경우가 종종 있는데, 이것은 결코 생명을 희생시키는 방법 밖에 되지 않는다.

대부분 암은 수술로서 일단 제거해 주고 필요에 따라 방사선요법과 약물요법을 겸하여 치료함으로써 완치율이 높게 된다. 때에 따라서는 방사선요법만으로 또는 약물요법만으로 치료되는 종류의 암도 있다.

미국에서 조사한 결과, 환자에게 암이라는 것을 알려 준 경우 환자가 더 적극적으로 치료를 받아서 완치율을 높였다. 암 치료가 때로는 힘드는 경우가 많기 때문에 자기가 중병(重病)을 앓고 있다는 것을 스스로 인식해야만 효과적인 치료가 가능했기 때문이다.

  물론 완치가 불가능해서 얼마 여생이 남아 있지 않은 환자에게 진단을 알려 주라는 이야기는 아니다.

  때에 따라서는 암 치료가 많은 경비가 소요되고 장기간을 요하는 경우가 있어서 국가에서 암 환자를 도와 주는 정책적인 배려가 필요할 때가 있다.

  외국에서는 국가에서 치료비 부담을 해주거나 치료 시설에 많은 원조를 해서 크게 도와 주고 있다.

  이와 같은 환자·가족·국가·전문 치료기관의 합치된 노력이 있으므로서 어려운 암을 정복할 수 있는 것이다.

암 예방을 위한 12개 수칙

제 1 조 : 편식을 하지 말고 균형이 잡힌 영양을 섭취할 것.
제 2 조 : 같은 식품만을 먹지 말것.
제 3 조 : 과식을 피할것.
제 4 조 : 과음하지 말것.
제 5 조 : 담배는 조금만 피울것.
제 6 조 : 적량의 비타민 A·C·E와 섬유질을 많이 섭취할것.
제 7 조 : 매운 것을 많이 먹지 말고, 너무 뜨거운 것을 먹지 말것.
제 8 조 : 너무 눌은 부분을 먹지 말것.
제 9 조 : 곰팡이가 핀것을 먹지 말것.
제10조 : 너무 햇볕을 쬐지 말것.
제11조 : 과로를 피할것.
제12조 : 몸을 늘 청결하게 할것.

5
암의 예방

李 重 達
漢陽大学校 医科大学教授 / 漢陽大附屬病院 組織病理科長

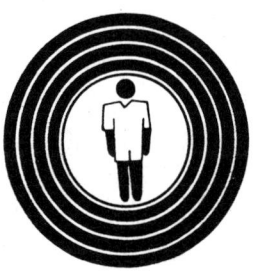

1. 인류의 사인(死因)중 으뜸가는 암

　환자들이 병원을 방문하여 진료를 받는 까닭은 자기 병을 잘 치료 받기 위함이다. 또한 환자들은 도대체 무슨 병을 앓고 있는지를 우선 알고자 할 권리를 가진다. 수많은 병명 중에서 환자 귀에 익숙하고 대수롭지 않게 들리는 병명도 있을 것이고, 간혹 심각하고 불치의 병명을 들을 수도 있을 것이다.
　여러 병명 중에서 암이란 병명처럼 환자에게 두려움을 주고 사형선고와 같은 절망을 주는 병명은 아마 없을 것이다. 그러나 암이란 병은 결코 사형선고도 아니고, 절망할 만큼 심각한 병이 아닐 수도 있고, 많은 경우 치료가 가능할 수도 있는 병이다.
　생명 현상을 유지하는 모든 개체, 즉 생명체는 발육과 성장을 거쳐 반드시 죽음이란 필연적인 과정을 밟게 마련이다. 사람 또한 생명체로서 사멸의 과정이 불가피하다.
　그래서 인류 역사가 시작될 때부터 사람들은 죽음의 공포로부터 해방되려고 노력한 여러 가지 흔적이 있다. 생명 현상의 정지를 흔히 사망이라고 말하며, 사망으로 유도하는 인자를 사인(死因)이라고 한다.
　인체의 사인 중에서 으뜸가는 것이 질병이다. 따라서 죽음의 공포로부터 해방하려는 인간의 노력은 곧 질병의 예방과 치료로 발전하게 되었다. 수많은 질병들 중에서 어떤 질병은 쉽게 고칠 수가 있어서 사인으로 되지 아니할 수 있다.
　이와 반대로 어떤 질병들은 아직까지 완전히 치료할 수가 없으므로 주요한 사인이 될 수 있다. 현재 으뜸가는 사인으로 지목되고 있는 질병은 암(癌)이라고 할 수 있다.
　인류 역사의 발달과 더불어 불행하게도 암의 발생 빈도가 높아가고 있으며, 암을 제외한 많은 병들이 현대 의학적으로 완치가 가능하여 주요한 사인으로부터 제외되고 있는 실정이다. 그러나 많은 암들은 근치가 불가능하기 때문에 아직까지 매우 주요한 사인으로 남아 있다.

　유감스럽게도 우리나라에는 아직까지 암으로 사망하는 사람의 정확한 통계 수치가 없다. 1981년 미국에는 약100만명 이상의 암 환자가 생존하고 있으며, 매년 81만여 명이 새로운 암 환자로 진단되고, 42만 명이 매년 암으로 사망하고 있다. 이 통계자료는 인구 10만 명당 188명이 매년 암으로 사망한다고 지적하고 있다. 이 통계치를 우리나라에 적용하면(인구 4천만)매년 75,200명이 암으로 사망할 것으로 추산된다.

　이러한 공포의 질병인 암은 도대체 무엇이며, 어떻게 발생하고 어떻게 인체에 해를 끼쳐 사망하게 하는지, 또한 암의 존재를 확인하는 많은 절차 등에 대해 생각해 보고자 한다.

2. 암세포(癌細胞)와 암조직(癌組織)

　모든 생물이 그러하듯이 우리 인체도 모양과 기능을 서로 달리하는 무수한 세포로 구성되어 있다. 같은 기능과 모양을 가진 세포들이 모여서 한 조직을 형성하고, 서로 상이한 모양과 기능을 가지고 있는 조직들이 한 자리에 배열하여 한 장기를 만들고 있다.

　예를 들면 폐장(허파)이라는 한 장기는 상피조직·결합조직·근육조직·연골조직 등으로 이루어져 있고, 폐장 내에 있는 기관지와 공기주머니(폐포)는 서로 모양이 틀리는 상피세포로 덮여 있다. 그 주위에는 결합조직과 근육조직이 있는데 결합조직은 섬유세포, 근육조직은 평활근 세포로 이루어져 있다.

　이러한 모양으로 간장·췌장·위(밥통)·대장(큰창자)·자궁·신장(콩팥)·고환·난소 등의 여러 장기(臟器)들은 서로 모양과 기능이 다른 조직으로 구성되고 있다.

　한 장기는 일정한 양의 조직으로 구성되어 있고, 그 조직을 구성하고 있는 세포의 수가 비교적 일정하기 때문에 개인에 따라 차이는 있을망정 그 장기의 크기는 그 개체의 일정한 부분을 차지하게 된다.

　여러 장기의 크기를 일정하게 적당한 비율로 유지하는 데에는 아마도 그 개체의 전체적인 관제작용에 의존하리라고 믿고 있다. 한 예로, 사람의 엄지 손가락은 가운데 손가락보다 짧고 굵게 생겼으며, 양쪽 귀는 모양과 크기가 같게 생겼는데, 이런 현상은 각 장기를 형성하는 세포의 수를 일정하게 하고, 그 이상 수적 증가(증식)를 못하게 하는 신체의 관할 역할이 있을 것으로 생각되어진다.

만일 이 관제 작용에 부분적인 파탄이 생기면 한쪽 귀를 이루고 있는 세포의 수가 병적으로 많아져서 그 귀가 커질 수도 있고, 국소적으로 세포가 증가하면 혹이 생기게 된다.

신체의 한 부분에 혹이 생긴다는 것은 곧 그 부위에 병적으로 세포의 수가 많아진다는 사실과 같은 뜻이며, 국소적으로 세포의 수가 병적으로 증가하여 신체의 관제 작용을 받지 않고 자율적으로 세포가 증식하는 것을 혹이라고 한다.

위(밥통)의 내부를 덮고 있는 상피조직의 한 곳에 상피세포들이 병적으로 증식을 하게 되면 위벽(胃壁)에 혹(종양)을 만들게 된다.

의학적으로 종양이라고 불리우는 병은 신체의 관제 작용을 받지 않고 자율적으로 증식하는 세포의 집단이라고 어렵게 정의하고 있지만, 이 말을 쉽게 풀이 하면 혹이라는 것은 병적으로 많은 수의 세포들이 제멋대로 자라서 한 조직 덩어리를 이루고 있는 병적 세포들의 집단이라고 할 수 있다.

우리 몸에 세포의 종류가 많은 것처럼 종양세포의 종류도 매우 많다. 자궁 입구(경부)를 덮고 있는 상피세포에 생긴 종양은 상피성 종양으로서 이 종양 세포는 상피세포로 되어 있으나, 자궁벽을 이루고 있는 근육에서 발생한 자궁 근종(筋腫)은 평활근 세포로 구성되어 있다. 따라서 한 장기에서 발생한 종양이라 할지라도 종양을 구성하고 있는 세포의 종류에 따라 서로 다른 종양이 발생할 수가 있다.

종양세포의 종류에 따라 어떤 혹은 종양세포의 수가 서서히 증가하기 때문에 자라나는 속도도 매우 느리고, 어떤 혹은 종양세포의 증식이 빠르기 때문에 매우 빨리 자라기도 한다.

3. 암의 원인

암을 발생시킬 수 있는 인자들을 발암성 인자(發癌性 因子), 즉 암의 원인이라 하며, 이 발암성 인자들이 생체의 조직세포를 과도하게 증식시켜 혹을 만드는 것이다.

현재 실험동물에서 암을 유발할 수 있는 많은 인자들이 발견되고 있지만, 인체에서 발생한 암의 원인을 꼬집어서 지적하기는 불가능하다.

현재까지의 연구로서 인체의 암이 어떤 한가지 원인(인자)에 의한다고 결론을 짓기는 아직 시기상조이다. 또한 개개 암 환자의 암 발생 원인을 지적하기는 불가능하다.

주로 동물실험 결과 암을 발생시킬 수 있는 원인적 인자로 지목되고 있는 것을 크게 나누어 보면 바이러스・화학물질・방사능 물질, 그리고 기타 인자들을 열거할 수가 있다.

발암성(發癌性)바이러스

많은 실험동물에 발암성 바이러스를 감염시켜서 암을 유발하는 데에 성공하고 있다. 그러나 아직까지 인체의 암이 직접 바이러스의 감염에 기인한다는 확증은 없다.

인체에 발생한 암 조직에서 전자 현미경으로 관찰되는 바이러스가 곧 그 암의 발암성 바이러스라고 단정하기에는 아직 충분한 증

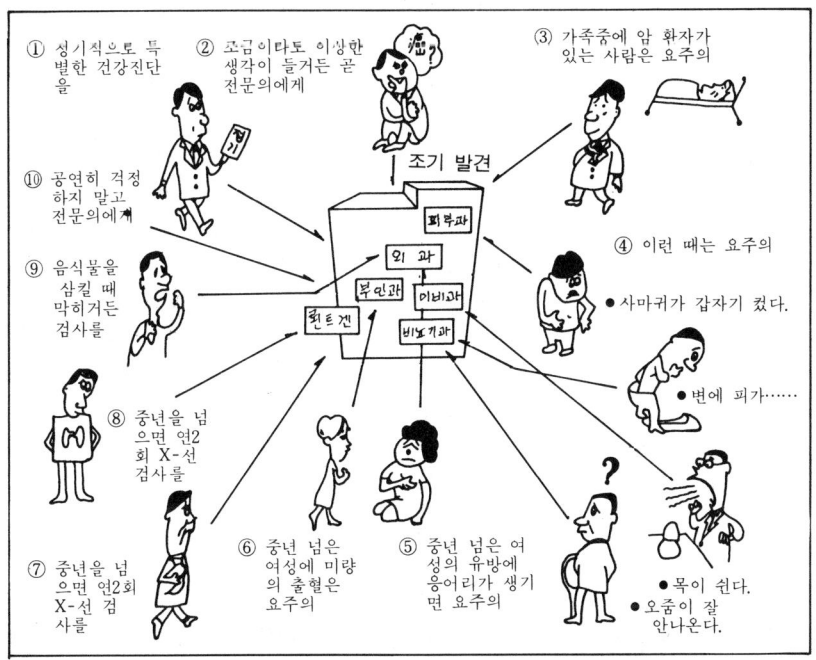

〈암의 조기 발견 10개수칙〉

거를 가지고 있지 못하다. 왜냐하면 바이러스는 병든 세포(암세포도 일종의 병적 세포이다)에 더욱 잘 기생하기 때문에, 암세포에 바이러스가 존재한다고 그 암의 원인이 곧 관찰된 바이러스에 기인하였다고 단정할 수는 없다.

동일한 이치로 어떤 암 환자의 혈청 내에 한 바이러스의 항체가 나타났고, 같은 연령의 건강한 사람에게 나타나지 않았기 때문에 이 바이러스가 그 암의 발암성 바이러스라고 단정할 수도 없다.

그러나 인체 암 중 여자의 자궁경부암종, 아프리카의 림프절암, 그리고 동양인에게 흔히 발생하는 코와 목의 암 등은 바이러스 감염과 밀접한 관계가 있는 것으로 추정되고 있다.

바이러스는 세균보다 훨씬 작은 핵단백으로 구성되어 있는 병원체이다. 이것들이 정상세포에 침입하여 그 세포의 핵을 구성하고 있는 핵단백과 결합을 하여 그 세포의 핵 구조에 병적 배열을 가져오고, 이 병적 세포들이 신체의 조절 능력(관제 작용)을 벗어나서 제멋대로 자라 혹을 형성한다고 믿고 있다. 이러한 사실은 전부 동물실험에서 입증된 결과이지 결코 인체에서 증명된 것은 아니다.

발암성(發癌性) 화학물질(化學物質)

담배를 오랫동안, 그리고 많이 피운 사람에게는 담배를 피우지 않은 사람에 비하여 20배나 많이 폐암이 발생한다. 이것은 담배 안에 있는 다환성 탄화수소라고 부르는 화학물질들의 발암성 작용에 기인하며, 이 물질을 토끼의 귀에 오랫동안 계속해서 발라 주면 그곳에 피부암이 발생한다.

이 이외에도 많은 화학물질들이 인체에 암을 유발하고, 같은 물질을 실험동물에 사용하여 암을 발생시킬 수 있다.

이러한 화학물질들이 생체 내에 흡수되어 대사작용을 거쳐 분해되고 이 분해산물이 세포핵을 이루고 있는 핵산의 구성에 이상을 초래하고, 이 변형된 핵을 가진 세포들이 병적으로 증식하는 현상이 암인 것이다.

방사능 물질(放射能物質)

방사능 물질은 광선의 자외선·X-선·핵 분열물질·방사능 원소 등에 포함되어 있는데, 이 물질이 발암성 물질로 증명된 것은 오래 전부터이다.

  X-선에 오랫동안 노출된 방사선 전문의사는 다른 의사들에 비하여 암의 발생이 현저히 높고, 흰 피부를 가진 농부가 햇빛(자외선)을 장기간 받고 일을 하면 노출된 피부에 암이 흔히 발생한다.

  또한 일본의 히로시마와 나가사키에서 원자폭탄의 폭발로부터 살아남은 생존자들에서 백혈병과 다른 많은 암들이 흔히 발생하는 사실은 방사능이 곧 발암성 물질임을 입증하여 준다.

  그러나, 방사능에 노출된 기간과 양이 절대적으로 문제가 되기 때문에, 진단 목적으로 가슴 X-선 사진을 찍는 정도의 노출로는 피부나 폐에 암이 발생하지는 않는다.

  장기간(수십 년), 그리고 비록 1회 노출량이 소량이라고 할지라도 계속해서 노출됨으로써 소량이 축적되어 총노출량이 많아져서 암이 발생하는 것이다.

  방사능은 이온화할 수 있는 에너지로서 이것들이 실제로 인체내에서 어떻게 암을 발생시키는가는 잘 알수 없다.

  발암 기전에 대해서는 다음과 같은 추측을 하고 있다. 방사능이 인체에 흡수되면 이온화하여 핵을 구성하고 있는 핵단백질의 구조에 변형을 초래한다는 학설이 있다. 이 학설과 대조적으로 암을 유발할 수 있는 인자, 예를 들면 발암성 바이러스 혹은 화학물질이 잠재해 있는 사람에게 방사능 에너지가 조사되면 방사능 에너지는 정상세포의 발암작용을 억제할 수 있는 힘을 저하시켜, 잠재하고 있는 발암 물질의 작용을 결과적으로 돕는 역할을 한다는 학설도 있다.

4. 좋은 혹과 나쁜 혹

  우리가 흔히 이야기하는 혹을 의학적으로 종양이라고 부른다. 혹은 그 혹을 가지고 있는 사람에게 별로 나쁜 영향을 미치지 아니하는 좋은 것으로부터 죽음을 초래하는 나쁜 영향을 미치는 혹에 이르기까지 여러 가지 서로 다른 예후를 가지는 무수한 혹이 있다.

  또한 어떤 혹은 사람들이 쉽게 볼 수 있는 신체 표면에 생길 수도 있고, 전혀 볼 수 없는 내장(內臟)의 깊은 곳에서 발생할 수도 있다.

  혹은 어떠한 장기에서도 발생할 수 있을 뿐만 아니라, 한 장기에서도 다른 모양의 종양 세포로 구성된 서로 상이한 혹이 생길 수 있다. 따라서 혹이 생기지 않는 장기와 조직은 인체 내에서 존재하지 않으며, 같은 장기에 발생한 종양이라고 할지라도 그 환자에 미치는 영향이 서로 틀릴 수 있다.

　간장(肝臟)에 생긴 간세포 암은 매우 빨리 자라고 주위 간 조직에 파고 들어가서 뿌리를 박고, 다른 장기에 잘 옮겨 가서 자라며(轉移), 출혈이 심하고, 빈혈·복수(腹水)·황달 등을 잘 동반하여 환자를 사망하게 한다. 이 혹을 수술로서 완전히 제거하기는 매우 곤란하다. 그러나 같은 간장에서 생기는 간세포 선종(腺腫)이란 종양은 주위 간조직으로부터 잘 분리될 수 있는 경계막을 가지고 있다. 그리고 그곳에서 어느 정도 서서히 자라다가 더 이상 자라지 않고 그대로 남아 있어도 환자는 아무 증상 없이 이 혹을 가지고 자기도 모르게 평생을 지낼 경우가 있다. 따라서 이 혹은 수술할 필요조차 없다.

　또한 어린아이들의 간장에 발생하는 간아세포종이란 종양은 위에 기술한 간세포암과 간세포 선종의 중간적인 경과를 취하여 조기에 발견만 하면 수술로 제거하여 완치시킬 수 있다. 그러나 시기가 지나면 혹이 너무 커지고, 다른 장기로 전이를 하기 때문에, 수술로는 완전히 제거하기 곤란하여 수술 후에도 흔히 재발하게 되는 것이다.

같은 종류의 세포에서 서로 다른 혹이 발생한다

　간장이란 한 장기에 발생하는 종양들이 그것도 한 종류의 세포, 즉 간세포에서 발생하였지만 서로 틀리는 임상 경과를 밟고, 치료(수술)에 대한 반응도 매우 상이하다.

　간세포 암이란 간암은 나쁜 종양이고, 간세포 선종은 좋은 종양이라 할 수 있다. 따라서 모든 혹은 악성종양과 양성종양으로 구분되어지고, 악성종양을 암이라고 통칭하고 있다.

　암은 발생한 곳에서 어느 정도 자라다가 곧 다른 장기로 암세포가 옮겨져 자라게 된다. 간암 세포들은 간장 주위에 있는 림프절과 폐장에 흔히 옮겨져 자라게 되는데, 이런 현상을 암의 전이(轉移)라고 한다.

　이 전이 현상 때문에 비록 원발소(原發巢), 즉 간장 내에 있는 간암조직 덩어리를 성공적으로 수술(제거)하였다고 할지라도 전이된 암세포들이 계속 장소를 옮겨서 다른 장기에서 자라기 때문에 환자를 간암으로부터 근치시킬 수가 없게 된다.

 간아세포 암은 간장 내에서 오랫동안 자라며 늦게 전이를 하기 때문에 조기에 발견하여 전이를 하기 전에 원발암 덩어리를 제거하면 환자는 암으로부터 근치될 수 있다. 이렇게 악성종양은 다른 장기로 옮겨서 자라는 종양을 말하며, 양성종양은 발생한 그곳에서 머물러 자라고, 어느 정도 혹이 커지면 더 이상 자라지 않기 때문에 그 환자의 생명에 위험을 초래하지 않는다.

5. 암의 발견과 진단

 어떤 사람이 종양을 가지고 있는지를 확인하는 데는 여러 가지 검사법이 있는데, 가장 중요하고 결정적인 검사법은 혹 덩어리의 일부를 절제하여 현미경으로 종양 조직을 관찰하는 방법이다. 이 검사법을 조직검사라고 한다.

 종양의 덩어리를 우리 눈으로 쉽게 볼 수 있는 피부와 유방의 종양이나 입 안의 종양은 종양 조직을 용이하게 얻어서 조직검사를 쉽게 할 수 있지만, 내장 깊이 종양이 생기면 이 종양이 상당히 커지기 전까지는 볼 수도 없고, 만질 수도 없으며 아무런 증상을 나타내지 않기 때문에 조직검사가 매우 곤란하다.

 특수한 장치를 이용하여 이 혹의 존재와 위치를 우선 확인하고 난 뒤에 혹을 절취하여 조직검사를 하게 된다. 또한 환자가 건강하게 보이면 아무런 불편을 느끼지 않는데, 우연히 다른 목적으로 신체검사를 받았을 때 암이 발견되는 수도 있다. 이런 시기의 암이 조기의 암일 가능성이 많다. 이 조기 암은 근치가 가능하다.

6. 암(癌)의 발견 검사

 조기 암의 존재 여부를 확인하는 검사를 암의 발견 검사라고 한다. 눈으로 볼 수 있고, 특수한 장치로 존재가 확인된 연후에 조직검사를 실시하여 양성 혹은 악성 여부와 악성이면 어떤 종류의 악성종양인가를 검사하는 조직검사를 암의 진단 검사라고 할 수 있다.

 여기에서 우리 모두가 깊이 생각해야 할 문제는 악성종양에 의하여 이미 증상을 가지고 있는 환자는 그 암이 조기 암이 아니고 매우 진행된 암일 수가 있어서, 수술로서는 완치가 불가능할 수가 있고 다른 치료방법, 즉 항암 화학요법이나 방사선 조사와 같은 치료법을 시도하게 된다. 다행히도 아무런 증상이 없는 건강한 사람이 신체검사에서 우연히 발견된 암이 조직검사로써 근치가 가능한 조기 암으로 판명되기도 한다.

성인 여자가 하혈(자궁 출혈)이 있어서 산부인과의 진찰을 받고 조직검사를 받은 결과 자궁암으로 진단될 때는 그 암이 진행된 경우일 때가 많다. 그러나 주기적으로(대략 6개월에 한 번씩)건강한 여자가 산부인과에서 간단한 암세포 검사를 받아서 발견된 자궁암은 조기암이고, 이 암은 근치가 가능하다.

그리고 같은 원리로 나이가 많은 남자가 피가 섞인 가래(각혈)가 있다고 내과에서 진찰을 받고는 가슴 사진을 찍어 본 결과, 폐장에 혹이 있어서 그 혹을 조직검사 해보니 폐장의 암으로 진단되었다고 할 경우, 이 폐암은 이미 수술로서는 근치하기 어렵고 다른 치료법인 방사능 조사나 항암 화학요법 등을 시도해야 할 시기에 해당하는 진행된 암일 가능성이 높다.

조기암(癌)은 근치된다

아무런 증상이 없는 건강한 남자가 주기적으로 아침 첫 객담(喀痰)을 받아서 세포학적으로 검사하여 암세포를 객담 내에서 발견하면, 그 사람의 폐암은 조기 암일 가능성이 높다. 이때 수술로서 그 암 조직을 완전히 절제할 수 있고, 따라서 근치가 가능하다. 건강한 사람의 객담에 암세포가 나타나면 세밀한 검사를 더욱 철저히 하여 폐장내 암의 위치를 확인하고, 암 조직을 이루고 있는 암세포의 특성을 결정하는 암 진단이 이루어진다.

그리고 암의 조직 진단에 근거를 두고 치료 방향을 결정하게 된다. 폐장에 생긴 암은 많은 경우 폐장 내에 있는 기관지를 덮고 있는 상피조직에서 발생한다.

기관지는 공기(호흡할 때)를 폐포에 운반하는 고무줄처럼 생긴 구조여서, 여기에 암이 발생하면 기침을 할 때 암세포들이 떨어져서(탈락)가래와 같이 배출된다. 이 가래를 받아서 현미경으로 검사하여 암세포를 발견하면 이 사람의 폐장 어느 한 곳에 폐암이 있다는 사실을 알게 된다.

이 암들을 흉부사진 촬영과 더불어 특수한 사진촬영(단층촬영·기관지 조영촬영·방사능 조사·전산 단층촬영 등)으로 폐암의 정확한 위치를 확인한다.

그 부위를 기관지 내시경 혹은 가슴의 피부를 통하여 바늘로 찔러서 조직을 조금 얻어서, 그 암조직의 정확한 조직 진단을 받고, 그 진단의 결과에 따라 치료가 이루어진다.

객담에 암세포가 발견되었다고 폐장의 각종 특수촬영 검사에서 항상 폐암의 존재를 확인할 수 있는 것은 아니다. 조기의 폐암은 기관지 상피조직에서 발생하며, 그곳에 오랫동안 머물러서 자라기 때문에 이런 시기에는 사진촬영으로 혹 덩어리를 발견할 수 없는 조기 폐암일 수가 있다.

이 시기에는 기관지경(氣管支鏡)이란 특수검사 기계를 기관지 내로 삽입하여 기관지를 덮고 있는 점막을 세밀히 검사하고, 조금이라도 이상한 곳이 있으면 그 점막 조직을 얻어서 조직검사를 실시한다.

조직검사 결과 암조직이 점막을 덮고 있는 상피조직에 국한되어 있고, 다른 주위 폐조직으로 침윤하고 있지 않으면 이 폐암은 조기 암이며, 수술로서 근치시킬 수가 있다.

만일 폐암의 조직검사에서 진행된 암이고, 기관지 주위의 림프설에 전이가 인정되면 수술로서는 완치가 불가능하며 다른 치료 방법을 강구하여 환자의 생명을 연장하고 폐암의 말기 증상으로 인한 환자의 고통을 줄여 보려고 노력하게 된다.

7. 암의 종류

우리 몸을 구성하고 있는 세포 조직, 그리고 장기가 서로 상이한 것과 같이 헤아릴 수 없이 많은 암들이 서로 상이한 세포로 구성되어 있다.

그러나 그 많은 암을 치료면에서 관찰할 때 몇가지 중요한 사실로 나누어서 생각해 볼 필요가 있다. 이런 사실들이 환자의 예후를 결정하는데 매우 도움이 되기 때문이다.

어린이의 급성 백혈병을 항암성 주사약으로 치료했던 결과 완치되었는데, 어른의 급성 백혈병을 항암성 주사약으로 치료하여 보았으나 진단 후 6개월 이내에 사망하였다.

폐암(肺癌)

　폐암 환자의 객담에 탈락되어 섞여 있는 폐암 세포를 현미경으로 관찰하여 보면(세포검사), 여러 종류의 암세포로 구성되어 있는 여러 종류의 폐암이 있음을 곧 알 수 있게 된다.
　폐암의 형태를 조직검사로서 확인하여 보면 편평세포암·선세포암·큰세포암·작은 세포암·폐포(肺胞)암 등 여러 종류의 세포로 이루어진 서로 상이한 폐암임을 알 수 있다.
　우리들이 일상 폐암이라고 부르고 있는 암은 한 종류의 암이 아니고 그 치료방법, 치료에 대한 효과 그리고 예후가 각각 상이한 여러 종류의 서로 다른 암들을 통합하여 부른 명칭이다.
　폐장의 편평세포암은 진단 직후 외과적으로 혹 덩어리와 주위 폐장 조직을 한꺼번에 제거하면 환자는 비교적 오래 살 수 있지만, 폐장의 작은 세포암은 수술을 하면 암세포가 다른 장기에 더욱 빨리 퍼져서 도저히 외과적으로 암조직을 완전히 제거할 수 없다. 작은 세포 암은 방사능 조사로서 암조직을 쉽게 죽일 수는 있으나, 다시 재발하기 때문에 그 예후는 불량하다. 다행히 이 암종은 항암성 화학요법이 효과가 있다.
　이와 같이 암조직을 구성하고 있는 암세포의 종류에 따라 예후가 전혀 달라지고 치료 방법이 달라지기 때문에, 우선 암조직의 정확한 세포 조직학적 진단이 암환자의 치료에 무엇보다 주요한 기본 검사인 것이다.
　앞에서 예를 든 백혈병과 폐장암 뿐만 아니라 다른 모든 장기에 발생한 암들도 서로 각각 모양이 틀리는 암세포로 구성되어 있고, 이것은 비록 같은 장기에 발생하였다고 할지라도 치료와 예후가 상이하게 되는 것이다.

위암(胃癌)

　소화 장애가 있는 환자에게 위 내시경검사를 실시하여 보았더니, 위의 내부를 덮고 있는 점막이 약간 불규칙하게 흐르고(주행)있음을 관찰하고, 그곳으로부터 조직을 얻어 검사하였던 결과 조기 위암이었다.
　이와 반대로 위의 X-선 촬영에서 큰 혹덩어리를 관찰할 수 있었고, 조직검사에서 암세포들이 위벽을 뚫고 자라 나아가서 주위 림프절과 간장에까지 전이된 진행 암도 있다.

전자는 수술로서 근치시킬 수 있는 조기위암이고, 후자의 진행된 위암은 수술로서는 완치가 불가능하고, 항암 주사약과 방사선 조사로 환자의 생명을 연장시켜 볼 뿐이다.

자궁암(子宮癌)

자궁의 입구(경부)에 생긴 암종을 흔히 자궁암이라고 부르는데, 이 자궁암이 발전해 가는 단계는 의학적으로 잘 알려져 있다.

진행된 자궁암은 수술로서 근치가 불가능하지만, 매우 세밀하고 정확한 방사능 조사로서 근치가 가능하다.

이런 진행된 자궁암에 도달할 때까지 여러 단계의 자궁 조기 암과 한층 더 전단계의 병변, 즉 암으로 발전할 수 있는 조직 변화이지만, 그 당시는 조기 암도 아닌 전암(前癌)상태의 병변도 정확하고 간단하게 진단할 수가 있다.

자궁경부의 이런 조기 암과 전암 상태는 수술로서 완치가 가능하며, 이 병변은 자궁 입구에서 얻은 분비물의 세포검사로서 이루어지는데 이것을 자궁암 발견검사라 한다.

이와 같이 한 장기에 생긴 같은 세포의 암이라고 할지라도 그 암세포의 침윤(진행)정도와 다른 장기에 전이 여부에 따라 치료 방법이 틀리고, 치료 효과가 상이하며 따라서 환자의 예후가 서로 상반될 수 있다. 많은 자궁암 환자들이 완치될 수도 있고, 어떤 환자는 진단 후 무슨 치료를 받아도 곧 사망할 수도 있는데, 이러한 예후의 차이는 진단 당시 자궁암 세포의 침윤 정도의 차이에 기인하는 것이다. 따라서 암의 치료는 암의 침윤 정도를 정확히 판정한 후에 실시하게 된다.

깊숙한 부위에 있는 암의 경우

우리 몸은 많은 장기로서 구성되어 있다. 피부나 유방과 같이 우리 눈으로 쉽게 관찰할 수 있는 장기가 있는가 하면 뇌와 같이 단단한 뼈로 둘러 싸여서 도저히 만질 수도 없고 볼 수도 없는 장기도 많다.

또 췌장과 같이 배 안에 깊숙이 위치하여 다른 장기들이 그 주위를 둘러싸고 있어서 도저히 만질 수 없는 장기도 있다. 이런 장기들에 암이 발생하면 조기에 진단하기가 매우 힘들고, 암이 오랫동안 자라서 혹덩어리가 상당히 커지기 전에는 만질 수도 없고, 환자가 느끼는 증상도 따라서 늦게 발생하기 때문에 이런 곳의 암은 일반적으로 그 발견이 상당히 늦게 된다.

이런 장기의 암은 진행된 암일 경우가 많고 치료에 대한 좋은 효과도 기대하기가 매우 곤란하다.

또한 뇌안에 생긴 뇌종양은 비록 그 종양세포가 양성이라고 할지라도, 이 종양이 발생한 곳이 생명 현상을 유지하는 중요한 중추적 신경들이 밀집한 곳이기 때문에, 외과적으로 도저히 이 종양을 완전히 제거하기가 불가능하다.

췌장암도 그 장기가 배 안에 깊이 위치하고 있는 해부학적 특성 때문에 늦게 발견될 뿐 아니라, 외과적으로 완전히 제거하기가 힘들고 전이된 암으로부터 재발이 곧 나타나며 수술로 인한 후유증 때문에 환자는 곧 사망한다.

췌장암은 불행하게도 외과적 수술 이외에는 다른 치료법, 즉 항암 화학요법이나 방사선 조사요법이 생명 연장에는 별로 좋은 결과를 주지 못하고 있는 형편이다.

이들 암을 조기에 발견하기 위하여 최근 많은 특수검사법이 개발되고 있으며 큰 효과를 얻고 있다. 이들 검사법 중 매우 작은 암을 발견할 수 있는 장치가 전산 자동 단층촬영으로 약 1cm정도의 작은 혹도 진단할 수 있게 되었다.

이와 같이 암이 발생한 장기의 위치에 따라 치료 효과가 또한 상이할 수가 있다. 일반적으로 피부나 유방과 같이 환자 자신이 쉽게 볼 수 있고 만질 수 있는 곳에 발생한 암은 조기에 진단이 가능하고 따라서 근치가 가능하지만, 신체 깊은 곳에 위치한 장기의 암은 늦게 발견되고 근치가 흔히 불가능하다.

조기발견만이 치유를 좌우한다

우리 몸에는 헤아릴 수 없으리만큼 많은 암이 발생하고, 이 암들은 서로 틀리는 예후를 가지고 있다. 완전히 근치할 수 있는 조기암으로부터 치료를 하여도 곧 환자가 사망하는 진행된 암도 많다.

암을 실험동물에서 발생시킬 수 있는 인자들은 많이 연구되고 있지만, 인체의 암이 어떤 특정한 원인에 의하여 발생하였다고 지적할 수 있는 증거는 아직 발견 못하고 있다.

　암의 원인을 아직 잘 모르기 때문에 이의 예방도 불가능한 현실이다. 무엇보다도 중요한 사실은 완치가 가능한 조기 암을 발견하여 곧 치료하면 암 환자의 사망을 현저하게 감소시킬 수가 있다.

　한 장기에 발생한 암도 치료와 예후가 서로 상이할 수 있는데 암세포의 모양(조직·진단), 암 조직의 침윤 정도, 그리고 발생한 장기의 해부학적 특성 등에 의하여 예후가 결정되는 것이다.

📖 메모

자궁(子宮)과 여성

암 수술로 인하여 자궁을 드러낸다 하더라도 결코 여성은 끝나지 않는다. 자궁암에 걸린 많은 환자들 중에도 우선 수술을 하면 여성으로서의 생명을 잃어버리거나 나아가서는 성생활마저 영원히 할 수 없다고 생각한 끝에 죽어도 수술을 하지 않겠다고 고집을 세워낸다.

그러나 여성의 기능이라는 것은 성숙기 이전, 즉 어린시절에 절제해 버리면 혹시 지장이 있을지 모르나 일단 성숙한 후에는 자궁을 절제한다고 해서 큰 문제가 되지는 않는다. 다만 여성 기능의 하나로서 난소 호르몬의 작용을 들 수 있는데 암이 이미 진행되어 어쩔수 없이 난소를 제거하거나 방사선을 쬐어서 그 기능을 상실케 하는 수가 있다.

그러나 현대의학의 발달로 주사나 경구약(經口藥)으로 난소 호르몬 장해를 극복한다.

여성이 자궁암 수술을 받지 않도록 남자가 먼저 포경 수술을 받는 것이 이상적이다.

6
이것이 암이다

金錫煥
前서울大学校 医大教授 / 서울中央病院長

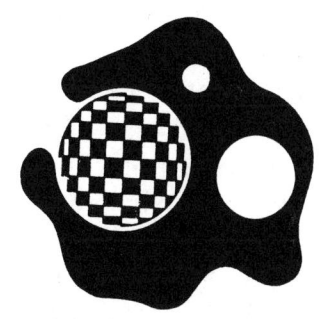

1. 암(癌)이란 무엇인가?

　암(癌)이란 무엇인가? 통계로 보아 인간의 몸은 수백 조(兆)개의 세포로 되어 있다. 그리고 그것은 각기 다른 형태와 크기를 가지고 있다.
　그 형태와 크기는 각각 세포의 기능과 밀접한 관계를 가지고, 질서 정연하게 배열(配列)되어 있다. 그 세포가 돌연변이하여 신체 전체의 질서를 교란하며 제멋대로 증식하기 시작하고 응어리를 형성하는 것을 종양(腫瘍)이라고 한다.
　흔히 우리의 신체에 보이는 지방의 덩어리나 피부 표면에서 보이는 혹 등도 그런 것들이다.
　이 종양 가운데 세포의 증식 속도가 대단히 빠르고 주위의 정상 세포를 점점 녹이며, 무제한으로 증식해 가는 것이 악성종양(惡性腫瘍), 즉 암이다.
　보통 우리가 질병에 걸리면 여러가지 증세가 일어난다. 발열·통증·불쾌감·출혈 등등, 이것은 우리의 신체가 질병에 걸린 것에 대한 신체의 주의신호인 것이다. 그리고 신체의 조직은 그 외부로부터의 적을 쫓아내고자 하고, 또 고치고자 하여 여러가지 반응을 일으킨다.
　그런데 이 암은 신체 자체의 세포가 변화하여 가는 것이므로 경보를 낼 수가 없고, 또 스스로 고칠 수도 없다.

전이(轉移)와 독소(毒素)

　첫째로는 전이(轉移)이다. 즉 최초로 발생한 암 [원발소(原發巢)라고 한다] 은 그 부분에서 암이 떨어져 나가 혈액이나 임파액의 움직임에 따라서 신체의 이곳 저곳으로 비화(飛火)되어 간다.

즉, 최초 세포에서 발생한 암조직을 제거하더라도, 신체의 다른 부분에 암세포가 달라붙어서 다시 증식하기 시작한다.

또 나쁜 일로는 그 전이한 암은 최초의 암보다 불량성이 높다. 다시 말해서 증식하는 힘이 강한 수가 많이 있다. 현재 우리가 갖고 있는 의학의 상식으로 이야기 한다면, 다소 늦기는 하지만 신체의 어떤 부분에서 종양을 떼어 버리는 것은 기술적으로 그다지 어려운 문제는 아니다. 그러나 이 전이가 있음으로써 암 치료를 곤란하게 만들고 있다.

암의 또 한 가지 성질은 독소(톡소 호르몬)를 낸다는 사실이다. 암세포가 증식할 때에 그 대사물질로 유독(有毒)한 물질을 낸다. 즉, 암은 그 증식에 의해 신체 전체의 영양을 저해할 뿐 아니라 독소를 내어서 신체를 약하게 만든다.

① 다시 말해서 신체의 세포가 무엇인가의 원인으로 돌연히 암세포로 변화하므로 암이 꽤 커지기 전에는 증세가 나타나지 않는다. 그런 까닭에 그 발견이 늦어진다.

② 그 증식의 속도가 대단히 빠르다.

③ 비록 원발소(原發巢)를 제거하더라도 전이(轉移)를 하고, 더구나 전이소(轉移巢)쪽이 원발소보다도 불량성이 높은 수가 많다.

④ 그 증식은 무제한으로서 정지하는 일이 없이 신체 속의 영양을 흡수하고 있다.

⑤ 그 증식에서 독소를 내고 또 신체를 약하게 한다.

이상의 일들이 암의 진단을 지연시키고 그 치료를 곤란하게 만들고 있는 이유인 것이다.

2. 암(癌)의 여러가지 원인

세포자극설(細胞刺戟說)

정상적인 세포가 왜 돌연변이하여 암세포가 되는 것일까? 그 원인은 아직까지 확실치 않다. 그러나 연구가 진보됨에 따라 만성자극설, 방사선이나 자외선에 의한 물리자극설, 여러가지 화학물질에 의한 것, 또 최근에 주장되고 있는 바이러스설, 그 밖에 체내의 원인으로서 유전과 호르몬의 이상(異常), 체내 대사물질의 이상에 의한 것 등이 알려져 있다. 그러나 그 어떤 설도 발암(發癌)의 구조를 설명할 수 있는 것은 못된다.

어떤 종류의 암에는 합당하지만 다른 종류의 암에는 합당하지 않다든가, 동물에게는 발암시키더라도 인간에게는 발암시키지 않는다든가, 또 여러가지 요인이 서로 영향을 끼쳐 발암에 이르는 것이라 생각되고 있기도 하다. 다음에 우선 이들 설(說)에 대하여 설명해 보도록 한다.

만성자극설(慢性刺戟說)

몸의 조직에 오랫동안 끊임없이 자극을 주고 있으면 그 부분의 세포가 암화(癌化)된다고 하는 설이다. 이것은 예로부터 주장되어 오던 설로서, 현재에도 위궤양(胃潰瘍)이나 위염(胃炎)이 오래 계속되면 위암(胃癌)이 된다고 믿고 있는 사람도 있는 듯하다. 그러나 위암의 발생과 위궤양·위염의 존재와는 그다지 관계가 있지 않다. 단지 피부 등에서 일부분을 오랫동안 계속 자극시킬 경우, 예를 들면 티눈이 오랫동안 생겼을 경우 등에 피부암(皮膚癌)이 발생한 예는 있다. 그리고 아침에 뜨거운 차죽(茶粥)을 먹는 습관이 있는 일본의 나라(奈良)지방에 식도암·위암이 높은 비율로 발생한다는 보고는 역시 뜨거운 식사라는 자극이 암을 불러 일으키는 요인이 된다는 사실을 나타내는 듯하다.

물리자극설(物理刺戟說)

자외선·뢴트겐선·감마선 등의 방사선·라듐 따위 방사성 물질은 강력한 발암 요인으로 알려져 있다.

백인종의 경우, 일광욕을 지나치게 하면 멜라노움이라고 하는 피부암을 유발한다고 한다. 방사선이 유력한 발암 요인이란 사실은, 초기의 뢴트겐 기사에게 피부암이 많이 발생했던 사실, 또 원자폭탄의 피해를 받았던 일본 히로시마(廣島), 나가사끼(長崎)시 사람들에게 발생한 혈액의 암인 백혈병(白血病)이 일반의 경우보다 5배 가까운 숫자로 나타난 사실에서 분명해졌다.

방사선이 왜 유력한 발암 요인이 되느냐 하면 세포의 핵산(核酸)이나 핵단백의 합성을 저해하기 때문일 것으로 생각되고 있다. 그러나 다른 한편에서 본다면 뢴트겐은 암의 검사에 필요불가결한 것인데 이 점에 대해서는 다음에 이야기하기로 한다.

화학물질에 의한 발암(發癌)

1975년 광물의 일종인 주석이 피부암의 원인이 된다는 발표가 있었고, 이웃나라 일본에서는 1915년 야마기와(山極)박사가 토끼 귀에 콜타르를 계속 칠하여 인공적으로 발암시킴으로써 발암 물질의 존재를 밝혀냈었다.

그 이후 현재까지 수많은 발암물질이 발견되었다. 즉 4천 8백종의 화합물 가운데 발암성이 있는 것과 의심스러운 것이 2,220, 발암성이 없는 것이 1,700, 불명확한 것이 930이라는 보고가 있다.

방향족(芳香族)탄화수소에 의한 것

이른바 주석이나 콜타르에 함유되어 있는 화합물로 담배가 폐암의 원인이라고 하는 것도 담배를 피울 때에 나오는 연기 속에 이것이 섞여 있기 때문이다. 또 식품에서는 구운 음식의 누른 부분에도 섞여 있다.

공장지대와 같이 대기오염이 문제가 되는 지역의 공기 속에도 방향족 탄화수소가 섞여 있을 것이다.

이것은 앞에서 말한 것처럼 피부암의 최초 발암물질로 알려지고 있다.

방향족(芳香族)아민 및 니트로소 화합물에 의한 것

이것에는 아닐린계(系)색소·벤치진·BHC·PCB 등이 포함된다. 벤치진·아닐린은 색소제(色素劑)로 이것을 사용하는 공장의 종업원에게는 방광암이 많이 발생하였다. 그리하여 많은 나라들이 현재 이것의 제조 사용을 금지하고 있다.

또한 현재 금지되어 있는 인공 감미료 스루친도 그 일종이다.

BHC는 제2차 세계대전 후에 가장 많이 사용된 농약인데 역시 제조 사용이 금지되어 있다. BHC는 잘 녹지 않는 성질이 있기 때문에 지금도 흙속에 잔류하여, 쌀·야채 또는 목초를 경유하여 우유·유제품(乳製品)에도 혼입하고 있다. 한편 PCB도 현재 제조 사용이 모두 금지되어 있다.

지방족(脂肪族)화합물에 의한 것

이것에는 대표적인 것이 DDT이다. 이것도 현재 사용이 금지되어 있다.

이상 주된 것을 말했는데 그 밖에도 무수한 발암성 물질이 알려져 있다.

바이러스설(說)이란

암의 연구가 진보됨에 따라 최근에는 암의 원인이 바이러스가 아니겠느냐는 설이 주장되고 있다. 바이러스란 생물 가운데 가장 작은 것으로, 큰 것이라야 260mμ이고, 소아마비 바이러스가 27mμ이다.

이것에 비하여 세포는 작은 것이라도 750mμ이다(mμ은 1백만분의 1mm).

이렇게 작은 것이지만 최근의 전자현미경의 발달로 어느 정도 그 모양을 알 수 있게 되었다.

바이러스는 세균과 달라서 자신이 번식할 수는 없고, 살아 있는 다른 세포 속에서만 번식할 수가 있다. 또 어떤 바이러스도 특정한 범위의 세포에서만 감염하게 마련이다. 그리고 세포 속에 잠입한 바이

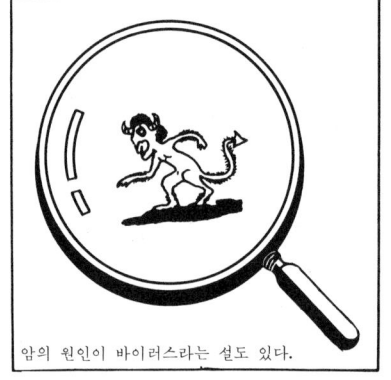

암의 원인이 바이러스라는 설도 있다.

러스는 때로는 세포를 파괴하고 때로는 얌전히 세포 안에 잠입하며, 무엇인가의 자극으로 날뛰면서 세포를 파괴한다. 이렇게 해서 일어나는 질병은 소아마비·인플루엔자·홍역·간염(肝炎)·항아리손님·광견병(狂犬病)등 수없이 알려져 있다.

그런데 어떤 종류의 바이러스는 보통 상태에서는 세포가 증식하지 않는 조건하에서, 세포의 유전인자에 작용받아서 이상 증식을

일으킨다는 사실이 밝혀졌다. 이것이 암의 바이러스설의 근거가 되는 것이다.

그 후 연구가 진행됨에 따라서 동물에게 여러가지 암을 발생시키는 바이러스가 발견되었다. 그러나 현재 인간의 암바이러스는 발견되어 있지 않다. 이것에 대해서는 장래의 연구에 기대를 거는 수 밖에 없다.

여러 가지 작용(作用)의 영향

지금까지 말한 것처럼 우리 주위에는 실로 수많은 발암물질과 요인이 가득 차 있다. 그렇다면 이런 것들의 자극이 모든 발암과 연관되느냐 하면 그렇치만은 않다.

이들 요인은 여러가지가 중첩되어 비로소 발암하는 것으로 생각되고 있다. 즉, 여러가지 발암 물질의 어느 정도의 양이 체내에 축적됨으로써 비로소 발암한다고 하는 설이다.

또한 다음과 같은 사실도 알려져 있다. 발암 물질에 의해서 암이 발생했을 경우에 아주 초기에라도 비발암성(非發癌性)자극에 의해서도 암이 진행된다는 사실이다. 이런 사실로 인하여, 종래 발암 요인으로 보아왔던 물체 자체가 발암 작용을 가지고 있는 것이 아니라, 이미 있었던 암 세포를 발육시키는 것일지도 모른다.

담배에 대해서도 똑같다고 하겠다. 담배가 폐암의 원인이라고 한 것은 이미 10여년 전의 일이다. 그러나 우리나라에서는 어떠한가 ? 우리나라의 여성은 남성에 비하여 그다지 담배를 피우지 않는다. 그렇지만 폐암의 발생률은 남녀간에 대단한 차가 보이지 않는다. 이와 같은 사실은 앞에서 말한 것처럼 기타 원인이 중첩되어 발암 준비가 된 세포가 담배에 의하여 폐암으로 진전되어 가는 것으로 생각된다.

지금까지 말한 것처럼 외부의 요인뿐만 아니라 신체의 내적 요인이 발암의 원인으로 되는 것도 있다. 유암(乳癌)이나 전립선암(前立腺癌)따위가 그것이다. 두 가지 모두 양성(兩性)호르몬의 밸런스가 흐트러지기 때문에 일어나는 것으로 생각되며, 또 치료에는 호르몬제가 사용되고, 효과도 있다.

그외에 유전적 소인(素因)이 발암 원인이 되는 수도 있다.

근래에는 면역학(免疫學)이 많이 연구되어서 체내에 면역학적인 결함이 있을 때에 암이 발생하는 수도 있다(사실이 규명되었다).

3. 암의 예방과 치료는 어떻게 하는가?

조기발견의 7대 경종

　암에 대해서는 여러가지 연구가 있지만 아직 현재까지는 그 본태라든가 원인 등을 완전히 밝혀내지 못하고 있다. 따라서 암을 예방하는 일은 불가능하다. 그러나 조기에 암을 발견할 수 있으면 수술요법·방사선요법·제암제(制癌劑)의 투여로 충분히 치료하고 재발을 방지하는 일도 가능하다.
　현재의 이 시점에서는 우리가 말하는 암의 예방이란 조기 발견 이외에는 없다. 조기 발견을 하는 데는 어떤 점에 유의하면 좋겠는가?
　우선 평소의 건강관리이다. 평소에 건강하다면 무엇인가 몸에 이상이 발생했을 때 바로 알아차리게 된다. 늘 병에 시달리고 있으면 이상이 발생하더라도 알아차리지 못하는 수가 적지 않다. 또 치료를 할 때에도 체력이 튼튼한 편이 자주 병을 앓는 사람보다 아뭏든 유리하다는 사실은 잘 알고 있으리라 믿는다.
　다음에 조기 발견을 위하여 증세가 나타났을 때의 체크 포인트를 몇 가지 들어보기로 한다.
　1960년 대한암협회에서는 암의 조기 발견을 위한 다음과 같은 7대 경종을 제정하였다.
　① 약을 먹어도 체증(滯症)이 낫지 않거나 차츰 음식을 삼키기 어려워진다→위암
　② 대하(帶下)가 많아지고 피도 섞여 나오며 냄새가 날 때도 있다. 성교 때 또는 그후에 피가 나온다→자궁암
　③ 변을 보는 습관이 달라지거나 피 또는 곱이 섞여 나온다→장암
　④ 오줌이 잘 안 나오거나 피가 섞여 나온다→방광암
　⑤ 유방이나 피부의 속·혀·입술 등에 아프지 않는 멍울이 있다→유암
　⑥ 저절로 목소리가 쉬거나 마른 기침이 오랫동안 낫지 않고, 가래에 피가 섞여 나오기도 한다→인두암·폐암

⑦ 상처가 오랫동안 낫지 않고, 단단해지거나 사마귀·쥐젖 등이 갑자기 커지며 이상해진다→피부암

이것은 암 조기 발견을 위한 초기 증세이다. 이 증세가 생기면 즉시 전문의의 진단을 받을 일인데 어느 정도 조기 발견의 기회가 증가한다. 그러나 앞에서도 말한 것처럼 증세가 없이 경과하는 암도 꽤 있기 마련이고, 또 암의 초기에는 무증세인 수가 많다. 그렇다면 어떻게 해야 좋단 말인가. 전문의에게 정기적으로 진단을 받아야 한다.

적어도 1년에 1회, 욕심 같아서는 1년에 2회, 정기적으로 진단을 받음으로써 암 노이로제에서도 해방된다.

암은 평소에 건강했던 사람, 질병에 잘 걸렸던 사람 모두 똑같이 습격한다. 건강에 자신이 있는 사람도, 질병에 자주 걸리는 사람도 꼭 1년에 1회의 정기진단을 권하는 바이다. 이것이야말로 암 예방의 가장 빠른 길이다.

암은 최근에 갑자기 증가한 것일까

암의 존재는 옛날부터 알려졌었다. 그런데 암은 최근에 갑자기 증가한 것일까?

전세계적으로 확실히 근년에 암으로 죽는 사람이 증가했다. 이것은 사람들의 평균 수명이 늘어나서 다른 질병으로 죽는 사람이 감소된 데 관계가 있는 것으로 생각된다. 즉 암에 걸리기 쉬운 노인이 늘어난 것이다.

인도에서는 암 사망자가 적은데, 이것은 비교적 일찍 죽는 사람들이 많아서 노인이 적기 때문이다. 그러나 그것만으로는 암 환자의 증가를 설명할 수는 없다. 문명이 진보되

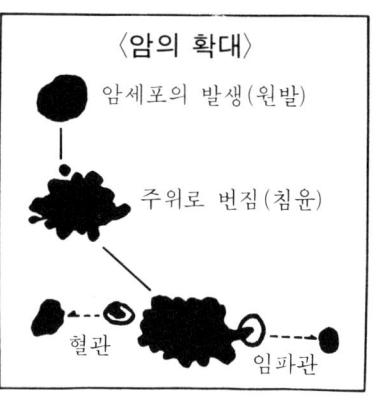

〈암의 확대〉
암세포의 발생(원발)
주위로 번짐(침윤)
혈관
임파관

고 사회생활이 복잡화된 사실과도 관계있는 것으로 생각된다. 암은 수 많은 요인이 중첩되어 발병한다고 생각된다. 예를 들면 화학공장에서 일하는 사람이라든가 오염된 대기 속에서 생활하는 도시 생

활자에게 폐암을 위시하여 갖가지 암이 많이 발생하고 있는 사실에서도 이것은 분명하기 때문이다. 이와같은 상황 속에서 우리가 암으로부터 몸을 지키는 방법은 단 한 가지, 정기진단에 의한 발견이 있을 뿐이다.

위암(胃癌)의 조기발견 —— X선에 의한 방법

1970년쯤만 해도, 위의 X선 검사를 하기 위해서는 다음 페이지의 그림1과 같은 투시대 위에 환자를 세우고 뒤에서 X선을 비추고, 앞에 있는 형광판에 상(像)을 비추어 낸 다음, 그것을 관찰하면서 오른쪽에 끼워져 있는 필름을 잡아빼어 사진을 찍는 방법이 사용되었다.

형광판에 비치는 상(像)은 10분의 1럭스 정도의 극히 어두운 것이므로 암실에서 행하지 않으면 안되며, 이런 어두운 상(像)에서도 형광등에 찍어내려면 X선 구(球)에 연결시키는 전압과 전류를 크게 하지 않으면 안되었다. 따라서 X선량도 많게 되어 그만큼 환자도 의사도 많은 X선을 쏘이면서 검사를 받지 않으면 안되었다.

1976년대가 되어서는 그림2에 나타낸 모양으로 환자의 X선상(像)을 형광배증관(Image Intensifier)로 받아서 극히 밝은 상으로 했고, 그것을 텔레비젼 카메라로 찍어서 별실에서 그 텔레비젼으로 관찰하도록 되었다. 이 경우 암실은 필요없게 되었으며 밝은 보통방에서 행할 수 있게 되었다. 그때까지에 비하면 소량의 전압과 전류를 관구(管球)에 거는 것만으로 충분히 밝은 상(像)을 볼 수 있게 되어 환자가 쏘이는 X선량은 아주 줄고, 의사는 전혀 X선을 쏘이지 않고 끝나게 되었다.

요즈음은 X선 검사를 하기 위하여 환자가 쏘이지 않으면 안되는 X선량을 가급적 적게 하는 방법이 발달되었다. 순간적으로 X선을 조사(照射)하고 텔레비젼 카메라에 찍힌 상을 컴퓨터에 기억시키며, 또 몇 분의 1초에 X선을 조사하고 그 상을 기억시킨다. 이들의 상을 연속상(連續像)이라고 하는데 텔레비젼 카메라로 관찰하는 방법이다. 보통 X선 장치는 교류(交流)가 50사이클이므로 1초 동안에 그 2배인 1백회가 X선 관구(管球)에서 X선이 조사(照射)되는데, 컴퓨터를 사용한 장치에서는 매초 4회라든가, 그 이하인 매초 1회로 하더라도 선명한 X선이 보이게 되므로, 환자가 쐬는 X선량은 지금까지의 백분의 1까지나 줄어들게 되었다. 또 필름의 감도를 높게

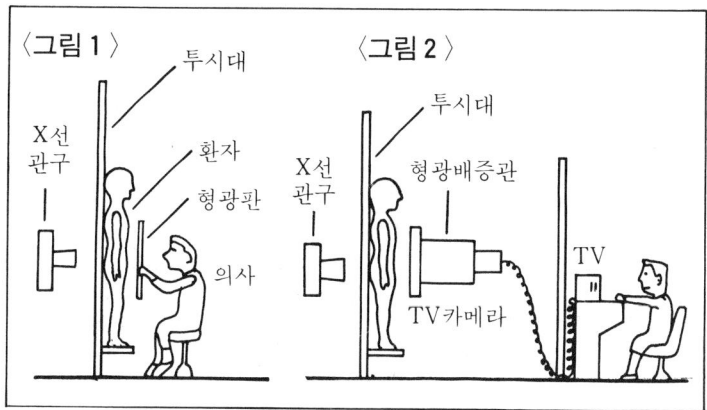

하여 증감지(增感紙)의 성능을 높임으로써 한층 더 X선량은 적게 들게 되었다. 이 방법은 차츰 우리나라에서 널리 쓰이게 될 것으로 생각된다.

요즈음에는 방사선을 쐬면 그것 때문에 여러가지 장해가 일어나지나 않을까 하여 걱정하는 사람이 늘어나고 있다. 또 우리들의 주위 환경은 여러 종류의 방사선이 늘어 나기만 한다고도 말할 수 있다. 그리고 문제가 되는 것은 의료용(醫療用)방사선 상해로서 이것도 개인의 장해와 한 나라 국민이라는 집단을 고려하는 경우의 장해가 있다.

예를 들면 집단 진단을 한 일본의 기다바다께(北畠)씨 등의 추리가 있다. 그것에 의하면 수검자(受檢者) 2백 20만 5천 명 가운데서 2천 4백명의 위암 환자가 발견되고 있다. 다른 한편 방사선 장해 쪽에서는 몇 년 내지 몇십 년 사이에 백혈병(白血病)으로 30명, 암으로 15명, 수명의 단축에 의하여 16명, 계 61명의 사망이 추정된다고 말한 보고가 있다.

집단으로서 생각해 보면 이 차인(差引)계산에서는 손실보다 이익 쪽이 분명히 많은데, 물론 이것은 의료의 본질에서 볼 때 당연한 일이다. 그런데도 집단 검진을 받은 다음, 하등의 병변(病變)도 발견되지 않았으나, 그 까닭에 몇 년 혹은 몇십 년 후에 백혈병에 걸렸다면 개인에 있어서는 생명이라는 것이 걸려 있는 만큼, 지극히 중대한 문제가 된다. 개인에 있어 집단 검진을 받아야 할 것인가, 받지 말아야 할 것인가가 문제일 것이다.

이 일에 대하여 일본의 지바대학(千葉大學)다데노(館野)씨는 다음과 같이 결론을 내리고 있다.

「나의 추측으로는 어떤 병이든 질병이 있다든가, 있는 것 같은 경우에는 X선 검사를 해서 손해를 본다는 일은 우선 없다고 생각한다. 왜냐하면 수많은 건강한 사람이 대상으로 들어 있고, X선 검사로 이익과 위험을 비교할때 가장 위험하다고 생각되는 각종 집단검진에서도 당사자의 건강만을 문제로 한 확률론적 판단에서 본다면, 이익 쪽이 압도적으로 많은 것으로 측정되기 때문이다.

어떠한 경우도 [흉부 집단검진, 위(胃)집단검진에 의하여 발견된 질병과 그것에 의하여 그 후에 발생될 것으로 추정하는 방사선 장해의 비교, 또 집단검진의 장점과 단점의 문제] 계산상으로는 문제가 없고 이익 쪽이 많다. 이것은 의료 행위로 성립하기 위해서는 당연한 일인 것이다. 그러나 만약 이익과 손실이 똑같다면 이것은 막대한 노력을 소비하면서 사인(死因)이 되는 병명(病名)을 고쳐 쓰는데 불과한 일이 될 것이다. 다만 이것은 어디까지나 통계적이기 때문에 그 결과로서 질병을 갖지 않았음이 확실해진 수많은 사람에 있어, X선 검사는 백혈병 등의 가능성을 1백만분의 1이라든가 2를 늘린데 지나지 않는다고 생각하면 고민할 필요가 없을 것이다.

결국 의학 이용으로 인하여 유인될 가능성이 있는 방사선 장해는 이익을 향수(享受)하는 당사자의 입장에서 생각하면 특수한 예외를 제외하고, 비교적 문제가 적다는 결론을 내릴 수 있다.」

우리들처럼 방사선을 전문으로 하는 의사는 X선 진단에 쓰이는 X선량을 가능한한 적게 하도록 노력하고 있다. 일본 방사선의학연구소의 하시쓰메(橋詰)씨 등의 추정으로는 위 X선 검사 때에 생식선(生殖腺)에 쏘이는 X선량은 1959년을 1로 하면 그로부터 10년 후인 1969년에는 0.2가 되고 있다. 현재로는 그것보다도 더욱 적어지고 있는데, 가까운 장래에는 전혀 방사선 장해를 걱정하지 않고, X선 검사를 받는 일이 가능하게 될 것으로 생각한다.

파이버스코우프에 의한 발견

위(胃)속의 병변(病變)을 육안으로 보고, 그것을 확인하고자 하는 시도는 수십 년 전부터 시험되어 왔다. 그러나 직선인, 전혀 구부러지지 않은 파이프 끝에 렌즈와 작은 전구를 붙인 위경(胃鏡)이라는 것을 위 속에 입으로부터 집어넣는 것이므로 검사를 받는 환자의 고통은 크고, 또 보는 쪽도 시야(視野)가 좁고 사각(死角)이 많아서 위 속의 대부분을 볼수 없었으므로, 일부인에게는 행하여졌었지만 널리 사용되지는 못했었다.

 1950년대 후반이 되자 자유로이 구부러지는 직경 약7mm정도의 재질(材質)끝에 작은 카메라와 스트로보 발광 장치를 붙인 소위 위 카메라가 개발되었다. 이것은 환자의 입으로부터 위 속에 넣어지는데 때로는 X선으로 카메라의 위치를 확인하면서, 짐작으로 속을 촬영한다. 이렇게 함으로써 위 속의 병변을 어느 정도 확실하게 알 수 있게 되었고, 간단하게 검사할 수 있어서 널리 행해지게 되었다.

 그러나 어디까지나 짐작으로 하는 것이므로 병변을 전후좌우로 관찰할 수는 없고, 첫번째의 검사와 두번째 검사에서는, 촬영 방향과 위치가 똑같이 되지 않으므로 병변의 결과를 정성껏 쫓는다는 것은 지극히 어려운 일이다.

 그런데 10여년 사이에 유리의 가느다란 섬유를 사용한 소위 파이버스코우프가 개발되었다. 유리의 가느다란 섬유의 선단(先端)에서부터 들어간 빛은 굴절되면서 그 말단(末端)까지 빠져 나간다. 지극히 가늘고, 직경 0.2mm, 길이 1m의 유리 섬유를 2만에서 2만 5천개 정도 묶고 그 끝에 렌즈와 위 카메라를 붙인 다음 또 위의 조직을 떼어내기 위하여 작은 겸자(鉗子)를 넣는 구멍을 뚫은 것이 현재 사용되고 있는 파이버스코우프이다.

 이것을 사용하면 위 속의 모든 부분을 직접 눈으로 볼 수가 있고,

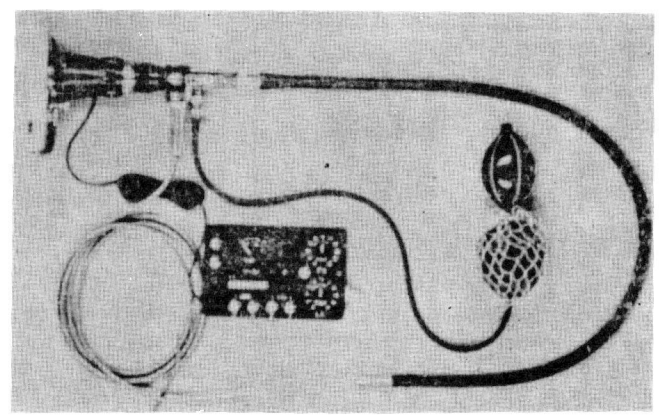

파이바스코우프가 달린 위카메라
 이 파이바스코우프라는 내시경의 출현으로 암의 진단에 많은 진보를 가져 왔다. 이것은 병변을 그대로 컬러 사진으로 촬영하는 외에 작은 조직을 떼어 내어 검사할 수 있게 하는 두 가지 특징이 있다

병변이 있으면 그 부분을 상세하게 곳곳에서 촬영하고, 또 그 부분을 떼어내서 조직을 검사할 수가 있으므로 위 환자의 진단에는 없어서 안될 편리한 도구가 되었다.

이 파이버스코우프의 길이와 굵기를 여러가지로 바꾼 결과 외부에서 관을 넣을 수 있는 곳은 모두 볼 수 있게 되었다. 식도와 위는 물론이고 십이지장·담관(胆管)·대장(大腸)·요관(尿管)에서 신문부(腎門部)·심장 속도 직접 관찰하고, 그 부분의 사진 촬영도 가능하다.

초기에 위암을 발견하려면

위의 X선 검사는 위가 아프다, 가슴앓이를 한다, 식욕이 없다 등의 어떤 증세가 있는 사람이 병원이든 진료소를 방문하여 검사를 받는 것이 흔히 행해지는 방법이다. 물론 증세가 없는 일반인들은 검사를 받지 않는다.

초기에 위암에는 아무런 증세도 나타나지 않는 것이 보통이다. 그러므로 검사를 받지 않는다면 증세가 나타나기까지는 발견되지 않는다. 증세가 나타난 다음에는 거의가 손이 늦은 상태로서 수술을 하더라도 이미 다른 장기(臟器)로 전이(轉移)되어 있어서 그 후는 수술 전과 똑같은 상태가 된다. 이렇게 되면 곤란해진다.

요즈음은 이 증세가 없는 사람들이 검사를 받기 쉽게 하기 위하여 여러가지 방법이 행해지고 있다.

한 가지로는 회사라든가 관청 등 직장인들이 집단으로 위 X선 검사를 받거나, 마을이나 동(洞)의 사람들이 단체로 검사를 받는 방법으로 이것을 집단검진이라고 부르고 있다.

또 한 가지는 어떤 병원이나 진료소에서 개인의 의사(意思)에 따라 정기 검사를 받는 방법이다.

진료기관에 따라서는 신청인들을 등록해 놓고 정기적으로 그 사람들에게 검진 일자를 통지하고 있는 곳도 있으므로 이런 기관을 이용하는 것도 편리하다.

현재 위의 질병을 발견하는 데는 X선 검사, 파이버스코우프에 의한 위 속의 관찰과 사진 촬영(위카메라)및 그것에 의하여 위 속을 보면서 작은 겸자(鉗子)를 집어 넣어서 위점막을 깨알만큼 떼내어 그것을 조직검사하는 방법 [위생체검사(胃生體檢査), 약하여 위생검(胃生檢)이라고 부르고 있다] 의 세 가지 방법이 일반적으로 행하여지고 있다. 이 세 가지 방법을 적당하게 활용했을때 위 질병에 관해서는 진단할 수 없는 질병은 없어지고 말았다.

그러나 위에 아무 증세가 없어 쾌적하게 매일을 보내고 있는 사회인 전체에, 이상의 세 가지 방법을 써서 검사하는 일은 현실적으로는 불가능한 일이다.

여기서 제일 하기 쉽고, 경비도 싸게 할수 있는 방법은 앞서 말한 것처럼 직장이나 지역 사회를 단위로 한 X선 집단검사이다. 이것으로 위에 어떤 질병이 있든지, 또는 있을지도 모르는 사람들을 분류하고, 그 사람들에게는 다시 정밀검진을 행하여 치료의 필요, 불필요를 진단한다.

X선에 의한 집단검사는 간접 촬영으로 행해지는 것이 보통이다. 병원 등에서 행해지는 위 X선 검사는 투시(透視)와 투영(投影)을 여러가지 병용하여 행한다. 간접 투영은 투시의 이치를 정하는 데만 사용되고, X선을 조사(照射)하여 상(像)을 형광판에 찍어 그것을 보통 스티일 카메라로 투영하는 방법이다. 짧은 시간에 수많은 사람들을 검사할 수 있음과 동시에 경비가 적게 들므로 폐와 위(胃)질병의 유무를 확인하는데 쓰이고 있다.

위의 간접 투영에 의한 집단 검진은 그 설비를 갖춘 자동차 안에서 행할 수 있어, 직장이건 지역이건 자동차가 찾아가서 검진을 받기 쉽게 하고 있다.

위의 집단 검진은 아침부터 아무 것도 마시지도 먹지도 말고 와서 받아야 하며, 바륨을 1백 50c.c에서 2백 c.c정도 마시고 투영대에 선 다음, 오른쪽을 향하거나 투영대를 쓰러뜨리고 앙와위(仰臥位)로 하거나 복와위(腹臥位)로 하거나 또 좌우를 향하여 여러 체위로 다섯 장에서 여섯 장 혹은 일곱 장 정도의 사진 촬영을 한다. 70mm ×70mm크기의 필름이 일반적으로 사용되고 있다. 그것을 가지고 돌아가서 현상·밀착을 하여 그 X선 상을 읽는다. X선의 상을 진단하는 것을 우리들은 그림자를 읽는다고 말하고 있다. 약하여 독영(讀影)이라고 한다.

필름이 작은 까닭에 그것에 찍혀져 있는 상(像)도 작으므로 이것만으로는 충분한 진단이 되지 않는다. 이 상에서 전혀 질병이 없는 사람들은 제외하고 병변이 있든가 또는 병변이 있을지도 모르는 사람들에게는 다시 정밀 검진을 받도록 한다. 이 재검사를 받는 사람들은 집단 검진을 행한 X선 기술자라든가 사용했던 X선 장치에 따라 상이점이 있지만 우선 집단 검진을 받은 전원의 20~25%, 때로는 30%에 미치는 수가 있다. 이 재검률이 높은 것은 조금이라도 이상한 점이 있으면 전부 재검토록 하기 때문이다. 그러므로 집단 검진을 받고 재검사를 요하는 어떤 통지가 오더라도 재검사의 결과는 거의 모든 사람들이 정상인 것이 보통이다.

우리가 가장 명심해야 할 것은 집단 검진을 한 사람들의 병변을 누락하는 일이다. 사실은 무엇인가 병변이 있는데도 간접 X선상으로는 발견되지 않은 채 그대로 놓치고 말면, 2년이건 3년 후에 진행된 위암으로 발견된다는 사실이다. 직장처럼 정해진 집단이 정기적으로 검진을 행할 경우라면 비록 누락되더라도 다음 기회에 발견할 수 있겠지만, 마을이라든가 동(洞)등의 지역이라면 당회(當回) 검진을 받은 사람이 다음 회에 반드시 진단을 받으러 올지 어떨지 모르는 일이며, 또 정기적으로 검진이 그곳에서 행하여질지 어떨지도 모르는 일이므로 이 누락에 대해서는 주의를 요한다.

그런 까닭에 집단 검진은 반드시 정기적으로 받도록 하는 것이 바람직스럽다.

현재의 위 X선검사 방법

그냥 환자의 상복부에 필름을 대고 그것에 X선을 조사(照射)하더라도 위(胃)는 전혀 찍히지 않는다. 찍히는 것은 배골(背骨)과 왼쪽의 횡격막(橫隔膜)밑에 있는 약간의 위내(胃內)공기, 희미한 좌우의 콩팥(腎), 산재해 있는 장내(腸內)의 가스 등이 확인될 뿐이다. 위를 X선 사진으로 찍어내기 위해서는 조영제(造影劑)를 위속에 넣고, 위와 그 주위의 장기(臟器)와의 사이에 X선의 투과도(透過度)의 차가 나게 하지 않으면 안된다. 황산바륨은 새하얀 표백분 말인데 그대로 먹으면 금속 냄새와 금속 맛이 있어 마시기가 어려우므로 당분을 가하여 달게 하거나 초콜렛이나 바닐라를 가하여 향기가 나게 하고 위벽(胃壁)에 잘 부착시키기 위하여 적당한 접착제를 섞은 제제(製劑)가 사용되고 있다.

위의 X선 검사는 투시와 촬영을 잘 맞추어서 행한다. 여러 체위로 여러 방향에서 투시하고 위의 병변의 유무를 확인하여 촬영한다. 환자의 X선 피해는 투시(透視)하는 때가 촬영을 하는 때보다 훨씬 많으므로 투시는 될 수 있는대로 짧은 시간에 하지 않으면 안된다.

위 X선검사 방법으로는,
 ① 점막(粘膜)을 검사하는 방법

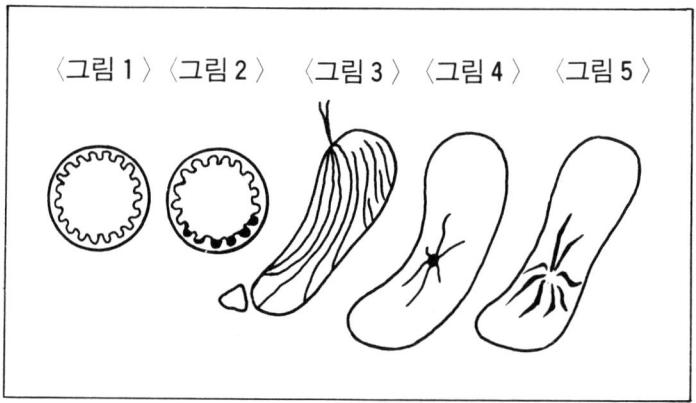

② 위 전체의 충만상을 보는 방법
③ 위를 압박하여 검사하는 방법
④ 공기와 바륨으로 위점막(胃粘膜)을 검사하는 방법 등이 있다.

1) **점막(粘膜)의 검사** —— 위를 고리 모양으로 자를 것 같으면 위의 내면에 그림 1과 같이 수많은 주름이 있다. 한 입에 약 20~30mℓ의 바륨을 먹인 다음 복와위(腹臥位)로 누이면 그림 2와 같이 바륨은 주름 아래 부분에 고이게 된다. 이 위치에서 X선 사신을 촬영하면 그림 3과 같은 위점막의 모양이 보인다. 흰부분은 X선을 쏘이지 않은 부분으로 바륨이 고인 주름 골짜기 부분이며, 검은 부분은 바륨이 없는 주름의 산(솟은 부분)에 해당한다. 이 점막의 주름은 그림 3에 나타난 것처럼 식도(食道)에 연결되는 주름은 2, 3개가 소만측(小彎側)을 따라 거의 평행으로 유문(幽門)에까지 계속되고, 그곳에서부터 2, 3개는 대만측(大彎側)으로 완곡하며, 분문부(噴門部)의 대만측에서는 복잡하게 기복이 있는 주름이 형성된다.

복와위로 하면 위의 전벽(前壁)주름이 보이며, 앙와위(仰臥位)로 하면 그 후벽이 나타난다.

위점막의 주름은 이처럼 규칙 바르게 연이어져 있는데 어떤 병변이 있으면 이것에 교란이 생긴다. 예를 들면 궤양인 경우는 그림 4와 같이 주름이 궤양 부분에 모이는 것처럼 배열을 나타내며(점막집중상) 암에서는 그림 5와 같이 주름이 잘라지고 굵게 되거나 가늘게 되거나 하고 불규칙하게 교란을 일으키거나 한다(악성점막상).

이와 같은 점막 주름의 모양과 변화의 유무를 확인하여 갖가지 위 장병을 진단한다.

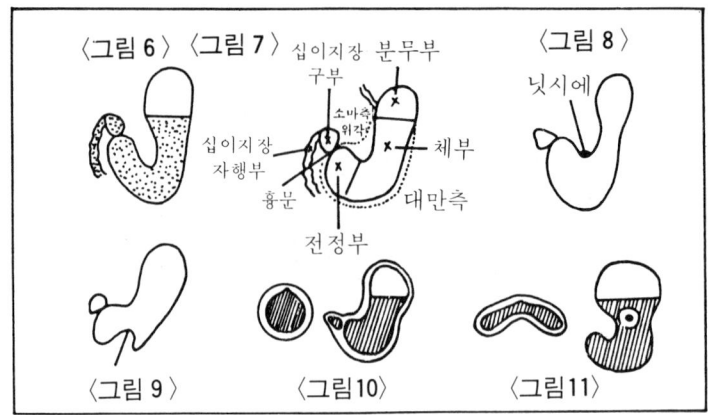

2) 위 전체의 충만상을 보는 방법 —— 1백 50내지 2백 ㎖의 바륨을 마시면 입위(立位)에서 위(胃)는 그림 6과 같은 형태가 된다. 각 부분의 명칭은 그림 7에서 찾아보기 바란다. 위 전체는 부드러운 곡선으로 그려졌고 요철부정(凹凸不整)은 없다.

여기서 궤양과 같이 위벽에 구멍이 뚫리는 병변이 있으면 그것에 바륨이 들어가서 일부만이 튀어나온 것같은 상이 나타난다.

다음 그림 8의 튀어나온 첨가상(添加像)을 닛시에라고 부르고 있다. 또 암처럼 위 안에 부풀어 오르는 병변은 그림 9와 같이 음영(陰影)의 결손으로 확인된다. 그 위에 궤양이나 암이 있으면 위 전체의 모습에 여러가지 변화가 나타난다.

3) 위를 압박하여 검사하는 방법 —— 그림 10과 같이 위벽에 구멍을 뚫는 궤양이 있다고 하자.

이것은 위를 고리모양으로 자른 상태를 그린 것이다. 이와 같은 부위에 있는 위벽의 튀어나온 부분이 충만상이라면 다른 부분과 중첩하여 확인할 수는 없지만 압박하여 궤양 주변의 바륨을 배제하면 그림 11에서 보는 것처럼 궤양만이 나타난다. 또 위 안에 튀어나온 암 따위는 그 반대로 나타난다.

이와 같이 바륨의 양을 적당하게 하고 압박하는 힘을 강하게 하거나 약하게 하거나 하여 위내 병변을 X선 사진 위에 찍어낼 수 있다.

4) 가스와 바륨으로 위점막을 검사하는 방법 ── 바륨은 적당량으로 섞고 또 가스로 위를 필요한 만큼 부풀린다. 바륨과 함께 마시는 공기만으로는 부족한 경우가 많으므로 위안에 들어가면 탄산가스가 발생하는 발포제(發泡劑)를 바륨과 함께 마시도록 하는 수가 많다. 이렇게 해놓고 앙와위 또는 복와위를 취하게 하여 몸을 좌우로 회전시키면 위의 아래쪽에는 바륨, 위쪽에 가스가 모인다.

이 공기가 모인 부분의 위벽에는 약간의 바륨이 부착되어 있으므로 이것을 이용하여 위점막의 모양을 관찰한다. 앙와위로 한 경우는 위의 후벽이 복와위인 때는 전벽이 찍혀 나온다. (1)에서의 바탕점막상과 다른 점은 위가 적당하게 부풀어 위벽이 늘어난 상태에서 검사할 일인데, 위안의 극히 작은 요철(凹凸)을 X선 사진 위에 나타낼 수가 있다.

물론 평소의 위 X선검사에는 이상의 네가지 방법이 단독적으로 행해지는 것은 아니다. 이것들을 적당히 병용해서 투시·검사하여 병변을 정확하게 X선 사진으로 찍지 않으면 안된다.

위점막에 깊이 또는 높이가 1mm, 그 직경이 5mm이상인 병변이 있으면 우리들은 그것을 X선 사진 위에 찍어낼 수 있다.

치료방법 1 ── **수술에 의한 것**: 암의 치료에는 우선 암을 수술해서 떼어내는 일로부터 시작된다. 그 수술은 암을 모두 떼어내는 것이 이상적이다.

그러나 암의 진행이 빠르고 다른 기관으로 전이(轉移)하고 있을 경우는 그것들을 포함하여 전부 떼어낸다는 것은 불가능하다. 오히려 수술로 체력을 약화시킴으로써 전이소(轉移巢)의 암을 악화시켜 증세의 진행을 부채질하는 경우도 있다. 그렇다고 해서 전이한 암은 모두 절망적이냐 하면 그렇지만은 않다.

전이가 초기인 경우 원발소(原發巢)를 떼어내면 전이암의 활동이 약화된다고 하는 보고가 있다. 또 방사선이나 제암제를 사용하여 남은 암세포를 없애는 일도 가능하게 되었다. 또 종래에는 수술이 불가능하다고 해왔던 췌장(膵臟)이나 간장(肝臟)의 암도 수술이 가능하게 되었다. 수술을 하건 방사선을 사용하건 간에 체력이 제일이다.

암을 성인병이라고 말하는 것처럼 주로 장년기 이후에 체력이 약해지기 시작할 무렵에 발병되는 수가 많다. 따라서 암과 싸워서 이기는 데는, 평소부터 치료해서 이겨낼 수 있는 충분한 체력이 있는 편이 유리하다. 비록 다른 질병과 달라서 암은 스스로 고칠 수 없는 질병이라고는 하지만 역시 평소의 체력을 양성해 두는 것이 중요한 일이다.

치료방법 2——방사선에 의한 것 : 방사선을 인체에 대면 그 부분의 세포 핵분열은 방해되어 사멸(死滅)한다. 이 성질은 세포가 젊어서 분열이 활발할 경우일수록 강하게 작용한다. 즉 세포를 죽이는 데 가장 적합하다. 단, 골수(骨髓)나 소화기관 점막처럼 세포 분열이 왕성한 조직에는 장해가 된다.

다시 말해서 방사선 치료의 대상이 되는 것은 방사선에 민감한 암 및 방사선의 작용이 그 암에만 집중하여, 다른 부분에 장해를 주지 않는 암이라는 말이 된다.

현재 방사선 치료에는 20만~30만 볼트 정도의 고압 뢴트겐선이나 라듐·코발트·금·철·요오드 등의 방사선이 동위원소에서 나오는 방사선 따위가 쓰이고 있다.

방사선이 유효한 것에 피부암·후두암·설암(舌癌)·자궁암·음경암·방광암 등이 있으며, 수술 이상의 효과가 인정될 때에는 수술과 병용되고 있다. 최근에는 뇌종양(腦腫瘍)의 치료에도 사용되어 효과가 인정되고 있다.

부작용으로는 골수 장해에 의한 백혈구의 감소와 위장 장해에 의한 구토가 일어나기 쉬운 결점이 있다. 이 치료법은 꽤 진보되어 있으며, 지금은 다른 세포를 상처 입히지 않고 암세포만을 사멸시킬 수 있는 방법에 대하여 연구가 진행되고 있다.

치료방법 3——약에 의한 것 : 여기서는 암에 대하여 어떤 약이 사용되느냐에 대하여 이야기하기로 한다.

인간의 세포는 늘 일정하게 조화를 유지하면서 분열하여 증식하고 있다. 이 증식 작용도 그 인체에 대하여 충분한 양이 되면 일정한 콘트롤을 받아서 정지한다. 그런데 이 세포가 앞에서 말한 것처럼 갖가지 원인으로 한 번 암으로 화하게 되면 그 콘트롤과 조화를 잃게 되어 제멋대로 증식한다.

더구나 그곳에서 이탈한 암세포는 혈액이나 임파액의 흐름을 타고 몸의 각 부분으로 전이(轉移)하며 그곳에서도 증식을 계속한다. 또 암세포에서 나오는 대사산물(代謝産物)의 독소에 의하여 생체를 아프게 한다. 이것이 암의 본체이다. 이와 같은 암세포의 행동을 저지하는 약은 없는 것일까?

그런데 암은 왜 생기며, 또 어떻게 해서 생기느냐는 것은 지금까지 말한 것처럼 분명하지가 않다. 그러나 지금까지의 연구로 여러가지 사실이 알려지게 되었다.

암으로 화하는 본태의 세포속의 유전자(遺傳子 — 세포가 분열하여 늘어갈 때에 최초로 세포의 성질을 전하는 역할을 하는 것)가 돌연변이하여 최초의 세포와는 틀리는 성질을 가진 세포가 증식해 간다는 돌연변이설과 원래 생체의 콘트롤이나 조화를 교란시키고 멋대로 증식하는 성질을 가지고 있음에도 불구하고 표면에 나타나지 않았던 것이 무엇인가의 원인으로 표면에 나타났다고 하는 설 등이 발표되고 있다.

만일 나타나지 않아도 좋은데 출현했다고 하는 미스를 고칠 수 있는 약이 있다면 그것을 투여함으로써 분열한 다음의 암 세포는 정상세포로 변화할 것이다. 그렇게 하면 수술을 하지 않고도 암을 고칠 수가 있겠는데, 이것은 어디까지나 가설상의 이야기이며, 이러한 이상적인 약은 현재까지 아직 발견되지 못하고 있다.

현재에는 암세포를 일종의 병원균처럼 보고, 병원균에 감염되었을 때에 사용하는 항생물질로 암세포를 죽이는 약을 대신한다.

그러나 암세포와 정상세포는 병원균과 정상세포처럼 구조상 확실히 틀리는 점이 없기 때문에 암세포를 죽임과 동시에 정상세포를 해치지 않도록 연구하고 있다.

또 암세포가 체내에 있기 때문에 생기는 면역 반응을 이용하여 암세포를 죽이는 연구도 서서히 진행되고 있다.

여러가지 제암제(制癌劑)

현재 사용되고 있는 제암제는 크게 분류하여 다음과 같이 나눌 수 있다.

첫째, 암세포에 직접 작용하여 그 이상 증식을 저지시키는 것.
- 대사길항제(代謝拮抗劑)
- 알킬화제(化劑)
- 제암성 항생물질
- 기타

둘째, 면역에 관계하는 것
- 면역능부활제(免疫能復活劑)
- 암세포에 대한 왁찐

대사길항제(代謝拮抗劑) —— 암세포의 신진대사에 필요한 물질 대신에 암세포 속에 들어가서 암세포를 죽이는 것으로 물질에 따라 다음과 같이 나눈다.

① **엽산길항제(葉酸拮抗劑)**
- 아미노프텔린
- 아메토프텔린 또는 메소토레키세토:소아의 급성백혈병·융모상피종(絨毛上皮腫)에 효력을 나타낸다.

② **플린길항제(拮抗劑)**
- 6—메틸캡토플린 : 소아의 급성 백혈병에 유력한 약제이다.

③ **피리미진길항제(拮抗劑)**
- 5—플르오로우라실 : 장암(腸癌)에 유효하다고 한다.
- 1—(2—테트라히드로프릴)—5—플르오로우라실
최근에 합성된 것으로 체내에서 5—플르오로우라실로 변화하여 효과를 나타낸다. 장에서의 흡수가 양호하기 때문에 주사보다 내복하는 편이 양호한 효과를 나타낸다.
- 시타라빈 : 급성 백혈병에 유효하고 20~40%의 관해율(寬解率)이 보인다.

알킬화제(化劑) —— 암세포의 구성물질에 알킬화 반응을 일으키고 암세포에 독성을 발휘한다. 독가스인 이페리트에서 나이트로쥰마스타아드가 만들어졌고, 1950년에 나이트로쥰마스타아드에서 나이트로민이라고 하는 알킬화제(化劑)가 합성되었다.

최근에는 생체 안에서 변화하여 효과를 나타내는 미크로포스파미드가 흔히 사용되고 있다. 그리고 이 변화는 정상세포에서는 일어나지 않고 암세포에서만 일어나서 지속적으로 작용하도록 연구가 진행되고 있다.

또 이러한 알킬화 반응을 더욱 효율이 좋게 하기 위하여 암세포의 필요 물질의 일부에 약 성분을 가미하여 암세포 안에 들어가기 쉽게 한 약이 만들어졌는데 아직 우리나라에서는 입수하기가 곤란하고 영국 등지에서는 많이 사용되고 있다.

제암성(制癌性)항생물질 —— 현재 사용되고 있는 것에 다음과 같은 것이 있다.

① 마이토마이신 : 현재 우리나라에서 각종 암에 널리 사용되고 있다.

② 브레오마이신 : 피부・폐・신장에 고농도로 모이기 쉬운 성질이 있어 피부암・식도암에 현저한 효과를 나타내며, 악성임파종에도 유효하다. 또 종래의 제암제의 부작용이었던 조혈조직(造血組織)에 대한 독성을 가지고 있지 않은 특징이 있다.
③ 악치노마이신 D : 소아의 바이러스 종양(신장암)에 유효하다. 또 백혈병・악성임파종의 치료에도 사용되고 있다.
④ 다우노마이신 : 급성 백혈병에 유효한 약인데 일반 암에는 효과가 없다.
⑤ 아도리아마이신 : 소아암・유암(乳癌)・폐암에 효과가 있다.

기　타

① 데메코루틴 : 통풍(痛風)의 통증에 특효약인 콜히친의 유도체(誘導體)로 만성인 백혈병에 사용된다.
② 프로토플피린 코발트 착염(錯塩) : 본제는 단독으로 사용되는 일은 적고 다른 약과 병용되며 다른 약의 부작용을 가볍게 한다.
③ 빈브라스틴 : 악성임파종에 사용된다.
④ 빈크리스틴 : 백혈병에 효과가 있다.
　③과④, 공히 덩굴성 일일초에 함유되어 있는 성분이다.

약제(藥劑)의 병용에 대하여

　세균에 대한 화학요법제로 한 종류의 약물을 계속 투여하면 점점 효과가 줄어 든다. 이것은 세균 속의 약물에 대한 구성이 변화하기 때문이며 이것을 내성(耐性)을 획득했다고 말한다. 또 그 약물의 구조와 비슷한 동종류의 약물에 대해서도 또한 효과가 나빠진다.
　이 경우의 내성을 특히 교차내성(交叉耐性)이라고 하는데 이 상태로는 이 종류의 약물은 효과가 없어지고 만다. 그런 사태를 일으키지 않게 하기 위해서는 약의 구조를 무효가 되지 않도록 바꾸어 만든다든가(드래그디자인), 교차내성을 나타내지 않는 다른 종류의 약물을 함께 투여해서 철저하게 세균을 증식하지 않도록 하는 방법을 취한다.
　암에 대해서도 똑같은 말을 할 수 있다. 그 위에 다른 종류의 약을 투여하는 데는 다른 의미도 있다. 예를 들면 한 사람의 나쁜 거인을 숲속의 조그만 사람들이 쳐부순다고하자. 정면에서 혼자 대들어 가지고는 승산이 없다. 그래서 동료를 많이 불러 가지고 맞선다면 승산은 늘어가는데 이 일은 마치 약의 양을 늘인 것과 마찬가지이다. 그렇게 해도 안될 때는 똑같이 작은 사람이 아닌 사나운 개를 데리고 가서 역시 정면에서 싸운다.

그렇게 하면 작은 사람들 뿐인 경우보다는 강한 효과가 있겠지만 난점도 있다. 예를 들면, 작은 사람들이 거인의 발을 공격하고 있으면 개가 쫓아와서 제가 하겠다고 작은 사람들과 힘을 합친다.

이와같은 공격 방법을 약의 작용에서는 상가작용(相加作用)이라고 부르는데 작은 사람들의 힘과 개의 힘을 플러스한 정도의 효과 밖에 없다. 그런데 또 거인 뒤에서 다른 공격자, 예컨대 숲속에 사는 호랑이가 습격해 온다면 어떻게 될 것인가. 한다 하는 거인도 손을 들고 말 것이다. 이와같은 작용을 상승작용(相乘作用)이라 불리며 각기의 힘이 플러스된 힘 이상으로 어쩌면 곱해진 정도의 힘이 발휘된다. 제암제의 사용 방법도 똑같다고 하겠다.

특히 한가지 약만으로 효과를 나타내는 특수한 암, 예컨대 피부암에 대한 브레오마이신과 같은 예 이외의 암에서는 내성의 문제도 가미되기 때문에 다제병용요법(多劑倂用療法)이 시도된다.

예를 들면 다음과 같은 것이 있다.

- **FAMT요법**
  5—플르오로우라실
  알킬화제
  마이토마이신 C
  크로모마이신 A
- **VAMT요법**
  빈크리스틴
  알킬화제
  마이토마이신 C
  토요마이신
- **METT요법**
  마이토마이신 C
  시크로포스파미드
  티오레파
  토요마이신

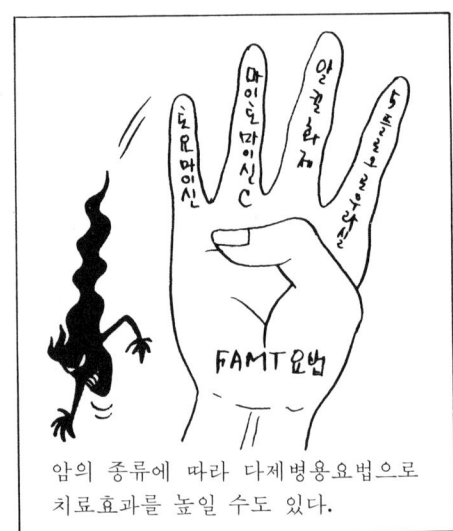

암의 종류에 따라 다제병용요법으로 치료효과를 높일 수도 있다.

이들 요법으로 위암·폐암 등에서 한 가지 약보다도 효과를 올릴 수가 있는데, 부작용에도 상승작용이 보이므로 비교적 암 환자에 고령자가 많은 점과 또 쇠약상태가 있기 때문에 사용이 제한되고 있다.

화학요법에서 보이는 부작용의 한 가지로 면역 억제 작용이 있는데 그것을 해소하기 위해서 다당체(多糖體)의 투여를 시도해 보는 것도 좋을 것이 아닌가 생각된다.

이것도 장래 연구에 기대를 거는 바이다.

방사선 동위원소에 대하여

방사선이 조사(照射)될 것 같으면 그 조직의 조직액(組織液)속에 있는 성분이 화학적으로 대단히 불안정하게 되며 다른 성분과 달라붙기 쉬운 활발한 성질을 띠게 된다.

이것이 똑같은 방사선에 의하여 성질이 바뀐 단백질이나 유전자(遺傳子)의 성분인 핵산(核酸)과 서로 작용하여 세포 손상을 일으켜서 암세포 및 정상세포의 분열을 저지한다.

단 종양세포 쪽이 어느 정도 방사선 감수성이 있는 까닭에 영향을 받기 쉽고, 그 감수성, 다시 말해서 받기 쉬운 것의 차(差)를 이용하고 있는 셈이다.

① **인산나트륨 ― 32p ――** 이 약세는 인산의 소비가 빠른 조직에 많이 들어가고 골수・임파선・간장 등에서 많이 소비된다. 섭취 후 변화하면 연부조직(軟部組織)에 남으므로 종국적으로는 뼈가 더욱 방사능의 영향을 받게 된다. 그러므로 과잉 투여는 골수 기능을 억제하고 말므로 백혈병・전구감소증(栓球減少症)・빈혈을 일으키고 만다.

주로 만성임파성 백혈병에 양호한 효과를 나타내며 전이(轉移)에 의한 골동통(骨疼痛)의 완해(緩解)에 상피소체호르몬과 병용하면 효과적이다.

금(金) ― ^{198}Au ―― 종양의 전이(轉移)에서 생긴 복막(腹膜)이나 늑막의 침출액(浸出液)을 완해시키는 기능이 있다.

옥소(沃素) ― ^{131}I ―― 옥소(沃素)는 갑상선에 모이기 쉬운 방사성을 가진 옥소를 투여하면 필연적으로 갑상선에 있는 암에 효과가 있다.

여러가지 민간약(民間藥)

　민간약이라고 하는 것은 한 종류 정도의 식물(植物)이나 동물을 사용하며 민간에 전해 온 것으로 예컨대 이질풀이나 삼백초가 그것인데 예로부터 중국에서 전해진 한방약과는 구별된다.
　민간약 중에서 현재 실제로 사용되고 있고 성분이 추출되고 있는 것도 있으므로 하찮은 풀잎이라 하여 무시해서는 안된다. 그렇다고 남의 말만 듣고 과신해서도 안되겠다. 멋대로 민간약만을 마심으로써 적절한 치료의 시기를 놓치는 일이 있어서는 안되겠다는 말이다.
　약을 사용하는 치료법에서도, 그렇지 않은 치료법에서도 속임수에 넘어가는 수가 있는데 그런 일로 소중한 생명과 애써 모아 놓은 돈을 낭비하는 일이 있어서는 안된다. 단, 그것이 속임수인지 여부를 가늠하기란 퍽 어려운 일이므로 그 점을 깊이 생각해서 판단할 일이다. 환자의 가족들이 두 손끝을 꼭매고 앉아서 그대로 있을 수는 없는 일이고, 무엇이라도 해주고 싶어하는 마음은 짐작하고도 남음이 있다.
　이러한 때는 사계의 권위자에게 상담해야 한다. 비교적 치료에 방해가 되는 일은 없을 것이며, 병상(病狀)의 완해(緩解)도 있었다는 보고도 있다.
　그렇다면, 민간약의 종류가 문제인데 이것에는 수많은 것이 있으며 신뢰성이 있는 것으로부터 의심이 가는 것까지 있다. 아무래도 그 전부는 쓸 수 없겠기에 그 일부만 소개한다.

① **덩굴성 일일초** ── 이 식물에서 몇 종류의 성분이 추출되었는데 그중에 빈크리스틴과 빈브라스틴은 오늘날 실제로 사용되고 있으며 빈크리스틴은 백혈병에, 빈브라스틴은 악성임파종에 적용된다. 단 부작용으로서 두가지 모두 심장독성(心臟毒性)을 가지고 있다는 것이 알려져 있다.

② **사어(沙魚)의 내장** ── 아스파라기나아제라고 하는 효소를 함유하고 있는데 이것은 아스파라긴의 대사를 행하여 아스파라긴의 소비를 높인다. 종양세포에 꼭 있어야 하는 아스파라긴을 점차 소비시키면, 암 조직은 영양결핍 상태가 되므로 그것을 목적으로 투여

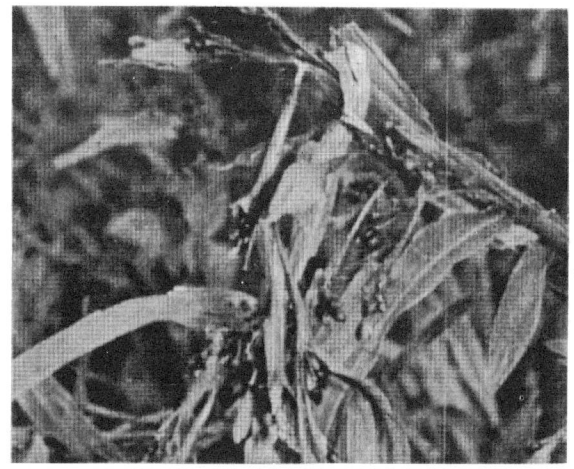

율 무

한다.

　이 L₁ 아스파라기나제의 제제(製劑)는 최근에 판매되기 시작했는데 급성 백혈병에 대하여 다른 화학요법제와의 병용은 화학요법제만으로 하는 것보다 좋은 효과를 얻고 있는 모양이다.

③ 이격탕(利隔湯) ── 식도암·분문암(噴門癌)으로 음식물이 식도를 넘어가지 않고 토하려고 할때 이것을 2~3일 복용하여 다량의 점액을 토해낸 다음, 음식물을 마음대로 삼킬 수 있게 된다고 한다. 그러나 이것도 2~3개월 사이로 다시 그 증세가 되고 만다.

④ 플리포어(polypore : 버섯의 한 종류)
⑤ 표　고
　※ ④⑤는 다당체를 참조할것.

⑥ 율　무 ── 사마귀를 떼는 데 효과가 있는 점에서 악성종양에 적용토록 권장되었었으나 눈에 띄는 효과는 없다.
⑦ 백굴채(白屈菜) ── 애기똥풀을 말하는데 보고가 각양각색이어서 연구 기간이 더 필요하다.
⑧ 예덕나무
⑨ 번행초(蕃杏草)
⑩ 금쇄시(金銷匙) ── 중국산인데 위암 등에 쓰이는 일이 있다.

⑪ 무화과나무
⑫ 민들레
⑬ 방동사니
⑭ 방아풀(회채화)
⑮ 순채(蓴菜)
⑯ 쪽(藍)
⑰ 황로(黃蘆)
⑱ 등나무 혹
⑲ 늙은 소의 침
⑳ 고양이 태반
㉑ 박락회(博落回)
㉒ 복어 태운 것

　이밖에도 많은 종류가 있는데 이 정도로 해둔다.
　되풀이 해서 말하겠는데 이 민간약은 절대로 함부로 쓸 일이 아니며 담당 의사와 상담한 다음에 쓰도록 하자.
　또 민간약이라는 것은 증세의 완해(緩解)정도의 효과 뿐이라는 것을 늘 염두에 두기 바란다.

다당체(多糖體)에 대하여

　다당체 중에도 제암 효과를 나타내는 것과 그렇지 않은 것이 있는데, 표고버섯에서 추출한 것을 사용하여 종양세포의 이식(移植)을 행하면 이식의 증식을 억제한다.
　또 시험관 안에서 배양되고 있는 종양세포에 대해서는 효과를 볼 수 없었다. 이것이 마이토마이신 등이라면 종양세포의 파괴가 보이는데, 즉 숙주(宿主)의 면역 반응을 증강시키는 것이 아니겠느냐는 뜻이 된다. 단 현재에는 자연 발생한 종양에는 효과를 나타내지 못하는 듯하다.
　식물기원(植物起源)의 다당체처럼 면역반응을 증강시키는 것이 아닌가 하고 생각되는 것으로 세균여액(細菌濾液)과 같은 것이 있다. 이 가운데 리포폴리새커라이드(LPS)라고 불리는 것이 그것으로 피부 안에 주사했을 때 특히 강하게 나타난다.
　프로테우스 블가리스라든가 대장균・콜리네박테리움・용혈성연쇄상구균(溶血性連鎖狀球菌)・BCG까지가 연구되어 있다. 통계적으로는 결핵환자라든가 단독(丹毒)환자에 암환자가 적은 것은 사실이다. 일부에서는 BCG를 제암을 위하여 사용하고 있는 병원도 있는 듯하다.

　또 용혈성연쇄상구균제도 최근에는 시판되고 있다. 아직 많은 치료제가 없게 때문에 자세히는 모르지만 화학요법제 중의 한가지만 사용하는 것보다도 병용하는 편이 좋은 효과가 얻어지며, 화학요법제의 부작용인 면역능(免疫能)의 저하를 방지할 수 있을 것이다. 단 제제가 균체로 되어 있기 때문에 주사를 놓은 다음의 발열은 피할 수가 없다.

臨床노우트

단 5개월에 숨진 처녀

　직업 여성이었던 M양(24세)은 약혼자인 청년이 지켜 보는 가운데 숨을 거두었다. 발병하고 나서 겨우 1백 58일째였다. M양의 생명을 빼앗아간 위암은 폭이 1.2cm, 길이가 2cm로 새끼손가락 끝 정도밖에 안되었다.
　M양이 자기의 위에 이상이 있음을 알아차린 것은 2년 전 여름이었다. 명치 근처가 별안간 아프다가 속이 메스꺼워 토했다. 피가 섞여 있었다.
　그러나 그후로는 별다른 일은 없었다. 반년쯤 된 1년 전 3월, 두번째로 토혈을 했다. 그런 일이 있은 다음 병원에서 위카메라 검사를 받았고, 위궤양이라는 진단이 내려졌다.
　그 무렵 M양의 위에 생긴 작은 암으로부터 세포가 떨어져 나가서 몸속을 소리도 없이 이동해 가고 있었다.
　4월 초순, M양은 아랫배에 탁구공만한 응어리가 있는 것을 깨달았다. 부인과에서 진찰받은 결과 '자궁근종'(子宮筋腫)인지도 모르겠다고 했다.
　복수(腹水)의 검사가 행해졌다. 그 결과 암세포가 발견되었다. 암의 원인을 알아내기 위하여 4월 중순, 두번 위카메라 검사를 받았다. 위궤양일 것으로 생각하고 있었는데, 위암일 것이라고는 의심이 되지 않았다. 병원에서는 M양에게 '위궤양과 난소

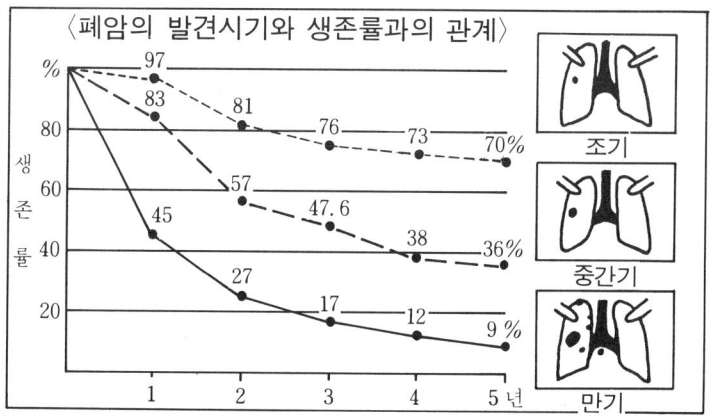

종양'(卵巢腫瘍)이라고 말했다.

　5월 중순이 지나서 입원했을 때는 탁구공만한 크기였던 하복부의 응어리가 이미 손가락 9개를 옆으로 늘어놓은 정도의 크기가 되어 있었다. 위(胃)쪽은 일견 조기암 같았었는데 위의 조직을 떼어내서 조사해 보니 역시 암세포가 확인되었다.

　위암이 난소에 전이된 것이다. 난소종양 적출(摘出)을 목표로 하여 의사들은 논의를 했다.

　결국 수술은 하지 않고 화학요법이 행해지게 되었다. 제암제(制癌劑)의 점적(點摘)이 효과가 있었다. 손가락 9개의 크기였던 것이 6월 초에는 6개로, 월말에는 3개가 되었다.

　위(胃)쪽의 암은 크게도 작게도 되지 않았다. 기분 나쁜 침묵이 계속되고 있었다.

　M양은 얼마 후에 퇴원할 것으로 믿고 있었다. 같은 입원실의 일어나지 못하는 환자를 시중을 들어 주기도 했다. 저녁 때는 외출이 허락되었다.

　M양과 약혼한 청년은 함께 식사를 하러 가기도 했다. M양은 생생한 표정으로 장래의 일을 이야기하기까지 했다. 청년은 될 수 있는대로 밝은 표정을 지었다.

　8월 중순, 종양(腫瘍)이 좌우 두개로 나뉘어졌다. 양쪽 난소로 확실히 전이했다. 위(胃)쪽의 자각증상은 전혀 없었다. 의사들은 양친과 상담했다.

　"본인에게 일단 퇴원하는 가벼운 기분을 갖게 하고 싶은데요."
 결국은 먹는 약으로 바뀌어졌고 M양은 퇴원했다.
 그러나 기뻐하는 M양의 몸속에서는 암이 시시각각으로 세력을 확대하고 있었다.
 9월 중순경, M양은 또 다시 입원했고, 월말에는 난소종양만을 떼어내는 수술을 받았다. 그런데 종양을 떼어냈기 때문에 암세포가 다시 세력을 뻗칠지도 모른다. 10월에 접어들자 복벽(腹壁)에 전이했고, 흉수(胸水)가 고였으며, 마침내 폐성심(肺性心)때문에 돌아올 수 없는 사람이 되었다.
 청년은 울었다. 실제의 병명을 M양에게 눈치채이지 않게 하기 위해 오랫동안 참고 참았던 눈물이 한꺼번에 쏟아져 나온 것이다.
 "젊은 사람의 암은 전이가 빠르고, 현대 의학은 어떻게 할 수 없기는 했지만…… 여하간 괴로운 일이었어."
 주치의가 내뱉듯한 독백이었다.

오진(誤診)으로 적기 놓쳐

 사업가로 활동을 하고 있던 K여사(50세)는 7월의 어느날 기침이 나올 때 담에 피가 섞여 있었다. 지금 생각해 보면 이것이 암의 신호이었던 것이다. 그런데 그 때는 누구도 암이라고는 생각하지 않았었다. 5개월이 지났을 때 오른 쪽 폐(肺)의 암은 이미 달걀만한 크기가 되어 있었다.
 혈담이 나오자 바로 개업 의사를 찾아 갔었으나,
 "결핵일 것입니다."
라는 말을 들었을 뿐이다. 8월에 소속 단체에서 폐결핵의 집단 검진이 있었다. X선 사진을 찍었다. 결과는 '이상 없음'이었다. 두 번에 걸쳐 암은 발견치 못하고 만 것이다.
 K여사가 종합진료소를 찾았던 것은 그해의 12월 하순이었다. 기침이 낫지를 않고, 12월에 접어들면서는 점점 심해졌기 때문이다. 혈담이 계속되어 의사와 상담한 결과 이 진료소를 소개 받았던 것이다.
 바로 X선 사진을 찍었다. 오른쪽 폐의 위쪽에 달걀만한 응어리가 있었다. 담 속에서 암세포가 발견되었다.
　이 정도까지 폐암이 진행되면 평균 6개월밖에 살지 못한다. 그러나 의사는 가능한한 할 수 있는 방법을 모두 취하기로 했다.
　"암 전문의사를 소개하겠으니 그리로 찾아가보도록 하시는 것이 어떻겠읍니까?"
　순간 K여사 얼굴에는 '내가 암이라니?'라는 의심어린 표정이 나타났었다고 한다.
　의사는 이어,
　"그곳에는 제 친구도 있고 시설도 최신 시설을 갖추고 있답니다."
라고 친절히 말했다. 그러나 K여사는 모 국립병원으로 입원을 했다. K여사에게는 방사선을 쬐면서 화학요법을 받아야 했었는데 불행히도 이 병원에는 방사선 치료 설비가 없었다. 그래서 화학요법만이 행하여졌다. 그러나 제암제(制癌劑)는 전혀 듣지를 않았다. 등에서 어깨로 심한 통증이 엄습했다. 암은 오른쪽 폐 전체로 퍼졌다. 숨이 가쁘게 되었다.
　결국 한번도 퇴원해 보지 않은 채, 다음 해 6월 생명의 불은 꺼지고 말았다. 암이란 진단이 떨어진지 꼭 6개월만에, 평균 6개월이란 생명이라고는 하지만 이것은 슬픈 일치였다.
　"암 진료소에 갔었다 하더라도 그 후 3개월밖에는 더 살지 못했겠지요. 입원비나 간호비용 등 여러 면으로 부담은 되겠지만, 진보된 치료법이 있는데도 이 사람은 그 혜택을 받지 못했다는 점이 정말 유감스럽습니다."
　주치의의 고백이었다. 그러나 왜 좀더 빠른 시기에 암을 발견하지 못했던 것일까?
　"혈담이 나왔을 때 무리해서라도 조사를 했더라면 되었을지도 몰랐을 것입니다. 담을 떼어서 하는 간단한 조사로도 암세포가 발견되는 것이니 환자 쪽에서도 적극적으로 조사를 받을 일입니다."
　주치의는 말을 이었다.
　"혈담이 나오는 병에는 여러 가지가 있읍니다. 잇몸의 출혈과 코피·인후에서의 출혈·암 이외의 폐 질병…… 이것을 어떻게 해서 바르게 진단하느냐가 문제입니다. 이 사람도 최초에 혈담이 나왔을 때 담을 잘 조사했더라면 암세포가 발견되었을지도 모릅니다. 7월과 8월의 사진을 비교해보면 암의 징후가 발견되었을지도 모릅니다. 하여튼 혈담이 나오면 암을 의심할 일입니다."
주치의의 말에는 아쉬운 감정이 섞여 있었다.

기침이 계속되더니

폐암(肺癌)은 생기기 시작할 무렵 이따금 약을 많이 쓰더라도 암세포는 조금도 죽는 일없이 하루하루 세력을 확대해 간다. 36세로 사망한 공무원 T씨도 그 한 예이다.

T씨는 이상하리만큼 감기가 나가지 않았었다. 등산과 스키이로 언제나 몸을 새까맣게 태우고, 항상 명랑하게 지껄이는 건강체였다.

봄이 됐는데도 기침은 조금도 낫지를 않았다. 공무원 지정 진료소에서 혈침(血沈)을 조사해 보았다. '이상 없음'이었다.

진해제(鎭咳劑)를 계속 먹었다. 그러는 동안에 숨이 가쁘게 되어 근무하던 관청 인근에 있는 개업 의사를 찾아가서 X선 사진을 찍게 되었다. 의사는,

"늑막염 같군요. 진료소를 소개해 드리겠읍니다. 그러나 만약을

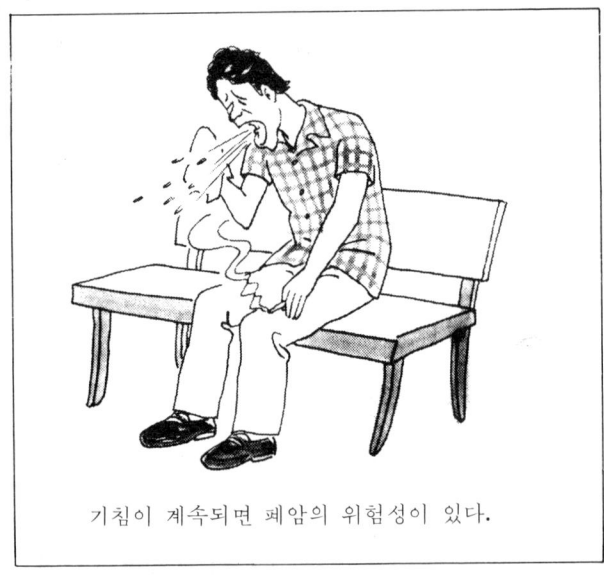

기침이 계속되면 폐암의 위험성이 있다.

생각해서 정밀검사를 받는 편이 좋겠지요."
라고 말했다.
 T씨는 이렇게 말하고 X선 필름을 가지고 매형을 찾아 갔다.
 "상태가 어떤가?"
 매형이 질문했다.
 "기침이 심하고 숨이 좀 가쁜데, 그밖엔 별로 이렇다할 증세도 없고 열도 없어요."
 "이것보다 먼저 찍은 사진은 없나? 근무처에서의 건강진단은?"
 "작년에는 바빠서 건강진단을 받지 못했읍니다."
 의사인 매형은 환자인 처남의 오른 쪽 목의 임파선이 부어 있는 곳에 눈길을 맞추었다.
 "잠시 입원하고 있으면서 검사를 받는 편이 좋겠네."
 그리고 모 종합병원을 소개해 주었다. 매형인 내과 의사는 검사 결과가 나오는 것을 기다려 1주일 후에 병원을 찾아가서 처남의 주치의와 만났다.
 "주병소(主病巢)는 우폐문부(右肺門部) 중심종류형(中心腫瘤型)인 폐암입니다. 세포진단과 경부임파선 조직검사 결과는 2, 3일 걸리겠는데, 우선 내린 진단은 틀림없을 겁니다."
 젊은 의사는 반짝이는 눈으로 내과 의사를 바라보며 단숨에 말했다.
 "혈침(血沈)이 나쁘지 않은 것은 어째서일까요?"
 "그것이야말로 폐암을 의심하게 되는 한가지 데이터입니다. 결핵 따위라면 당연히 혈침을 빨리 앵기겠지요. 그러나 암성인 것은 전신 상태가 꽤 파괴되지 않는 한 빨리 되지는 않습니다."
 T씨는 콘크리이트의 동굴과 같은 아이소토우프실에 갇히었다. 가슴 속에 요오드 131이 주입되고 면회사절이 되었다.
 아이소토우프실에서 나타났을 때 T씨는 아주 환자가 되어 있었다. 식욕이 없어서 병원 식사는 순갈조차 대지를 못했다. 변소에 걸어갈 수도 없었다.
 젊은 부인과 시골서 달려온 어머니가 교대로, 한 사람은 병원에 머물고, 한 사람은 누님네 집에서 환자식을 만들어서 매일 날라왔다.
 암세포는 오른 쪽 폐를 침범한 다음 이번에는 왼쪽 폐로 맹렬하게 번져 가기 시작했다.
 11월에 접어들자, 왼쪽 전체에 암성 임파관염을 일으켰다. 호흡

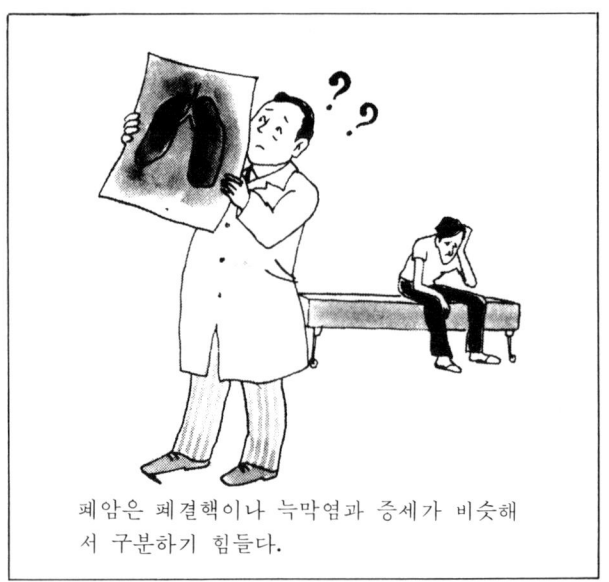
폐암은 폐결핵이나 늑막염과 증세가 비슷해서 구분하기 힘들다.

곤란으로 산소를 콧구멍으로 넣는 것만으로는 부족했다.
"이 병원 선생은 내 치료법을 잘못 택하고 있다."
라고 환자는 말했다. 멍청한 눈초리를 하고 있었다.

11월 하순 한낮 무렵, 의식이 몽롱해졌고 밤에 숨을 거두었다. 건장한 몸으로 입원한지 4개월, 집에 돌아갈 때는 뼈만 남아 있었다.
임신 5개월인 20대 부인과 5살, 2살의 아이들이 남아 있었다.

대하증(帶下症)도 주의깊게

사학(私學)을 경영하고 있는 A여사(64세)는 젊었을 때 부인과에서 수술을 받은 일이 있다. 이일이 오히려 다행이었는지도 모른다. 수술을 받은 다음 자기의 신체 상태에 신경을 쓰는 습관이 붙었기 때문이다.

A여사가 이상하게 생각한 것은 어느 봄날이었다. 10일간의 여행에서 돌아왔을 때 변소에서 대하를 보았던 것이다.
"여독(旅毒)일까?"
라고 생각했었다.

"대단치는 않겠지……."
라고도 생각했다. 그러나 수술한 뒤 아직 이런 일은 없었다.
"역시 의사를 찾아가 보아야겠다."
앞서 수술을 받았었던 부인과 의사를 찾아갔다.
"만약을 위해 자궁 입구에서 세포를 떼내보도록 하겠읍니다."
라고 의사는 말했다.
"결과는 1주일쯤 있으면 알게 됩니다."
1주일 후에 이 의사를 찾아간 A여사에게 의사는 1통의 편지를 건네 주었다.
"이것을 가지고 Y종합병원의 K박사를 찾아 가십시오."
K박사는 진찰을 마친 다음,
"이것 잘못되면 큰일나겠군요."
라고 말했다. 진찰대를 내려온 A여사는 무릎이 부들부들 떨리고 발이 땅에 닿지를 않았다.

수술은 하지 않아도 되었다. 가입원(仮入院)을 하고 방사선을 쬐기로 했다. 방사선원(放射線源)이 들어 있는 용기(容器)가 삽입되었다. 하룻밤이 지난 다음 용기를 떼어내자 벌써 퇴원. 얼마 후에 다시 가입원을 하고 치료를 받았다.

방사선 치료를 하고 있는 사이에 식욕이 없어졌다. 그러나 통증은 그다지 느끼지 않았다.

A여사가 Y종합병원에 재입원한 것은 항문이 몹시 아프고 출혈을 했기 때문이다. 방사선 치료를 받은 후의 장해로 '화상(火傷)과 같은 것'이라고 했다. 이번에는 가입원이 아닌 진짜 입원이었다.
"인공 항문을 만들어야 할지도 모르겠읍니다."
의사는 말했다. 그러나 치료 효과는 두드러지게 나타났다. 1개월 후에 A여사는 퇴원했다. 이번에도 수술을 하지 않고 끝난 것이다.

방사선 치료를 받은 지 5년이 되었다.
"축하합니다. 이제 병이 재발하는 일은 없겠읍니다."

K박사는 말했다. A여사는 몇몇의 동료들과 국제선 비행기에 올랐다. 주인과는 사별하고 슬하에 아이들도 없는 A여사는 남자 승객이 떠들며 돌아다니는 속에서 홀로 여정(旅情)을 음미하고 있었다.

비행기가 처음으로 착륙한 프랑크푸르트에서 트랩을 내릴 때, 5년 전 치료가 성공되어 끝났다고 말했을 때보다도 더욱 기쁜 마음이 용솟음쳐서 숨이 막힐 정도였다.

그로부터 10년이 된 오늘날 A여사는 매일 아침 9시에 출근하여 이사장실에서 사무를 보고, 손님과 만나느라 저녁 7시 반쯤까지 분주하다. 이제는 병이 두번 다시 재발하지나 않을까 하는 불안은 전혀 없다.

10년 전의 여행을 지금도 A씨는 추억한다.

"나이아가라의 폭포…… 하와이에서 이틀, 와이키키 해변에 갔지만 해수욕을 할 용기는 나지 않았었지요. 나는 클래식 인간인지도 모르겠어요. 밀라노는 참 훌륭했고요. 유럽에는 꼭 한번 더 가보고 싶군요. 그러나 언제나 가게 될는지……"

그리고는 제정신으로 돌아간다.

"만약 15년 전 그 때, 바쁘다고 해서 부인과 선생님을 찾지 않았었더라면……"

생리(生理)에 이상(異常)이 있었다

서울에 사는 주부 H씨(51세)가 수술을 받은 것은 41세 때였으니 꼭 10년이 된다. 몸의 상태는 좋아도 좀 비대해지면 암의 검은 그림자가 머릿속에 가득히 퍼지는 수가 있다.

생리가 고르지 못한 게 아닌가 하고 생각하기 시작한 것은 3월 말의 일이었다. 몸이 피로해지기 쉽게 되었다. 출혈은 자궁경암(子宮頸癌)이 꽤 진행된 증세라는 것을 책에서 읽은 일이 있었다. 그러나 설마했다.

9월 25일 가을비가 내리는 쌀쌀한 날이었다. 혼자서 저녁식사 준비를 하다가 짜증스런 생각이 들었다. 변소에 가보니 과연 출혈을 했다.

주인은 부산에 출장중이었다. 혼자서 깊이 생각을 해보았다.

암 전문종합병원은 집에서 가까이에 있었다. 중학교 2학년에 재학중인 외동딸에게 병원에 다녀오겠다고 이르고 혼자서 진찰을 받으러 갔다. 마음으로는 암이 아니기를 바라고 있었다.

전문의 L박사는 진찰이 끝나자마자,

"곧 치료를 받도록 하십시오."라고 말했다.

"역시 암이었군요."

그러나 L박사는 그 말에는 대꾸도 하지 않고,

"치료하면 낫습니다."

라고 다음과 같이 말했다.
"오늘 누구와 함께 오셨읍니까? 아, 그러세요. 그러면 내일 주인 양반과 함께 오시도록 하시지요."
진찰대를 내려올 때 H씨는 자기 몸이 굳어져 있는 것을 알았다. 집까지는 걸어서 2,3분이 걸리지만 자신이 다리를 움직이고 있는 느낌이 아니었다. 부산으로 겨우 전화를 걸었다.
10월 15일에 입원을 하였다. H부인은 그때까지 병으로 누워 본 적이 없었다. 주인은 물론 중학교 2학년생인 딸도 부엌 어디에 무엇이 있는지 전혀 알지 못했다.
"딸 아이는 지금 매우 중요한 시기다. 엄마가 죽으면 어떻게 될 것인가……."
아빠와 딸, 그리고 낯모르는 심부름꾼이 있는 장면이 떠올랐다. 그러나 현실은 무엇부터 손을 써야 좋을지 알 수가 없었다.
하루가 지나갔다.
"나는 죽는 것일까. 나도 모르게 무슨 죄를 졌었단 말인가?"
입원할 날이 다가왔다. 딸과 근처에 살고 있는 여동생에게 유서를 써놓았다. 딸은 어려서부터 이모를 몹시 따랐다.
12월 22일에 수술을 받았다. 난소와 임파선도 함께 전부 떼어냈다고 늘었다. 집안 일은 여동생이 떠맡았던 딸에게는 대단한 부담이었음을 엄마는 알고 있었다.
"제가 엄마 병을 열심히 간호해서 낫게 해드리겠어요."
딸은 이렇게 말했다. 5년이 지나기를 손꼽아 기다렸다. 하루가 지루했다. 겨우 1년이 지났다……. 아아 또 1년…….
3년이 되자, 몸이 건강해져 오는 것을 느낄 수가 있었다. 5년이 지났다. 의사에게서 안심하라는 통지가 왔다. 그러나 10년이 지난 지금도 감기로 가벼운 기침만 나와도 폐에 전이(**轉移**)된 것이 아닐까 하고 걱정이 되며, 손을 움직이다가 조금만 아프더라도 임파선에 침범당한 것은 아닐까 하여 불안하다고 했다.
"한 평생 이렇겠지요. 몸의 상태가 나쁜데도 진찰을 받아볼까 어쩔까 망설이는 사람은 이해가 가지 않아요. 암의 무서움을 안다면 그런 태평스런 생각은 하지 않을 텐데 말입니다."

짓눌리듯 갑갑한 위(胃)

　세일즈맨이었던 S씨(56세)는 위가 어쩐지 무거운 듯했다. 그러나 직업 관계로 식사가 불규칙한 때문이라고 생각하고 있었다. 이미 수술로는 떼어낼 수 없을 정도로 암이 퍼져 있다고는 꿈에도 생각하지 않았다. S씨가 K종합병원을 찾은 것은 3월 하순이었다.
　"너무나도 여위었구나. 의사에게 진찰을 받아보아야겠다."
　가까운 친구가 억지로 병원에 데리고 갔었다. 위가 보통 때보다 특히 묵지근하고 갑갑하다고 느낀 것은 그 해 2월 초였었다. 아프지는 않았다. 그러나 아침에는 식욕이 없어 그다지 먹지를 못했다.
　2월 하순에 한방 의사에게서 진찰을 받았다. 젊었을 때 폐결핵에 걸렸었는데 한방약으로 고친 경험이 있었기 때문이다.
　"한방약은 좋기는 하지만 시간이 걸리지요. 이것을 먹으면서 얼마동안 상태를 보도록 하시오."
라고 그 한의사는 말했다. 그러나 점점 더 야위어가기만 했다. 혈변(血便)이 나왔다. S씨는 치질을 앓았던 일이 있었는데 그 때문일 것으로 생각했다.
　K종합병원에서 진찰을 받을 때는 상복부(上腹部)에 저항감이 있었다. 검사하기 위하여 그날로 입원시켰다. 어쩌면 궤양(潰瘍)이나 무엇인가로 유문협착(幽門狹窄)을 일으키고 있을 것이라고 예상했던 것이다.
　다음 날 X선 사진을 찍으니 과연 위의 출구인 유문부가 딱딱하게 뭉쳐 있었다. 검사받기 위하여 먹은 바륨은 위속에 그대로 있는 채였고, 십이지장 쪽으로는 찔금찔금 조금씩 밖에 나가지 않았다. 적혈구 혈색소량(血色素量)을 조사해 보니 굉장한 빈혈상태였다. 주치의사는 S씨를 5일 동안 입원시켰을 뿐 더 큰 병원으로 옮기도록 하였다.
　위암이 확실하였다. K종합병원의 M박사는 24세인 S씨의 장남을 불러 병명을 알려 주었다.
　"그렇지만 어머님에게는 말을 하지 마시오. 병원에서 나중에 이야기하겠소."
라고 덧붙였다. 지난날 어떤 환자 부인에게 '주인께서는…… 실은

……암……'이라고 말하자 그 분이 기절했던 경험을 M박사는 가지고 있었다.

 4월에 들어서서 수술이 행해졌다. 뱃속을 보자 집도했던 외과의사는 고개를 옆으로 흔들었다. 암은 벌써 어떻게 손을 쓸 수가 없었다. 먹은 음식물이 장(腸)으로 가게 하는 수술만이 행해졌고, 위는 바로 꿰매졌다. 위에 조그만 구멍을 뚫고 멀리 있는 장(腸)을 갖다가 연결시켰던 것이다. 하여튼 음식물만은 통하게 되었다.

 "유감이지만 암은 떼어내지 못했읍니다."

 집도의사에게서 M박사에게 이런 연락이 왔을 뿐이다.

 S씨는 '위궤양은 이제 수술해서 완치되었다'고 생각하고 있었다. 식욕도 나고 해서 퇴원했다.

 M박사가 S씨 집으로부터 왕진 의뢰를 받은 것은 수술한 다음 4개월이 좀 지난 8월 하순의 일이었다.

 "황달이 심하답니다."

라고 부인이 연락해 왔다.

 찾아가 보자 얼굴이 샛노란색이었다.

 "이제 안되겠구나."

라고 내심 M박사는 생각했다. 위에 생긴 암은 십이지장에서 담도(胆道) 간장(肝臟)으로 연속해서 퍼져 간 것이다.

 응급처리로 수혈밖에 하지 못했다.

 9월 하순 심한 토혈(吐血)을 일으켰다. 구급차로 모종합병원에 입원, 다음날 S씨는 숨을 거두었다.

 의식은 끝까지 확실했었다.

　　포기했던 생명

 증세가 꽤 진행된 암이라도 늦었다 해서 포기하지 말고, 의사는 물론 가족도 힘을 합하여 치료에 임하면 의외로 생명을 구하는 예가 적지 않다.

 회사원이었던 T씨(63)의 위암은 떼어냈을 때 폭이 6cm, 길이가 7cm로서 위의 제일 바깥쪽인 장막(漿膜)에까지도 침범하고 있었다.

 T씨의 위에 암이 언제부터 소식(素食)했었는지는 아무도 모른다. 술도 마시지 않고 담배도 피우지 않았건만 10년 동안 어쩐지 식

욕이 없었다. 그리고 체중이 차츰 줄어들었다.

　T씨의 어머니는 유암(乳癌)으로 세상을 떠났었다.

　"이렇게 야위어가다니……. 나도 암이 아닐까……."

　걱정을 하던 T씨는 1년 전 초여름에 C도립병원을 찾아가서 진찰을 받았었다. X선 사진을 찍었는데,

　"잘은 모르겠지만 문제는 없을 것 같다."

는 말을 들었다. 그러나 T씨의 걱정은 현실이 되고 말았다.

　8월이 되자 먹은 것을 토했다. T씨의 사위는 의사의 아들이었다. 다시 말해서 사돈이 의사였는데 이 사람은 이비인후과 전문의였다. 그 사돈이 T씨를 보더니 이것은 정상이 아니라고 생각했다. 그리하여 T씨는 이 사돈의 소개로 S종합병원을 찾았다.

　본인은,

　"토기가 있어서 먹지를 못하겠는데 통증은 전혀 없습니다."

라며 뜻밖에도 태평했다. 그러나 X선과 위 파이버스코우프에 의한 정밀검사 결과 위암으로 진단되었다.

　위를 전부 떼어내지 않으면 안되었다. 그러나 주치의사는 수술을 주저했다. 고령인데다가 먹는 것조차 토하는 까닭에 쇠약해져 있었다. 체중은 43kg밖에 되지 않았다.

　그렇지만 자녀들이, '어떻게든 수술을 받도록 해달라'고 호소했다. 이비인후과 의사인 사돈 마저도 '나도 수술을 돕겠다'며 간청해 왔다.

　"그렇게 말씀들은 하지만 이렇게 전신상태가 나빠가지고는……"

　담당의사는 생각에 빠졌다. 그러나 이대로 방치한다면 점점 쇠약해지고 마침내는 토혈해 내고 죽고 말 것이다.

　"해봅시다."

　수술은 9월 하순으로 정해졌다. 가족들의 열의에 주치의사는 진 것이다.

　위를 모두 떼어내고 식도와 공장(空腸)을 이었다. 이비인후과 의사도 수술복 차림으로 지켜 보았다. 2시간 동안의 수술이었다.

　수술한 다음, 제암제(制癌劑)를 사용했는데 그것은 형식적이었다. 5FU등의 제암제를 4회 사용하고 끝냈다.

　'고령자에게 제암제를 너무 많이 쓰면 몸이 오히려 나쁘게 된다'는 것이 집도했던 담당의사의 생각이었다.

　T씨는 연령에 비하여 회복이 빨라서 1개월 반만에 퇴원했다. 그로부터 1년, 음식을 잘 먹게 되었고 체중도 6kg이나 늘었다. 직장에

복직하였고 원기왕성하게 일하고 있다.
"역시 수술하기를 잘했어요. 그러나 그 나이를 듣고 또 그 체격을 보면 누구라도 수술을 단념했을 것입니다."
담당의사는 말한다.
"암은 조기발견, 조기치료가 중요하다는 것은 두 말할 것 없읍니다. 그러나 비록 조기에 발견하더라도 때로는 의외로 급격하게 진행하는 수도 있읍니다. 그런가 하면 이 T씨처럼 꽤 증세가 진행된 사람이더라도 의외로 생명을 구하는 수가 있읍니다. 솔직히 말해서 암이란 예측하기 힘든 병입니다."

치질(痔疾) 출혈도 오래 계속되면 적신호

회사원 Y씨(29세)는 치루(痔瘻) 수술을 받은 다음, 언제나 출혈을 했다. 그러나 그 상처가 잘 아물지 않았기 때문이라고 생각했었다. 2개월이 된 다음 진찰을 받았을 때 직장(直腸)은 암으로 인하여 거의가 막혀 있었다.
Y씨는 치질로 고생을 했었다. 결혼을 한후 반년쯤 되자 점점 심해져서 가까이에 있는 비뇨기 병원엘 찾아 갔었다. 치루라는 진단을 받았고, 곧 수술을 받았다.
퇴원한 다음에도 때때로 출혈을 했다. 통증도 여간해서 가라앉지 않았다. 통원 치료를 받아왔지만 낫는 기미가 보이지 않았다..
"무언가 다른 병이 있는 것이 아닐까요?"
걱정이 되어 찾아오는 Y씨에게 의사는,
"치루 수술을 한지 얼마 안되었기 때문이겠지요. 바로 좋아질 겁니다."
라고 대답했다.
Y씨는 안심했다. 그러나 가족의 불안은 점점 더해 갈 뿐이었다. 병원에 찾아가서 '정말 치질 뿐일까요. 좀더 자세히 조사해 주십시오. 부탁드리겠읍니다'라며 머리를 숙였다.
수술을 받은지 이미 2개월이 지나고 있었다.
다음에는 Y씨가 병원엘 찾아갔을때 의사는 손가락을 넣어 보았다. 그리고,
"대학병원에 가보시도록 소개하겠읍니다."

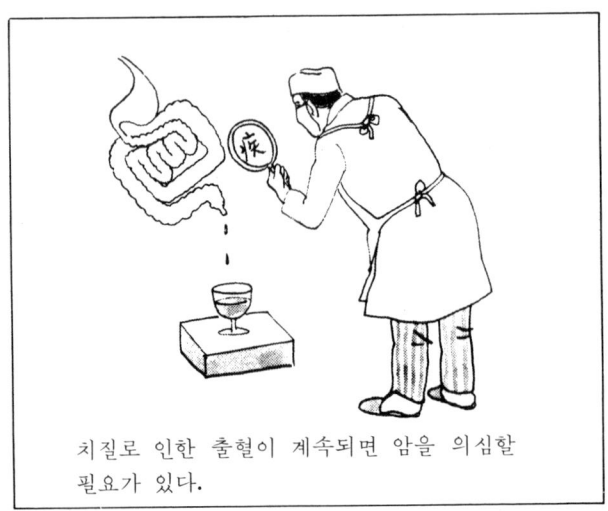

치질로 인한 출혈이 계속되면 암을 의심할
필요가 있다.

라고 말했다.
　소개받은 모 대학병원은 입원실이 만원이었다. 가족은 다른 개업의사와 상담한 결과 K종합병원을 소개받았다. Y씨는 그 K종합병원에 곧 입원할 수 있었다.
　담당의사가 손가락을 넣어보니, 약간 넣었을 뿐인데도 커다란 덩어리를 느낄 수가 있었다. 손가락은 그곳에서부터 더 디밀 수가 없었다.
　"바로 인공항문을 만들지 않으면 안되겠읍니다."
라고 담당의사는 말했다.
　수술 결과 토기는 멎었다. Y씨는 '편하게 되었다'며 기뻐했다. 담당의사인 박사는 대학병원으로 Y씨를 보내기로 결정했다.
　Y씨가 대학병원에 간지 얼마 안되어 O박사에게서 통지가 왔다.
　"침윤(浸潤)이 심하여 직장암의 적출을 할 수 없읍니다. 또 간장으로 전이한 것으로 보입니다."
　운명은 결정되었다. Y씨만이 그것을 모르고 있었다.
　대증요법을 취한 결과 항문의 통증은 없어졌다. Y씨는 이제 나은 것으로 생각했다. 회진(回診)하러 온 의사에게,
　"언제 퇴원할 수 있을까요?"
라고 물었다. 옆에 있던 아내는 모르는 사이에 눈시울이 뜨거워졌다. 그러나 눈물을 보일 수가 없었다.
　방사선과 제암제(制癌劑)에 의한 치료가 계속되었다. Y씨는 자

신이 어째서 이토록 퇴원할 수 없으며, 이런 치료를 받지 않으면 안 되는지 알 수가 없었다.

그러나 그러는 동안에 통증이 다시 일어났다. 그리고 점점 통증은 더해 갔다. 자신도 심상치 않은 것을 눈치챈듯 했다.

Y씨의 아버지는 덩굴성·일일초·이격탕을 위시하여 여러가지 민간요법을 시도했다. 그러나 반년 동안의 입원생활이 젊은 Y씨의 인생을 결말짓고 말았다.

회장(回腸)과 직장(直腸)을 잇다

대장암 수술을 받은 관계로 인공항문을 부착하는 사람은 없다. 암으로 죽는 것보다는 낫다고 하지만 인공 항문의 고통은 보통 사람으로는 상상할 수 조차 없다. 그런데 직장과 항문을 그대로 둔 채 수술을 하기도 한다. 그러나 이것은 암 재발의 두려움이 있다. 한편 자신의 항문을 사용하고 더구나 재발할 염려가 적은 수술이, 이미 행해지고 있으며 사회인으로 훌륭하게 복귀한 사람도 있다.

A씨(30세)는 4,5년 전부터 가끔 배가 부은 느낌이 있었으며 설사를 하는 일이 많았었다. 그러는 동안에 복통이 심해져서 모대학 부속병원을 찾게 되었다.

장에 바륨을 주입하고 X선 사진을 찍는 검사 등을 한 결과, 결장(結腸)의 점막에 사마귀와 같은 폴립(芽臑)이 많이 생겨 있었으며 암도 있었음을 알았다.

A씨와 같이 장에 폴립이 많이 나 있는 병은 장폴리포지스라고 부른다. 그중에서도 한 가계(家系)에 환자가 많이 생기는 '가족성 대장폴리포지스'는 빠른 시기에 암이 되는 것으로 생각되고 있다.

A씨는 결장을 모두 떼어내는 수술을 받게 되었다. 보통이라면 결장을 떼어낸 다음에는 배에 구멍을 뚫어서 그곳에 변을 받는 봉지를 달게 된다. 그러나 의사들은 좀 색다른 수술을 했다.

결장은 대장의 대부분이다. 대장은 회맹부(回盲部)로부터 시작하여 상행결장(上行結腸)·횡행결장(橫行結腸)·하행결장(下行結腸)·S상결장으로 계속되며, 그 끝이 직장·항문이 된다. 그러므로 결장은 전부 떼어내면 끝에는 항문과 직장이 남고, 다른 쪽에는 회장 쪽에서 끊기게 된다.

회장까지 내려온 변을 배에 뚫어놓은 구멍을 통하여 밖으로 나가게 하는 것이 복벽회장루조설술(腹壁回腸瘻造設術), 즉 인공항문이다. 이것에 비하여 자른 회장 끝을 직장을 자른 곳까지 가지고 와 양쪽을 잇는 점막이 벗겨졌다. 직장의 안쪽인 관(管)이 되었다. 그런 다음 회장을 끌어다가 직장의 근육의 관 속에 집어넣고 꿰맸다.

수술은 성공적이었다. 항문은 그대로 남았으며, 풀립이라든가 암이 있었던 결장은 뿌리채 끊어냈다. 암이 생기기 쉬운 직장의 점막

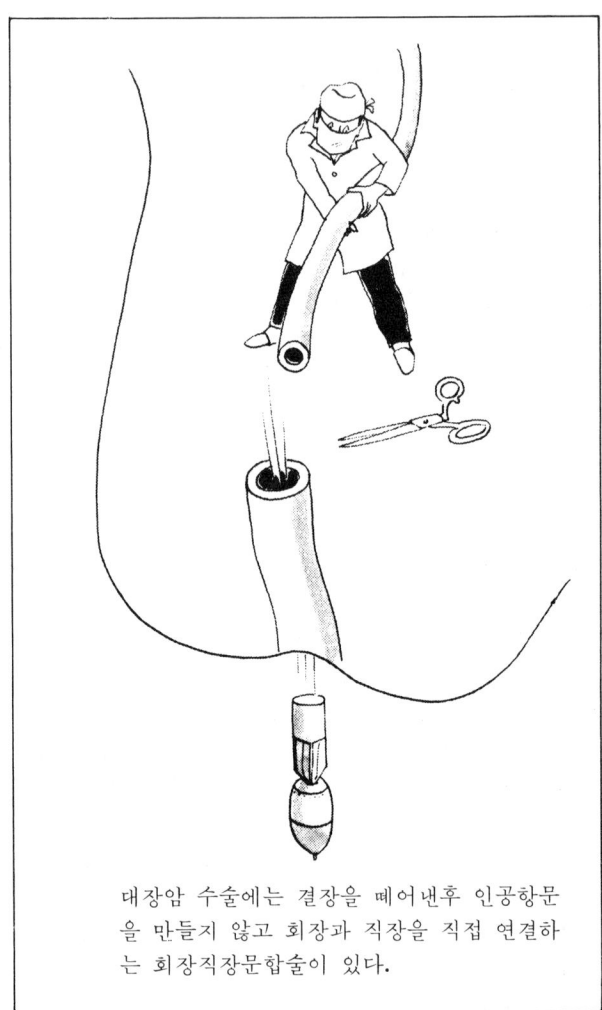

대장암 수술에는 결장을 떼어낸후 인공항문을 만들지 않고 회장과 직장을 직접 연결하는 회장직장문합술이 있다.

도 없어졌다. A씨의 장에 암이 재발할 염려는 우선 없어졌다.
 그러나 그것으로 끝이 난 것은 아니었다. 수술한 다음의 A씨를 기다리고 있던 것은 항문의 괄약근(括約筋)이 들어 있는 약과 설사를 멎게 하고 변의 형태를 갖추게 하면서 훈련은 계속되었다. 처음에는 변소에서 돌아오자마자 또 변이 보고 싶었다. 그러나 어느덧 형태를 갖춘 변이 되었으며 횟수도 줄었다. 외출을 했을 때도 몇 시간씩 견딜 수가 있게 되었다. A씨는 체중도 늘고 훌륭한 가장으로 복귀하게 되었다.
 "직장 점막을 남기고 회장을 이은다음, 정기적으로 검사를 해서 풀립이 재발되어 있으면 태워서 떼어내는 방법도 있지만 처음부터 직장의 점막을 벗겨내고 마는 편이 빨리 낫기도 하며, 암의 재발이라는 점에서 보더라도 안전하다 하겠읍니다."
모대학병원에서 A씨를 집도하던 H박사는 말했다.

요주의 — 이빨이 혀에 닿는 사람

 충치가 혀에 닿는 것 같거나 의치(義齒)의 결이가 닿는 사람은 요주의, 어느 사이엔가 혀에 암이 생겨 있는 수가 있기 때문이다.
 S씨(49세)는 1년쯤 전부터 혀 가장자리에 음식물을 닿아서 아픈 것같은 느낌이 들었다. 그러나 그대로 내버려 두었다. 10개월 정도가 되니 그것에 궤양(潰瘍)이 생겼다. 침을 뱉거나 담이 나올 때면 그곳이 아팠다.
 모 지방대학병원에 갔더니 유두종(乳頭腫)이라고 진단했다. 그리고 수술을 하자고 했다. 그러나 수술을 하면 언어장애(言語障碍)가 일어난다는 말을 듣고 불안했다. 그래서 S씨는 서울로 올라와서 모 대학 부속병원엘 갔다.
 혀 가장자리에 직경 2cm의 평평하고 얕은 궤양이 있었고, 그 주위가 약간 멍울이져 있었다.
 설암(舌癌)이었다. 다행히 목의 임파선에는 아직 전이(轉移)되어 있지 않았다. 수술은 하지 않고 방사선 치료가 행해졌다. 라듐침을 혀 안에 묻어두는 것이었다. S씨는 1개월만에 퇴원했다.
 K씨(32세)는 5년 전에 혀 가장자리에 흰 반점이 생겼었다. 무엇을 먹으면 어쩐지 아픈 것 같았다. 병원에 찾아가 보자.

"백판증(白板症)일 것입니다. 좀 기다리면서 상태를 보도록 하지요."
라고만 했다.

그로부터 3년 정도 지났을 때, 하얗게 되어 있던 부분이 찢어졌다. 음식물이 닿아서 아프게 되었다. 이빨에 닿으면 아프다. 그래도 의사를 찾아가기는 어쩐지 귀찮았다.

그러는 동안에 찢어진 부분 근처에 응어리가 생긴 듯 했다. 은근히 걱정이 되어 처음에 찾았었던 병원에 가보지. 암일지 모르겠다면서 서울의 모대학 치과대학병원을 소개해 주었다.

K씨의 혀에 생긴 궤양은 폭1.5cm, 길이는 3.5cm나 되는 퍽 큰 암이었다. 그러나 그것에 비하면 자각증상은 적었다고 한다. 통증이 생기게 되기까지 이 암은 꽤 크게 되었던 것이다.

혀 수술이 행해졌다. 목의 임파선을 진찰해 보아도 응어리는 만져지지 않았던 까닭에 수술은 혀 부분만으로 끝났다. 다행스럽게도 경과는 좋았다. 혀는 상처가 아문 다음에도 다소 켕기기는 했지만 이야기하는 데는 부자유스럽지 않았다. 암이 좀더 퍼져 있었더라면 목도 크게 도려냈어야 했을 것이다.

"설암이 나타나는 것은 크게 나누어 세 가지가 있읍니다."
라고 집도했던 G박사는 말한다.

"그 첫째는 통증이 없는데도 점점 응어리가 생깁니다. 응어리가 어느 정도 커지게 되면 이빨에 닿아서 자극을 받게 되므로 표면이 부서져 궤양이 되어 아프기 시작합니다. 통증은 그 다음에 따르게 되지요. 두번째는 시초에 백반증이라고 하여 혀의 측면 표면이 새하얗게 되며, 그 사이에 균열이 생기거나 진무르거나 부어오르거나 합니다. 표면이 문드러지고 그 무렵이면 주위에 응어리가 생깁니다. 통증은 꽤 더디게 일어나지요. 셋째는 암이 생긴 부분이 처음부터 진무르는 거지요. 진무르는 곳이 퍼지는 한편 응어리가 생깁니다. 이 경우에는 통증이 앞서게 되지요."

어느 곳의 암도 진행하면 전이가 문제되는데 특히 설암은 무섭다. 혀에는 혈관(血管)과 임파관이 많고, 그 자체가 늘 움직이고 있는 까닭에 암세포가 흘러들어 오기가 쉽고, 암이 된다음 비교적 빠른 시기에 목으로 전이된다고 한다. 이 경우 턱 밑의 임파선이 부어 오른다.

한쪽의 난소(卵巢)

 Y양(당시 26세)은 난소에 종양(腫瘍)이 생겼기 때문에 한쪽 난소를 떼어내는 수술을 받았다. 지금부터 10년 전의 일이다. 그 후 Y양은 결혼했고, 아기를 셋이나 낳았다. 모자 모두 건강하다.
 Y양의 발이 부어오른 것을 느낀 것은 10년 전 이른 봄철이었다. 가까이에 있던 개업의사를 찾아가서 진찰을 받았다.
 "오줌에 단백이 나오고 있읍니다. 신염(腎炎)일지도 모르겠군요."
라고 그 의사는 말했다. Y양은 도립병원 내과에 입원했다.
 의사는 Y씨의 복부에서 눈길을 멈추었다.
 "좀 큰 것 같군요, 전부터 그랬읍니까?"
 위와 장의 X선 검사가 행해졌다. 수상한 곳은 없었다. 내과의 치료가 주효했다. 발의 부기는 빠졌다. 단백도 나오지 않게 되었다. 그러나 배의 크기에는 변함이 없었다. 병원의 K종합병원을 소개해 주었다.
 K종합병원의 진단은 난소의 양성종양이었다. 양성이긴 하지만 수술을 하기로 했다. 방치해 두면 언젠가 악성화 된다. 혹은 이미 악성화 되어 있는지도 모른다. 얼마동안 사태를 두고 보는 따위 일은 하지 않았다.
 개복(開腹)을 해보니 양성이라고 생각했던 종양 일부에 악성화된 부분이 있었다. 난소의 악성인 경우 난소를 양쪽 모두 떼어내고 동시에 자궁도 떼어내는 수술을 하는 수가 많다.
 그러나 의사단(醫師團)은 생각했다.
 "26세, 이제 결혼을 해야 할 것이고, 아기를 낳을 가능성도 충분히 있소."
 "그러나 한쪽 난소를 남겨둔다면 종양이 재발할지도 모르오. 그렇게 되면 아기는 커녕 엄마까지도 없어지고 말 것 아니오."
 "아니요. 이 환자의 악성종양은 다행히 일부분에 한하고 있소. 이 정도라면 문제가 없소. 생식기능의 온전을 생각할 일이오."
 떼어낸 종양은 직경이 20cm, 길이 26cm, 무게가 5.6kg이었다. 눈대중으로 본다면 쌍동이 태아가 있는 정도의 크기였다.

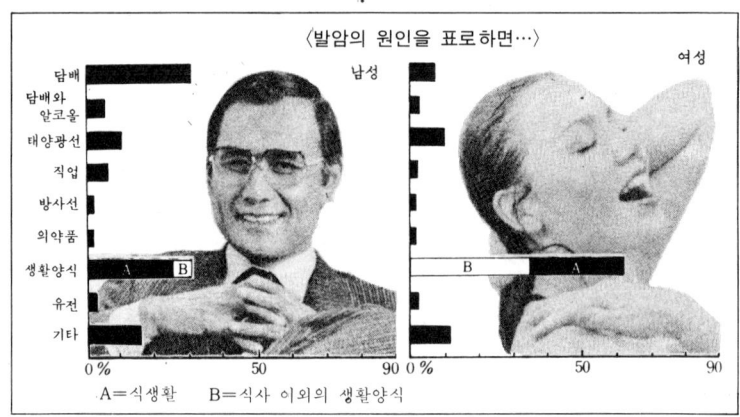

〈발암의 원인을 표로하면…〉
남성 / 여성
담배 / 담배와 알코올 / 태양광선 / 직업 / 방사선 / 의약품 / 생활양식 / 유전 / 기타
A=식생활 B=식사 이외의 생활양식

수술, 그 자체는 그다지 대수술도 아니었다. Y양은 10일 정도 입원했을 뿐인데 건강을 되찾았다.

Y양은 결혼했다. 아기가 차례로 태어났다. 세 아기를 가지게 되었다. 지금은 Y씨 자신도 건강하다.

그러나 모든 사람이 이렇게 그 경과가 좋았다고만은 말할 수 없다.

"악성종양인 경우, 원칙적으로는 난소를 전부 떼어냅니다. 한쪽을 떼어낸 예는 지금까지 전체의 1할도 안됩니다."

라고 K종합병원 산부인과의 J박사는 말한다.

"물론 악성종양이 한쪽에만 있다면 한쪽만 떼어내건 양 쪽을 떼어내건 그 예후(豫後)는 똑같은 것이라고 이론적으로는 말할 수가 있읍니다. 그러나 한쪽만을 떼어낸 환자가 몇 년 후엔 재발했을 경우, 양 쪽 모두 떼어냈더라면 재발되지 않았었을 것이라고 말하면 반론할 수는 없읍니다. 그렇다고는 하지만 아주 똑같은 증례(症例)는 없는 것이므로 비교할 수는 없는 일입니다."

'한쪽을 남기는 것은 역시 두려운 일'이라고 J박사는 말한다. 그러나 한쪽을 남길 것인지 어찌할 것인지 생각해야 할 시기에 악성종양이 발견되는 사람은 그래도 운이 좋은 사람이라 하겠다.

여성 호르몬의 신비

체내의 남성 호르몬이 적어지게 되면 전립선의 기능이 쇠약해지는데, 전립선에 생긴 암도 남성 호르몬이 없어지면 이상하게도 그다지 증식하지 않는다. 그러므로 여성 호르몬을 먹는 것이 전립선암을 격멸시키는 강력한 펀치이다.

C씨(당시 51세)는 변소에 가더라도 소변이 여간해서 나오지 않았다. 걱정이 되어 비뇨기과 병원에 갔었다. 의사는 항문으로 손가락을 넣어보기도 하면서 조사했다. 하반신 X선 사진도 찍었다.

의사는 C씨에게,

"고환을 떼어내야 되겠군요."

라고 말했다.

"전립선 그 자체의 질병은 이제 근치 수술을 하지 못할 정도로 진행되고 말았읍니다."

C씨는 고환 척출 수술을 받았다. 그리고 먹는 약이 주어졌다. 여성 호르몬세였다. 그러나 병은 진행되기만 하여 C씨의 가족은 '앞으로 2년'이라는 선고를 받았다. 가족은 연줄을 찾아 헤맸다. C씨는 K박사의 치료를 받기로 했다.

뼈의 X선 사진을 찍자 골반도, 배골(背骨)도 하얗게 찍혔다. 암세포가 혈액의 흐름을 타고 이곳저곳 뼈로 가서 그곳에 칼슘이 침착한 것이다. 늑골(肋骨)에도 곳곳에 전이(轉移)가 있었다.

진단은 최초의 비뇨기과 의원과 똑같았다. 증세는 꽤 진행되어 있었다. 남은 생명은 그다지 길지 못할지도 모른다. 치료는 호르몬요법 밖에 없다. 그러나 같은 호르몬요법이더라도 최초의 비뇨기과 의원에서의 치료법과 한 가지 틀리는 점이 있었다. 그것은 여성 호르몬의 양이 틀렸다. K박사 등은 C씨의 전립선암은 서서히 작아졌다. 일도 할 수 있게까지 되었다. 몸 상태가 좋아지자 좋아하던 골프를 다시 시작했다. K박사는 '골절(骨折)에 주의해 주시오'라고 부탁했었다. 그러나 그런 걱정은 필요없었다. X선 사진으로 보니 뼈(骨)로의 전이 진행은 멎은듯 했다.

C씨는 최근까지 살았다. 전립선암이 발견된 후 10여년이나 살았던 것이다.

"우리들은 십수년 전부터 여성 호르몬을 다량으로 사용하는 것이 좋을 것 같아서 그렇게 하고 있읍니다."
라고 박사는 말했다. 합성발정물질(合成發情物質)을 하루에 최저 30mg, 증세에 따라서는 60mg에서 1백mg까지 매일 먹였었다.

K박사 등이 1천명 이상이나 되는 환자에 대하여,
① 거세(去勢)만 하고 여성 호르몬을 사용하지 않는다.
② 거세하지 않고 여성 호르몬만 사용한다.
③ 거세하고 여성 호르몬을 사용한다.
라는 세가지 치료법의 효과를 조사해 본 결과, 1,2년 동안은 어떤 방법도 잘 들었지만 몇 년이나 경과를 추적해 가면 역시 차가 있다는 사실을 알았다.

즉 거세와 여성 호르몬의 양 쪽을 모두 사용하는 것이 그 결과가 제일 좋았던 것이다.

"질병의 진행도(進行度)에 따르는 것이므로 한 마디로는 말할 수는 없겠지만 고환을 떼어내는 것만으로는 불충분합니다. 고환을 떼어내더라도 부신(副腎)에서 어느 정도 남성 호르몬이 나옵니다. 그러므로 남성 호르몬과 반대작용을 갖는 여성 호르몬을 사용하여 남성 호르몬이 체내에서 활약하는 것을 억제하는 것이 좋습니다. 이것으로 많이 진행된 사람은 별도로 하고 70% 정도의 사람이 5년 이상 살 수 있읍니다. 이 가운데는 10년 정도 사는 사람도 있읍니다."
라고 K박사는 말했다.

음경암(淫頸癌)은 잘라야 하나

음경에 암이 생기면 그 전에는 근원(根源)에서부터 잘라냈다. 아무리 자르지 않겠다고 하더라도 전이하여 틀림없이 죽어버린다는 것을 알게 되면 결국 수술을 받는다. 그러나 지금은 자르지 않더라도 끝나는 수가 많다. 화학요법이 잘 되면 암만이 없어지고 본체는 원래와 같은 기능을 가질 수 있기 때문이다.

R씨(당시 58세)가 아무래도 이상하다고 생각한 것은 지난 67년도의 가을이었다. 비뇨기과의 전문의사인 D병원 N박사를 찾아갔었고, 음경암이란 진단을 받았다.

그때, N박사는 제암작용(制癌作用)이 있는 항생물질 '브레오마이신'의 연구를 하기 시작한지 2년 정도 되고 있었다. R씨의 암은 다행히도 작았다. 즉시 브레오마이신 주사가 시작되었다.

암은 차츰 작아졌다. 다음 해인 68년 초에는 완쾌되었다. 치료를 시작한지 3개월도 되지 않아서 주사만으로 나은 것이다. 그 후, 재발도 되지 않았고 지금도 건강하게 지내고 있다.

R씨 이전에도 음경암 환자가 브레오마이신으로 치유된 예는 몇 명인가 있었다.

바로 가까이에 있는 방광·전립선 등의 암에는 거의 듣지를 않는데도 음경암에는 이상스럽게도 잘 듣는다. N박사는 이 사실로 미루어서 어떤 사실을 깨닫게 되었다.

"방광에는 이행상피암(移行上皮癌)이 많습니다. 한편 음경에 생기는 암은 편평상피암(扁平上皮癌)입니다. 브레오마이신은 편평상피암에만 듣는 것이 아닐는지요."

편평상피란 피부 표면을 말한다. 현미경으로 보면 평평한 세포가 모여 있다. 편평상피에서 발생하는 암이 편평상피암이다.

1967년 여름에 비인에서 열린 국제회의에서 일본의 N박사는 음경암의 치료에 대하여 보고했었다. 그리고,

"여러 장기(臟器)의 편평상피암에 여러분께서 사용해주시기 바란다."

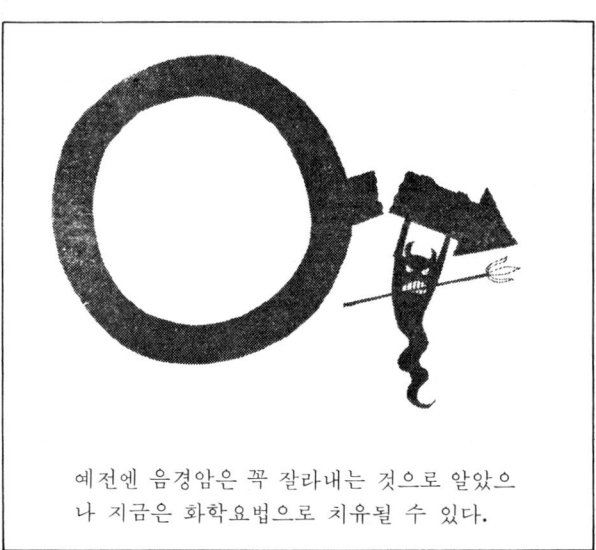

예전엔 음경암은 꼭 잘라내는 것으로 알았으나 지금은 화학요법으로 치유될 수 있다.

고 제안했었다.

　브레오마이신이 편평상피암에만 듣는 약이라는 것은 당시의 상식으로는 좀체로 이해가 가지 않았었다. 속지 않겠다고 말하는 사람도 많았었다. 그러나 모든 외국에서 사용하게 되니 사정은 달라졌다. 입 속의 암·식도암·자궁경암(子宮頸癌)외에 일부 폐암에도 주효했다는 보고가 있다. 브레오마이신만으로 치유되었으며 5년 이상되어도 재발되지 않았다는 사람이 이곳 저곳에서 나타났다.

　심한 음경암이 생긴 B씨(당시 58세)가 N박사의 진찰을 받은 것은 지난 69년 봄이었다. 음경 끝이 마치 감처럼 부풀어 있었다. 그곳을 자르니 달팽이가 몇 마리나 뭉쳐 있는 것 같았고 혹이 몇 개나 있었다.

　치료는 반년 이상 계속되었다. 암이 어느정도 찌부러진 후에 암만을 떼어 냈다. 상흔에는 식피(植皮)를 한 까닭에 외견으로는 보통 사람과 거의 다를 바 없었다. 기능도 그대로 계속되었다.

　"음경의 암만을 떼어낸다는 것은 당시의 상식으로는 생각할 수 없었던 일이었읍니다."

　N박사는 당시를 회고했다.

놓치기 쉬운 어린이의 발암

　소변검사로 암을 발견하는 연구가 진행되었다. 어린이에게 신경아세포종(神經芽細胞腫)이라는 암이 생기면 체내에 카테코올아민이라는 물질이 늘고 그것이 분해되어 '대사물질'로서 요중(尿中)으로 나온다. 그러므로 소변을 조사해서 이상이 있으면 암이 생긴 것을 알게 된다.

　T군(당시 2세)은 열이 높았었다. 언제까지나 내리지 않으므로 모대학병원에 데리고 갔다.

　의사들은 T군의 소변을 컵에 받아서 간단한 테스트를 했다. 여지(濾紙) 위에 소변을 한 방울 떨어뜨렸다. 그리고 그 위에 어떤 약을 떨구었다. 소변의 자국은 금새 보라색으로 변했다.

　신경아세포종이 생겼는지도 모를 일이다. 소변 위에 떨군 약은 지아조화(化)한 파라니트로아닐린이라는 시약(試藥)이었다.

　신경아세포종은 암의 조직 내부에서 카테코올아민을 점점 만들어

낸다. 그 결과 대사산물의 한 가지인 VMA라는 물질이 소변 속에 나오게 된다.

VMA라는 지아조화한 파라니트로아닐린과 반응해서 보라색이 된다.

의사들은 제2단계의 검사를 행했다. 소변에 도대체 어떤 물질이 어느 정도 함유되어 있나를 조사하는 것이었다.

요속에 대사산물이 이온 교환수지로 꺼내져 박층(薄層)크로마트 그 다음에 시약을 떨구어 각각 빛깔을 조사했다.

래피법으로 몇 개인가의 물질로 분리되었다. 그 결과 VMA만이 아니라 그밖의 물질도 이상이 많다는 것을 알았다. 모두가 카테코울아민의 대사산물이었다. 카테코울아민을 만들어 내는 암이 T군의 체내에 있는 것은 이제 의심할 여지가 없었다.

그 즉시로 혈관조영(血管造影)이 행해졌다. 암은 오른쪽 가슴에 있었으며 갓난아기 머리만한 크기로 신장에까지 둘러싸고 있었다.

긴급수술이 행해졌다. 그 다음 제암제와 방사선에 의한 치료가 시작되었다.

"어린이 검사에서 중요한 일은 어린이를 아프게 하지 말아야 할 일입니다. 손변으로 검사할 수 있으면 힘안들이고 좋지요."

담당의사의 말이나.

신경아세포종의 증세는 여러가지이다. 배가 아파서 충수염(虫垂炎)이라고 생각되었던 어린이도 있는가 하면 가슴이 아프거나 하는 외에 얼굴이 붓거나 코피가 나거나, 눈꺼풀의 피하출혈이 있거나, 발이 마비되는 등……. 발이 마비되는 어린이인 경우는 종양이 가슴에 생기고 그것이 척추를 침범한 것이었다고 한다.

모대학병원의 C박사 등은 한방울의 소변검사에서라도 음성이 나타나면 증세를 참작하되 이 병이 의심되는 때는 제2단계의 검사, 즉 대사산물을 분리하고 그 양을 재보고 있다.

현재 이 검사의 적중률은 1백%이다.

단 유감스러운 일은 환자가 병원에 올 단계에 이미 암이 꽤 진행되고만 사실이 많은 점이다.

다른 병원에도 이 방법이 보급되어 정기적으로 어린이 소변검사를 한다면 조기발견에 도움이 될 것이라고 C박사는 말하고 있다.

머리 속의 혹

회사원 S씨당시 (26세)는 뇌파검사 결과 뇌에 종양이 생겼을지도 모르겠다는 진단이 내려졌다.

'뇌를 절개(切開)해 보십시다' 라고 의사는 말했으나 S씨는 단호하게 거절했다.

그로부터 2년쯤 되었을 때 S씨의 뇌종양은 귤만한 크기가 되어 있었다. 다행히 수술을 해서 생명은 구할 수가 있었다.

S씨가 뇌파검사를 받게 된 것은 두 번 정도 '전간(癲癇)' 발작을 일으켰기 때문이다. 모 도립병원에 입원을 했었고, 검사를 받았었다.

뇌파를 조사하는 데는 몇 개의 가는 동선(銅線)을 두피(頭皮)이 곳저곳에 꽂는다. 다시 말하면 16개의 동선을 사용한다. 꽂는 장소가 정해져 있으며 각각 번호가 붙어 있다. 그리고 두번째의 동선과 여섯번째의 동선이라는 식으로 두 개씩 여러가지로 짝을 지어서 각 조의 동선을 통하여 흘러오는 미약한 전류를 기계로 강하게 만들어 몇 개인가의 파형(波形)을 그리게 한다.

그러나 이것만으로는 초기의 뇌종양에 의한 파형의 미묘한 변화를 분명히 발견하기란 어렵다. 그래서 D박사는 S씨에게 어떤 약을 먹였다. 담마진(蔣麻疹)등의 치료에 사용하는 약인데 이것을 아주 조금 먹이면 뇌파의 이상이 강조되기 때문이다.

이렇게 조사해본 결과 1──3이라든가 1──5로 짝맞춘 동선에서 나오는 뇌파가 다른 것과 비교하여 특히 사이가 뜬 모양으로 나타났다. 이러한 파형을 '서파(徐波)' 라고 불린다.

이 뇌파를 본 D박사는 환자의 뇌속의 좌전두엽(左前頭葉)부분에 종양이 있는 것이 아닐까 하고 생각했다.

왜냐하면 1번이라는 장소, 즉 머리 좌측인 곳이 관계하고 있는 파(波)에는 이미 서파가 나타나고 있었기 때문이다. 종양이 있으면 그 부근의 신경세포가 마비되기 때문에 그 부분에 꽂았던 동선에서 나오는 파(波)만은 서파가 되는 법이다.

'뇌종양일지도 모릅니다. 절대해보십시다' 라는 말을 듣고 S씨는 도망치려고 했었다 그 후 S씨는 반년에 한 번, 검사를 받기 위하여 D박사를 찾았었다. S씨가 수술을 승낙한 것은 최초로 뇌파 이상이 발견된지 2년 이상이나 되었을 때였다.

이 때는 보통 방법으로 잡은 뇌파에도 분명하게 서파(徐波)가 나타났다. 혈관에 조영제(造形劑)를 주입하고 찍은 두부(頭部)의 X—선 사진은 종양의 존재를 나타내고 있었다. 언어장애도 있었다. 이미 결정적이었다.

수술로 떼어낸 종양은 직경이 7cm나 되었다.

"이렇게 큰 암이 만약 위(胃)에 생겼더라면 이미 손쓰기가 늦었을 겁니다."

라고 D박사는 말했다.

세포의 분열 속도로써 역산(逆算)을 하면 최초의 뇌파 이상이 발견되었을 때 종양은 양귀비씨 보다도 작았었다.

"즉 조기발견이었던 것입니다."

"물론 뇌파가 만능일 수는 없읍니다. 그 무렵에 비한다면 라디오 아이소토우프를 사용하는 뇌신치스캔이라는 진단법의 정밀도가 높아졌읍니다. 그러나 지금의 발견율 80~90%를 더 이상 올린다는 것은 어렵습니다. 종양과 주변의 조직과는 X선이 비치는 것이 다른 것을 이용하여 그 차를 확대시켜서 진단하는 외국제의 EMI 스캐나라고 하는 것도 있읍니다. 값이 비싸기 때문에 여간해서 사기는 힘들지요. 뇌종양의 진단은 소화기 등의 암에 비한다면 아주 뒤지고 있읍니다."

라고 D박사는 말을 맺는다.

점이 변색되거나 출혈하면 위험신호

점이 보기 싫다고 해서 바늘로 찌르거나 하면 엉뚱하게 잘못되는 경우가 있다. 단순한 점이라고 생각했던 것이 실은 악성흑색종(惡性黑色腫)등 피부암(皮膚癌)일 수가 있다.

회사원 A씨(당시 26세)는 등에 직경 1cm정도인 점이 있었다. 이 점에서는 마치 먹물이 스며 나오는 것 같았다. 셔어츠가 닿는 부분이 검게 물들어 있었다.

A씨는 어느 외과병원에 갔다. 의사는 깨끗이 떼어내 주었다.

그로부터 10개월 정도가 지난 다음, 직장의 정기검진이 있었다. X선 사진을 찍은 결과 '가슴에 그림자가 있다'고 일러 주었다. 의사는 정밀검사를 받으라고 권했다. 병원에서는 검사가 끝난 다음 '우리 병원에서는 어렵겠다'며 H종합병원을 소개했다.
　사진을 보니 폐에 그림자가 많이 있었다. 수술로 떼어낼 수는 없다. BCG에 의한 면역요법이 시작되었다. BCG의 살아 있는 균을 주우스에 타서 먹는 것이다. 이 치료로 A씨는 한 때는 좋게 되었다. 그러나 치료를 시작한 지 10개월만에, 최초로 점을 자른 지 1년 10개월만에 A씨는 마침내 세상을 떠나고 말았다.
　"처음에는 다색(茶色)이나 검은색이던 점이 먹물을 흘리는 것처럼 새카맣게 되거나 표면에 출혈이 있거나, 주위가 굳어지거나 한다는 것은 위험신호입니다."
라고 H종합병원의 J박사는 말했다.
　피부암에는 악성흑색종 외에 유극세포암(有棘細胞癌), 기저세포암(基底細胞癌) 등이 있다. 그 중에도 유극세포암이 가장 많다. 어떤 통계를 보면 피부암 환자 536명 중, 유극세포암은 280명이었다니 반수 이상이나 된다.
　다음으로 많은 것이 기저세포암으로 117명이고, 악성흑색종은 84명이며, 그 나머지가 기타 암이다.
　악성흑색종은 외국인인 경우 얼굴과 발등 등에 생기는데 일광과 관계가 있는 것으로 생각된다. 그러나 우리나라의 경우 발, 그것도 특히 발바닥에 많이 생긴다. 티눈과 혼동할 때도 있다. 이 암은 악질로서 1cm정도 크기인 것이라도 직경10cm정도의 넓은 범위를 피하 조직까지 깨끗이 떼어내지 않으면 안된다.
　초기의 수술 경과가 좋더라도 전이를 일으키며 1년에서 2년, 빠르면 10개월로 사망한다. 방사선·제암제(制癌劑)는 그다지 효과가 없다.
　유극세포암은 얼굴과 발에 많다. 역시 전이하는데 수술 외에 방사선이나 제암제도 효과가 있다. 초기에 치료를 잘 하면 잘 낫는다. 그러나 전문의가 아니면 진단하기가 어렵고 손이 늦는 수가 많다.
　기저세포암은 압도적으로 얼굴에 많다. 전이는 하지 않는다고는 하지만 방치해 두면 주위가 침식된다. 코가 떨어지거나 볼에 구멍이 뚫려서 이빨이 내보이거나, 눈동자가 빠지고 말기도 한다.
　"사마귀·티눈·점 등에서 양성인 것은 그다지 색깔도 형태도, 크기도 변하지 않는 것이 보통입니다. 그러므로 오래 전부터 있었던 점이 별안간 크게 되거나, 표면이 부서지거나 주위가 빨갛게 되거나 색깔이 변하거나 궤양을 일으키면 무섭습니다. 그 밖에 어렸을 때 입은 화상의 흉터가 궤양으로 되면 전암상태(前癌狀態)라고 생각하는 것이 좋을 것입니다."
J박사는 강조한다.

맺는 말

현재 일반인들은 암에 대한 지식을 어느 정도 자세히 알게 되었다. 그런데도 불구하고 암은 불치의 병으로 믿고 있는 사람이 많다. 그러나 현재의 의학을 가지고 초기에 처방만 하면 거의 100% 고칠 수가 있다.

최초로 진단을 받았을 때, 다소라도 암의 초기증세가 의심나는 점을 발견하고, 그것을 정직하게 환자에게 이야기한 다음 검사받을 것을 권유했을 때, 환자가 쓸데없는 공포심에 잡혀서 무단히 다른 의사에게 진단해 달라며 전전하고 다니다가 올바른 처방의 시기를 놓치는 예가 있다.

암 환자가 전전하면서 의사를 바꿀 때마다 정확하게 진단을 내릴 찬스를 잃게 되며 질병은 점점 진행해 가게 된다.

오늘날에는 주치의를 갖는 예가 늘어나고 있다. 의사로서는 환자의 평소 상태를 알고 있는 편이 진단을 하기가 훨씬 쉽다.

암의 초기증세는 정말로 하찮은 것이 많은 법이다. 평소와 다른 하찮은 증세가 암의 조기발견과 연관된다. 이런 이유에서도 평소 주치의에게 자기의 상태를 알려 주는 것도 중요한 일이라 하겠다.

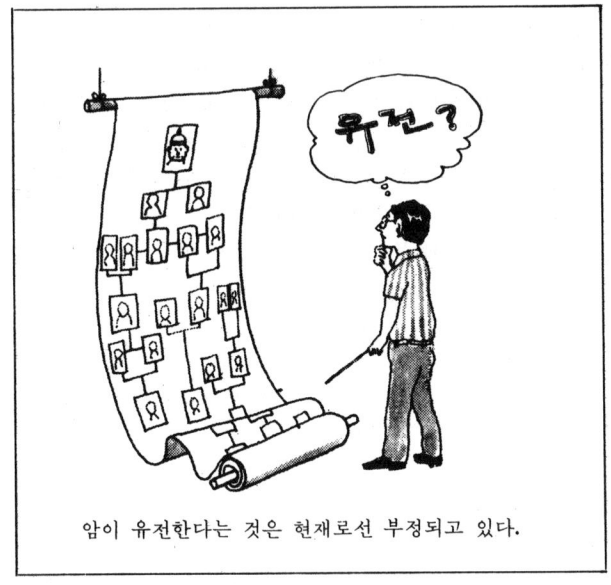

암이 유전한다는 것은 현재로선 부정되고 있다.

7
女性癌

朴 基 福

原子力病院 産婦人科部長

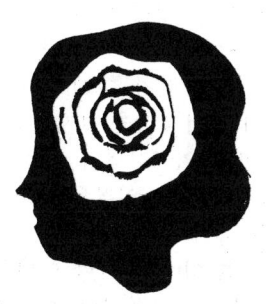

여성암(女性癌)이란 무엇인가?

 병원을 찾는 암환자가 해마다 늘어나고 있는 실정이다. 암환자의 증가는 인구가 늘어나고 의학의 발달로서 평균 수명이 연장되고, 암에 대한 진단 방법이 발달하고, 또 일상생활의 향상으로서 의료 혜택을 받을 기회가 많아진 원인도 있겠지만, 사회생활이 더욱 복잡해져서 정신적인 '스트레스'와 공업화에 의한 환경오염 및 공해의 만연 등이 암을 발생시키는 요인으로 크게 작용하고 있는 것 같다. 여성암(女性癌)이란 한가지의 암이 아니라 여성 생식기(女性生殖器)에 생기는 암 즉 자궁경암(子宮頸癌)·자궁체암(子宮體癌)에 난소암(卵巢癌)·질암(膣癌)·외음암(外陰癌) 및 융모상피암(絨毛上皮癌)과 유암(乳癌)을 통털어서 하는 말이다. 근래의 악성종양(惡性腫瘍)의 조사 통계에 의하면 발생 빈도에 대한 남녀 구별없이 과거에는 위암이 첫째이고, 둘째가 자궁경암이었으나 요사이는 그 순위가 뒤바뀌어서 자궁경암이 첫째, 다음이 위암의 순서로 되었다. 여성만의 암 발생 빈도를 보면 자궁경부·위·유방·난소·악성종양·갑상선·직장·피부·융모상피암·구강에 생기는 암의 순서로 되어 있으며, 자궁경암이 압도적으로 그 발생 빈도가 높은 것을 알 수가 있다.
 원자력병원에서 1969년부터 1972년 사이에 전국 농어촌 및 도시에서 이동검진차(移動檢診車)를 이용해서 약16만명에 대해서 자궁경암의 조기검사를 실시했었는데, 그 결과 0.63%에서 양성, 즉 1천명에 대해 약 6명꼴의 자궁경암 환자가 발견되었다. 구미 여러나라의 0.1~0.2%, 일본의 0.5%에 비해서 상당히 높은 비율이란 것을 알 수 있다.
 흔히들 암에 걸리면 입맛이 떨어진다, 체중이 감소한다, 빈혈이 오고 빨리 피로해지며 몹시 아프니 자기는 암에 걸렸다고 주장하는 사람을 많이 볼 수 있다.
　또 암이란 진단을 받고서도 아무런 통증과 몸에 이상이 없는데 자기는 건강하다는 사람도 볼 수 있다. 다른 부위에 생기는 암에는 위의 증상으로서 암이 발견되는 수가 많지마는 여성 암에 있어서는 체중감소・피로감・빈혈・통증 등의 여러가지 증상이 말기에 생기며, 조기 증상은 아니라는 것을 명심해야 한다.
　여성 암에 있어서는 첫째 아무런 통증이 없이 냉・대하(冷・帶下)가 차차 많아지며 냄새가 난다든지 피가 섞일때, 혹은 접촉할 때, 피가 묻을 때, 둘째 하복부나 유방에 아무런 통증이 없는 멍우리가 만져질 때에 적절한 진단과 치료를 해야 한다. 이런 증상이 점점 심해진다든지 커질 때는 위험 신호이다. 열이 나고 심한 통증을 수반하는 괴로운 증상은 완치할 수 있는 양성 질환인 경우가 많고, 암은 도리어 아무런 고통없이 조용히 생겨나 퍼져 나가서 고통을 느낄 때는 이미 완치시킬 수 있는 시기를 놓치는 수가 많다.
　그래서 이런 증상이 있을 때는 즉시 또 평상시에도 정기적으로 전문의의 진찰을 받아서 조기 발견을 하도록 해야 한다.

자궁경암(子宮頸癌)

　일반적으로 자궁암(子宮癌)이라고 하지만 의학적으로 자궁에는 전혀 다른 두가지의 암이 있다. 자궁의 목과 입구에 해당하는 자궁경부(子宮頸部)에 생기는 자궁경암과 태아가 자라나는 자궁의 몸 즉 자궁체부(子宮體部)에 생기는 자궁체암의 두가지가 있다. 우리나라에서는 자궁경암이 체암보다 20배이상 더 많이 발생되고 있으며, 그래서 자궁암이라 하면 자궁암을 뜻할 정도이다. 이 자궁암이 조기발견하기가 어떤 암보다도 쉽고 또 치료 성적도 가장 좋다.
　여성에 생기는 여러 가지 암 중에서 24%가 여성 성기암이며 이 여성 생식기에 생기는 암중에서 85%가 자궁경암이 차지하고 있다.
　생기는 연령을 보면 30대후반부터 50년초반에 걸쳐서 많이 발생하며, 그 평균 연령은 45세로 10여년보다 상당히 젊어지고 있는 경향이다. 근래에는 20대 여성에서도 자주 발견되고 있으며, '암'을 상상도 못하는 10대나 20대 여성도 성경험이 있고 이같은 증상이 있으면 진찰을 받아야 되고 부끄러워 자식들 눈치보는　할머니도 조기 검진을 받을 필요가 있는 것이다.

역학적(疫學的)원인 ──── '암의 원인이 뭐냐?' '왜 생기느냐?' 그러면 예방법이 무엇이냐라는 질문을 매일 받고 있으나 몇가지 암을 빼고서는 암에 대한 직접적인 원인은 아직까지 모르고 있다. 여성암도 마찬가지로 모두 그 원인이 확실하지 않지만 자궁경암에 있어서는 역학적 조사에 의해서 어떤 여성에 있어서는 그렇지 않은 여성보다 더 많이 자궁경암이 발생하고 있는 것이 밝혀져 있다.

성적접촉(性交)과 관계가 있다 ──── 즉 독신녀보다는 기혼녀에게서 빨리 결혼한 부인이, 혹은 성교를 어릴 때 시작한 사람이, 그렇지 않은 여성보다 훨씬 그 발생률이 높다. 정상적인 결혼 생활을 유지 못한 여성, 성적 대상이 복잡한 여성, 또 성병의 경력이 있는 여성에서 그 발생 빈도가 높으며 임신 횟수가 많은 여성이 임신 횟수가 적은 사람보다 높다.

사회·경제적 조건과 관계가 있다 ──── 저소득층이나 비지식층에서 많이 발생하고 있다.

접촉하는 남성과 관계가 있다 ──── 유태인, 회교도 여성의 경우 남자가 포경수술을 출생 후에 즉시 하기 때문에 자궁경암의 발생율이 낮다는 것이다. 또 최근의 발표에 의하면 비록 부인은 깨끗하더라도 접촉하는 남자의 대여성 관계가 문란한 경우에 얌전한 남편을 가진 부인보다는 자궁경암이 더 많이 생긴다는 흥미로운 조사가 있다.

결론적으로 이상 세가지의 경우 즉 성적으로, 경제적으로, 상대 남성의 상태 등으로 미루어 한마디로 비위생적(非衛生的) 혹은 불결한 것과 깊은 관계가 있는 것 같다. 난잡한 성적 접촉이나, 가난해서 주위와 몸을 깨끗하게 못한다든지 남녀 성기의 불결 등에 어떤 공통된 인자(因子)가 작용하는 것 같다. 여성 성기에 발견되는 바이러스로서 허페스·바이러스Ⅱ형 (Herpe Virus TypeⅡ)및 사마귀같은 것을 생기게 하는 파피로마 바이러스(Prpilloma virus)의 항체가 자궁경암 환자의 혈청에서 보다 높게 증명되어서 이들 바이러스가 어떤 일을 하는 것이 아닌가 의심하고 있다. 그래서 어떤 학자들은 자궁경암은 전염병이란 주장을 하는 성급한 사람도 있다.

그러나 어느 전염병처럼 원인균이 들어가면 발병한다는 단순한 기전(機転)이 아니고, 사람 개개인의 복잡한 면역 조건과 또 복잡한 생리적 과정을 거쳐서 10년, 20년에 서서히 자궁상피 세포내의 핵에 작용하여 정상 세포를 암세포로 변화시켜서 자궁경암이 생기는 것이 아닌가? 추측하고 있다.

증   상——자궁경암의 조기 증상은 특별한 것이 없다. 굳이 말한다면 분비물 즉 냉이 많아지고 냄새가 나고, 나아가서는 피가 섞이고, 접촉시에 출혈하는 경우가 있다. 이때 고통이란 것은 없다. 이런 증상은 다른 염증이라든지 양성 질환에서도 볼 수 있는 것이다.

　이것이 진행해서 자라며 퍼지기 시작하여 자궁경부를 파괴하면 다량의 출혈과 심한 냄새가 나고, 더 나아가서 주위 기관과 조직 및 신경을 압박 침식하며, 요통 및 하복통·골반통을 느끼고 용변장해·빈혈·허약 등의 말기증상이 나타난다.

자궁경암의 임상적 분류——경암은 그 임상적 진행 정도에 따라서 Ⅰ기부터 Ⅳ기까지로 분류하고 있다. 의학의 발달로서 Ⅰ기암이 되기 전 단계로서 자궁경부의 상피내(上皮內)에 퍼지지 않고 암세포로 변화된 것이 머물고 있는 상피내암(上皮內癌), 즉 0기암과 0기암의 전단계인 이상상피(異常上皮)의 시기가 있음이 밝혀졌다.

　즉 자궁경암은 정상 세포에서 갑자기 돌변해서 암세포가 되는 것이 아니고 상당한 기간 소위 '전암기(前癌期)'라 시기를 거치고 있다. 이 전암기는 10년 이상 20년으로 보고 있으며 이상상피 및 상피내암(0기암)으로 분류하고 있다.

　다시 말하면 정상 상태에서 우선 이상 상태가 되었다가 더 진행하면 상피내암이 되고, 어떤 경우에는 다시 정상 상태로 된다. 다시 진행하면 본격적인 진행성 침윤암(浸潤癌)으로 발전한다. 이상상피에서 상피내암으로 되는 것은 10%~20%만이 진행해서 진행성 침윤암, 이것은 다시 되돌아 가지 않고 사생결판을 내는 진짜 암이다——으로 이행하는데 그 기간은 약 10년으로 보고 있다.

　그러므로 깨끗한 사람은 1년에 한번이나, 냉이 있는 사람은 1년에 두번씩, 출혈이 있을 경우는 수시로 정기적인 조기 진단을 받으면 퍼지기 전인 전암기에 발견하여 간단히 완치 시킬 수 있다.

　자궁경암 Ⅰ기는 암병소가 자궁경부에만 국한되어 있는 시기이며, Ⅱ기는 더 진행하여 자궁경 밖으로까지 암이 진행되었으나 골반벽 또는 질하부 ⅓까지 미치지 않는 시기이다.

　Ⅲ기는 암병소가 골반벽 또는 질하부 ⅓이하까지 침윤한 시기이고, Ⅳ기는 골반내 장기 특히 방광 혹은 직장까지 침범되었거나 골

반 밖으로 퍼져서 폐·뼈·간 등 복강내 장기나 골반 외의 임파조직까지 멀리 전이되었을 시기를 말한다.

진　　단 ── 자궁경암은 다행스럽게도 조기에 발견하기가 가장 쉬운 암이다.

암을 정복하는 길은 아직까지 좋은 예방법은 없고, '조기 발견해서 적절한 치료를 받는 길' 밖에 없다. 자궁경암은 약 10년간의 전암기가 있기 때문에 암에 대한 전문적인 시설과 경험이 있는 전문의사의 장기적인 진찰만 받으면 이상상피기에 혹은 0기암 시기에 발견할 수 있어서 100% 완치가 가능하다.

그 조기진단 방법으로서 다음과 같은 것이 있다.

세포진(細胞診) ── 질 혹은 자궁경관 내에 괴어 있는 분비물을 채취하여 이것을 염색해서 현미경 검사로써 그 분비물 속에 박리되어 있는 암세포를 보는 방법이다. 이 세포진은 처음 '파파니콜로' (Papanicolou)씨가 창안해서 '파파니콜로'검사라고도 하며, 자궁암 뿐 아니라 여러가지 다른 암의 진단에도 이용되고 있다. 이 검사는 간단한 조작으로 환자에게 아무런 고통도 주지 않고 시간도 얼마 걸리지 아니하고, 비용이 얼마 들지 않을 뿐 아니라 매우 정확해서 정상·이상상피·0기암·침윤암 등을 가려내는 데 널리 쓰이고 있다. 그러나 확진은 조직검사를 해서 내린다.

세포진은 클라스 I 에서 V까지 다섯 단계로 분류하는데 클라스 I 과 II는 음성이고, 클라스 IV와 V는 양성이며, 클라스 III은 의심스러운 것을 의미한다.

질확대경진(膣擴大鏡診) ── 자궁질부를 확대경으로 확대해서 관찰하여 진단하는 방법으로서 단독으로는 암의 판단을 내리지 못하고 의심스러운 부위는 정확하게 조직생검(生檢)해서 병리 조직을 하는데 도움이 된다.

조직진(組織診) ── 세포진의 결과 전암기 또는 암의 의심이 있을 때 혹은 봐서 의심스러우면 그 자리의 조직 일부를 떼어서 병리 조직검사를 하여 암을 확진하는 방법이다. 진행한 경우에는 일견해서 암이란 것을 알 수 있지만 병리 조직학적 유형을 가려내기 위해서라도 꼭 조직진을 해야만 우리가 암이란 진단을 내리게 된다. 이상

방법으로 자궁경암은 99% 정확하게 진단된다.

치 료── 이치료에서는 의과적 수술법과 방사선 치료법의 두 가지를 주로 하고 있다. 항암제에 의한 약물요법은 자궁경암의 경우 별로 효과가 없으므로 이상 두가지 치료를 받을 수 없게 온몸에 퍼진 경우나 재발한 경우에만 하고 있다.

전에는 Ⅰ기와 Ⅱ기는 수술을, 수술이 불가능한 Ⅲ, Ⅳ기에만 방사선 치료를 하여 왔으나 10여년 전부터 코발트 60·마이크로트론·리니악 등 강력한 방사선 치료기기가 개발되어서 구미 각국에서는 자궁경암의 치료는 주로 이 방사선 치료를 하고 있다.

그 치료 성적도 많이 향상되고 있다. 방사선을 쬐는 원격방사선조사법(遠隔放射線照射法)과 질 및 자궁내강에 라디움 226이나 세시움 137 및 코발트 60등의 방사선 물질을 삽입하는 내강조사법(內腔照射法)이 있는데 이 두가지를 겸용으로 치료하는 것이 효과가 더 높일 수 있다.

우리나라에서는 아직 방사선치료를 할수 있는 병원이 몇개 되지 않는데 그 이유로서는 시설하는 데 많은 돈이 들고, 또 방사선 치료는 암을 완치시킬 수 없으며 수술을 못할 때 임시적으로 하는 방법이라는 재래식 지식 때문인 것 같다.

수술은 최근에 합병증이 뒤따르는 초광범위 근치 수술보다는 Ⅰ기 자궁경암에 한하여, 자궁·난관과 난소 및 질상부를 제거하는 동시에 골반강에 암세포가 퍼질 수 있는 양측 임파조직을 제거하고

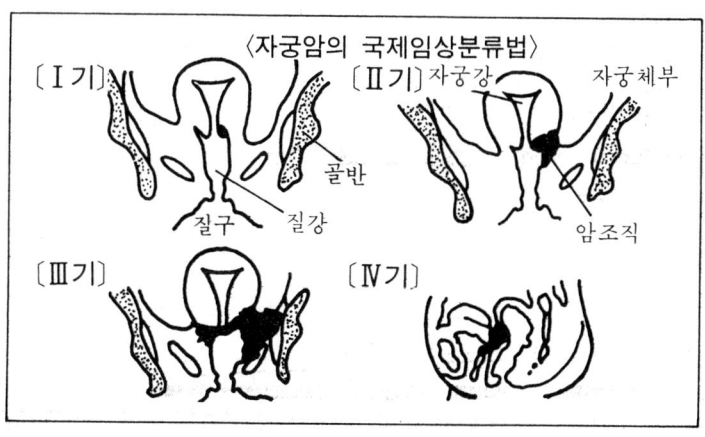

있다.

그 후 4주 내지 6주 내에 임파선이나 주위 조직에 퍼진 의심이 있으면 방사선 조사법을 추가함으로써 치료 성적을 많이 향상하고 있다. 0기암은 아직 암세포가 퍼지기 전이므로 단순하게 자궁만을 제거함으로써 100% 완치시킬 수 있으며 이때 난소는 제거해도 좋고, 나이에 따라서 아니하는 경우도 있다.

침윤성 자궁경암의 치료 성적을 보면 Ⅰ기에 85%~95%, Ⅱ기는 60%~70%, Ⅲ기는 30%~40%, Ⅳ기는 10% 미만의 5년 생존율이 보고 되고 있다. 전체적으로는 50%~60%의 5년 생존율인데 어느 다른 암보다도 좋은 치료 성적임을 알 수 있다.

결론적으로 자궁경암의 치료 성적은 방사선요법이나 수술요법을 막론하고 조기일수록 그 성적이 좋으며, 진행한 경우는 떨어지고, 전암기에 발견되면 100% 완치시킬 수가 있다.

자궁체암(子宮體癌)

이것은 자궁내막에서 생긴 선암(腺癌)으로서 그 발생 빈도를 자궁경암과 비교하여 보면 구미에서는 1대 3 내지 1대 6이지만 우리나라에서는 1대 15 내지 1대 20으로 자궁암에 비해 드물다. 최근의 통계는 자궁경암 20명에 한명이라는 보고도 있는 것이다. 환자의 평균 연령도 자궁경암에 비해서 높으며 대부분 폐경기 이후에 발생하고 50세에서 60세 사이가 가장 많이 볼수 있다.

역학적(疫學的)원인 —— 자궁체암의 원인도 분명하지 않다. 그러나 대사작용(代謝作用)의 이상과 여성 호르몬 특히 에스트로겐과의 밀접한 관계가 있는 것 같다. 체암은 경암에 비해서 부유층에 더 많고 아기를 낳지 않은 부인에게서 더 많이 생긴다. 또 비만·고혈압·당뇨병 등의 체질적인 특성을 볼 수 있다.

증상 및 진단 —— 자궁 체암의 조기증상으로 냉·대하와 동시에 자궁 부정출혈을 들 수 있다. 이런 것이 폐경기 이후에 온다는 것이 중요한 증상이다. 폐경기 전후의 부정출혈(不正出血)이나 월경과다(月經過多)는 체암을 의심해야 한다. 초기에는 아프지도 않고 자궁 출혈도 그 양이 많지 않으며, 체중감소나 빈혈도 없으나 진행하면 많은 출혈을 볼 수 있고. 자궁 근층으로 번져서 자궁이 커져 주위 장기 조직을 압박하면 하복통이나 골반통을 가져올 수 있다.
　진단은 자궁 내막을 소파(搔爬) 채취해서 병리 조직검사로 확진하며 세포진검사는 경암의 경우와 달리 체암에서는 믿을 수 없다.

치료와 예방——체암의 치료는 주로 외과적 수술을 많이 하고 있다. 경암에 있어서는 수술시에 골반강내의 임파선 척출(斥逐)수술을 해야 하지만, 체암에 있어서는 골반강내 임파선 전이를 하지 않으므로 단순자궁 척출 및 양측 난소 난관을 제거한다. 또 수술전 혹은 그 후에 방사선 치료를 병행함으로써 재발을 막고 좋은 치료 성적을 얻고 있다.
　방사선 단독요법은 수술 불가능한 경우에만 하고 있다.
　항암제에 의한 약물요법은 프레제지틴제를 쓰고 있는데 폐나 뼈 등 멀리 퍼져서 수술이 불가능하다든지 재발할 경우에 하고 있으나 큰 효과는 얻지 못하고 생명의 연장을 시킬 수 있을 뿐이다.
　치료 성적은 좋아서 수술로써 완전 제거된 경우 5년 생존율은 각 병원마다 차이가 있으나 70% 이상이라 한다.

난소암(卵巢癌)

　난소암은 자궁경암과 유암 다음으로 많이 생기고 있다. 구미 여러 나라에 비해서 우리나라에서는 난소암은 적게 발생하고 있다.
　난소에는 악성종양보다는 수십 가지 종류의 양성종양이 더 많이 생기고 있는데, 수술로써 제거한 혹덩어리 중에 15%가 난소암이라고 한다. 난소암은 40대와 50대에서 가장 많이 생기고 있다.
　난소는 인체의 여러 가지 조직을 발생시킬 수 있는 세포가 있는 곳이므로 이곳에는 수십 가지로 분류되는 양성종양과 악성종양이 있는데 속이 비어 액체로 차 있는 난종암(卵腫癌)이 전체 난소암의 40%로서 가장 많고, 그외 기형종(奇型腫)과, 여성 호르몬 혹은 남성 호르몬을 분비하는 흥미있는 기능성암(機能性癌)도 있다.

증상과 진단——조기증상으로는 별다른 점이 없고, 다만 진찰시에 골반의 커진 혹을 만져서 발견된다. 이것이 커지면 약간 하복부에 불쾌감과 하복통을 느낄수 있다.
　더 자라면 하복부에서 커져 있는 덩어리를 만질 수 있고, 이 덩어리와 더불어 복수(腹水)가 생겨서 배가 불러오며 주위의 방광과 직장을 압박해서 배뇨·배변의 장해와 소화장해·식욕감퇴·피로감 등이 말기에 오게 된다.

　수술을 하기 전에는 양성인지 악성종양인지 구별하기가 쉽지 않다. 제거한 종양은 반드시 조직 검사를 해서 그 종류를 알아내고 있는데, 어떤 종류의 암인지를 알아야만 앞으로의 치료에도 도움이 되고, 예후 판정에도 꼭 필요하기 때문이다.

치　　료── 난소암의 치료는 무엇보다도 수술을 먼저하고 있다. 수술은 생긴 종양은 물론 자궁 및 양측 난소 난관을 모두 제거 해야 한다.

　방사선 치료는 수술 후에 보조로 하는 수가 있으며, 암이 난소에 국한되지 않고 골반 강내 혹은 복강내에 전이했을 때는 방사선 치료를 하고 있다. 어떤 종류의 난소암은 방사선 치료에 아주 효과적이므로 수술 불가능한 경우에라도 실망하지 말고 항암제 요법과 방사선 치료를 꼭 받아야 한다.

　최근에 항암제의 개발로서, 특히 중금속인 백금제재, 즉 시스프라티늄과 기타 항암제의 병합요법으로, 수술 불가능한 경우에도 아주 효과를 보는 경우가 많이 있으니 받을 필요가 있다. 복수가 있을 때 방사선 금(AU_{198})이나 방사선 인(P_{32})등을 복강 내에 주입하기도 한다.

　난소암의 치료 성적은 암이 얼마나 퍼졌는가에 따라서 틀리는데, 조기에 완전 제거한 경우 60%～70%의 5년 생존율을 얻을 수 있다.

융모상피암(絨毛上皮癌)

　이것은 융모암이라고도 하며 여성 생식기에서 생긴 암이 아니고, 태아의 한 부분인 태반의 융모막이 변화해서 생긴 것이다. 이 융모암은 우리 몸에 생기는 악성 종양중 가장 악질적인 것으로 하루하루 눈에 보이듯 자라나고, 조직을 파괴하고 핏줄을 따라서 번져 나가 며칠 사이에 폐·뼈·뇌, 기타 장기에 옮겨서 치료하지 않으면 가장 빨리 죽게 하는 암이다.

　이것은 임신과 관계가 있어서 정상분만·유산·자궁외 임신, 포상기태(胞狀奇胎)등이 경과한 다음에 올 수 있다. 특히 포상기태 후에는 빈번히 올 수 있는데, 융모암의 50%가 과거의 포상기태를 경험하고 있으며, 25%가 유산, 22%가 정상분만, 그외 자궁 외 임신 등 후에 올 수 있다. 구미 각국에서는 아주 희귀한 것이지만, 동양에서는 드문 것이 아니다.

융모암의 발생 원인은 잘 모르고 있으며, 융모상피 세포 자체가 악성 변화를 일으켜서 생겼으며, 단백질 결핍에 의한 영양장해와 모체의 면역학적 관계를 중요시하고 있다.

증상 및 진단 —— 일반 증상은 유산에 의한, 혹은 자궁부정 출혈 때문에 오는 것과 비슷하다. 그래서 소파 수술을 해서 자궁 내용물을 제거하여 그 내용물을 병리 조직검사해서 융모암이란 진단을 받게 된다. 그러나 융모암은 자궁근층을 빨리 침윤하기 때문에 깊이 퍼져 나간 경우는 핏덩어리만 나오고 암 조직을 얻기 힘들 때가 있으며, 많은 출혈을 일으켜 위험할 때도 있다. 이럴 때 소변으로 임신반응(姙娠反應)을 하는 것이 퍽 도움이 된다.

임신반응이 양성인 것은 융모암 세포가 정상임신 태반에서와 마찬가지로 융모막성선자극(絨毛膜性線刺戟) 호르몬을 분비하기 때문이다. 유산이나 분만 후 이 호르몬은 1주 내지 2주 내에 모두 음성으로 되는데, 태반이 다 제거된 후 2주가 지나도 양성으로 나오면 악성화된 융모암을 의심해야 한다. 또 이 암은 자궁 외부로 옮겨 그 근처 경부나 질점막으로 전이되고, 폐나 뼈의 X선 검사로써 발견되기도 한다.

치료 및 예방 —— 융모암의 치료로 자궁과 양측 난소난관을 동시에 제거하는 수술을 하고 있다. 중요한 것은 수술과 동시에 반드시 항암제를 투여하고 있다.

융모암은 약물요법으로 완치되는 몇가지 안되는 암중의 하나이다. 약물로서는 메토트릭세이트(Methotrixate)가 가장 효과적이고, 동시에 악티노마이신D(Actinomycin-D)를 같이 쓴다든지 혹은 빈볼라스틴(Vinblastine)의 세가지 병합 약물요법을 사용해서 완치시키고 있다. 이런 항암제의 기적적인 치료 효과에 의해서 원격전이한 융모암까지도 치료가 되어서 시기만 늦지 않으면 90%까지 완치시킬 수 있다.

질암(膣癌)

질암은 매우 드물게 보는 암으로서 50세 이후에 많이 생긴다. 초기 증상은 자궁경암과 비슷하게 냉 및 출혈을 볼 수 있다.

궤양을 일으킨 질점막을 생검해서 조직 검사로써 진단한다.

치료는 자궁경암과 비슷하며 주로 방사선 치료법이 많이 쓰인다.

외음암(外陰癌)

외음암은 외부성기 즉 대소음순이나 음핵 주위 및 회음 등에 생기는 암으로서 여성 성기암의 3%~5%를 차지하고, 폐경 이후 60~70세에 많이 볼 수 있다.

처음에는 외음부에 작은 멍울이 생기고, 그곳이 궤양되어서 다치면 피가 나오고 가려울 때가 있다.

외음암의 약 반수는 외음백반(白斑)·외음위축증(萎縮症)및 여러 가지 태선(苔癬)등 피부병으로부터 암으로 변하고 있다.

진단은 의심이 가는 부위 혹은 멍우리를 떼어서 조직검사하여 알 수 있다.

외음암의 가장 좋은 치료법은 수술이며, 방사선 치료는 점막 조직이 궤양 손상되어 고통이 심하고, 치료 효과가 없기 때문에 좋지 않다. 수술은 외음부를 전부 제거하고 임파선으로 옮겨가기 때문에 임파선도 같이 제거해야 한다. 완전 제거된 경우에는 5년 생존율이 50%이상 된다.

유 암(乳癌)

유암은 우리나라에서는 자궁경암 다음으로 많이 생기는 여성암이지만, 구미 각국에서는 유암이 자궁경암보다 더 많이 발생하고, 또 암으로 인한 주된 사망원인으로 손꼽고 있다.

호발 연령을 보면 25세 이하에서 퍽 드물고, 나이에 따라서 점차 증가하여 40에서 50대에 가장 많이 발생한다. 남자의 유방에서 유암이 생기는 경우는 1%에 불과하다.

역학적(疫學的)원인 —— 유암은 아기를 낳지 않은 여성이, 아기를 많이 임신하고 또 분만한 여성보다 더 걸리기 쉽다. 아기에게 젖을 먹이면 유암에 적게 걸린다는 것은 아직 증명되고 있지 않다. 여성 호르몬인 에스트로겐 제제들이 유암 발생에 어떤 역할을 하고 있는 것 같으며, 양성인 유방난종이 있는 경우 더 자주 유암이 생기는 것을 볼 수 있다.

증상 및 진단 ── 아무런 '통증이 없는 멍울'이 만져질 뿐이다. 유암의 조기 증상도 다른 여성암과 같이 전혀 아프지 않다.

진행되면 이 멍울이 커지고 젖꼭지가 끌려들어가고, 유방피부에 부종이 오며, 젖을 짜보면 젖꼭지에서 피가 섞여 나오게 된다. 또 임파선을 따라 퍼져서 겨드랑이에 멍울을 만지게 된다.

유암 환자의 대부분은 환자 자신이 멍울이 있다는 것을 알고 의사를 찾아오게 된다.

이런 멍울을 풀게 한다고 마사지를 하는 분이 있는데 암인 경우 마사지로써 암세포를 임파선과 혈관 속으로 밀어내서 더 퍼지게 하므로 위험하다. 의심나는 멍울이 있으면 즉시 전문의를 찾아야 할 것이다.

진단은 숙련된 의사의 촉진결과, 이상이 있으면 X선 유방 특수 촬영을 하기도 하고, 또 멍울을 일부 떼어서 조직 검사를 해서 유암을 판정하고 있다.

치료 및 치료성적 ── 유암의 치료는 외과적 수술을 해야 한다. 이때 그쪽 유방은 물론 이울리 겨드랑 밑 임파조직까지 완전 제거해야 한다. 방사선 치료는 수술후 추가로 조사하기도 하며, 수술이 불가능 하다든지 재발한 경우에 방사선 치료를 할 수 있으며, 임파선에 퍼질 염려가 있으면 여러 가지 항암제의 병합요법을 쓰는데 상당히 효과적이라고 한다.

겨드랑이 임파선에 암이 전이되지 않았으면 약 80%에서 5년 이상 생존하고, 전이되었을 경우 45%로 떨어진다.

결 론

암의 완치는 얼마나 ① 빨리 암을 발견하느냐 ② 적절한 치료를 받았느냐에 달려 있다. 발견이 늦은 원인으로서는 환자가 늦게 찾아오는 경우도 있고, 빨리 오기는 하였으나 의사가 늦게 발견해 주는 경우도 있을 수 있으며, 일찍 발견되었지만 환자의 사정으로 늦게 치료를 받게 되는 안타까운 경우를 왕왕 볼수 있다.

또 한가지 문제는 어떤 방법으로 처음 치료하느냐, 어떤 방법이 이 암의 치료에 적합한 것인가, 적용한 치료법에 따라서 그 예후가 많이 달라지게 된다.

　같은 암이라도 그 진행한 시기에 따라서 또 환자 개인의 건강상태, 경제적인 문제에 따라서 치료법을 달리해야 하므로 사실 퍽 어려운 문제이다.

　근래에는 의학의 발달과 생활의 향상으로 암에 대한 일반 사람들의 인식이 높아져 말기 환자는 감소하고 조기발견되는 환자가 늘고 있으며, 치료법도 발달되어 수술·방사선 및 약물요법, 또 면역 요법 등 여러가지 방법이 개발되어 암 정복의 날이 멀지 않을 것이다.

8 암의 현황 및 관리대책

柳東俊

慶熙大学校 医科大学教授
成人病豫防協会 理事

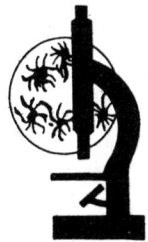

암의 정체는 무엇인가?

　현대의학의 급속한 발달로 심장이식과 같은 장기이식이나 자궁 밖에서 수태를 가능케 하는 시험관 수정 등 고도의 의학수준에 이르렀지만, '암'이란 질병에 대해서는 방대하고도 중점적인 연구 노력에도 불구하고 아직은 근본적인 문제의 해결이 안돼, 암으로 사망하는 환자는 그다지 감소하지 않는 실정이다.
　이는 암(Cancer)의 발병률이 전세계적으로 매년 증가하고 있으며, 여러가지 새로운 치료 방법을 강구하고 있지만 효과적인 치료와 관리를 아직도 실현하지 못하고 있는데 그 이유가 있겠다.
　정확한 미국의 통계에 의하면 미국에선 매년 30만명 이상이 암으로 사망하여 가장 높은 사망원인 중의 하나(10대 死因에서 제2위)가 되고 있으며, 우리나라의 최근 통계를 보아도 역시 10대 사망 원인에서 제2위를 암이 차지하고 있음을 알 수 있다.

암이란?

　속칭 "혹"이라고 불리우는 종양(Tumor)에는 양성과 악성의 두 가지가 있는데, 후자의 악성종양이 곧 암(Cancer)으로서 이는 '게' (蟹: Crab)를 뜻하는 희랍어 Kornos 란 말에서 유래하고 있다. 즉 암은 한번 발생하면 마치 '게'처럼 딱 달라붙어 결코 떨어지지 않고 결국 그 개체가 죽어야 끝난다는 의미에서 연유된 것이다.
　사실 암의 정체는 현대 의학도 아직 시원스럽게 밝혀내지 못하고 있다. 그러나 암이 세포의 병이라는 사실은 확실하다.
　암은 정상세포에서 기원하지만 성장이 정상적인 기전에 따라 조절되지 않고 한없이 계속되는 일종의 미치광이, 무법자와도 같으며, 조직은 물론 각 부위로 전이해서 결국은 생명을 잃게 하는데, 인체의 어느 조직이나 장기에서도 발생이 가능하다.

암은 5천여년 전의 고대 이집트의 '미이라'에서도 발견되어 그 역사는 인류의 역사에 버금간다고 할 수 있으나 최근에 와서 점차 그 정체의 베일이 벗겨져 가고 있다.

암은 원래 정상세포에서 기원하지만 발병한 조직과 장기에서만 자라며 사멸하지 않고, 다른 조직과 기관으로 전이하여 파괴시키는 특성을 지니고 있다.

좀더 자세히 설명하면 정상조직에서 발육을 시작하면서도 원조직과 같은 생리 조직학적 기전에 따르지 않고, 비정상적인 경로를 거치면서 신체 조절 기능에 장애를 주고 기존 조직을 파괴한다.

또 급속한 발육으로 영양물질의 탈취와 직접 주위조직 장기에 암이 전파하거나 혈류나 임파선을 통해 암세포가 신체 어느 곳에나 전이되면서, 새로이 발육·증식하는 특성을 가지고 있는데, 이러한 성질이 암의 근본적 퇴치에 가장 어려운 문제가 되는 것이다. 이런 사실이 암에 걸린 환자가 치유되지 않고 사망하게 되는 주원인이 되겠다.

암의 병리조직학 및 생물학적 본질은 세포 자체의 구성 요소인 분사와 유선석 인자에서 성상세포와 다른 형태와 기능을 가지고 있음이 잘 알려져 있으나, 왜 이런 현상이 나타나느냐는 아직도 확실히 규명되지 못하고 있다.

암의 원인

암의 원인에는 여러 학설과 실험 및 통계적 연구 결과, 발암물질이라고 알려진 여러 물질과 암을 유발시키는 여러 요인들이 매우 많음을 알게 되었다. 즉 발암요인으로서 환경오염에 의한 물질적·화학적 자극제들이 문제가 된다는 것이다.

산업 문명의 발달, 급속한 공업화 등으로 인한 환경오염과 산업장 공해, 중금속 위해 및 방사선 피폭 등과 도시의 매연·오탁 등이 암의 발생과 밀접한 관계가 있다는 사실이 입증된 것이다. 이는 산업과학의 발달과 암 환자의 증가율과는 상관관계를 이루고 있음을 보고 알 수 있다.

알기 쉽게 간단히 몇가지 실례를 들면, 방사선 피폭과 백혈병이나 피부암 관계, 염색 공장의 '아닐린'계 염료와 방광암 관계, PVC공장 종업원에서 간암 발생관계, 석면과 기관지·폐암 관계, 도료에 쓰이는 벤젠류와 백혈병관계, 끽연과 폐암관계, 대기오염과 폐암문제, 식사 습관과 각종 소화기계 암발생 관계 그리고 '바이러스' 감염과 여러 암의 발생 관계 등등이다.

　이외에도 암의 발생과 직접·간접으로 관계되는 물질이나 요인이 너무나 많지만, 문제는 같은 생활환경에서 이런 물질 등에 노출된다고 모든 사람이 다 암에 걸리는 것은 아니다. 그래서 최근엔 유전학적 인자에서 미생물적 감염 특히 바이러스 감염과 암 발생의 관계로 설명하는 경우도 있는데, 사실 바이러스에 의해 생기는 암도 매우 많다. 이처럼 암의 원인은 여러가지로 설명하나, '정확히 무엇이냐'하는 물음에 간단 명료히 답하기는 아직 어렵다.

암의 종류

　암은 보통 그 발생하는 세포 조직이나 장기 부위별로 나누는데, 우리가 통상 부르는 암의 종류는 이런 분류에 따른다. 즉 세포 조직별로는 상피세포로 부터 해서 상피종, 섬유조직에서 섬유종이라 하고, 이와같이 해서 임파종·지방종·혈관종·백혈병·신경세포종·근육종·연골종 및 흑색종 등이라고 불리운다.

　발생하는 장기 부위별로는 위에서 발생하면 위암, 폐로 부턴 폐암, 뇌로 부턴 뇌암이라 하는데 이에는 거의 모든 신체 장기가 포함된다. 따라서 장기별로는 간암·담도암·식도암·대장암·직장암·췌장암·인후암·신장암·방광암·전립선암·골암·갑상선암·설암·피부암·유방암·자궁암·난소암 및 음경암 등등을 들 수 있겠다.

　참고로 우리나라에 많은 위암·간암·폐암·대장(결장)암·자궁경부암 및 유방암 등의 일부나마 주요한 몇가지 암들을 이해하기 쉽게, 부검상(剖檢像) [폐암·간암·자궁경부암], 모형도와 X선상 [대장암], 내시경상(內視鏡像) [위암], 생검조직상(生檢組織像) [유방암] 등을 참조하기 바란다.

역학(疫學)

　암의 종류와 관련하여 남여별·연령·종족·지역 및 생활상 등에 따라 암 종류의 분포와 발생 빈도에 차이가 있음을 이해하는 역학적(疫學的) 양상을 알아둘 필요가 있다. 임파종·백혈병·골육종, 신경육아세포종 및 Wilm씨 종양 등은 20대 전후에 주로 발병하고, 대부분의 암은 40대 이후에 유발하지만 사실은 암의 발생과 연령에는 큰 상관관계가 없는 듯 하다고 보는 경향이다.

종족이나 지역간의 차이라 함은 구미에서는 폐암·유방암·결(직)장암·전립선암·임파종 및 피부암 등의 발생 빈도가 높은데 반하여 우리나라나 동양에서는 위암·자궁암·간암·폐암·유방암 및 대장암 등의 순으로 높으며, 위암의 경우는 남성이 여성보다 1.5~2배나 발병률이 높으나 서양에서는 이것이 흔하지 않다는 것 등이다.

또 간암은 북미나 북구에서는 아주 드물고, 이스라엘에서는 자궁암은 거의 발생하지 않는 사실 등을 볼 수 있다. 이런 역학적 현상은 인종·민족 및 지역차, 문화 및 경제사회적 지위차, 전통적인 생활 습관의 차이 등 기타 여러 요소들의 복합적인 작용에 기인한다고 보는 것이다.

한편 오늘날 각종 진단 기술의 발달로 새로 발견, 색출되는 환자의 수가 증가할 뿐만 아니라 여러 발암물질에 노출되는 기회도 많아져 현대인의 건강에 암은 정말 커다란 위협이 되고 있다.

미국의 권위있는 한 통계의학적 조사 연구에 의하면, 앞으론 3가족 중 2가족에서는 수년 내에 암환자가 발생할 것이며, 금세기 말 현재 생존하고 있는 4인중 1명꼴은 암에 걸릴 것으로 추정되고 있다.

암의 진단

암은 치료나 관리대책에 앞서 먼저 진단부터 문제시되는 질병이다. 암은 일반적으로 발병에는 타 질환과는 달리 자각 증상이 거의 없기 때문이다. 대부분의 암환자는 이러한 암의 특징때문에 조기에 암의 발병을 모르고 오랜 기간이 지난 후 증상이 나타난 뒤에 의사를 찾게 되는데, 이때는 암이 발생 부위에 국한되질 않고 타조직 장기로 전이되어 여러가지 치료 방법을 강구해도 실패하여 사망에 이르는 예가 대부분이다.

암의 진단은 최근에 이르러 세포 면역학적 방법과 방사선 기타 여러 특수 방법들의 괄목할 만한 발달로 조기 발견이 매우 가능해 졌으며, 치료도 불치란 개념에서 완치 가능이라는 개념으로 많이 전환되고 있다.

위암을 예로 들면, 1960년 이후 위내부를 거울처럼 들여다 볼 수 있는 내시경 등 제반 기기의 개발로 위암의 조기 발견과 조기 수술 치료로 거의 완치시킬 수 있게 되었으며, 점차 위암 사망률은 줄어 들고 있으며, 조기 위암은 증가하고 있다.

또 암의 형태학적 진단 방법으로 요사이 중요한 역할을 하는 전 산화 즉, 컴퓨터 단층촬영 장치나 초음파 진단장치 등이 있는데 이 는 암의 발생 부위, 크기 및 전이상태 등을 정확히 진단해 주고 있 다. 그리고 세포 면역학적 방법으로 암의 종류·진단 및 치료에 큰 역할을 하고 있어 앞으로 기대되는 바가 크다.

암의 치료

암의 치료는 크게 나누어 외과적 수술요법과 방사선요법, 화학적 약물요법의 세가지 방법으로 나누어 생각할 수 있는데 주위 조직이 나 다른 장기로 퍼지기 이전의 초기 환자에게는 수술요법이 근치적 치료방법으로 가장 중요하며, 주위 조직으로의 침윤으로 완전 절제 가 불가능한 암에는 방사선요법이나 화학요법을 병용하고, 전신에 퍼진 진행 암에게는 화학요법이 주된 치료가 된다. 그러나 앞으로 그 종류에 따라 치료 방법이 동일하지 않아 조직검사 등에 대한 확 진 후에 이에 따른 적절한 치료를 전문의에게 받는 것이 중요하다.

일반적으로 암이 완치되는 경우는 초기 환자로 수술로 완전 절제 가 가능한 예이다. 따라서 암 치료에 있어서는 조기발견이 무엇보 다 중요한데, 암이 흔히 발생하는 위장과 피부·유방·후두·폐 등의 초기 암 증세로는 첫째 대변이나 소변 습관의 변화, 둘째 낫지 않는 궤양, 셋째 통상적이 아닌 출현이나 분비물, 넷째 유방 또는 기타 부위의 멍울, 다섯째 소화장애나 삼킬 때의 불편함, 여섯째 피 부의 사마귀나 흑점의 변화, 일곱째 마른 기침이나 목이 쉬는 것 등 을 들 수 있겠다.

증세가 없는 경우에도 정기적인 검진을 통해 암의 조기 발견율을 높일 수 있다. 한 예로 여자에게 가장 많은 암인 자궁경부암의 경 우, 정기적 검진은 조기 발견에 크게 공헌하고 있으며 사망률도 반이하로 감소시키고 있다.

폐암의 경우도 40대 이후의 담배를 많이 피우는 사람들에서는 3개월마다 객담검사와 흉부 X선 검사를 시행하면 발견되는 환자 중 60% 정도는 근치수술이 가능하다는 보고가 있다.

또 환자들 자신도 스스로 암을 조기 발견하는데 공헌할 수 있다. 예로 미국의 유방암 예 중 약 90%는 환자 자신이 발견하여, 스스로 검사하는 방법에 대한 보건 교육의 중요성이 강조되고 있다.

한편 최근의 괄목할 만한 항암 화학요법의 발달은 진행 암환자에게도 상당수에서 완치를 가능케 하고 있다. 즉 소아의 급성임파성 백혈병과 3~4기의 Hodgkin씨 임파선종에서는 전체 환자의 약 반수가 치료 후 10년 이상 재발이 없어 실제 완치된 것으로 간주되고 있으며, 이외에도 악성임파선종과 고환암·난소염·급성골수백혈병·융모막암(絨毛膜癌)·Burkitt씨 임파종·Wilm씨 종양. Ewing씨 육종·배아성항문근육종 환자들은 암이 전신에 퍼진 경우에도 효과적인 화학요법으로 상당수가 치유되고 있다.

이와 같이 암 치료를 성공적으로 수행하기 위해서는 최선의 전문적 치료를 위한 최신식의 완벽한 시설을 갖춘 의료기관에서 해당분야 전문의의 적절한 지시와 관리가 매우 중요하다.

이제 우리나라에서도 점차 적질한 시설과 잘 훈련된 전문의를 갖춘 우수한 의료기관이 증설되고 있는데, 상당수 병원의 암치료 수준은 구미 등 선진국에 비해 조금도 손색이 없으며, 몇몇 병원은 구미의 평균 수준을 훨씬 넘어서고 있는 것이 사실이다.

앞으로 계속 향상 발전되어 외국에서와 같이 성공적인 암치료율이 국내에서도 고양될 것으로 기대된다.

암의 예방

암의 예방은 정말 어려운 문제이다. 그러나 가능한 예방대책을 크게 두가지로 나누어 요약하면, 첫째 환경오염을 방지 억제할 것이며, 둘째 암의 조기 발견과 조기 치료에 주력할 것이다.

즉 첫째는 1차적 예방으로 생활환경을 개선하는 것이며, 둘째는 2차적 예방으로 연례 신체검사나 정기적 종합 검진으로 건강 관리의 조기발견·조기치료에 주력하는 것이다.

거듭 강조하여 암 예방을 위해선 건강한 사람도 최소한 매년 1회 이상의 정기적인 건강 검사를 받을 필요성이 있다. 암은 예방하는 것이 가장 현명하다.

부위별 암의 발생 현황

최근 우리나라에서의 암발생 현황을 어느 정도 공식적으로 파악하기 위해서 1980년부터 1982년까지 만 2년간 5만여명의 환자를 집계하여 조사 연구한 이문호박사의 보고를 참고하면, 대략 다음과 같이 요약되겠다.

(1) 만 2년간 총50,604명 암환자가 집계되었다.
(2) 이중 여자 환자가 54.8%로 남자보다 약간 많았다.
(3) 연령 분포는 45~49세 사이가 가장 많았으며, 40세에서 64세 사이의 환자가 전체 환자 수의 53.8%를 차지하였다.
(4) 발생 부위의 남자에서는 위가 29.8%로 가장 많고, 다음은 간(16.1%)·폐(11.2%)·조혈계(4.7%)·직장 및 항문(3.3%) 등의 순서였으며, 여자에서는 자궁경부가 28.3%로 가장 많고, 이어서 위(18.0%), 유방(9.3%), 간(4.6%), 조혈계(4.0%) 등의 순서였다. 〈표1 참조〉

표 1 우리나라의 부위별 암발생 현황(1980~1982년)

남 자		여 자	
부 위	수(%)	부 위	수(%)
위	5,875(29.8)	자궁경부	4,934(28.3)
간	3,184(16.1)	위	3,130(18.0)
폐	2,216(11.2)	유 방	1,618(9.3)
조 혈 계	925(4.7)	간	805(4.6)
직장·항문	653(3.3)	조 혈 계	691(4.0)
방 광	514(2.6)	갑 상 선	682(3.9)
대 장	498(2.5)	폐	678(3.9)
식 도	491(2.5)	직장·항문	629(3.6)
임 파 선	484(2.5)	난 소	414(2.4)
후 두	461(2.3)	대 장	391(2.2)
계	19,815	계	17,431

(5) 기타 요인별 조사·분석결과 사항은 제한된 지면 관계로 생략한다.

암의 대책

　우리나라에선 매년 약 5만명이 암으로 사망하는 것으로 추정된다. 연령으로 40~60대가 그 과반수를 넘는다. 이 무서운 암으로부터 우리의 소중한 생명을 보호하자면, 먼저 예방을 하는 것이 가장 중요하고 현명하겠다. 앞서 '예방'란에서 예방 원리를 밝혔지만, 첫째는 환경오염을 방지하고 생활환경을 개선하는 것이며, 둘째는 정기적 종합 검진으로 건강관리는 물론 조기발견과 조기치료에 온갖 노력을 다하는 것이다.

　특히 조기발견과 적절한 치료의 필요성이 더욱 강조된다.
이를 위해선 국민 각자가 '암의 조기발견'에 대한 인식도를 높이고 정기적인 종합·정밀 검진의 적극적인 시행이 가장 절실히 요망된다고 하겠다.

암을 예방하는 음식
암을 유발하는 음식

현대인을 위협하는 암의 원인이 우리의 식생활에도 깊이 관계가 있다는 사실이 밝혀졌다. 발암물질을 함유하고 있는 식품도 있고, 조리법에 따라 발암물질이 생기기도 한다는 것. 암을 예방할 수 있는 항암식품과 함께 발암식품에 대해 알아본다.

1. 곰팡이가 핀 것은 먹지 않는다.
2. 비타민C를 충분히 섭취한다.
3. 함께 먹는 음식물이 암 예방에 도움을 준다.
4. 음식물을 잘 씹어 먹으면 암 예방에 효과가 있다.
5. 전골이 불고기보다 암에 걸릴 위험성이 적다.
6. 균형잡힌 식사법이 암 예방의 키포인트이다.
7. 조리과정에서 발암물질을 촉진한다.
9. 지방질 과다 섭취가 암 발생율을 높인다.
10. 불균형한 식사법이 암의 원인을 만든다.
11. 비타민E는 항암제 부작용을 만든다.

9
암의 골수이식(骨髓移植) 요법

金 東 集
가톨릭医科大学教授 / 大韓内科学会理事長
가톨릭암센터所長

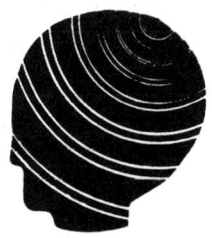

1. 골수이식(骨髓移植)이란?

　조혈장기(造血臟器)인 골수(骨髓)는 혈액 중에서 혈구(血球) [적혈구·백혈구·혈소판]를 만들어 내는 중요한 역할을 맡고 있다. 이 골수가 어떠한 원인으로 인하여 조혈기능에 결함이 있거나 상실했을때, 정상(正常)의 골수로 대체(代替)하는 것을 골수이식(骨髓移植)이라고 하는 것이다.
　인간의 골수이식이 처음 시도된 것은 1939년 오스굿이란 의학자에 의해서였다. 비록 실패는 하였으나, 그는 골수에서 혈구를 생성하지 못하는 재생불량성(再生不良性) 빈혈 환자를 치료하기 위하여 건강한 사람의 골수 세포를 정맥주사(靜脈注射)하였다. 그후 많은 학자들이 동물실험을 실시하였는데, X선을 조사하여 골수를 완전히 파괴한 다음 정상 골수를 이식함으로써 재생구명(再生救命)의 효과를 증명한바 있다.
　1958년에는 마테란 의학자가 유럽에서 원자로(原子爐)폭파사고로 골수가 파괴된 6명의 희생자에게 골수이식을 함으로써 5명에서 기능을 회복시켜 의학계의 관심사를 고무시킨 바가 있었으나, 60년대까지는 성과가 실망적이어서 각광을 받지 못하였다.
　그러나 1970년대가 되면서 조직적합성검사를 중심으로한 이식면역학(移植免疫學)의 발달과 이식에 수반되어 발생하는 면역반응(免疫反應)의 억제 방법, 환자에 대한 성분수혈(成分輸血), 감염예방 등이 강화되면서 부터는 이식의 성공예(成功例)가 매일 증가되므로서 최근에는 본격적인 임상실용기(臨狀實用期)에 들어서 있다.

2. 골수이식(骨髓移植)의 방법

　골수이식을 하게 되면 이식된 조혈간세포(造血幹細胞)가 조혈

(造血) 기능을 정상화 하게 된다. 예컨데 급성백혈병의 경우, 강력한 화학요법으로 백혈병 세포가 전멸되면서 파괴된 골수를 이식된 조혈간 세포가 정상화시키는 것이며, 재생불량성(再生不良性)빈혈의 치료에서도 질적(質的)·량적(量的)으로 잘못된 조혈간세포를 이식을 통하여 정상세포로 대체하는 것이다.

골수이식에 있어서 이식되는 골수가 자기 자신의 것일 경우를 자가골수이식(自家骨髓移植), 남의 것일 경우를 동종골수이식(同種骨髓移植), 일란성쌍생아(一卵性雙生兒)의 경우를 동계골수이식(同系骨髓移植)이라고 한다.

동종골수이식의 경우, 이식되는 조혈간세포가 숙주[宿主 : 환자]에 의해 면역학적으로 거절되지 않고, 환자의 골수에 생착(生着)되면서 정상적인 조혈 기능이 유지될 수 있도록 하려면 몇가지 조건이 필요하다.

즉, 인간은 각자마다 다른 주요 조직적 합성(主要組織適合性) 항원[抗原 : HLA]을 가지고 있는데, 골수이식의 경우 이 항원(抗原)이 일치하여야 거절 반응이 일어나지 않는 것이다. 그러므로 첫째, 환자는 조직적합항원(組織適合抗原)이 똑같은 사람을 골수공여자(骨髓供與者)로 선택하여야 되는 것인데, 형제 자매중에서 25% 정도 선택이 가능하나. 그래서 일반적으로 형제 자매로 부터 골수 공여자를 찾는 경우가 많은 것이다.

현재 조직적합항원으로 HLA-A,·HLA-B,·HLA-C·HLA-D·Dr등 5종이 알려져 있고, 이에 대한 검사법으로 임프구세포독 검사와 혼합임프구 배양법이 있다.

둘째로, 골수이식을 받는 환자에게 강력한 면역 억제요법을 실시해야 한다. 다른 장기(臟器)이식과는 달리 골수이식은 면역을 담당하고 있는 세포나 그 전단계(前段階)세포가 많이 포함된 골수를 환자에게 주사해서 생착(生着)되도록 하여야 하기 때문이다.

따라서 골수이식이 성공하려면 다른 장기 이식의 경우 문제가 되는 거부 반응과 면역담당 세포가 들어감으로서 환자가 면역반응을 일으키는 이식편대 숙주반응(移植片對宿主反應)이라는 두가지 면역학적인 장벽을 초월하여 관용(寬容)상태를 얻어서 면역 능력이 새롭게 정상화(正常化)될 수 있어야 하는 것이다. 그리고 이 두가지 면역학적 문제점을 극복하기 위하여는 골수이식을 받기 전에 강력한 면역 억제요법(대량의 면역 억제재와 전신 방사선 조사 등)을 실시하고 이식을 끝낸 뒤에도 계속 적당한 면역 억제요법(메토트렉

세이드 또는 싸크로스포린A등)을 시행하여야 된다.

　세번째로, 이상의 강력한 면역억제 요법때문에 골수 기능이 완전히 파괴되므로 이식된 골수모세포가 새로운 혈구를 만들어낼 때까지 최소한 3~4주 동안 백혈구 감소로 오는 감염, 혈소판 감소에서 오는 출혈, 또 적혈구 감소로 오는 빈혈 등을 완벽하게 치료하는 보조요법이 중요한 것이다.

　골수 공여자로 부터 골수를 채취하여 이식하는 방법은 비교적 어렵지 않다. 우선 골수 공여자를 전신 마취한 뒤 골반 양쪽으로 부터 필요한 골수혈액을 주사기로 뽑아, 치밀한 망(網)으로 찌꺼기를 걸른 다음 가능한 한 조혈간세포(造血幹細胞)에 속하는 단핵구(單核球)만을 분리시켜 일반 수혈과 같은 방법으로 정맥을 통해 주사하면 조혈간세포가 폐허화된 골수에 생착(生着)하여 새로운 혈구(적혈구·백혈구·혈소판)를 만들어 말초 혈액으로 내보낸다. 이렇게 되면 일단 골수이식은 성공한 것이 되는 것이다.

　자가 골수이식법(自家骨髓移植法)은, 골수에 암세포가 침범되지 않은 상태에서 자기 골수를 채취, 냉동 보관하였다가 강력한 화학요법 또는 방사선요법이 암세포를 파괴하므로서 발생된 골수 파괴를 회복시키기 위하여 냉동 골수를 녹혀서 이식하는 방법이며, 면역학적 반응인 거부반응이나 이식편대숙주(移植片對宿主) 반응에 대한 대책은 생략해도 된다.

3. 골수이식(骨髓移植)의 대상질환(疾患)

　의학의 발달과 더불어 골수이식 치료의 대상도 점차 넓어지고 있는데, 심한 중증면역부전증을 비롯하여 난치성(難治性)혈액질환, 각종 암 및 유전 질환이 여기에 포함된다. 그리고 동종(同種)골수이식의 주대상(主對相)이 되는 질환은 중증 복합성 면역부전증과 중증 재생 불량성빈혈, 급성 또는 만성백혈병이고 이밖에 악성임파종과 발작성야간혈색소뇨(發作性夜間血色素尿), 용혈성(溶血性)빈혈 등도 이 대상에 포함된다.

　자가(自家) 골수이식의 대상도 의학의 발달과 병행하여 상당히 넓어져 가고 있다. 동종(同種)골수이식의 대상인 백혈병의 경우, 골수 공여자를 구하지 못했을 때는 화학요법으로 완전 관해상태를 유도한 뒤, 자기 골수를 뽑아 백혈병 세포를 제거(除去)하고 냉동 보관하였다가 재발되면 자가 골수이식을 시행하는 방법이 활발히 연구 개발되고 있다. 그리고 화학요법과 방사선요법으로 잘 치료되는 암 예컨대, 악성임파종·비인두암·소세포성폐암·고환암·난소암·유방암·악성흑색종·신경아세포종·연골육종 등에 있어 우선적으로 화학요법이 실시되고 이에 대한 저항이 발생되므로서 더욱 강력한 항암요법을 실시하게 되며, 이때 생기는 골수부전을 자가골수 이식방법으로 치료하여 효과를 높이고 있다.

4. 골수이식(骨髓移植)의 치료 효과

우리나라에서 가장 많은 재생 불량성(再生不良性) 빈혈과 백혈병에 대한 골수이식 현황을 살펴보기로 한다.

재생 불량성 빈혈은 중증(重症)일 경우에만 골수이식을 실시하는 것이다. 중증의 경우 대부분은 내과적 약물요법으로 치료가 불가능하고 3~6개월 내에 사망하는 경우가 많은 질환이다. 현재까지 세계적으로 가장 많은 이식수술을 실시한 미국 시에틀의 토마스팀 보고에 의하면, 이식을 실시하기 전 수혈을 받지 못한 환자에게서는 거부 반응이 전혀 없었고, 85%가 2년 이상 생존하고 있는데 이식후 2년 이상 생존하면 거의 완치상태라고 생각할 수 있는 것이다.

백혈병의 경우는, 재생 불량성 빈혈과는 달리 이식 거부반응등은 비교적 적으나 재발이 문제시 되고 있다.

토마스팀의 보고에 의하면, 이식한 후 120일 이내에 많은 환자가 병의 악화와 이식편대숙주반응·감염·재발 등으로 사망했다는 것이 알려졌고, 현재는 재발 방지와 생존기간 연장을 위하여 부단히 노력을 경주하고 있다. 그리하여 최근에는 백혈병에서 화학요법으로 완전 관해를 얻은 뒤, 곧 골수이식을 실시하므로서 2년 이상 생존율을 60% 이상으로 상승시키고 있는 것이다.

5. 골수이식(骨髓移植)의 문제점

골수이식의 성공 여부와 직결되는 가장 중요한 문제는, 이식의 적응증과 시기, 제공자의 선택, 면역 억제요법, 보조요법 및 이식편대 숙주반응에 관한 대책 등이다. 이같은 문제가 해결되는 날 골수이식은 더욱 보편화 될 것으로 믿어진다.
 어떤 환자에게 어느때 이식을 실시하는가 하는 것이 이식의 성공과 밀접한 관계가 있는 것이다. 이 문제는 앞으로 많은 증예(症例)가 축적되는 대로 임상(臨狀) 성적을 신중히 평가하여 결정하여야 한다.
 다른 장기이식의 경우와 마찬가지로 이식된 골수의 거부 반응이 문제시 된다.
 일란성쌍생아(一卵性雙生兒)의 경우는, 자기 골수와 같아서 전연 거부 반응이 일어나지 않기 때문에 가장 이상적이다. 그러나 이런 경우는 아주 드물기 때문에 보통 형제자매 중에서 조직적 합성검사를 통해 제공자를 선택하여야 된다.
 앞으로 혈족이 아닌 다른 사람들로 부터 수의(隨意)·수시(隨時)로 제공자를 선택하게 되면 골수이식은 상당히 쉽게 실시될 전망이다.
 이같은 발전된 단계가 이룩되려면, 각 지역별로 이식센터나 조직적합성 검사 센터를 신설하고 모든 환자와 자원(自願)제공자를 등록케 하여 신속한 정보 교환을 통하여 신속한 수술을 실시할 수 있도록 체제를 정비하여야 될 것이다.
 따라서 골수 제공자를 구하기가 어려운 현실이기 때문에 자가(自家) 골수이식을 발전시켜 가장 어려운 면역학적인 문제점을 해결하는 것이 바람직하며, 실질적으로 이에 대한 연구가 왕성하게 진행되고 있다.
 아무리 조직적 합성검사가 잘 맞아도 어느 정도의 거부 반응은 생기기 마련이다. 이를 예방하기 위하여는 이식전 처치(處置)로서 강력한 면역 억제요법의 개발이 필요한 것이다.
 환자에게 이같은 전처치(前處置)를 실시함으로써 면역 능력을 떨어뜨리고 골수 제공자의 골수를 정맥을 통해 주사하는 것이 골수이식의 순서인 것이다.
 환자의 골수는 면역 억제요법으로 억제되어 완전히 무형성(無形成)에 가까운 상태이고, 이식된 조혈간세포(造血幹細胞)가 다행히 생착(生着)하면 분화·증식되면서 성숙한 혈구가 보급될 때까지는 약 3~4주간이 소요된다. 그러기 때문에 이 기간동안 적극적으로 혈구를 보급하면서 감염 예방을 위한 제반 조치 즉, 보조요법이 상당히 중요한 것이다.
 이식된 골수조혈 모세포가 생착된 후, 제공자 유래의 T세포(면역세포)가 환자의 조직을 파괴하는 반응을 일으키는데 이것을 이식 편대숙주반응이라고 하며, 골수이식의 최대의 문제점인 것이다. 나타나는 시기는 이식을 한후 1~3주만에 발생하는 급성형과 그후에 생기는 만성형으로 구별되는데, 일반적으로 급성형이 중증(重症)이고 이식후 약 3개월이 지나면 일단 이것으로 인한 사망의 염려는 없다고 볼수 있다.

최근에는 이 반응을 예방키 위한 여러 가지 조치를 취하고 있으며, 면역억제제 또는 항T세포혈청 등을 사용하므로서 상당한 효과를 거두고 있다.

이상과 같은 몇가지 문제점이 해결되는 날 우리는 안심하고 골수이식을 통상적인 치료 방법으로 실시할 수 있으며, 불치의 병에서 많은 생명을 구할 수 있게 될 것이다.

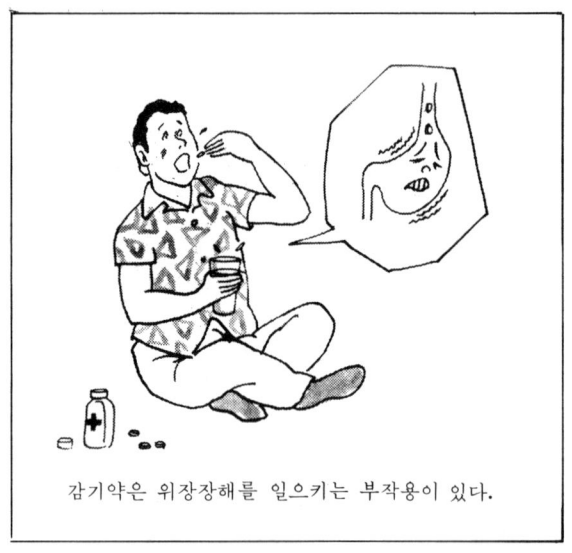
감기약은 위장장해를 일으키는 부작용이 있다.

10
각종 암의 수술요법

金 鎭 福

서울大学校 医科大学教授 / 亜細亜太平洋癌學會長
大韓癌学会理事長

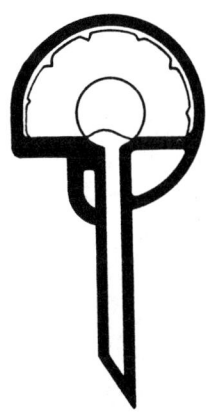

위암을 비롯한 각종 암의 수술요법

필자는 암 환자의 보호자로부터 '환자의 몸에 칼을 대면 암이 더 빨리 퍼져서 이내 환자가 죽게 된다고 하던데…'라는 말을 종종 들어 왔다. 이와 같은 그릇된 사고 방식을 여러분이 올바르게 알아야 한다고 절실히 느끼고 있다.

사실 수술을 받았고 몇달후 사망하는 환자가 있기는 하지만 그것은 일부이고 대부분은 치유되어 정상적으로 사회생활을 영위하고 있다. 이 글을 읽고 나면 여러분은 암 치료에 대한 정확한 지식을 습득할 수 있으리라 생각한다.

암은 현재 인간의 제2 사망원인이 되고 있는 질환이고, 인구 증가와 발암물질의 노출로 인해 발생률이 해마다 1%씩 증가하는 것으로 추정되고 있다.

암은 아직 완전히 정복을 하지 못했지만 암 해결을 위해 많은 연구비를 투자하여 기초적 및 임상적 연구가 활발히 진행되고 있으며 최근에 조기 진단의 발달과 합리적인 치료법의 발달로 치료율이 향상되고 있다.

1930년대만 해도 암 환자 5명 가운데 1명이 치유되기 힘들었다. 그러나 50년대에 4명중 1명, 70년대에 3명중 1명이 암의 공포로부터 벗어나게 되었고, 80년대에 들어와서 암 환자 2명중 1명을 치유할 수 있게 되었다.

최근 미국 국립암연구소의 보고에 의하면 현재 암 치유환자가 300만명 이상 생존하고 있다고 한다.

먼저 암이란 무엇이며, 암은 왜 발생하며, 암의 증상은 어떻게 나타나는가를 간단히 살펴 보자.

암이란 쉽게 말해서 몸 안에 나쁜 세포가 생겨 정상세포보다 빨리 자라 주위 조직을 침범하고 여러 곳에 퍼져서 생명을 빼앗는 병이다.

　현재까지 알려진 바에 의하면 몸 안의 정상세포가 여러 발암요소에 의해 암세포로 변한다. 발암요소에는 여러분이 이미 알고 있는 방사선・바이러스・화학물질이 있고, 그 외에 오랫동안 반복되는 자극을 계속 받았을 때, 면역기능이 저하되어 있을 때, 호르몬 변화 및 유전적 요소 등에 의해서도 암이 발생할 수 있다.

　생물체는 일반적으로 면역기능을 가지고 있어서 생체 내에 이물질(異物質)이 들어오면 제거하는 능력을 가지고 있다. 정상적인 생물에는 정상세포가 변형되어 생겨난 암세포에 대해서도 제거할 수 있는 면역기능을 가지고 있다. 그러나 개체 방어능력이 약화되어 암세포의 파괴 제거 작용을 못하게 되면 암이 제멋대로 성장하게 되는 것이다.

　이러한 암은 모발과 손톱을 제외한 신체의 어느 부위에나 생기며 4명중 1명이 일생동안 암을 적어도 1번 이상 경험한다고 계산되고 있다.

　그렇다면 암을 어떻게 예방하며 암을 알아낼 수 있는가?

　현대인은 문명의 발달과 더불어 발암 요소에 많이 노출하게 되었다. 따라서 현재 우리 몸에는 수없이 암세포가 생겨나며 없어지고 있다고 생각할 수도 있다. 신체의 면역 기능이 떨어지면 암이 자라게 될 가능성이 커지는 것이다. 그러므로 발암요인에 노출되는 것을 피하며, 규칙적인 생활, 정상적인 음식섭취, 적당한 운동을 하여 몸의 균형을 유지하는 것이 일상적인 건강유지 뿐 아니라 암의 예방에도 필수적이라고 설명할 수 있다.

　암의 증상은 여러가지 형태로 나타나며, 이 책의 다른 곳에서 자세히 언급될 것이고 여러분들이 꼭 알아두어야 할 증세는 다음과 같다. 쉽게 피곤하거나 체중이 감소할 때, 신체에 출혈이나 분비물이 변칙적으로 계속될 때, 소화가 안될 때, 음식물을 삼키기 힘들 때, 유방이나 겨드랑이에서 멍울이 만져질 때, 배변과 배뇨의 습성이 변할 때, 목이 쉬거나 기침이 잦을 때, 사마귀나 반점 등이 피부에 나타날 때 전문적인 검사를 받아야 할 필요가 있다.

　암의 치료 방법에는 수술요법・화학요법・방사선요법 및 면역요법이 있다. 백혈병 및 임파종과 같이 화학요법에 잘듣는 암과 정상피암(精上皮癌)과 같이 방사선요법에 잘듣는 암을 제외하고는 수술요법이 치료의 중심이 되고 있으며 수술후 남아있는 암세포를 죽이는 화학요법과 환자의 면역기능을 증강시키는 면역요법을 함께 실시하는 소위 면역화학 외과요법이 필자에 의해서 시행되어 좋은 성적을 보이고 있다. 그러나 암 치료를 위해 의사의 노력만으로 좋은 성적을 기대할 수는 없다. 우수한 치료 성적을 얻기 위해 여러분들이 할 수 있는 몇 가지 조건들이 필요하다.

첫째로 조기 진단이 무엇보다 중요하다. 여러분들이 이미 상식으로 알고 있는 바와 같이 암을 수술로서 완치시키기 위해서는 암조직을 뿌리채 절제해야 할 것이다.

암조직의 직경이 1cm만 되더라도 그 속에는 암세포가 10^9개 들어 있고 암세포는 서로 결합하는 힘이 정상세포보다 약해 쉽게 분리되어 혈관이나 임파관을 통해 먼 곳으로 퍼지는 성질이 있다.

눈에 보이지 않는 내장기관에서 발생하는 암조직이 덩어리로 만져진다면 완전 치유의 가능성은 줄어든다. '혹도 만져지지 않는데 무슨 위암이야!'라고 생각해 버린다면 큰 오산이다.

위암의 증세는 소화불량으로 시작되는 것이다.

완전 치유를 위해서는 암이 다른 곳으로 퍼지기 전에 발견되어야 하고 이때 암세포를 한개도 남기지 않고 외과적으로 완전히 도려내어야만 치유가 가능하다.

그 예로서 10여년 전에 조기위암으로 수술을 받았던 J씨는 현재까지 정상적으로 사회활동을 수행하고 있다. 따라서 위에서 언급한 증세들이 나타나면 즉시 진찰을 받아 보는 것이 필요하다.

둘째로 전문적인 치료를 꼭 받아야 한다. 암을 조기에 발견했고 조기에 절제하기 위해 어떤 병원에서나 의사에게 수술만 받으면 될까? 그렇지 않다. 암수술은 충분한 시설을 갖춘 병원에서 충분히 경험을 쌓은 전문의의 도움을 받아 이루어져야 한다. 애써 수술을 했지만 암세포가 퍼진 국소 임파절을 남겨 두었거나 암조직 절제가 불충분해서 암세포가 잔류하는 경우에는 재발하기 쉽다. 따라서 암치료를 시행할 수 있는 전문병원에서 숙련된 전문의에 의해 최선의 완벽에 가까운 암 수술을 받아야 하고 필요하면 수술후 방사선치료, 항암 화학요법 및 면역요법을 받도록 하여야 한다.

셋째로 예방적 치료를 받아야 한다. 즉, 암과 혼동될 수 있는 질환들이 있는데 이들을 철저히 진단하여 올바른 치료를 받아야 한다.

예를 들면, 위암을 위궤양으로 잘못 알고 궤양 치료만 받다가 암이 진행되어 수술의 시기를 놓칠 수 있다.

유방암은 증상이 유방의 다른 양성 질환과 거의 유사하게 나타나기 때문에 적어도 1개월에 한번씩 스스로 만져 보아 멍울이 만져지면 꼭 검진을 받아야 한다.

여러분은 최근에 미국 대통령이 몇번씩 대장폴립 제거 수술을 받은 것을 기억할 것이다. 대장폴립이란 대장에서 생기는 조그만 혹으로서 종류가 다양하지만 폴립이 자라면 그 속에서 암이 발생하는 경우가 많다. 미국 대통령의 경우 대장 폴립에서 암세포가 검출되지 않았다고 하지만, 폴립이 발견되면 예방적으로 폴립 제거수술을 받아야 하는 것이다.

수술요법의 대상이 되는 암의 종류는 방사선요법과 화학요법에 잘 듣는 암을 제외한 대부분의 고형암인데, 대표적인 것으로 위암·대장암·직장암·소장암·식도암·간암 및 췌장암 등의 소화기성 암, 유방암·갑상선암·폐암·신장암·난소암·흑색종·연부조직 육종·골육종 및 타액선 암 등이다.

이중 우리나라 사람이 잘 걸리는 암은 위암·자궁암·유방암·대장암 및 간암이 70~80%를 차지하고 있다. 특별히 위암은 현재 우리나라가 세계에서 가장 발생율이 높은 국가 중의 하나로 보고 되고 있다. 위암은 우리나라에서 제일 많은 암으로 남성암의 30%, 여성암의 18%를 차지하고 있다.

먼저 위암의 수술 방법을 살펴보자. 암을 수술하는 데는 기본적으로 고려해야 하는 세가지 조건이 있다.

첫째로 모든 수술은 안전하게 시행되어야 한다. 수술이 잘 되었어도 생명이 위태로워서는 안되며, 수술후 수술로 인한 합병증이 없도록 해야 한다.

두번째 암수술은 가능한 한 근치적 절제수술을 하여야 한다. 암세포를 남기지 않기 위해서는 암덩어리는 물론 국소임파절까지 한덩어리로 절제하여야 한다.

셋째로 신체 기능을 가능한 한 보존하여야 한다. 암세포를 모조리 없애기 위해서 수술을 크게 하다 보면 신체 기능이 상실되는 경우가 있어 수술후 환자가 불편을 겪는 경우가 있다. 기능을 보존할 수 있는 수술 방법을 선택하더라도 환자의 생존율이 비슷하므로 축소 수술을 하는 경향이 최근에 두드러지고 있다.

암을 수술 하는데는 근치(根治)를 목적으로 하는 근치적 절제수술, 출혈과 구토증 등을 덜어주는 고식적(姑息的)수술 그리고 정확한 진단을 목적으로 하는 진단목적(診斷目的)수술의 3가지 방법이 있다. 이중 가장 이상적인 암수술이 근치적 절제수술임은 두말할 필요가 없다. 이 경우 암은 조기위암이나 국소임파절에만 약간 전이되어 있는 비교적 중기의 진행위암 때나 가능한 것이고 주위 임파절에 널리 퍼져 있거나 원격(遠隔)전이가 있는 말기의 진행위암인 경우에는 해당되지 않는다.

수술 전에 환자는 기본적으로 혈액검사, 소변검사, 간검사, 방사선 촬영 등을 시행하여 수술을 감당할 수 있는지의 여부를 결정하고 위암의 진행 정도와 전이 여부를 간접적으로 측정하여야 한다. 그에 앞서 환자를 직접 진찰하여 원격전이를 추정할 수 있는데 예를 들면 왼쪽 쇄골 상외부 임파절(鎖骨上窩部淋巴節)이 만져지거나, 항문에 손을 넣어 직장 앞쪽에 결절(結節)이 손 끝에 만져지거나, 난소나 배꼽 주위 복벽에 전이되어 혹이 만져질 경우가 이에 해당한다.

최근에 와서는 국민의 건강 상식과 계몽에 의한 조기 진찰 결과로 그런 말기의 환자가 줄어들고 있다. 그러나 말기 증상이 나타나지 않을 경우 위암의 진행 정도를 직접적으로 알기 위해서는 수술 방법 외에 다른 방법이 없다. 더구나 위암의 증상은 대부분이 소화불량과 위궤양의 증상으로 나타나기 때문에 환자가 병을 앓아 온 기간을 정확하게 추정하기 어렵다.

근치적 절제수술이 가능한 경우 수술 원칙은 암조직 주변의 정상 조직을 가능한 한 충분히 광범위하게 절제해야 하며 국소임파절도 완전히 도려내어야 한다. 위암의 약 70%는 아래쪽 소만측유문동부(小彎側幽門洞部)에서 발생한다. 따라서 위의 아랫쪽은 십이지장 상부의 끝부분 2~3cm까지 절제하고 위쪽은 암조직 경계에서 6cm이상의 정상조직을 포함해서 광범위하게 위의 80%를 잘라내는 위아전 절제술(胃亞全切除術)을 일반적으로 한다.

동시에 위 주위의 국소임파절을 빠뜨리지 않고 절제한다. 특히 총간동맥(總肝動脈), 좌위동맥(左胃動脈) 및 복강동맥간(腹腔動脈幹)을 싸고 있는 임파절을 동맥이 노출되기까지 완전히 벗겨내는 소위 골격화절제수술(骨格化切除手術)을 하여야 한다.

위 절제후 십이지장 끝은 봉합하고 음식물이 통과할 수 있게 남은 위에다 공장 [空腸 : 소장의 윗부분]을 붙여 준다. 암이 위의 상부에 생길 경우 암 조직에서 5~6cm의 거리를 두고 절제하기 위해서는 위 전체를 절제해야 하고 공장(空腸)을 직접 식도에 연결한다. 이 경우는 음식물 섭취에 신경을 써야 한다. 이와같은 수술로서 암을 뿌리채 제거할 수 있는 경우 근치적 절제수술을 할 수 있지만 암이 퍼지어 완전히 제거할 수 없지만 암 자체에 의해 사망하기 전에 암에 의한 출혈이나 암조직이 위의 유문부(幽門部)를 꽉 막아 음식을 섭취하지 못해 사망할 가능성이 있는 경우, 암 조직을 부분적으로 절제하거나 암조직을 잘라내지 않고 위의 정상 조직과 소장을 연결시켜 주어 음식을 먹을 수 있게 하는 고식적(姑息的)수술을 시행할 수 있다. 그러나 암이 이미 멀리 퍼져서 암에 의해 곧 사망할 경우는 손을 대지도 못하고 수술을 끝내야 하는 안타까움도 경험하게 된다.

필자는 서울대학교 병원에서 최근에는 년간 450건 이상의 위암수술을 하고 있는데 세계에서 제일 많은 수술이다. 그중에서 1974년부터 1980년까지 만 7년 동안 위암 수술을 시행하여 957예의 5년 생존율을 관찰했는데 제1기 위암이 96.4%, 제2기가 71.6%, 제3기가 29.2% 및 제4기가 0.6%이었다. 이 숫자가 보여주다시피 조기진단 및 조기치료가 얼마나 중요한지 여러분은 알 것이다.

유방암은 미국과 일본에서도 각각 제1 및 2위 여성암이고, 우리나라에서도 동물성 지방분을 많이 섭취하는 소위 음식의 서양화에 따라 비만 여성이 증가하고 따라서 유방암의 빈도도 증가되어 현재 제3위를 차지하고 있다. 유방암의 발생빈도는 그 나라의 경제 및 문화 발전에 비례한다고 알려져 있다.

한국인 유방암의 특징은 비교적 젊은층인 폐경기 전에 생기는 비율이 64%나 되고 40대에 제일 많다. 우리나라에서는 아직 계몽의 부족으로 조기진단이 어려운 형편이고 40% 이상이 3기 이후에 진단되고 있는 실정인데 미국·일본 등지에서는 85% 이상이 1,2기에 진단되고 있다.

유방암에 걸리면 유방을 다 잘라 내여야 한다고 이미 상식화되어 있지만 미국·일본에서는 조기진단의 덕분으로 혹의 직경이 1cm미만일 때에 수술을 하는 경우 미용 및 기능 보존을 위해 유방을 부분적으로 절제하는 경향이 있다.

혹이 만져지고 유방암이 의심되면 입원해서 전신마취를 한 후 생검을 하고 조직을 즉시 냉동하여 표본을 만든 뒤 현미경 관찰을 해서 암세포가 발견되면 암이 생긴 한쪽 유방을 완전히 절제하면서 같은쪽 액와부(겨드랑이)임파절까지 한 덩어리로 절제한다. 이때 암의 진행 정도에 따라 가슴근육(흉근)까지 절제하기도 한다.

1970년에서 1978년까지 9년간 서울대학교병원에서 유방암 수술후 5년생존율은 제1기 87%, 제2기 77%, 제3기 37% 및 제4기 22%

를 보이고 있다.

　근치적 절제 수술을 해도 간암·췌장암·폐암 등과 같이 암세포의 악성도가 높거나 조기진단이 어려울 경우 예후가 나쁘지만 유방암은 갑상선암과 같이 암 자체의 예후가 좋아서 최근에는 10년 생존율로 수술성적을 보고하고 있다.

　대장·직장암은 미국에서는 폐암 다음으로 2위를 차지하고 있고 우리나라에서도 증가 추세를 보이고 있어 현재 제4위 암으로 등장되었다. 대장·직장암 역시 경제 및 문화 발전에 비례하고 있다.

　대장·직장암 수술 방법은 먼저 암 부위에 분포되어 있는 동정맥을 묶고 이어 암의 위 아랫쪽 장을 각각 묶어 수술 도중에 암이 퍼지는 것을 막으면서 근치적 절제수술을 하는 것이 중요하다.

　직장암의 경우에는 암이 항문에서 6 내지 8cm 정도보다 하부에서 발생하는 경우에는 근치적 수술을 위해 할수없이 항문을 절제해야 하는 경우가 있다. 이 경우 인공항문을 좌하 복부에 만들어 주어야 한다.

　1984년 우리나라에서도 인공항문을 가진 환자 자신들에 의해 오스토미협회가 결성되었고, 현재 활발히 활동하고 있다. 오스토미협회에서는 인공항문을 관리하는 방법을 서로 가르쳐 주고, 관리에 필요한 기구를 구입할 수 있으며, 서로 친목을 도모하고 있다.

　1973년부터 1978년동안 6년간 서울대학교병원에서 대장·직장암 수술후 5년 생존율은 제1기 100%, 제2기 71% 및 제3기 37%를 보였다.

　원발성 간암은 우리나라 남성암의 16%로 두번째로 많은 암이고 여성암 중에 5위이다. 수술 방법은 간의 좌 또는 우엽에 국한되어 있을 때 간엽 절제수술 등을 시행할 수 있다.

　간은 생존에 필요불가결한 조직이므로 간 절제술 후에는 환자를 주의깊고 정성을 다하여 보살펴야 한다. 간암은 조기진단이 비교적 어렵고, 80~90%가 간경화증을 동반하고 있어서 다른 암에 비해 예후가 불량하다. 그러나 최근 10년간 조기진단 방법이 향상되어 진단후 절제 가능한 경우가 40%까지 증가되었다. 5년 생존율은 간경화가 동반된 경우 3%에 불과하고 간경화가 동반되지 않은 경우는 30%가 된다.

　그러나 1986년 필자가 학회 참석차 중국 북경을 방문했을 때 중국에서는 증상이 있기 전에 직경 4cm이하의 소위 조기간암에서 5년 생존율이 70% 이상이었다고 발표한 것을 듣고 크게 감명받았고 조기 진단의 필요성을 실감하였다.

황달이 동반되는 췌장암은 미국과 일본에서는 각각 제4 및 5위 남성암이지만 우리나라에서는 아직 10위 암으로 차차 증가하고 있다. 몇년 전만 하더라도 췌장암은 조기진단이 어려워 진단이 되었다 하더라도 진행이 심해 수술이 불가한 경우가 많았으나 최근 초음파와 콤퓨터의 개발로 조기진단이 가능하게 되었다. 수술 방법에는 십이지장과 췌장의 일부를 절제하고 절단된 위·췌장·총수담관에 공장을 각각 붙여 주는 근치적 절제수술 등이 있다.

서울대학교 병원에서 1973~79년까지의 수술을 시행한 결과 절제가 가능한 경우는 17%, 고식적 수술로 측로문합술이 57%, 나머지가 손을 대지 못하고 수술을 끝냈다. 5년 생존율은 10% 전후이다.

갑상선암은 우리나라에서 제7위 여성암으로 미국·일본보다는 빈도가 높다. 여성이 남성의 3배 정도이고 30대 이후에 많다. 갑상선암의 발생 빈도는 인구 10만명 당 130명 정도이지만 그 중 갑상선암으로 죽게 되는 경우는 0.5명에 불과하다. 따라서 갑상선암은 암이 아니라고 생각해도 될만큼 악성도가 낮다. 수술 방법으로는 갑상선을 부분적으로 절제하거나 완전절제할 수도 있고 진행 정도에 따라 목 주위의 임파절을 도려내기도 한다.

폐암은 미국에서는 남성암의 제 1위, 여성암의 제 3위를 차지하고 있고, 우리나라에서는 아직 높지는 않지만 증가 일로에 있다. 폐암은 45세 이후에 많이 생기며 50대 후반에 가장 많이 발생하고 있다. 5년 생존율은 10% 정도에 불과하다. 흡연이 폐암의 원인이 된다는 것은 확실하며, 그 외 대기오염과 방사선 등이 관계되고 있다.

폐암의 조기진단 방법은 지난 25년간 별 진전을 보지 못한 형편이다. 아직도 폐암을 진단했을때 이미 반수 이상에서 암세포의 전이가 있다. 폐암의 수술 방법은 한쪽 폐를 완전히 절제하거나 부분적으로 절제하는 방법이 있으나 절제술은 제1기에 효과가 있고, 제2기에서는 방사선 치료의 성적이 더 좋다.

자궁경부암은 우리나라 여성암의 수위를 차지하고 있다. 발암요인으로는 바이러스가 관여되어 있다고 생각되며, 할례(포경수술)를 의식으로 시행하는 유태인에게 발생률이 적다는 것은 이미 잘 알려진 사실이다. 자궁경부암은 40대 중반에 가장 많이 발생하고 있다. 자궁경부암의 조기진단 방법은 파파니콜로우씨에 의해 개발되어 유효하게 이용되고 있으며, 암조직이 육안으로 관찰되기 전에도 진단할 수 있다. 자궁경부암은 우리나라에서 제일 많고, 매우 간

편하게 실시하는 조기진단 방법이 있는 만큼 증상이 없더라도 정기적으로 검사를 해보는 것이 매우 중요하다.

수술은 제1기 및 제2기 전기에서는 자궁을 적출하고 골반 주위의 국소임파절을 함께 제거하는 수술이 시행되고 있으며, 제2기 후기 이상에서는 방사선요법이나 화학요법을 시행하고 있다.

암 수술후 예후에 미치는 요인에는 다음과 같은 것들이 있다.

첫째로, 암이 발생한 장소

폐암·췌장암·식도암 등은 90% 이상이 암의 전이로 사망하나, 피부암·유방암 및 갑상선암은 원발장기에 국한되어 있는 경우가 많으며, 전이가 되더라도 완치의 가능성이 있다.

둘째로, 암의 진행정도

암이 본래의 장기에 국한되어 있거나 크기가 작을수록 완치의 가능성이 크며, 임파절에 전이가 있으면 생존율이 임파절 전이가 없는 것의 절반 이하로 감소된다.

셋째로, 병리학적 소견

세포의 분화도가 낮거나 주위 정맥 속에 암세포가 퍼져 있으면 예후가 불량하다.

넷째로, 환자의 면역기능

면역방어능력이 떨어질수록 치료 효과는 감소한다.

다섯째, 환자의 연령

1세 이전에 생긴 종양은 1세 이후에 생긴 종양에 비해 좋은 예후를 보이며 소아의 경우 치료시의 나이의 2배에 9개월을 더한 기간동안 재발이 없으면 완치된 것으로 간주할 수 있다.

여섯째, 치료의 적합성

같은 암이라도 전문병원, 전문가에게 치료 받는 것이 좋으며 암의 진행 정도에 따라 수술방법 및 절제 범위가 달라져야 한다.

일곱째, 수술의 횟수

암은 1차 수술 때만 근치시킬 수 있는 기회가 있다. 양성 질환은 재수술을 하여도 생명에 지장이 없는 것이 보통이나, 암은 재수술의 경우 그만큼 암이 퍼져 있을 가능성이 높거나 영양상태 역시 안좋아 완전 치유의 기회는 적어지는 것이다. 그러므로 다시 강조하지만 암 치료는 충분한 시설을 갖춘 전문병원에서 경험이 많은 전문가에게 받는 것이 중요하다.

미국을 비롯한 선진국에서는 암등록소가 있어 암환자들에게 여러 면으로 도움을 주고 있고 보다 나은 암 치료를 위한 정확한 통계를 작성하고 있다. 미국의 의사들은 과반수 이상이 암환자에게 직접 "당신은 암에 걸렸소"라고 말을 해주어야 한다고 주장하고 있다. 보다 나은 암 치료를 위해서는 환자 자신이 알아야 한다는 것이다. 우리의 실정은 어떠한가? '내가 암에 걸렸소'라고 말할 수 있는 사람은 그렇게 많지가 않다. 환자의 보호자들은 대부분이 필자에게 환자에게는 병을 숨겨 달라고 부탁을 한다. 물론 아직 한국 사회에서는 암에 걸리면 무조건 죽는다는 그릇된 인식이 팽배해 있기 때문에 환자를 위해서 병을 숨기는 편이 더 낫다고 볼수도 있다.

이제 다시 처음으로 돌아가서 환자의 보호자가 필자에게 한 질문을 여러분이 이해할 수 있으리라 생각된다. 암은 더이상 수술을 해도 소용이 없는 병은 아니다. 30~40년 전만 해도 우리는 결핵을 치료할 수 없는 병으로 알고 있었다. 과연 지금도 결핵을 불치병으로 생각하는 사람이 있을까. 암을 조기에 발견하고 조기에 수술을 시행하면 완전 치유되어 정상적인 수명을 누릴 수가 있다는 것을 이제 여러분들은 이해했으리라 믿는다.

여러분은 암 치료법에 대한 기본적인 지식을 이제 알게 되었다. 만약 여러분 주위에 암 환자가 발생할 경우 잘못된 소문에 장단을 맞추는 오류를 범하지 말고, 침착하고 진지하게 환자를 위해 최선을 다할 것을 믿어 의심치 않는다.

결국 암의 예방이 무엇보다도 중요하지만, 일단 암이 발생하면 조기진단과 조기수술이 암의 치유에 관건이 된다는 것을 명심해야 할 것이다.

담배와 암

담배를 피우면 과연 폐암이 생기는가 하는 문제는 현재까지도 의학계에서 논의가 거듭되고 있으며 학자마다 그 견해를 달리하고 있다.

1963년 미국공중위생국이〈권연(卷煙)〉은 폐암의 주요 원인이 된다〉는 특별 발표를 함으로써 마침내 이 쟁점에 대해 정확한 판결이라도 내린 것 같은 결과가 되었다.

미국의 하몬드 박사는 약 1백만 명의 남녀를 조사대상으로 하여 6년간을 추적, 그동안 사망한 사람의 원인을 조사한바 연령·직업·성별·환경·성격등이 공통된 3만7천조(組)의 흡연자와 비흡연자의 조(組)를 설정하여 3년간을 관찰했다.

이 조사결과 비흡연자 사망총수 662명 중에서 폐암은 12명인데 흡연자 총수 1천3백85명 중에서 폐암이 110명이었다고 한다.

한편 다른 조사에 의하면 폐암 사망자중 파이프로 담배를 피웠던 사람과 권연으로 피웠던 사람을 비교해 본 결과 권연을 피운 사람에게서 더 많은 발생률을 보였고, 담배를 피운 경력이 오랜 사람과 짧은 사람을 따져 본 결과 역시 경력이 긴 사람에게서 높은 발생률을 보이고 있다.

담배가 폐암을 유발한다는 것은 하루 이틀의 흡연에서 생기는 것이 아니고 오랜 세월을 통해 흡연으로 인해 폐에 자극을 주어 폐가 암을 일으킬 소지를 마련하기 때문이다. 거기에다 자동차 매연가스, 기타 발암물질이 겹치면 암의 위험률이 더욱 높아진다. 우리나라의 경우도 농촌보다는 도시에서 이같은 위험이 점점 증가하고 있다.

11

암의 방사선요법

朴 賛 一

서울大学校 医科大学副教授 / 治療放射線科主任教授

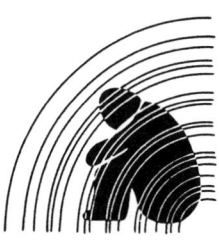

1. 암 치료의 주요 방법

 암 치료의 목적은 외형 및 기능장애가 없는 완전 치유가 최대 목표지만, 암의 전이 또는 재발을 지연시켜 생존 기간을 연장시키거나 그 연장이 불가능하면 암종괴의 침윤 또는 압박에 의한 동통·출혈·혈관 및 신경압박으로 인한 급박한 증세를 호전 또는 제거시킴으로써 생존기간 동안 편한 생활을 영위할 수 있도록 하는 고식적 치료도 중요한 치료 목표이다.
 현재 암을 치료하는 방법으로는 수술요법·방사선요법·항암제요법·면역요법 및 호르몬요법 등이 있는데, 암의 자연병력·발생위치·전이상태 및 각 치료 방법의 효율성을 고려하여, 국소 치료 방법으로는 수술요법과 방사선 치료, 전신 치료방법으로는 항암제요법·면역요법 및 호르몬 요법 등을 단독 또는 병용하여 치료하고 있다.
 방사선 치료는 1900년대 초부터 암의 치료 방법으로 사용되어 왔다. 그러나 초기 방사선 치료는 방사선 치료기의 미비로 적정선량의 심부 치료가 불가능하여 주로 피부암이나 종말 암의 고식적 목적으로 사용되었으나, 1950년대 코발트 60, 선형 가속치료기, 베타트론 같은 초고압 원격 치료기가 등장되면서부터 심부에 위치한 암도 피부 손상없이 치료가 가능하게 되었다.
 또한 방사선이 정상 조직과 암 조직에 미치는 생물학적 변화가 깊이 파악되고, 방사선 물리학의 발달로 선량 측정이 정확해졌으며, 또한 종양 진단 방법이 발달하여 암의 발생 위치, 침윤 범위 및 전이상태를 정확히 파악함으로서 방사선에 의한 암 치료율이 점진적으로 상승하고 있다. 더우기 최근에는 전산화 장치를 치료 계획 또는 방사선 치료에 직접 이용함으로써 방사선 치료로 인한 정상 조직의 손상을 극소화 하면서 병소 및 침윤 부위만의 선택적인 대량 조사가 가능해졌다. 그 결과 광범위하게 침윤된 암들도 성공적으로 치유되고 있다.

또한 방사선 치료는 수술요법과는 달리 근치 절제술로 인한 심한 외형 및 기능적 장애없이 인체의 어느 부위에 발생한 암이라도 치료가 가능하다.

또한 상당수의 암환자가 발견 당시 건강 상태가 나쁘거나 연령 때문에 적극적인 수술요법이나 항암제 요법의 치료가 불가능하여 치유될 기회를 상실하는 예가 많다. 그러나 방사선 치료는 건강상태나 연령에 구애됨이 없이 최소한의 부담으로 치료가 가능한 장점 때문에 현재는 암으로 진단된 환자의 50~60%가 치유 목적 또는 고식적 목적으로 방사선 치료를 시행하고 있어 많은 종류의 암이 방사선 치료만으로도 성공적으로 치유되고 있다.

그러나 현재 상당수의 암은 이미 발견 당시 국소 질환이 아닌 전신 질환으로 생각되고 있으며, 종양 진단 방법이 급속히 발전하고는 있어도 이러한 현미경학적 전이의 발견은 불가능하여 적극적인 국소 치료에도 불구하고 암 치유율은 크게 향상되지 못하여 왔다.

그러나 최근 10여 년간 전신 치료제인 많은 항암제가 개발되어 임상에 사용되어 상당한 효과가 입증되면서 암 치료의 개념이 한 가지 치료 방법의 시행보다는 상호 병용하는 예방적 집약 치료 방법으로 전환되고 있다.

따라서 오늘날 최적의 암 치료 방법은 암의 생물학적 특성과 전이상태, 발생 장소를 토대로 치료로 인한 기능적·형태적 장애 가능성 및 환자의 자연 생존기간 등의 모든 복합적 요인을 고려하여 수술요법·방사선치료·항암제 요법 및 면역요법 등의 치료 방법 중 가장 적합한 치료 방법을 선택하여, 단독 또는 병용 여부를 결정한 후 체계적으로 치료를 시행하여야만 암 치유율의 상승이 기대되고, 치료로 인한 부작용을 극소화 시킬 수 있다.

2. 방사선 치료란 무엇인가?

방사선 치료는 X-선·γ-선·전자선 등의 전리방사선을 이용하여 암을 치료하는 방법으로 원격 치료 기계로는 코발트-60, 선형 가속 치료기 등이 있으며 쎄시움, 라디움, 이리디움 같은 γ-선을 발생하는 동위원소를 인체 조직 내에 직접 자입하거나 또는 자궁·비인강 같은 장내에 삽입하는 근접 방법 등이 있다.

　방사선 치료는 항상 조사되는 부위에 대하여만 치료 효과가 기대되는 방법으로, 넓은 의미의 근치 절제술같은 수술요법이나, 수술에 준한 효과를 기대하기 위하여는 7~8주간의 장기분할 치료를 요한다. 방사선 조사는 조사된 정상 조직과 암 조직에 동일한 방사선 장애를 유발시키나 정상 조직은 방사선 조사 후 3~4시간 후면 완전 회복이 되지만, 암 조직은 회복이 불충분하므로, 이를 이용하여 통상 하루에 150~200rad씩 주 5회(월→금)에 걸쳐 장기간 분할 치료하여, 정상조직은 회복을 촉진시켜 방사선 장애를 극소화하는 반면, 암 조직의 파괴는 선택적으로 가능해지므로 치료율을 높일 수 있다.

　방사선 치료 기간은 완치 목적시에 암 종류에 따라 차이가 있으나 인후암·자궁암·유방암 등 고형암은 7~8주가 소요되며, 임파종 계통은 4~5주가 걸린다.

　그러나 발견 당시 상당히 진행되었거나 원격전이를 동반하여 기대되는 생존 기간이 6개월 전후일 경우에는 근치 목적이 아닌 고식적 효과만을 목적으로, 치료 기간을 최소로 단축하면서 최대의 효과를 기대함을 원칙으로 하기 때문에 통상 2~3주간의 단기 치료를 시행한다.

　따라서 방사선 치료는 장기간의 치료 기간이 소요되고 또한 치료 후 최소 5년 이상의 장기 추적검사를 요하므로 치료 의사와 환자간의 상호 신뢰감이 중요하며, 또한 환자 본인의 의지, 인내 및 가족의 격려가 무엇보다도 중요하다.

병용요법(倂用療法)

　암의 종류 및 발생 부위에 따라 방사선 치료와 근치절제술을 병용함으로써 국소 치유율을 높이는 방법으로, 현재 많은 암 치료에 사용되고 있다.

　수술후 방사선 치료는 근치절제술 후 잔유 병변이 의심될 때 절제 불가능한 부위에 암 침윤이 있을 때, 또는 병리조직 검사상 미분화도가 높을 때 해당되며, 방사선 치료는 수술 후 2~3주 내에 가능하면 빨리 시행함이 원칙이고, 뇌암, 상당수의 두경부암, 소화기암 및 폐암의 일부 등 대부분의 암치료에 적용된다.

　수술전 방사선 치료는 암종의 크기를 감소시켜 수술을 용이하게 하거나 암세포의 절대적인 수를 감소시켜 수술중 암세포가 혈류를 통한 전이를 막는 방법으로 방광암·직장암 등의 일부 암치료에 적용된다. 보통 방사선 치료 후 4~6주 내에 수술을 시행한다.

항암제(抗癌劑)와 병용

대부분의 암은 발견 당시 이미 전신 질환으로 간주되어 원발병소는 수술 또는 방사선 치료로 제거하거나 감소시키고 잠재성 전이는 전신 치료제인 항암제 요법을 시행하여 치유율을 높이며, 일부 항암제를 방사선치료와 동시에 사용하면 방사선치료 효과를 상승시켜 암 치유율을 높인다.

대표적인 암으로는 유잉씨 골육종·태아성 연조직육종·윌름씨 종양 등 대다수의 소아암과 소세포 폐암 등에서 시행된다. 반대로 항암제 요법을 우선 치료 방법으로 시행하면서 원발병소의 국소 재발율의 감소, 또는 항암제 침투가 잘 안 되는 부위인 뇌·고환 등에서의 재발을 예방하기 위하여 방사선 치료를 시행하는 경우가 많은바, 소세포 폐암·백혈병·임파종 등이 대표적이다.

전신 방사선 치료

상당수의 암은 이미 전신 질환으로 생각되어 국소 치료만으로는 치유를 기대할 수 없고, 또한 항암요법으로 완치 또는 높은 관해율이 기대되는 암도 일부의 암종에만 국한되고 있으며, 더우기 보통 1년 내지 2년간의 지속적인 약물요법은 실제 치료에 큰 어려움이 많다.

전신 방사선 치료는 인체 전신에 방사선을 조사하여 전신 치료 효과를 기대하는 방법인데, 치료 기간이 매우 짧고, 부작용은 임상적으로 무시될 정도여서 현재 진행된 임파종, 전이된 유암·소세포폐암·전립선암 등에서 우수한 고식 효과가 관찰되고 있다.

또한, 방사선 치료는 암 치료 뿐만 아니라 면역 억제 치료제로서 각종 장기 이식에 사용되고 있으며, 특히 백혈병·고형암의 일부 재생 불능성 빈혈증의 최적 치료 방법인 골수이식술에 항암 요법과 병용되며 700~1000rad의 단일 전신 방사선 조사가 시행되어 좋은 결과를 얻고 있다.

3. 주요 암에 대한 방사선 치료

소아암(小兒癌)

소아암(小兒癌)은 현재 방사선 치료와 항암제 및 수술요법의 병용 치료로 가장 괄목할 만한 치료율 상승을 가져 오는 대표적인 질환으로 평가되고 있으며, 또한 치료율 상승으로 장기 생존자가 증가함에 따라 치료 후 수년 또는 수십년 뒤에 발생하는 후유증과 속발성 암의 발생 가능성을 고려한 치료방법으로 개선되고 있으며, 또한 치료 후 사회에 복귀했을때 정신적・육체적 재활의 가능성이 관심의 대상이 되고 있다.

호지킨스씨병의 병기(病期) 1기・2기는 방사선 치료, 병기 3기와 4기는 항암요법 또는 항암요법과 방사선 치료와의 병용으로 치료하며 현재 조기 병기에서는 80% 이상의 5년 생존율이 관찰되고 있다.

임파종은 조직아형 및 발생 장소에 따라 치료 방법이 다양하나 일반적으로 병소가 국한된, 특히 두경부에 발생된 암은 방사선 치료로, 복부에 생긴 임파종은 개복절제술 후 방사선 치료를 시행하고 상태에 따라서 보조항암제 요법을 시행하며, 진행된 경우에는 항암제가 주 치료 방법이나, 경우에 따라서는 원발병소에 국소 방사선 치료 또는 분할 전신 방사선 치료를 시행한다.

초기 병기는 평균 50~70%가 치유되나 진행된 경우의 치유율은 적극적인 치료에도 불구하고 실패율이 매우 높다.

유잉씨 골육종은, 발견 당시 잠재성 전신전이가 90% 이상 된 상태이고, 또한 방사선 치료와 항암제 치료로 절단 수술에 준한 치료 효과가 기대됨으로 적극적인 방사선 치료와 항암제와의 병용요법으로 신체 결손 없이 성공적으로 치료되어 육안적 전이가 없는 국한된 질환은 50~60%에서 2년 생존율이 관찰되고 있다.

뇌종양(腦腫瘍)

중추 신경계에 발생한 종양들은 주위 조직으로의 침윤성과 중요 뇌조직 때문에 완전 절제가 불가능하며, 병리 조직학상 양성종양일지라도 임상적으로는 항상 악성으로 간주됨으로 대다수의 종양은 수술 후 방사선 치료가 필수적이다.

수술후 방사선 치료를 시행했을때, 근치절제술만 시행한 경우에 비하여 재발율이 ½로 감소된다. 빈도가 제일 높은 성상세포종은 수술후 방사선 치료를 받은 예가 50~60%, 방사선 치료를 받지 않은 예의 치유율이 20% 전후이다.

또한 많은 사람들이 뇌의 방사선 치료로 인한 후유증에 깊은 우려를 나타내고 있으나 뇌 발육기인 소아의 경우를 제외하고는 방사선 치료로 인한 부작용은 극히 소수에 불과하다.

악성임파종(惡性淋巴腫)

호지킨스씨병에 있어서 병기 1기 및 2기는 방사선 치료만으로, 진행된 경우에는 항암요법과 방사선 치료와의 병용을 실시하는데 평균 50% 이상 완치가 가능한 암이다.

그러나 악성임파종은 아직도 호지킨스씨 병과 같은 치유율의 기대는 어렵다. 초기 두경부에 발생한 악성임파종은 방사선 치료만으로 60~70% 치유가 가능하다. 그러나 진행된 암은 항암요법이 우선 치료 방법이나 장기 치료로도 치유율은 극히 낮아서 10~30%에 그치고 있다.

폐암(肺癌)

흉곽에 국한된 폐암은 방사선 치료만으로도 치유될 수 있다. 폐암의 근본 치료는 조기 발견하여 근치절제술이 최적의 치료방법이나 대다수의 폐암은 발견 당시 이미 근치절제술이 불가능한 상태이다. 그러나 비록 조기에 진단되어도 이미 50~60%가 종격동 임파절에 전이된 상태로서 근치수술이 불가능하나, 현재까지 원격전이(遠隔轉移)가 안된 흉곽내 폐암이면 70~80%가 방사선 치료로서 가능하며, 치료후 국소병변이 완전 소멸된 예의 10~40%는 근치되고 있다. 또한 소세포폐암은 발견 당시 이미 전신질환인데, 과거에는 평균 생존기간이 6개월 미만이었으나 현재는 항암제 치료와 원발병소의 방사선 치료 및 뇌에 예방적 방사선 치료를 시행하여 국소관해율은 90%이며, 이 중 20%는 2년 이상 장기 생존이 가능하고 현재는 치유 가능한 암으로 생각되고 있다.

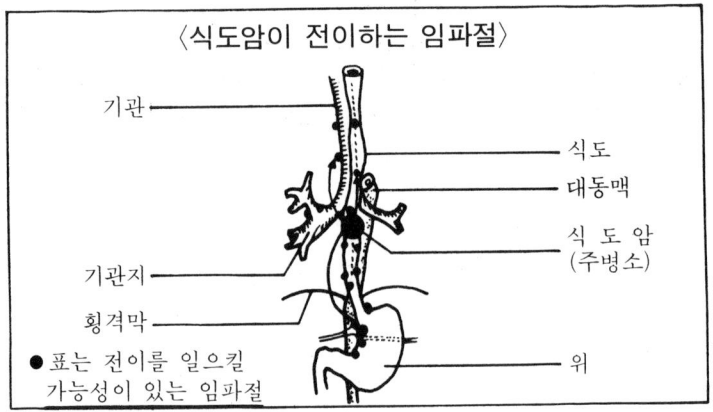

〈식도암이 전이하는 임파절〉

● 표는 전이를 일으킬 가능성이 있는 임파절

식도암(食道癌)

식도암은 현재 뇌의 다형성교아세포종·췌장암 및 간암과 같이 치료가 힘든 암으로 간주되고 있으나, 원발병소의 크기가 4cm 이하의 병변시는 방사선 치료만으로 30%의 5년 생존율이 관찰되며, 진행된 암도 방사선 치료로 80% 이상의 고식적 효과가 기대되어 정상적인 음식물 연하가 가능함으로 현재 근치절제술은 극히 제한된 예에서 시행되며, 또한 영양 공급을 위한 위 성형술은 말기에 시행함을 원칙으로 한다.

직장암(直腸癌)

직장암 치료는 근치절제술이 제일 좋은 치료 방법이나 근치절제술 후 골반내의 국소재발율이 10~50%에 이르므로, 수술후 방사선 치료를 시행하여 국소 재발율을 10% 이하로 감소시켜 근치율을 향상시킨다. 현재는 치유율을 높이기 위하여 항암제(5FU)와의 병용 치료도 시행하고 있으나 아직 기대에 미치지 못하고 있다.

성대암(聲帶癌)

성대암 치료의 목적은 수술이든 방사선 치료에 의하든 정상적인 후두의 기능을 유지하면서 완치시키는 데 있다.

초기 성대암은 수술이나 방사선 치료, 모두 90%이상 완치가 가능하나, 방사선 치료를 시행한 환자의 90%는 치료 전 성대 기능이 보존되지만, 수술시는 성대 기능을 포기하여야 한다. 그러나 진행된 경우에는 방사선 치료나 수술만 시행시 근치율이 20~30%에 그치므로, 침윤 위치, 환자의 연령, 건강상태 등을 고려하여 가능하면 수술과 방사선 치료와의 병용치료를, 수술이 불가능할 경우에만 방사선 단독 치료를 시행한다.

방광암(膀胱癌)

방광암은 수술 전 방사선 치료와 근치절제술의 병용요법으로 치유율이 향상된 대표적인 질환이다. 초기 방광암은 수술만으로도 치유가 가능하나 어느 정도 진행된 암은 병용 치료를 시행함으로써 수술 또는 방사선 치료에 의한 치유율 20~30%에 비하여 40~50%로 치유율이 상승된다.

또한 항암요법의 병용으로 좀더 높은 치유율이 기대된다.

자궁경부암(子宮頸部癌)

자궁경부암의 가장 좋은 치료 방법은 방사선 치료로, 체외 방사선 조사와 강내 치료를 병용한다. 근치절제술은 방사선 치료 후의 재발, 자궁경부의 해부학적 변형으로 강내 치료가 불가능할 때만 시행한다.

자궁경부암의 치료 원칙은 각 병기에 따라 다소 차이가 있다. 초기(병기 Ⅰa, Ⅰb, Ⅱa)에서는 근치절제술이나 방사선 치료를 시행하나 치유율은 거의 같고, 근치 절제수술을 시행한 예중 상당수가 잔유암 및 주위 임파절의 전이로 수술 후 방사선 치료를 시행하게 됨으로 환자의 부담 및 부작용을 가중시킨다. 반면 근치절제술은 젊은 여성에서 난소 기능을 보존시킬 수 있는 이점이 있다. 진행(병기 Ⅱb이상)된 암은 수술이 불가능하므로 4~5주간에 걸쳐 4000~5000rad의 외부 방사선 치료를 시행한후 1~2회에 걸쳐 입원하여 강내 치료를 시행한다. 현재 방사선 치료에 의한 치유율은 초기는 80~90%, 진행된 암은 20~60% 정도에서 치유된다.

유방암(乳房癌)

유방암의 전통적인 치료 방법은 근치절제술로, 초기 유방암은 60

~80%정도 치유가 가능하나 유방절제로 인한 심한 형태장애 및 심적장애가 초래되어 상당수의 여성이 치료를 기피하여 치유 기회를 상실하는 경우가 많았었다. 따라서, 현재는 수술 방법도 점차 형태학적 결손이 적은 수술방법으로 전환되고 있다. 현재는 초기 유방암의 경우 암종피의 크기가 3cm미만(병기Ⅰ)인 경우 암종피부만 단순절제술후 자입 치료 또는 전자선 치료를 시행하고 유방의 원형을 그대로 유지하면서, 근치절제술과 같은 치유가 가능함으로 초기 유방암의 경우 환자 자신에 의한 적절한 치료 방법의 선택이 강조되고 있다.

4. 방사선 치료의 부작용

수술이 피부에 반흔이 없이 시행될 수 없는 것과 같이 완치를 목적으로 한 방사선 치료는 최소한의 부작용이 필연적이다. 방사선 치료에 수반되는 부작용은 과거에 비하여 치료기기가 발달되고, 선량 측정이 정확하며, 전산화 장치를 이용한 정확한 치료 계획 장치의 도입으로 현저히 감소되고 있으나, 실제 치료에 임하는 의사의 세심한 배려 및 판단에 따라 크게 좌우된다.

부작용은 보통 치료 부위·치료 선량·환자의 건강 상태에 따라 차이가 많으나 방사선 조사 범위에 포함된 장기에 따라 발생되는 부작용이 상이하다.

예로 탈모증은 두개(頭蓋) 또는 뇌(腦)를 치료할 경우에만 발생한다.

급성 방사선 장애는 방사선 치료 경과중 발생되며, 대개는 식욕감퇴·무력증·오심 및 구토 등으로 안정 또는 투약으로 쉽게 회복된다.

실제에 있어서 임상적으로 큰 문제가 되는 부작용은 치료후 6개월~1년 후에 발생하는 것으로 조사(照射) 내에 어떤 장기가 포함되느냐에 따라 좌우되며 폐섬유화·심낭염·척추신경 장애·장폐색 등이 일어날 수 있으나, 잘 계획된 방사선 치료를 시행할 경우 발생 빈도는 매우 낮다.

또한 현재 여러 치료 방법을 병용하는 집약적 치료의 시행이 증가됨에 따라 골수기능 장애, 속발성 암의 발생 가능성이 높아지고 있어서 체계적이고 협동적인 치료가 요구된다.

12
암의 약물요법

金 禮 會
仁濟医科大学 主任教授 / 白病院癌센터所長

金 喆 守
仁濟医科大学 副教授 / 白病院内科專門医

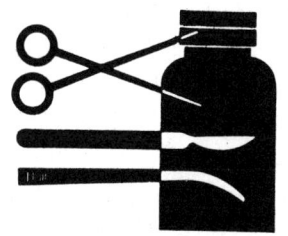

암의 조기발견

　최근 불치의 병으로만 간주되던 암의 완치율이 증가하고 있는 이유는 조기 발견을 위한 검진, 수술의 개선, 방사선요법의 출현과 약물요법의 발달 때문이며, 1981년도 미국의 통계에 따르면, 전체 암환자 3명중 1명이 완치의 기준에 해당되는 5년 이상의 생명을 유지한 것으로 추산하고 있다.
　현재까지 암의 가장 확실한 치료법은 조기에 발견하여 암소(癌巢)를 완전히 절제(切除)하는 수술인데, 국소적으로 진행된 암의 경우, 육안으로는 완전한 절제가 가능하더라도 미시적인 암소가 잔존하는 경우가 있어서, 방사선요법이나 약물요법을 수술후 보조요법으로 시행해야 하는 예가 많다.
　더구나 대부분의 암이 여러가지 검진 수단을 동원하여 병원(病源)을 발견한 당시에는 이미 상당히 진행된 경우가 많기 때문에, 전신적(全身的)인 요법에 의존해야만 치료의 목적을 이룰 수 있다.
　암에 대한 약물요법은, 국소적인 암 치료에 효과가 많은 수술이나 방사선요법과는 달리, 절제가 불가능하거나 수술후 재발하여 전신에 파종된 암에 대한 치료의 근간을 차지하고 있다.
　1940년도에 처음으로 항암 약물요법으로서 임파종에 대한 Nitrogen mustard의 항암 효과가 입증된 이래, 약물요법은 거듭 발전하여 왔는데 현재는 이미 전신으로 확산된 융모상피암, 호지킨씨 임파종・고환암・임파성 백혈병 및 소아에서 발생하는 몇종류의 암 등에서도 높은 완치율을 보이게 되었다.
　그러나 암이란 단일 질환이 아닌 약 300여가지의 종류가 있으며, 각종 암마다 개개의 특성과 약물요법에 대한 반응이 다르기 때문에, 약물의 항암 효과와 독성에 정통한 전문가가 치료를 담당하여야만 소기의 목적을 달성할 수 있는 것이다. 더구나 같은 종류의 암

환자들 간에도 개개인마다 현저한 차이가 있기 때문에, 이러한 치료 및 예후(豫後)에 관계되는 상이점을 현명하게 분석 판단할 수 있는 경험이 풍부한 전문가에게 치료를 일임해야 할 것이다.

약물요법으로 완치 가능한 암일 경우는 말할 나위도 없으려니와, 설사 완치가 불가능한 암일지라도 증상의 완화에 따라 생명을 연장할수 있고 삶의 질을 향상시키기 위하여는, 전문가를 찾는 것이 암 치료에 있어 가장 중요한 선결 문제라고 할 수 있다.

암의 발생

인체의 구성 단위는 세포이며 인체의 성장은 세포의 분열로 이루어진다. 세포의 분열은 성인이 될 때까지 지속되는데, 성인이 되더라도 모발·피부·위장관의 상피·생식기관·골수 등 신진대사가 활발한 기관에서는 여전히 왕성한 세포 분열을 보인다.

각 장기(臟器)를 이루고 있는 세포군은 유기적인 관계로서 공동체의 이익을 도모하려는 합목적적인 기능을 발휘하며, 필요 이상의 세포 분열은 조정 기전에 의하여 제어된다.

미성숙한 세포는 분열에 따라 자신이 소속된 장기의 특이한 고유 기능을 획득하면서 성숙하며 이것을 분화라 일컫는다.

세포 분열은 분화가 되면서 멈추게 되는데, 예를 들면 고도로 분화된 자극 전달의 기능을 가진 신경세포나 운동을 담당하는 근육세포는 영구히 분열이 정지된다. 산소 운반의 기능을 가진 적혈구도 일단 골수에서 성숙하여 말초 혈액으로 나오면 분열할 수가 없다. 반면, 간세포는 정상시에 분열하지 않으나 손상을 입게 되면 매우 왕성하게 분열한다.

암은 한개 또는 수개의 비정상적인 세포로 부터 발생하며, 비정상적인 세포분열을 제어하는 조정 기전으로 부터 벗어나 자동적으로 분열을 계속하는 특성을 지녔고 분화가 되지 않은 미성숙한 세포와 유사한 분열을 고수한다.

이때문에, 자신이 소속한 장기에서 이탈하여 다른 장기로 전이하고 정착하면서 상당한 크기로 분열하게 되면 자신이 소속된 공동체 전체를 파멸로 이끌게 된다.

암 중에는 분열 및 성장이 매우 더딘 종류가 있어 수년 내지 십수년간 전혀 증상을 초래하지 않는 경우도 있다. 대표적인 예로서 갑

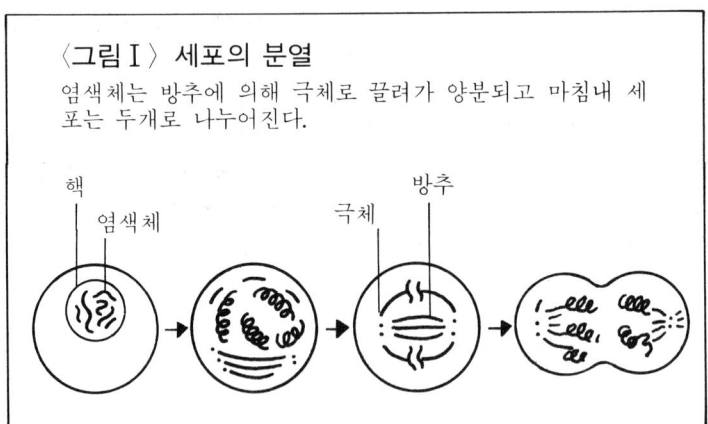

〈그림 I〉 세포의 분열
염색체는 방추에 의해 극체로 끌려가 양분되고 마침내 세포는 두개로 나누어진다.

상선암·전립선암·결절성 임파종 등을 들수 있다.
 그러나 대다수의 암은 정상 조직보다 분열이 빠르며, 이것을 저지할 수 있는 면역기전이나 방어기전이 무너지면 급속히 자라기 시작한다. 버키트 임파종 같은 암은 두배로 성장하는 시간이 하루정도 밖에 안걸릴 정도로 빨리 자랄 수 있고 소세포 폐암의 경우는 매 3주마다 두배의 크기로 자란다.
 암의 중요한 특징을 몇가지 들 수 있는데, 첫째로 정상 조직보다 빨리 자라서 딱딱한 종괴로 발견되며, 둘째로 암 조직과 정상 조직과의 경계가 불분명하고 세째로 원발 부위에서 타부위로 전이(轉移)되는 성향이 있다.
 일반적으로 성장 속도가 느린 암일수록 크게 자라지 않는 한, 전이(轉移)가 드물며, 성장 속도가 빠른 암일수록 조기에 전이가 가능하다.
 전이되는 대표적인 경로로서 혈행을 통하여 간·폐·골 등으로 가거나 임파관을 통하여 임파선으로 갈 수 있고, 인접 장기에 직접 침윤해 갈 수도 있으며, 복강이나 늑강 등으로 파종될 수도 있다.

암의 치료법

 암의 치료법은 암의 유형과 위치, 전이의 방식 및 정도에 따라 달라진다.

자라는 속도가 더디고 전이되는 시기가 늦는 암일 경우, 조기에 발견하여 수술을 하면 완치가 가능하지만, 성장 및 전이의 속도가 빠른 암은 수술이나 방사선요법과 같은 국소적인 치료로 충분하지 못하다.

약물치료법은 성장 속도가 매우 빠른 암의 치료에 특히 유효한데, 그 이유는 약물이 혈액이나 임파선을 포함한 전신으로 도달할 수 있기 때문이다. 그러므로 약물요법은 수술이나 방사선요법이 국소적인 치료법임에 반해 전신적인 치료법이라 할 수 있다.

약물요법이 빨리 성장하는 암에 있어서 특히 유효한 또하나의 이유는 분열이 빠른 세포를 더 잘 파괴하기 때문이다. 항암제를 투여할 경우, 암세포 뿐만이 아닌 정상적인 세포도 손상을 입게 되며, 분열 속도가 빠른 암세포는 더 심한 손상을 입고 정상세포는 약물에 노출된 후 곧 회복되게 된다.

암세포는 종괴의 크기가 작을수록 분열이 빠르고, 클수록 분열이 늦어지는 경향이 있다. 그러므로 국소적으로 진행된 암을 수술한 후, 보조요법으로서 항암제를 투여하면 미시적인 전이암소가 있다 하더라도 기대 이상의 항암 효과를 바라볼 수 있다.

이러한 사실이 국소적인 암을 수술한 다음, 완치의 목적으로 보조적 항암 약물요법을 시행하는 이론적 근거가 된다.

DNA란 무엇인가?

모든 세포는 분열하기 위해 DNA라는 핵산을 생산하며, 이 DNA는 유전의 성향을 결정하는 기본적인 물질을 포함하고 있다. DNA는 세포의 핵 속에 존재하며 유전자를 지니고 있는 염색체의 주성분이다.

DNA는 두개의 긴 테이프가 사다리로 연결되어 나선형으로 돌고 있는 형태를 취하고 있으며, 세포가 활성을 유지하기 위해 필요한 모든 정보를 지니고 있다.

만일, DNA에 구조상 결함이 있거나 DNA의 양이 충분하지 못할 경우 세포의 기능은 물론 분열에 지장을 초래한다.

세포가 분열할 때, DNA는 본래의 DNA와 꼭 같은 두개의 DNA

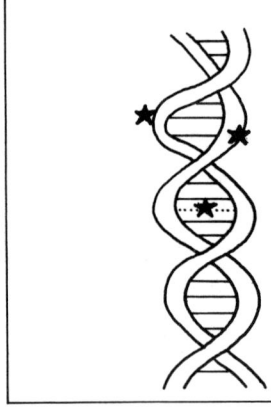

〈그림 2〉 DNA의 구조

항암제는 새로운 DNA합성에 필요한 물질(별표)의 생산을 방해하거나 DNA사이에 끼어들어(점선과 별표) DNA의 복제를 방해한다.

로 복제되는데, 이 복제가 무슨 이유에서든 일어날 수 없으면 그 세포는 두개의 세포로 나뉘어 질 수 없고 결국에 가서는 죽음에 이르게 된다.

약물요법의 원리는 세포 분열의 장애를 유도하면서 암세포를 죽음으로 몰아넣는 것이다.

약물요법에 사용되는 항암제는 크게 다음과 같이 분류할 수 있다.

1) 세포 분열의 각 단계에서 DNA의 생산을 방해하는 항대사제 (抗代謝劑)
   예) 5-Fluorouracil, Methotrexate, 6-Mercaptopurine, 6-Thioguanine, Cytosine arabinoside 등

2) DNA와 결합하여 복제를 방해하는 약제
   예) ① Cyclophosphamide, Nitrogen Mustard, Melphalan, Busulfan, Chlorambucil 등의 alkylating agent
   ② Carmustine(BCNU), Lomustine(CCNU), Streptozotocin같은 nitrosourea
   ③ Actinomycin D, Adriamycin, Daunorubicin, Mitomycin-C와 같은 항생제

3) 세포 분열시 염색체를 양분하여 운반하는 방추의 형성을 방해하는 약제

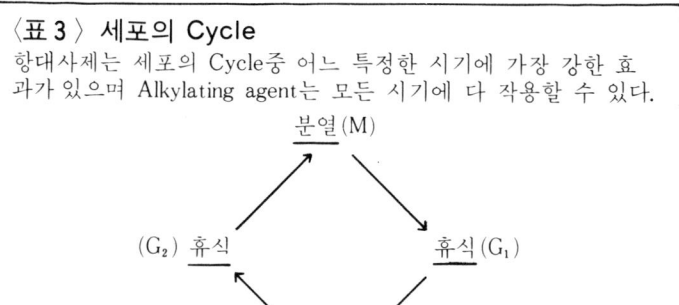

예) Vinblastin, Vincristin, Vindesine, Etoposide 같은 식물성 Vinca alkaloid

4) 정상세포에는 필요없으나 암세포가 필요로 하는 아미노산을 제거하는 약제

예) L-Asparaginase

이외에도 세포독성 항암제는 아니지만 Tamoxifen같은 항 에스트로겐제는 유암에서 좋은 효과를 보이고 있는데, 유암의 성장을 돕는 에스트로겐의 작용을 차단하는 성질을 가지고 있다.

예전에는 유암 수술후 재발하면 동일한 목적으로 에스트로겐을 분비하는 난소나 부신을 절제하거나 상위 내분비 기관인 뇌하수체를 제거 수술을 추가로 하였지만, 최근에는 이러한 위험 부담이 적지 않은 수술 대신 항에스트로겐 제제를 투여하여 좋은 결과를 보이고 있다.

특히 근래에는 유암 세포 내의 에스트로겐 수용체라는 단백을 정량할 수 있어서, 항호르몬제의 효과 여부를 미리 판정할 수 있다.

각종 암에 유효한 항암제를 개발하기 위해 구미 선진국에서는 오래 전부터 연구를 거듭하여 왔는데, 미국의 예를 들면 동물실험을 통하여 1955년부터 1975년사이에 매년 4만 종의 약제를 검정해 왔으며, 1975년부터 1979년까지는 매년 1만 5천종의 약제를 시험해 왔다. 그러나, 실제로 미국FDA의 공인을 받은 약제는 불과 30여종을 조금 넘을 정도이며, 이러한 미국의 보수적인 태도는 약물의 독

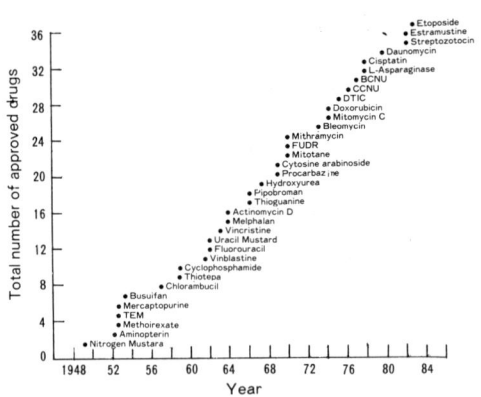

〈표4〉 미국의 FDA에서 공인받은 항암제

성을 판정하는 1기(期) 시도, 효과를 판정하는 2기 시도 및 기존 약물요법보다 우월함을 입증하는 3기 시도의 임상 결과를 거쳐야만 공인하는 까다로운 심사 절차를 반영하고 있다.

5. 항암제 투여법

항암제를 투여하는 방법에는 정맥주사·근육주사·동맥관류·경구투여 등이 있다.

정맥주사는 약물을 단숨에 밀어넣는 방법과 20분에서 24시간에 걸쳐 천천히 점적하는 두가지의 방법으로 나눌 수 있다.

Nitrogen Mustard와 같은 약은 분말로 되어 있는데 증류수와 섞은 후, 2분 이내에 주사하지 않으면 원래의 구조를 유지하기 힘들기 때문에 빨리 정맥으로 밀어넣지 않으면 안된다.

5-Fluorouracil이나 Methotrexate같은 약은 정맥이나 주위조직을 별로 자극하지 않아 단숨에 투여할 수 있다. 반면 BCNU같은 약을 빨리 주사할 경우 통증이나 정맥의 경축을 초래할 수 있어 점적하는 것이 좋다.

또 Etoposide같은 약은 급히 주사할 경우 저혈압을 일으킬 수 있어 대개 점적주사한다.

근육주사는 드물게 쓰이며 대개 정맥주사제를 보완하기 위해 쓴다. 물론 조직에 자극을 주거나 손상을 주는 actinomycin D, Vincristin, Adriamycin같은 약은 근육주사를 할 수가 없다.

경구 투여제는 복합 화학요법을 쓸 경우 종종 정맥 주사제를 보완하기 위해 쓴다. 그러나 흡수 자체가 예측하기 힘들고 약에 따라서는 위장관 내에서 소화되어 분해되는 경우도 있으며 때로는 위장관의 손상을 입히는 경우도 있다. 그러나 만성 백혈병이나 골수종 같은 암에서는 경구용 항암제를 많이 쓰고 있다.

동맥을 통한 항암제의 관류는 종양세포에 직접적으로 약물을 투여하기 때문에 다른 방법보다는 더 많은 양의 약을 미치게 한다는데 주목적이 있다. 이러한 방법은 특수한 경우 외에는 쓰이지 않는데 예를 들면 간(肝)에 국한된 원발암과 전이암이 심한 통증을 수반할 경우 효과를 기대할 수 있다. 그러나 이미 다른 곳에 암세포가 만연된 경우에는 별 도움이 되지 않는다.

뇌종양의 경우 경동맥을 통하여 항암제를 관류시키는 방법이 있다. BCNU, Procarbazin, Etoposide같은 약제를 제외하고는 모든 항암제가 정맥주사를 했을 경우 뇌의 특수한 장막으로 인해 뇌에 도달할 수가 없다.

뇌에 가까운 경동맥에 다량의 항암제를 주입할 경우는 상당량의 약물을 뇌에 이르게 할 수 있고, 때에 따라서 뇌압의 상승으로 초래되는 증상의 완화를 가져올 수 있다.

약물요법의 효과

항암 약물요법에는 두가지 효과가 있는데 첫째는 종양에 대한 항암 작용이고, 둘째는 정상세포에 대한 독성작용이다. 정상세포 중에는 분열이 왕성한 골수·위장관 상피·모발 등에서 특히 다치기 쉽기 때문에 약물요법의 부작용은 대개 이러한 기관의 장애로 나타나는 것이다.

항시 약물요법을 시행할 때는 항암 효과와 독성을 잘 비교하므로서, 정상세포가 견딜 수 있는 최대의 독성과 독성의 한도 내에서 최대의 항암 효과를 거둘 수 있는 상충점을 추구하게 된다.

실제로 독성 작용은 거의 모든 항암제에 있어 용량를 제한하는 주요인이며, 항암 효과를 올리기 위해 용량을 증가시킬 경우 자칫하면 독성으로 인한 사망을 야기시킬 수 있다.

최근에는 이 혈액암같은 질환에서 골수이식을 사용하여, 고용량의 약물요법을 시행한 후, 독성으로 거의 전멸된 골수를 회복시키는 방법이 개발되고 있다.

이러한 점으로 미루어 항암 약물요법이란 결코 마술과 같은 전능의 치료가 아니다. 더구나 수많은 종류의 암이 어느 특정한 약제에 모두 반응하는 것도 아니다. 마치 수많은 인플루엔자 바이러스에 대하여 단일요법이 없듯이 수많은 암종류에 대한 단일요법이란 존재할 수 없다.

암의 유형과 치료에 동원되는 약물에 따라 약물요법의 효과도 천차만별이며 이것을 편의상 다음 다섯가지 범주로 나눈다.

1) **영구 관해** —— 완치
2) **일시적 관해** —— 종양의 일시적인 제거. 육안적으로 모든 암소가 사라지고 환자는 정상인과 다름없는 상태로 돌아오지만 보이지 않는 암소가 잔존하는 것을 의미한다.
3) **부분적 관해** —— 종양의 크기가 감소하거나 전이된 종양이 줄어드는 것을 의미한다.
4) **정체** —— 종양이 줄어들지도 커지지도 않는 경우를 의미한다.
5) **무반응** —— 약물요법에도 불구하고 암의 성장이 지속됨을 의미한다.

많은 종류의 암은 현재 완치가 가능하다. 완치를 위한 첫 단계는 종양을 육안적으로 완전히 제거하는 것이며, 이것을 완전 관해라고 일컫는다. 그러나 완전 관해가 종양세포를 모두 파괴한 것을 의미하는 것은 아니다.

암을 완치시키는 작업은 정원에서 잡초를 제거하는 일과 유사하다. 면밀한 정원사는 땅위에 나와 있는 잡초를 모두 제거하는 것에 만족하지 않고 땅 속에 묻힌 뿌리를 찾는데까지 노력할 것이다. 이와 마찬가지로 암을 완치시키기 위해서는 완전관해까지 되더라도 보이지 않는 암을 파괴하기 위해 지속적인 노력을 경주하여야 한다.

대개 1mm의 직경을 가진 종괴 내에는 약 백만개의 암세포가 존재하며, 임상적으로 겨우 발견할 수 있는 1cm의 직경을 가진 종괴가

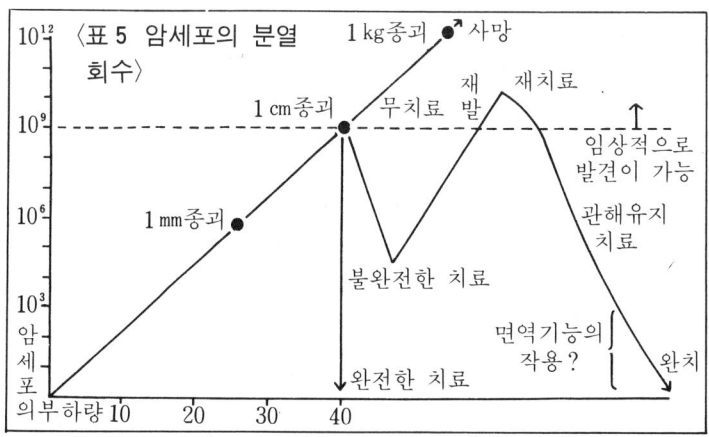

약 10억개의 암세포로 이루어진 것을 감안하면 실감이 날 것이다.
 완전관해에 이른 후, 성급히 약물요법을 중단하면 보이지 않던 암세포가 자랄 수 있으므로, 상당히 오랜 기간 동안 관해유지를 위한 약물요법을 지속할 필요가 있다. 대표적인 예로, 급성 임파성 백혈병에 있어서 관해 유도한 뒤, 약 2년 내지 3년간 투약을 계속해야만 완치에 도달할 수 있는 것이다.
 이와 반대로, 복합 약물요법에 매우 민감한 호지킨씨병에서는 6차례의 약물요법과 완전관해 후 2차례의 약물요법만으로 높은 완치율을 보이고 있다.
 일시적 관해란 일정기간 동안 완치된 것처럼 보이나 어느 시기에 재발할 경우를 의미한다.
 대개의 암에서는 약물요법후 2년 ~3년 이상 재발이 없으면 완치율이 높다. 대체적으로 관해의 기간이 길면 길수록 재발의 가능성은 점점 희박해진다. 그러나 유암같은 종양은 근치수술후 20년이 지난 뒤에도 재발된 예가 보고 되고 있다.
 이런 경우, 즉 일시적 관해가 장기간 일때, 제2·제3의 치료로도 좋은 결과를 볼 수 있다. 그렇지만 역시 암의 치료란, 권투경기에서 1회전에 K·O를 시키는 것이 2회전, 3회전까지 끄는 것보다 통쾌한 것과 비슷하다.
 부분적 관해란 종괴가 완전히 없어지지는 않더라도 상당히 줄어드는 것을 의미한다. 부분적 관해 상태에서 많은 암환자들은 정상적인 삶을 누릴 수 있다. 부분적 관해가 얼마나 오래 가는가, 다시 말하면 암세포가 얼마만에 다시 원상태로 성장하는가를 예측하기는 힘들다. 치료를 재개할 경우, 다른 약물을 시도해볼 수 있고 종종 더 나은 반응을 유도할 수도 있겠지만, 역시 부분적 관해란 예후가 바람직하지 않다. 완치를 바라보기 위해서는 완전 관해를 이룩하여야 하기 때문이다.

항암 약물요법 후, 종괴의 크기가 변하지 않는 경우가 많으며 이것을 정체 상태라고 칭하다. 이런 경우 암소는 줄지도 않지만 더 자라거나 번지지 않는 고착된 현상을 보인다.

증상을 수반하지 않는 암일 경우, 암의 정체(停滯)를 가져 온다 하더라도 그것이 번질 때까지 시간을 벌 수 있고, 그동안 환자는 정상적인 생활을 누릴 수 있다.

또한 다른 종류의 약물을 투여하여 좀 더 나은 반응을 얻고자 하는 시도도 가능하다.

어떤 종류의 암은 항암 약물요법에 전혀 반응하지 않는다. 이러한 경우 약물을 투여해 보아야 환자에게 아무런 도움을 주지 못하므로, 치료를 하지 않고 방치하는 것이 오히려 현명하다. 약물에 전혀 반응을 하지 않는 암이라 하더라도, 성장 속도를 예측할 수 없어 수개월 또는 수년간을 별 탈없이 더디게 진행되는 경우도 있다.

미국과 같은 나라에서는 환자의 동의를 얻어 실험적인 약제를 투여하는 연구소가 많다.

항암제의 부작용

항암제의 부작용으로 일반인에게 가장 많이 알려진 것은 오심과 구토일 것이다. 그러나 모든 약물이 오심과 구토를 일으키는 것은 아니다. Cisplatin같은 약물은 오심과 구토를 일으키는 대표적인 약물이다. 그러나 항오심제를 미리 투여할 경우 상당한 효과를 거둘 수 있다. 환자에 따라서는 선입관에 사로 잡혀 자기 암시에 의해 증상이 심해지는 경우가 있는데, 이러한 환자가 우선 알아 두어야 할 것은 모든 항암제가 오심과 구토를 일으키는 것이 아니며, 이러한 부작용은 약물의 종류와 용량에 관계한다는 사실이다.

탈모증도 환자들이 무서워하는 부작용인데, 이것도 약물의 종류에 좌우되는 문제이며, 특히 여러 약물을 동시에 투여할 때 잘 생긴다. 대표적인 예로서 Adriamycin 과 Vincristine을 병용하여 투여하면 심할 경우 2주내지 3주간에 머리가 몽땅 빠지는 경우도 있다. 그러나 이러한 경우를 제외하고는 설사 머리가 빠진다 하여도 심하지 않으며 다시 자라기 마련이다.

탈모의 정도는 약물요법에 쓰인 약제에 따라 대개 예견할 수 있으며, 심한 탈모증이 예상될 경우 환자에게 미리 가발을 준비시킬 수도 있다. 약물요법이 완전히 끝나면 대머리같은 사람도 곧 정상적인 모발을 되찾게 된다.

조혈기능의 장애는 항암제의 가장 흔하면서도 위험한 부작용이다. 약물의 종류와 용량에 따라 약간 차이는 있겠지만 약 80%이상의 항암제가 골수의 억제 효과를 가지고 있다.

피속의 혈구에는 적혈구·백혈구·혈소판의 세가지가 있으며 두개골·척추·골반·흉골 및 늑골 등의 뼈속에서 만들어진다. 혈구가 생산되는데 소요되는 시간은 대개 5일에서 10일 정도이며, 골수에서 말초혈관으로 배출되면 각기 기능을 발휘한다.

백혈구는 다핵구·단핵구·임파구 등 여러가지로 분류될 수 있지만 기본적인 기능은 감염을 일으키는 균과 싸우는 일이다. 정상인에 있어서는 백혈구 수가 입방 mm당 4천에서 9천 정도이지만, 약물요법후 골수에서 백혈구의 생산이 저하되어 1000이하가 되면, 특히 500 이하가 되면 심각한 감염증에 걸릴 확률이 매우 높다.

만약, 백혈구의 수가 감소된 환자에게서 열이 발생하면 즉시 혈액·소변·인후 등에서 균배양을 실시하는 동시에, 진찰 소견상 뚜렷한 감염소가 발견되지 않더라도 고단위 항생제를 투여하여야 한다. 왜냐하면 암환자는 암 자체로도 병균에 대한 저항성이 감소되어 있는데, 거기에 더욱 백혈구마저 감소한 상태에서 감염증이 발생했을 때, 치료를 빨리 시작하지 않으면 균이 급속히 번져서 생명을 잃을 수 있기 때문이다.

적혈구에는 산소를 운반하는 기능이 있는데, 적혈구가 감소될 경우 환자는 얼굴이 창백해지고 쉽게 피곤을 느끼면서 심하면 호흡이 가빠진다.

다행히 대부분의 항암 약물은 백혈구나 혈소판에 미치는 영향에 비해 적혈구의 숫자를 심하게 감소시키지는 않는다.

혈소판은 몸이 상처를 입었을 때, 혈액응고를 일으켜 출혈을 방지하는 기능을 가지고 있다. 만일 혈소판이 감소한다면 쉽게 멍이 들고 잇몸이나 코에서 피가 흐르며, 피부에 반점같은 점상 출혈이 발생한다. 출혈의 정도는 혈소판수가 얼마나 감소하느냐에 따라 좌우된다.

정상인의 혈소판 수는 입방 mm당 15만 내지 40만 정도이고, 2만이하로 감소할 때까지는 심각한 출혈이 발생하지 않으나, 일단 2만 이하로 떨어지면 저절로 출혈이 생길 수 있다.

대개의 경우, 말초 혈액 내에서 백혈구는 2일 정도, 혈소판은 7일에서 10일정도, 적혈구는 약 120일을 살 수 있다. 생존 기간이 짧은 세포일수록 골수에서는 분열이 왕성하기 때문에 항암 약물요법에 의해 쉽게 손상을 받는다. 빈혈이나 혈소판 감소증이 발생했을 때, 적혈구와 혈소판의 수혈을 할 수 있어 심각한 합병증은 예방이 가능하다. 그러나 이러한 골수 기능의 저하는 약물요법후 일시적인 현상일 뿐, 곧 왕성한 혈구의 분열이 뒤따르게 되면서 조혈기능은 정상으로 회복된다.

만약 조혈기능이 원만하지 못할 경우에는 시일을 기다렸다가 다시 항암 약물 요법을 시행하거나, 약물의 용량을 줄여서 투여하므로서 지속되는 약물요법의 골수 독성을 극소시킬 수 있다.

소화기관도 세포가 왕성하게 분열하는 기관이므로 약물요법에 의한 영향을 많이 받는다. 구강으로 부터 장(腸)에 이르기 까지 표면의 상피세포는 매 3일마다 새로운 세포로 대체된다. 약물요법후 구강염이 발생하여 통증이 생길 경우는 국소 마취제와 항생제를 사용할 수 있다.

곰팡이의 일종인 캔디다 구강염이 발생할 경우 Mycostatin용액이 효과적인 치료로 쓰일 수 있다. 항암제를 투여받는 암환자는 항상 구강 위생에 주의를 해야 하며 특히 백혈구가 감소되었을 경우에는 구상 상피의 손상으로 인한 감염증의 빈도가 높아진다.

약물요법 후 갑자기 설사가 발생할 수 있으나 대개 수일이 지나면 저절로 사라진다. 암과 동반된 통증을 완화시키기 위해 마약성 진통제를 사용하거나, Vincristine같은 제제를 항암제로서 사용했을때 변비가 발생할 수 있으며, 심할 경우 장이 막히거나 굳은 변으로 인한 항문염이 발생할 수 있다. 그러나 관장이나 대변 연화제 등을 적시에 사용할 경우에는 이러한 합병증을 미연에 방지할 수 있다.

이 외에도 말초신경과 심장·간·폐·콩팥 등의 손상을 초래하는 약제의 부작용이 있을 수 있으나, 전문가가 치료를 담당하면 합병

증이 거의 생기지 않는다.,

　약물요법 중에 쇠약감·피로감·현기증·탈수증·체중감소 등의 부작용이 생길수 있다. 전신쇠약과 피로감은 대개 약물 자체로 인해 발생하며 수일 후 저절로 없어진다. 오심과 구토가 심한 환자중에는 현기증이나 탈수 또는 체중감소가 수반될 수 있으나 이것도 일시적인 현상이므로 병원에서 투여하는 수액요법으로써 해결될 수 있다. 빈혈로 인한 현기증은 수혈로 해결된다.

　때에 따라서는 체중이 증가하는 부작용이 생길 수 있는데, 이것은 대개 약물 중에 스테로이드 호르몬을 추가했을 때 발생하며 투약을 중지하면 그치게 된다.

　고환과 난소의 세포는 비교적 분열이 빠르며 항암제의 영향을 받을 수 있다. 예를들면 항암 약물요법 후 남자에게 있어서는 정자의 숫자가 줄어 들거나 여자에 있어서는 월경이 없어지거나 하는 증상이 생길 수 있다.

　남자의 경우 약물요법이 끝난 뒤, 수개월 내지 수년 후에는 대개 정자의 숫자가 회복된다. 그러나 여자의 경우, 환자의 나이와 약물의 용량에 비례하여 난소에게 난자를 배출하는 능력을 상실하게 되며, 폐경기가 앞당겨 오고, 불임증이 생기며, 성욕의 감퇴가 발생한다.

　젊은 여자중에는 약물요법 도중에 임신을 하여 정상적인 출산을 한 예도 있고, 현재까지는 항암제가 태아에 미치는 큰 부작용이 보고되지 않고 있다. 그러나 아직도 임신중 약물요법을 받을 경우, 태아에게 끼치는 영향에 대하여 장기간 추적한 보고가 없으므로 가능한한 임산부에게는 약물요법을 하지 않는 것이 현명하다.

　최근에는 약물요법만으로도 완치가 가능한 환자가 많아졌기 때문에, 항암제가 먼 훗날 환자에게 어떠한 영향을 미치는가에 대한 추적이 가능하게 되었다. 완치된 호지킨씨병 환자의 경우, 정상인보다 급성 백혈병에 걸릴 확률이 많은 것으로 보고 되었으므로, 이것은 아마도 항암제의 부작용일 것으로 추정되고 있다. 그러나 그 빈도는 염려할 정도가 아니며, 단지 정상인보다 수배의 위험이 있다는 이유만으로 약물요법을 포기한다는 것은 넌센스에 불과한 것이다.

이상적인 약물요법

　암세포는 약물에 계속 노출될 경우 저항력을 갖게 된다. 저항력이 발생하는 대표적인 기전으로서, 암세포막의 변형을 유도하여 약물이 암세포 속으로 침투하는 것을 막거나, 약물을 중화시키는 효소를 생산하거나, 약물에 의해 손상된 DNA를 다시 복원시키는 효소를 생산하는 방어 능력을 들 수 있다.
　처음에는 약물에 좋은 반응을 보이던 종양이 점차 반응이 무디어지는 것은 바로 이 저항력 때문이다. 항암제를 거듭 투여하면 약제에 민감한 암세포는 죽고, 저항력이 있는 암세포만 남게 되어 저항력은 점점 강해지기 마련이다. 즉, 같은 종괴내에 포함된 암세포들이라도 약물에 대한 감수성에 있어 동일한 집단은 아닌 것이다.
　동일한 한가지 약물만을 투여할 경우 저항력이 생기는 확률은 높아진다. 그러나 작용기전이 상이한 여러 약제를 동시에 투여할 경우 저항력이 생길 확률은 현저히 감소한다.
　완치율이 높은 호지킨씨병과 임파성 백혈병·고환암 등의 치료는 바로 복합 항암약물요법의 성공적인 전형이라 하겠다. 이상적인 복합 약물요법은, 첫째 작용기전이 모두 다르고, 둘째, 장기에 대한 독성이 모두 달라서 단독 약물요법때 사용할 수 있는 최대의 용량이 모든 복합약물에 허용되는 조건을 갖추어야 한다.
　이미 전술하였지만, 암세포란 균일한 성질을 가진 집단이 아니기 때문에 여러 각도에서 공격해 오는 복합약물요법이 사용되었을 경우, 암세포 전체가 더욱 용이하고 균일하게 파괴되어, 단독 약물요법으로는 기대하기 어려운 상승 효과를 초래한다. 그러므로 성장 속도가 빠른 암의 약물요법은 대개 두가지 내지 다섯가지의 여러 복합 제제를 한꺼번에 투여하고 있다. 다만 성장 속도가 느린 만성 백혈병이나 다발성 골수종 같은 암은 아직도 단일 약물요법을 쓰고 있다.

암의 예후

　암의 예후를 결정하는 주요소는 암의 종류와 진행 정도, 환자의 전반적인 건강상태 등이다. 즉 어떠한 효력적인 치료 방법이 가능한가 여부에 따라 완치·일시적 관해·부분적 관해 등의 반응이 결정된다.

약물요법의 대상이 되는 환자는 수술과 같은 국소적인 치료 뒤에 보조요법을 요하는 환자이거나 이미 암소가 많이 진행되어 국소적인 치료가 불가능한 환자이다. 전자의 경우 치료의 목적은 완치이다. 그러나 후자의 경우 암의 종류에 따라 치료의 목적은 몇가지로 나누어진다.

급성 임파성 백혈병·호지킨씨병·미만성 조직구성 임파종·고환암·융모상피암·버키트 임파종·난소암 및 소아에게 잘 생기는 윔씨 종양·유윙씨 육종·태생성 횡문근 육종 등의 질환은 완치를 목적으로 치료할 수 있다.

호지킨씨병의 경우, 복합 약물요법〔MOPP가 가장 대표적이며 Nitrogen Mustard, Vincristine, procarbazine, prednisone의 4개 병합 요법이다〕으로 80%의 완전관해가 가능하며, 50%정도의 완치가 가능하다.

소아에서 잘 생기는 급성 임파성 백혈병은, 최근 임파구 표면의 면역학적 표식자를 이용하여 예후를 판정할 수 있는데, 예후가 좋은 유형에서는 거의 100%의 완전관해를 보이며, 이중 ¾이 완치된다.

반면, 성인에서 발생하는 임파성 백혈병은 예후가 별로 좋지 않다. 급성 골수성 백혈병의 경우 약 60%의 완전 관해를 유도할 수 있으나 이중 20%의 환자만이 5년 이상을 생존할 수 있다.

자궁내 태반에서 발생하는 융모상피암의 경우 90%의 완전 관해를 이룰수 있고, 이 중 대부분의 환자가 완치된다.

정상피종을 제외한 고환암에서는 75%정도의 완전 관해를 기대할 수 있고, 이중 70% 환자가 완치 가능하다.

완치가 가능한 암은 상당히 적극적인 치료를 해야 하며, 다행히 젊은층에서 이러한 암이 발생할 경우가 많아 대부분 약물요법을 잘 견딜 수 있다.

한편, 완치의 가능성은 희박하지만 약물요법으로써 생명을 상당기간 연장시킬 수 있는 암은 유암·골수종·임파종·전립선암·소세포 폐암·만성 백혈병 등을 들 수 있다.

유암의 경우, 유방에만 국한되어 있을 때는 85%, 인접 임파선에 전이되어 있을 때는 60%, 원격 전이가 있을 경우에는 10%정도의 5년생존율을 바라 볼 수 있다. 근치 수술후 보조요법으로 시행하는 약물요법은 확실히 완치율을 높일수 있고, 진행된 유암이라 할지라도 세포 독성 항암제와 항 에스트르겐제를 사용하여 좋은 효과를 기대할 수 있다.

소세포 폐암은 전반적으로 폐암중 예후가 가장 불량하지만, 약물요법으로써 증상의 완화 및 생명의 연장을 도모할 수 있을 뿐만 아니라 약 20%의 완치도 가능하다. 그러나 간암·담낭암·췌암·대장암·담도암 등의 소화기 암과 신장암·방광암·뇌암 등은 대개 약물요법에 반응하지 않는다.

이러한 암에 대한 치료는 가능한한 환자를 편안하게 하는 대증적 요법을 목적으로 해야 한다.

이상에서 보는 바와 같이 약물요법이 만병통치의 치료법은 아니라는 점에서 실망하는 사람이 있을지 모른다. 그러나 약물요법은 불과 40여년의 역사 밖에 안되는 비교적 새로운 치료법이며, 현재의 문제점을 보완하기 위한 새로운 모색이 계속 진행 중이다. 실로 속수무책이었던 진행 암에 대해, 40여년간 현재와 같은 치료법을 개발해 온것은, 비록 더디기는 하지만 꾸준한 노력에 의한 개발의 결과이며, 앞으로도 암을 정복하기 위한 행진은 서서히 미지의 길을 밝혀 갈 것이다.

13

암의 면역요법

崔 龍 黙
慶熙大学校医科大学教授 / 慶熙大医大附屬病院암센터硏究室

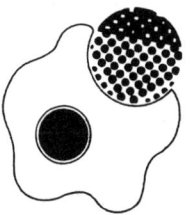

서 론(序論)

　종래에 있어서는 암의 면역요법(免疫療法)이 항암(抗癌)의 치료와 병행하여, 저하(低下)되는 환자의 면역 능력을 회복시키거나 또는 암에 대응하는 환자의 저항성을 비특이적(非特異的)으로 증강시키는 데 중점을 두어 왔고, 이것을 암의 보조적인 치료요법으로도 시도되어 왔다.

　이러한 문제는 암세포에만 선택적으로 작용되는 항암제가 아직은 개발되지 못하고 있고, 따라서 정상세포에 손상이 없는 항암요법으로서 항암의 효과를 기대하기가 어렵기 때문인 것이다. 그리하여 어떤 면역부활제(免疫賦活劑)나 조절제(調節劑)를 사용하므로서 암세포에만 선택적으로 항암 작용을 시험하는 방법이 암의 면역요법으로서 널리 실시되기에 이르렀다.

　이러한 면역부활제는 암세포에 대해서 다소나마 선택성이 있기 때문에 종양항원(腫瘍抗原)의 특이성이라고까지는 말할 수 없지만, 많은 종류의 암살해세포(癌殺害細胞)와 파괴 기능 체계를 활성화 시킨다는 것을 알게 되었다. 임상면역학(臨床免疫學)의 발달에 따라, 세포상해성(細胞傷害性) T세포(細胞) [胸腺由來의 淋巴球細胞] 뿐만이 아니고 활성화 된 대식세포(大食細胞) · 자연살해세포(自然殺害細胞) · LAK세포 [Lymphokine Activated Killer Cell; 임포카인活性 殺害細胞] 등에 의해 파괴시키는 비특이성 면역 기능의 역할이 항종양성(抗腫瘍性)의 생체 방어기구로서 많은 관심을 집중시키고 있다.

　또한, 이들 세포를 유도(誘導) 및 활성시키기 위한 인자(因子)와 활성화 된 이 세포로 부터 유리시킨 항종양성(抗腫瘍性)인자에 대한 새로운 해석이 많이 개발되었다. 그 결과 현재는 인터페론(Interferon) · 인터루킨 II (IL－II, Interleukin) · 대식세포(大食細

胞) 활성인자(活性因子)·종양괴사인자(腫瘍壞死因子)등의 존재가 명백하게 되어 그것들의 임상 응용이 시도되려는 단계에 이르고 있다. 더구나 살해세포(殺害細胞)와 그의 생물학적 활성물질 그리고 항체(抗體)·면역조절인자(免疫調節因子)등 암과 환자의 면역 반응에 관계되는 미량의 물질이 최근의 생체공학(生體工學) 발달로 상세하게 밝혀지고 있어서 이제는 대량 생산도 가능하게 되었다. 또한 단일 클론항체도 비교적 용이하게 얻을 수 있게 되었고, 종양세포에 대응하는 단일 클론항체가 많이 만들어져 임상 응용의 가능성도 모색되어 가고 있다. 그리고 최근까지 암치료에서 면역치료법이라고 불리던 영역이 오늘날에 와서는 생체 면역조절 또는 수식(修飾)이라는 한 분야로 분류되고 있다. 그래서 생체 면역조절에는 암의 성장 특징 또는 항원 조직에 변화를 일으키므로 암에 대한 환자의 반응에 영향을 주는 모든 물질과 방법이 포함된다. 그러므로 면역 반응에 관계되는 세포를 직접적으로 활성화 시키거나 암을 치료하는 데에 쉽게 견딜 수 있도록 환자의 전신 상태를 호전시키는 방법도 물론 여기에 포함되게 된다. 그러면 이러한 치료 효과를 가져 오는 물질 또는 방법의 작용기전(作用機轉)이나 대상(對象)은 무엇인가를 살펴보기로 한다.

① 살해세포의 수량이나 활성도를 증가시키고 가용성(可溶性) 중개 물질의 생산을 증가시켜 환자의 항암 능력을 증강시키며, 또 환자에게 일어나는 유해(有害)한 반응을 제거할때 필요한 환자 방어 기능의 증강.

② 천연 또는 합성한 물질이나 중개물질(仲介物質)을 투여하므로서 환자의 저항력을 증강하는 것.

③ 암세포막의 특성을 변형시켜 항원성(抗原性)을 증가시키거나, 전이(轉移) 능력의 변화와 암세포 자체의 감수성을 높여 환자의 숙주반응(宿主反應)을 증강.

④ 암세포의 형질 전환을 억제하며, 세포 변형도 방지하고 세포 분화 및 성숙을 유도시킨다.

⑤ 항암 치료로 발생되는 생체의 손상에 대하여 환자의 내구력을 증강시키는 방법.

⑥ 환자에게 존재하는 억제세포나 억제 기전(機轉)을 저하시켜 환자에게 간접적으로 항암 반응을 증강시키는 것 등.

대체로 6가지 형태로 나누어 볼수가 있겠는데, 여기에서 필자는 독자들의 이해를 쉽게 하기 위하여 순서에 따라 이미 임상 효과의 평가가 알려진 세균제제, 식물 다당류 및 저분자 화합물(低分子化合物), 또한 흉선(胸腺) 호르몬과 그 인자 그리고 실제로 우리 몸의 면역 기구와 관련되어 사용되는 고전적인 면역요법을 분야별로 기술하여 보기로 하겠다. 특히 면역요법의 새시대 창문을 열어줄 것으로 인정되고 있는 입양면역요법(入養免疫療法)중에서 항종양성(抗腫瘍性), 단일 클론항체의 임상 응용 가능성에 대하여 기술하고, 이에 대한 장래의 전망과 우리나라의 현황을 살펴 보도록 한다.

면역요법(免疫療法)의 종류

항암 면역요법의 궁극적인 목표를 세균성 질환에서와 같이 사전 예방과 완전 치료라고 볼때, 항암 면역요법의 분류는 이론적으로는 면역학적 예방과 면역학적 치료의 두가지로 나눌 수가 있겠는데, 그 종류를 다시 세분하면 다음과 같다.
1) 면역예방법(免疫豫防法)
2) 면역치료법(免疫治療法)
 가) 비특이적 능동 면역요법
 나) 특이적 능동 면역요법
 다) 면역보강요법(免疫補強療法)
 라) 입양 면역요법(入養免疫療法)
 마) 수동 면역요법(受動免疫療法)

1) 면역예방법(免疫豫防法)

암퇴치의 이상적인 방법은 암의 예방이 되겠고, 이에는 평소의 식생활, 개인적 기호 및 습관의 조절과 환경개선 뿐만 아니라 면역학적인 예방법이 필요하며, 세균이나 바이러스 질환 때처럼 암의 특이항원(特異抗原)에 대한 백신의 제조가 필요하지만, 암의 특이항원이 발견되기 어렵고, 발견되어도 항원성이 미약하며, 또한 암 특이항원의 종류가 다양하기 때문에 이러한 각종 항원의 묘출 및 이들 항원을 총망라한 고가의 백신을 제조하는 것은 거의 불가능한 상태이다.

그러나 최근 발암인자의 공통분모로 생각되는 암 유전자의 전사(轉寫)과정을 거쳐 생산된 핵산이나 담백질에 대하여 단일 클론항체를 이용, 암을 예방하려는 연구가 진행되고 있다.

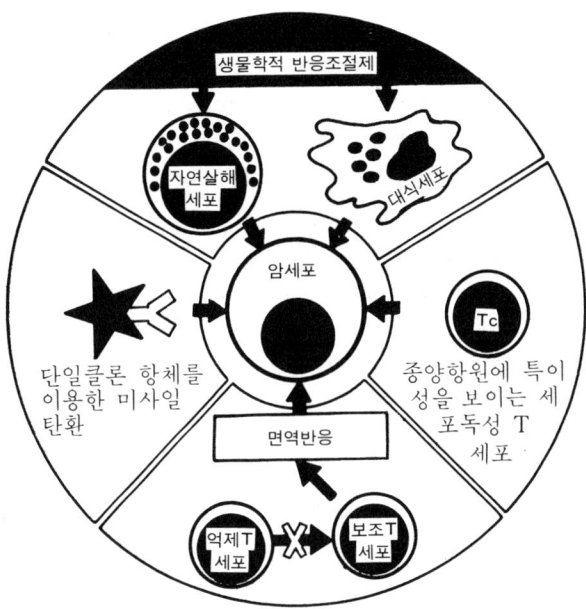

〈그림 1 항암 면역치료법의 개요도〉

2) 면역치료법(免疫治療法)

 암환자에게서 얻어진 백혈구의 활동을 보면 항암 작용을 나타냄을 알 수 있으나 이들의 작용이 매우 미약하여 암의 증식을 억제하지 못하고 있다. 따라서 면역 기능을 통한 암의 치료를 위하여는 개체의 면역 능력을 향상시켜야 하겠으며, 이를 실현하는 방법을 그림으로 나타내면 [그림 1] 과 같다.

면역학적(免疫學的) 치료 방법

 이 중에서 먼저 능동 면역요법이라 함은, 면역 보강제같은 비특이적인 면역 조절제를 투여하거나 종양세포 자체 및 그 추출물 또는 종양 관련 항원을 사용하여 환자 자신의 면역반응 능력을 증강시키는 방법이다.

가) 비특이적 능동면역요법(非特異的 能動免疫療法)

　　대부분의 많은 학자들에 의해 사용되고 연구되어 왔으며, 이 분야에서 사용되는 물질들이 면역 반응을 항진시킨다고 생각하여 쓰여지고는 있으나, 때로는 반대로 억제 효과를 나타내는 때도 있다는 것을 명심해야 될 것이다.
　　여기에는 BCG, MER이나 OK-432와 같은 세균 자체거나 그 추출물, 그리고 Lentinan, PSK, Schizophillan, Levan과 같은 다당류, 또 Poly IC, Poly Au, Pyran Copolymer 같은 합성의 Interferon자극제 및 Levamisole, Bestatin, Indomethacin과 같은 화학적인 면역 조절제 등이 포함된다.
　　이 물질들은 근본적으로 대식세포에 작용하여 종양세포나 이종세포를 파괴 내지 살해시킨다. 이들 비특이면역조절제의 투여로써, 자연 살해세포나 항체의존성 세포독성의 기능을 나타내는 임파구와 대식세포가 활성화 된다. 그러나 이들 면역조절제가 동물실험에서 좋은 결과를 얻었지만, 인체의 임상실험에서는 단독으로 투여했을 때 유효하였다는 결과 보고가 드물다.
　　다만, 인체종양에서 이러한 비특이적 능동 면역요법 때문에 확실한 효과가 있다고 보고된 것은 종양 속으로 세균물질을 직접 주입했을 경우 뿐인데, 그 이유는 이때 BCG 또는 지연성 과민 반응을 일으키는 물질들이 종양 주위의 국소에 있는 비특이적인 세포, 독성 대식세포를 자극하여 종양에 대한 염증성 거부 반응을 일으키기 때문이다. 즉, 자극된 대식세포는 종양세포의 이종성(異種性)을 인지(認知)하므로써 정상 조직에는 손상을 주지 않고, 종양의 치유에 도움을 준다. 그러나 종양에 대한 면역이 오랫동안 지속되지 못하므로 곧 거부 반응을 나타내어 다른 장기(臟器)로의 전이가 발생한다. 또한 국소 종양에 직접 주입할때에 발열, 균혈증 등 부작용과 그 밖의 심한 합병증을 일으킬 수 있으므로 상당한 주의가 필요하다.
　　또한 앞에서도 언급한 바와 같이, 면역기전(免疫機轉)중의 억제 효과를 나타내는 부분이 활성화 될 경우, 오히려 면역 반응을 억제시키는 결과가 초래된다. 그러므로 이러한 비특이적인 면역 조절제의 효과는 항진 효과와 억제 효과의 통합된 결과이며 최종적인 면역 기능의 효과로서 나타내게 된다.
　즉, 억제 임파구와 억제 대식세포가 자극되는 경우에, 종양에 대한 면역 반응을 억제시켜 종양의 증식을 자극하는 결과를 갖게 되면서 암이 빨리 자라거나 퍼지게 된다. 그리고 이러한 제제들을 사용하는데 있어서 한가지 문제점은 용량과 투여 기간인데 의사들의 경험적인 결과를 토대로 활용되고 있다.
　또한 같은 제제라도 생산된 시기에 따라 결과가 일정치 않다는 문제점 때문에 화학적으로 성분이 규명되거나 합성된 물질을 사용하려는 경향이 많다.
　앞에서 언급한 여러가지 물질들이 대식세포(大食細胞)나 자연살해세포(自然殺害細胞)의 활성을 증강시키므로서 효력을 발생하는 것과 마찬가지로, 최근에 각광을 받고 있는 인터페론과 인터루킨 및 종양괴사인자(腫瘍壞死因子)에 대하여 보다 자세히 기술하기로 한다.
　A) 인터페론—IFN(Interferon)에는 α, β, γ의 세가지 종류가 있다. α—IFN을 백혈구형 IFN이라고도 불리는데, 백혈구에 센다이 바이러스를 감염시켜 얻은 것이고, β—IFN은 섬유아세포형 인터페론이라고 불리우고 있다.
　한편, γ—IFN은 면역 IFN으로 불리우며 T세포를 분화 유도체 또는 항원으로 자극했을때 생산된다.
　IFN은 어떤 종류의 종양세포 증식을 억제하는 한편, 대식세포나 자연살해세포를 자극하여 항종양 효과를 발휘한다고 알려져 있다. 그리고 recombinant방법으로 IFN의 대량 생산이 가능하게 됨에 따라 임상에서도 이미 IFN을 사용한 Phase II 연구가 수없이 시행되었고 그 결과가 학계에 보고 되어 있다.
　Hairy Cell Leukemia, 만성골수성 백혈병, T Cell Leukemia, Kapoeis Sarcoma등에서는 특히 좋은 임상 효과를 내는 것이 증명되었고, 그 밖에도 유방암, 다발성골수종, 악성 림프종환자에 γ—IFN을 투여한 결과 종양의 축소 내지는 골수종 단백의 감소를 확인하였다고 보고되고 있다.
　그리고 β—IFN의 임상 응용에 있어서 뇌종양, 피부의 악성종양, 다발성 골수종 등에 시험한 결과 종양의 축소가 확인되었다는 보고도 있다.
　γ—IFN도 여러가지 임상 실험이 행해져 뇌종양, 피부종양, 림프종 및 백혈병 등에서 종양이 축소 되었고, 말초 혈액 중에서 악성

세포의 감소 효과가 확인되었다는 보고가 있다.

또 비뇨기계(系) 악성종양의 경우, 콩팥 암의 12~15% 정도에서 종양 축소의 효과가 확인되었고, 특히 폐전이병소(肺轉移病巢)에 대한 축소 효과가 있었다고 한다.

특히 γ-IFN은, 대식세포 활성인자 모양의 활성을 갖는 것부터가 대식세포를 통한 면역 조절제로서 특이(特異)하며, 실험종양제(實驗腫瘍劑)에서 다른 IFN에 비해 강한 항종양활성(抗腫瘍活性)을 갖고 있다는 것이 알려져 있다.

외국의 임상에서는 현재 Phase I 연구 및 Early Phase II 연구가 행하여지고 있는 단계이고, 그 외에도 임상에서의 항종양 효과가 검토되어 가고 있을 것이다.

우리나라에서는 γ-IFN이, 실험실 연구 단계이고 임상 응용 단계에 사용할 만큼 많은 양은 생산되지 않고 있는 것으로 알고 있다.

현재는 IFN단독에 의한 항종양 효과가 당초에 예상했던 만큼 강력한 것은 아니고, 앞으로 다른 치료법과의 병용 효과에 대해서도 더욱 많은 검토를 해 나갈 필요가 있다고 생각된다.

B) 싸이토킨—대식(大食)세포나 림프구를 항원 내지 분화유도 물질로 자극시키면 Soluble mediator를 방출한다. 이러한 물질을 싸이토킨이라 부르는데, macrophage나 monocytes로부터 생성된 것을 monokine, 림프구로부터 생성된 것을 lymphokine이라 부른다. 이러한 것들은 Glycoprotein으로서 직접 종양세포에 작용하는 것과 또 면역 반응의 조절에 작용하는 것이 있다.

ⓐ 인터루킨(IL-I) : 이것은 숙주(宿主)의 항종양성 작용을 직접 내지 간접으로 항진시키는 여러 가지 작용을 갖고 있다. 또 T 및 B 림프구 세포의 증식 및 분화 IL-II와 γ-IFN의 생산을 중계시켜 항종양성 작용을 나타낸다. 따라서 IL-1, IL-II 및 γ-IFN의 동시 작용이 유효한 것이다.

ⓑ 인터루킨 (IL-II) : 세포상해성 림프구의 유도 및 증식, 자연살해세포의 활성화 증진, γ-IFN의 작용항진, helper T세포의 증식 등의 작용을 갖고 있어서 면역계를 중계로 항종양 작용을 나타낸다.

IL-II를 써서 겨우 존재하고 있는 미숙한 종양, 특이적인 세포상해성 림프구를 In Vitro에서 더욱 더 증식시키는 일이 가능해졌고, 또한 동물실험을 통하여 기초적인 실험 결과를 얻은 후 임상에 응용할 수 있게 되었다.

특히 recombinant IL-Ⅱ의 생산은 암 치료에의 응용을 현실적으로 가능하게 만들었고, 임상 응용에서도 직접 환자에게 투여시켜 IL-Ⅱ의 존재하에 활성화되는 NK, LAK, CTL의 3종의 세포 집단을 활성화 내지 증식시킬 수 있게 되었다.

그중에서 LAK의 증식 내지 활성화를위하여IL-Ⅱ를 이용하고 증식된 세포 집단을 환자의 체내에 이입시키는 입양 면역법에 기대를 갖게 되었다.

ⓒ 종양괴사인자(腫瘍壞死因子)(TNF) : 종양괴사인자는 1975년 Old등에 의해 처음로 보고되었는데, 이것은 BCG에 감염된 쥐에 2주일후 endotoxin을 주사하고 얻어진 혈청 중에 존재하는 cytokine 특히 monokine의 일종이라고 생각된다. 이 TNF활성을 가진 혈청을 얻기 위하여는 priming과 eliciting의 2단계 자극이 필요한데, 어느 쪽이든 한가지로서는 생산되지 않는다.

또한 생산 모체로서는 대식세포가 중요시 되고 있다.

이 TNF가 in vivo 및 in vitro에서 나타나는 항종양 효과를 볼때, 암이나 육종을 불문하고 여러 종류의 악성종양에도 효과가 있음을 알수 있으며, 더구나 정상 세포에 대해 거의 세포 독성을 보이지 않는 이점이 있다.

TNF의 임상응용에는 TNF의 정제(精劑)와, 양산(量產)이 필요하며, 암환자의 체내에서 TNF를 생산시키도록 만들어 치료 효과를 나타내게 하는 것이 필요하다.

최근에는 유전자 공학을 이용하여 다량의 TNF를 만드는 일이 가능해졌고 recombinant TNF를 사용한 임상 응용이 행해지고 있다.

그러나 치료에 응용하는 경우의 문제점으로는 우선 이들 물질을 정맥 속에 투여했을 경우, 급속도로 혈중 농도가 저하되는 일이다. 유효 혈중 농도를 보다 장시간 유지할 수 있는 여러 가지 노력을 하고는 있지만, 이들 물질은 지극히 미량(微量)이면서 미소(微小)한 환경에서 작용하기 때문에 고농도에서 장시간 혈중에 있을 경우, 생체에 어떤 영향을 미치는가를 신중히 검토하지 않으면 안된다.

오히려 미량이지만, 이들 물질이 암세포가 증식하고 있는 부위에 장시간 존재할 수 있도록 하는 방법을 찾아내는 일도 중요하다.

나) 특이적 능동면역요법(特異的 能動免疫療法)

이것은 백신을 의미하는 것으로 동물실험에서 성공적으로 시행되고 있다. 과거에는 주로 죽은 자가(自家) 또는 동종(同種)했을때, 종양세포를 면역원(免疫源)으로 사용하여 왔다. 즉, 쥐에게 이식하면 잘자라는 '갑'이라는 암을 BCG와 함께 쥐에 이식했을때, '갑'이라는 암은 거부되어 자라지를 못하고 오히려 '갑'이라는 암에 대한 면역성을 획득하여 후에 다시 '갑'이라는 암만을 이식하여도 쥐에서 자라지 못하고 거부되는 현상을 관찰할 수 있다.

이러헌 현상은 종양세포를 변형시켜 종양세포의 항원성을 높임으로서 발생하는 것인데 즉,
① 종양세포를 바이러스에 감염시키거나
② 화학물질을 부착시키거나
③ 세포융합을 시키거나
④ 종양 특이 항원부분을 순도 높게 정제 함으로써 가능하다
 [그림2 참조]

또한 Hapten을 첨가시키거나 Neuraminidase로 세포막의 Sialic

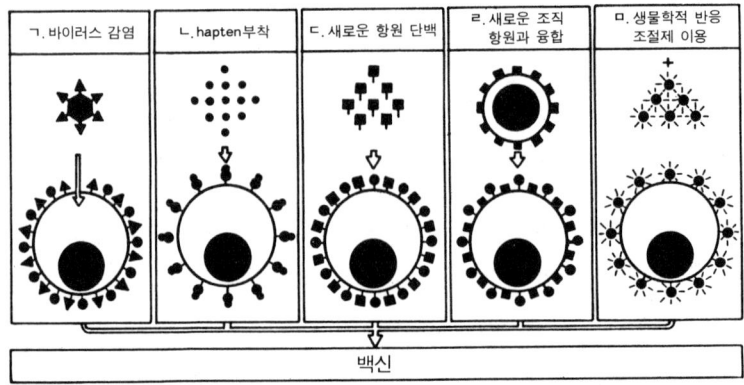

〈그림 2〉 암 항원에 대한 면역 반응을 증가시키는 법

종양에 대한 환자의 면역반응을 증강시키기 위한 백신의 제조는 다음의 5가지 방법을 활용하여 효율성을 높일 수 있다.
ㄱ) 종양을 바이러스에 감염시킨다.
ㄴ) Hapten을 종양의 표면항원에 결합시킨다.
ㄷ) 새로운 항원단백을 종양의 표면에 부착시킨다.
ㄹ) 새로운 조직항원의 세포와 종양세포를 융합시킨다.
ㅁ) 생물학적 반응 조절제를 이용하여 면역기능을 항진시킨다.

Acid를 제거해서 종양에 있는 항원(抗原)을 노출시켜 종양세포의 면역원성(免疫原性)을 증가시키는 방법도 시도되었다. 특이능동면역요법(特異能動免疫療法)은 감염 질환에서의 능동면역과 마찬가지로 기억(記憶) T세포를 만들므로서 장기적으로 효과가 지속될 수 있는 면역요법이다. 또한 단기간의 염증 반응을 유발하는 비특이적 능동면역요법(非特異的能動免疫療法)과는 달리 특이적인 감작(感作), 세포와 세포 사이의 반응 및 염증 세포의 이동 등의 기전(機轉)이 복합된 진정한 의미의 면역학적인 거부 반응을 유도할 수 있는 방법이다.

암에 대한 면역 반응을 저하시키는 요소로는 종양에 특이한 억제인자가 있다. 이러한 억제인자는 암환자의 말기나 부피가 큰 암을 가지고 있는 환자에서 현저하므로 이러한 특이적인 능동 면역요법을 실기하기 이전에 없애 버릴 필요가 있다.

어떤 특정의 한 암에 한정된 특이한 항원(抗原)의 존재가 밝혀지고, 암의 발생 가능성이 현저한 대상을 선별할 수 있다면 예방 목적의 암 백신을 만들어서 사용할 수도 있겠지만, 단 한 종류의 백신으로 모든 암을 예방할 수 없다는 것이 현실인 것이다.

다) 면역보강요법(免疫補强療法)

이것은 세포를 직접 주입(注入)하는 방법이 아니고 직접 또는 간접적인 방법으로 면역 기능의 결핍을 회복 또는 보강시키는 치료법이다. Thymosin, Thymopoietin과 같은 흉선(胸腺)호르몬은 혈중(血中)의 Null Cell을 포함한 흉선유래임파구세포(胸腺由來淋巴球細胞)의 전구세포를 성숙된 세포로 만드는 기능을 갖고 있어 여기에 포함되며 Levamisol과 그 유도체도 유사한 기능을 갖고 있다. 소세포성 폐암이나 카포시 육종(血腫)환자에게서 체내에 순환하고 있는 흉선 유래 임파구 세포가 떨어져 있는 경우, 흉선 호르몬으로 이 세포를 증가시킬 수 있었다.

최근, 억제인자의 제거 방법으로서 어떤 면역 흡착제를 사용하였을때 혈장 흡착후 암의 비염증성 괴사가 발생했다는 것이 보고되고 있다.

이러한 현상은, 기전(機轉)에 있어서 확실하지는 않지만, 면역 흡착제에 의해 차단인자인 면역 복합체가 제거되는 것으로 추측된다. 현재는 면역 보조요법에 속하고 있으나, 그 작용 기전(機轉)이 밝혀지는 대로 다른 분야로 분류될 가능성도 있다.

라) 입양 면역요법(入養免疫療法)

이 치료법은 종양에 대한 면역성을 가진 세포를 환자에게 투여하는 방법으로 예를 들면 임파구나 대식세포가 있다.

동물실험에서는 종양 특이항원을 이용하여 항원 특이성 살해세포를 생산하므로서 종양의 성장을 억제하거나 종양을 소실시킬 수 있었다. 그러나 인체에서는 종양 특이항원의 발견이 어렵고, 종양의 항원성이 약하며, 종양에 면역시킬 사람을 구할 수 없고, 종양항원에 감작된 살해 임파구를 다량 구하기 어려운 문제점이 있었기 때문에 인체의 종양에 대한 입양 면역요법은 암의 치료에 그다지 커다란 공헌을 하지 못하고 있었다. 그러나 최근 이러한 문제점을 극복하여 비특이적으로 활성화된 살해 임파구를 통해 암세포를 파괴할 수 있음이 증명되었다.

앞에서도 잠깐 설명하였듯이 T세포 성장인자, 또는 IL-Ⅱ라고 하는 물질을 인체의 임파구와 혼합하여 3~4일간 배양하면, 어느 특이항원에 감작할 필요없이 비특이적으로 활성화 되는 세포가 있

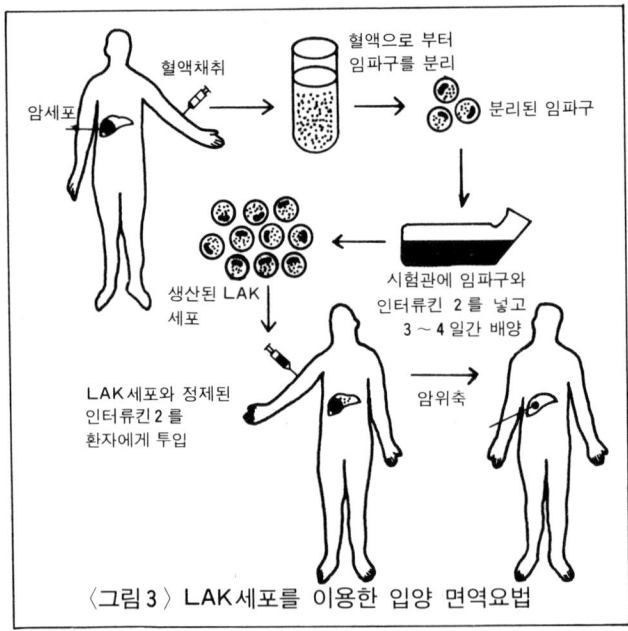

〈그림 3〉 LAK세포를 이용한 입양 면역요법

는바, 이 세포를 임포카인 활성살해세포(LAK Cell, lymphokine activated killer cell)라고 말한다. 이 세포는 여러가지 종양세포를 파괴할 뿐만 아니라 자연살해 세포에 내성이 있는 종양세포도 파괴하지만 정상세포는 파괴하지 않는 성질이 있다.

최근의 임상 실험을 통하여, 기존의 각종 암 치료에 효과가 없었던 흑색종·대장암·신장암·폐선암·위암에서 환자 자신의 LAK세포로 치료한 결과 호전되었음이 보고되고 있다. 더우기 IL-II를 LAK세포와 함께 체내에 투여함으로써 더욱 좋은 효과를 얻고 있으며 이러한 치료법은 우리나라에서도 시도되고 있다. [그림3 참조]

마) 수동 면역요법(受動免疫療法)

이는 항암 항체를 이용한 치료법이다. 최근 분자생물학과 Hybridoma기법의 발달로 인하여 여러 종류의 암세포에 대한 단일 클론항체가 만들어져 임상응용의 가능성이 검토되고 있다. 단일 클론 항체 단독에 의한 치료는 다른 고형암에 비하여 항체에 감수성이 높은 조혈기 종양에 시도되었으나 그 효과는 일시적인 것이었다.

그 원인은, 치료 중에 발생하는 항원성의 변화에 의한다고 생각되어지고 있다. 즉, 단일 클론항체 투여 전에는 잡지 못했던 유리항원이 혈중에 나타나면서, 그 후에는 단일 클론항체를 증량시켜도 치료 효과는 보이지 않았다는 것이다.

단일 클론항체를 이용한 치료를 더욱 더 유효하게 하기 위하여는, 단일 클론항체를 화학요법제나 어떤 독소와 결합시켜 이것을 종양이 있는 국소 부위에 모이도록 하는 방법이 시도되고 있다. 이때 쓰이는 독소를 면역독소(Immunotoxin)라고 한다. 그러나 암 환자의 치료에 응용하는 경우, 이들의 결합체 제작에 의해 항체 활성의 저하가 있나 없나, 결합하는 물질의 안정성 및 대사, 부작용 등 이제부터 여러 방면에 걸쳐 검토하지 않으면 안되는 문제가 있다.

또 한가지 방법은, 단일 클론항체에 의해 ADCC(Antibody Dependent Cell Cytotoxicity)를 응용한 치료가 있는데, 항혈청을 사용한 ADCC에는 매우 강력한 세포 상해가 발휘되지만 이종(異種)의 항혈청으로는 치료에 응용할 수 없기 때문에 단일 클론항체로서 종양에 대해 ADCC를 유도하는 것을 만들어 치료에 응용하려는 시도도 있었다.

단일 클론항체에 의해 ADMC(Antibody Dependent Macrophage

Mediated Cytotoxicity)를 치료에 응용하는 경우, 공격 세포에 있는 대식 세포를 활성화 시켜 놓으면 ADMC는 보다 강력하게 되며, 더욱 더 활성화된 대식세포 단독에 의해 항종양 효과는 강력하게 된다. 그러나 단일 클론항체로는 동일 장기 유래의 악성종양을 모두 망라하여 알수가 없고, 또 동일 환자에서 생긴 종양세포를 모두 망라해서 알수가 없는 일이다.

또한 환자 자신의 B세포로부터 단일 클론항체를 만드는 일은 지금으로서는 매우 곤란하고 이종(異種)에서 만들어졌기 때문에 동일 환자에게 자주 투여하는 것도 위험하다.

그러나 앞으로 이들과의 발현기전은 in vivo 실험으로 밝혀져야 되고, 작용기전이 다른 제제들을 짝으로 만드는 일, 그외에 이들 제제에 의한 치료를 종래의 치료법과 어떻게 적절하게 병용해 갈 것인가 하는 문제와 함께, 멀지 않은 장래에 특정한 단일 클론항체를 정맥주사 함으로써 종양세포에서 항체만을 찾아낼 수 있게 되고, 항암제로서의 역할을 하는 Immunoconjugates의 역할도 관찰할 수 있을 것이다.

그리고 유전공학의 기술 개발로 생산 가능한 여러가지 단일 클론항체 등이 앞으로 새로운 항암 치료제를 개발하려는 과학자들에게는 훌륭한 보조역할을 할 것임에 틀림없다.

면역요법(免疫療法)의 장래

면역요법은 암 치료에 있어서 외과적인 수술, 방사선요법, 화학요법 다음인 네번째의 치료법으로 등장하게 되었다. 그리고 인류의 숙적인 암의 정복은 암 면역학과 암 유전자에 대한 유전공학의 발달로 가능하게 되었으며, 그 완성 단계는 금세기 말경이 될 것으로 생각된다.

그리고 앞으로는 암의 면역학적인 치료 이외에도 면역학적인 예방요법이 암의 퇴치에 중요한 역할을 하게 될 것이다. 그러면 이상과 같이 열거한 면역요법 중에서 우리나라에서의 수준은 어떠한가?

환자에게 직접, 간접으로 면역 기능의 결핍을 회복 또는 보강시키는 요법은 많이 알려졌고 보급되어 있으나, 특히 능동 면역요법과 입양 면역요법에 의한 치료는 소수를 제외하고는 아직도 연구실이나 실험실 수준을 벗어나지 못하고 있는 실정이다. 그 이유는 인력보다는 시설이나 장비와 함께 많은 연구비가 들어야 되기 때문이다.

    그러나 각 대학, 국립 및 민간연구소 등에서 활발한 연구가 아직은 소규모이긴 하지만 의욕적으로 진행되고 있으므로 우리나라에도 머지 않아 좋은 결실을 맺으리라고 생각된다.

암을 예방하는 6가지 법
〈미국국립암연구소에서 발표한 최신 정보〉

암은 사망율이 높은 무서운 질병의 하나로 그 예방과 치료법에 많은 관심이 집중되고 있다. 최근에 미국 국립암연구소가 내놓은 각 부위별 암 예방법 6가지를 소개한다.

1. 유방과 결장암의 발병 가능성을 줄이려면 동물성이나 식물성 지방분 섭취를 줄인다.
2. 신선한 과일과 야채를 되도록 많이 먹는다. 섬유질·비타민A·비타민C는 특정 암 예방에 효과가 있다.
3. 입·목·간·식도암의 위험을 줄이려면 음주량을 하루 1~2잔 이하로 제한한다.
4. 폐·후두·식도·구강암 발병율을 낮추려면 담배를 끊는다
4. X레이 촬영은 되도록 피한다. 불가피한 경우에는 신체의 최소한 부위만 X-레이를 쬐도록 한다.
6. 피부암 위험을 줄이려면 상오11시부터 오후 2시까지의 햇볕을 쬐지 않도록 한다. 불가피한 경우에는 차광시키는 양산이나 모자를 쓰고 옷으로 피부를 보호하도록 한다.

암266 問答

① 자기진단과 예방법
　　　　　金炳洙(延世癌센터病院長)
　　　　　金貴彦(延世大医大教授)
　　　　　金周恒(延世大医大教授)
　　　　　高銀姬(延世大医大教授)

② 위암·간암·췌장암 그밖의 암
　　　朴瑛勳
　　　　　釜山高麗神学大医学部教授
　　　　　釜山福音病院長

③ 자궁암에 대하여
　　　李台鎬
　　　　　慶北大学校医科大学教授
　　　　　慶北医大附屬病院長

④ 암으로부터 가족을 지키는 지혜
　　　金錫煥
　　　　　前서울大学校医科大学教授
　　　　　서울中央病院長

⑤ 이렇게 하면 암에 걸리지 않는다
　　　李海宣 (富川第一病院長)

자기진단과 예방법

延世癌센터전문의료팀

延世大學校医科大學教授 / 延世癌센터病院長 金炳洙
延世大学校医科大学教授 / 放射線治療專門医 金貴彦
延世大学校医科大学教授 / 癌治療專門医 金周恒
延世大学校医科大学校教授 / 藥物療法治療專門医 高銀姬

85 암은 언제부터 알려졌고, 완전히 없어질 수는 없는지요.

● 암의 역사는 인류의 역사와 함께 합니다. 이집트의 파피루스 문서에도 기록이 있고, 미이라를 진찰한 결과 유방암으로 사망한 경우도 있읍니다.

암이라는 단어를 기록한 사람은 B.C 400년경의 히포크라테스가 처음이었읍니다. 이처럼 고대부터 암이 있었던 이유는 인간이 태어날 때부터 암이 발생할 수 있는 발암인자(oncogene)를 세포 속에 지니고 태어나기 때문입니다.

즉, 난자와 정자가 합쳐서 하나의 세포가 되고, 이것이 자궁 속에서 40주만에 3kg의 아이로 성장하는데 이때 태아가 급속히 성장할 수 있는 힘이 바로 세포 속의 발암인자 즉 성장 인자에서 나오는 것입니다. 이 인자는 일정 기간이 지나면 기능이 억제되어 세포 증식이 없는데, 여러 가지 이유로 이 인자가 자극을 받으면 다시 활동을 시작해서 세포를 암세포로 발전시킵니다.

84 암이란 공포의 대상인데 과연 그 정체는 무엇인가요?

● 우리 인체는 수많은 세포로 구성되어 있어 각기 세포군이 모여서 일정한 기능을 유지해 줌으로써 생존이 가능합니다. 이 기능의 단위인 세포가 성질이 변하여 이상 현상을 일으키면서 무한정 증식하여 혹을 만들고, 정상 세포를 파괴하는 질환을 만듭니다.

세포 속에는 콤퓨터처럼 정교하고 복잡한 염색체가 들어 있어 복잡한 기능을 수행하는데, 이 염색체에 변화가 생겨 거기서 나오는 정보가 잘못 전달되면 세포가 기능을 상실하고 우리 몸에 해로운 세포로 변하면서 생명까지 위협하는 암이 되는 것입니다.

83 불치의 암 환자가 있을 경우 주부의 역할을 말씀해 주십시요.

● 선진국에서도 일반적으로 암환자의 50%는 완치되고 50%는 생명을 잃습니다. 우리나라의 현실은 이보다 더 어려운데, 조기진단이 되지 않아서 치료에 난관이 많습니다.

전문의사가 일단 완치할 자신이 없다고 하면 가능한 한 암환자를 정신적으로나 고통으로부터 편한하게 해주어야 합니다. 때로는 항암제 투여로 몇해씩 생명이 연장되는 경우도 있습니다. 요사이 시중의 믿을 수 없는 민간요법에 매달려 재산을 탕진하는 경우를 많이 보는데, 반드시 전문 의사와 상의하여 투약해야 합니다.

82 우리나라와 외국과의 암의 발생 양태는 어느 정도입니까?

● 생활습관과 식생활의 차이 때문에 암의 발생 양태에서 서양과 우리나라는 큰 차이가 있습니다. 서양 사람은 흡연으로 인해 폐암이 대단히 많으며, 동물성 지방질이 많은 음식을 주로 먹기 때문에 대장암이 많고, 또 음식과 생활습관으로 인해 유방암도 많습니다.

그와 달리 우리나라는 남녀 모두 위암이 많고, 간염 환자가 많아 간암 발생률이 높습니다. 외국에서는 감소 추세에 있는 자궁암도 아직 생활 환경이 위생적이지 못해서 많이 발생합니다.

81 정기적인 신체검사를 반드시 받아야 하는지요?

● 서양 사람들은 자기 생일날, 직장에 가지 않고 병원에서 간단한 신체검사를 받는 습관이 있어 1년에 한 번은 병원에 갑니다. 우리나라에서는 직장인의 경우, 직장 신체검사로 충분하며 개인인 경우는 진찰과 몇 가지 필요한 검사만 하는 간단한 방법을 권장합니다. 병원에 입원해서 며칠씩 신체검사를 할 필요는 없습니다.

80 발암인자를 자극해서 암을 유발하는 원인은 무엇입니까?

● 세계보건기구에서 많은 연구를 통해 발표한 암 유발 원인을 보면 흡연이 30%로 가장 큽니다. 다음은 음식인데 음식 속에 암 유발 요인이 포함된 것이 전체 음식의 32%나 됩니다. 기타 간장염이 간암의 원인이 되며, 공해로 인한 것, 약물로 인한 것 등 여러 원인이 있으나 이중 70%는 간단히 피할 수 있는 것들입니다.

79 암 완치를 위해 가장 중요한 것은 무엇입니까?

● 앞서 말씀드린대로 암은 70% 이상 예방이 가능합니다. 따라서 평소 생활습관상 암 발생 가능성이 있는 것은 되도록 피해야 합니다.
현재 통계를 보면 4명 중의 1명이 암에 걸리고 있으므로 암이 발생했을 때 가장 중요한 것이 조기 진단입니다. 퍼지기 전에 속히 찾아 내어 전문적인 치료를 받는 것이 중요합니다.

78 암 예방을 위해 가정주부가 해야 할 일은 어떤 것입니까?

● 암은 예방이 가능합니다. 남편이 흡연을 한다면 가족 전체가 해로우니 어떻게든 금연을 시키십시오. 음식은 항상 신선하게 준비하고 소금에 절이거나 방부제가 많이 포함된 음식은 되도록 피하십시오. 되도록 채소나 당근 등을 항상 준비하고 과일, 쥬스 등을 드십시오. 높은 열에 굽거나 태운 음식은 조리하지 마시고 동물성 지방질(기름)을 피하십시오. 주식은 잡곡밥이 좋습니다.

77 전문의가 아닌 주부도 암을 조기 발견할 수 있읍니까?

● 주부는 항상 가족의 건강을 책임지고 있는 중요한 건강의 파숫군입니다. 주부들께서 조금만 주의하면 가족이 암에 걸리는 것을 막을 수 있고, 또 조기 진단도 할 수 있읍니다.

76 우리나라에 그처럼 위암이 많은 이유와 예방책은 무엇인지요?

● 우리나라는 남자 암의 43%, 여자 암중의 30%가 위암일 정도로 발생률이 높습니다. 위암은 소금에 짜게 절인 음식, 태우거나 높은 온도에서 오래 구운 음식을 먹는 사람에게 많습니다. 신선한 야채와 우유를 식사 때마다 먹는 사람은 위암을 예방할 수 있읍니다. 일본이 식생활 개선을 통해 위암 발생률을 크게 감소시킨 것이 좋은 예가 되겠지요.

75 우리나라와 외국의 암연구 수준의 차이는 어느 정도입니까?

● 우리나라는 암의 기초 연구 즉 암의 원인규명, 항암제의 연구 및 역할 조사 등의 기초 분야에서 연구비의 부족으로 외국에 비하

여 충분한 연구를 하지 못하고 있는 것이 유감입니다. 그러나 암의 치료에 있어서는 선진 외국에 비하여 차이가 없다고 보아야 되겠으며, 위암 또는 간암 등의 치료는 우리가 앞서 있다고도 볼 수 있읍니다.

74 폐암의 원인으로서는 무엇이 있읍니까 ?

● 폐암의 제일 중요한 원인은 흡연입니다. 담배 연기속에 함유되어 있는 벤조피렌이 주범으로 기관지 내의 점막에 변화를 일으켜 폐암을 유발합니다. 그외에 대기오염 등의 공해, 유해한 작업환경 그리고 폐의 만성염증성 질환 등도 원인이 될 수 있읍니다.

73 실제로 담배를 피울때 폐암에 걸릴 가능성은 얼마나 높아지나요 ?

● 통계적으로 담배를 하루에 2갑씩 20년간을 피우면, 피우지 않는 사람에 비하여, 폐암의 발생 빈도가 60~70배 정도 높은 것으로 되어 있읍니다. 그리고 최근에 여성 흡연 인구의 증가와 더불어 여성 폐암 환자가 급격히 증가하고 있는 것도 담배의 영향을 대변해 주고 있읍니다. 또한 폐암 환자의 90%는 흡연가라는 사실을 기억할 필요가 있읍니다.

72 담배를 많이 피웠던 사람인데 그러면 어떻게 해야 하나요 ?

● 지금이라도 늦지 않았읍니다. 금연을 시행하도록 하십시오. 물론 담배를 전혀 피우지 않았던 사람에 비하여 폐암의 위험도는 이미 높은 상태이지만, 금연을 시행한다면 그 위험도도 점차 감소된답니다.

71 흡연은 폐암 이외에 다른 해독도 있읍니까 ?

● 그렇습니다. 기관지염 등의 만성 폐질환, 관상동맥 질환 등의 심장병 및 동맥경화증 등을 유발 또는 촉진할 수 있읍니다. 그외에도 구강·후두·인두·식도 그리고 방광 등에 암을 유발할 수도 있으며, 술을 함께 많이 마실 때 그 위험도는 더욱 높아집니다.

70 폐암의 예방법을 알려 주십시오

● 금연이 제일 중요합니다. 앞서 말한 것처럼 담배를 오랫동안

피웠던 사람도, 담배를 끊으면 폐암의 발생 위험도가 현저히 감소하므로 실망하지 말고 이제라도 금연을 시행하는 것이 바람직합니다. 간접 흡연도 문제가 되므로 타인을 위해서라도 금연이 필요합니다. 그외에 원인에서 설명드린 요소들을 피하는 것도 예방책입니다.

69 아빠가 담배를 많이 피우는데 폐암이 염려됩니다. 폐암의 조기 진단에 대해서 말씀해 주세요 ?

● 조기 진단을 위해서는 흉부 X-선 촬영 및 객담 세포검사가 우선 필요합니다. 이러한 검사들은 검사법 자체가 간단하고, 적은 비용으로도 가능하며, 결과 확인도 4~5일 정도면 충분한데 그 정확도도 높습니다. 중요한 점은 무서운 폐암이라도 조기에 발견만 된다면 완치가 가능합니다. 그러므로 40대 이상의 연령층에서 그간 담배를 많이 피웠던 사람은 위의 검사들을 받아 보는 것이 필요합니다.

68 기침과 가래가 많은데 폐암이 아닐까요 ?

● 말씀하신 증상만 가지고 속단하기는 어렵겠읍니다. 일반적으로 폐암의 증상은 기침 및 가래의 증가·쉰 목소리·혈담·호흡곤란·가슴의 통증 또는 원인 모를 체중의 감소 등이 있읍니다. 그리고 폐암은 전신적으로 퍼지는 속도가 빠르기 때문에 앞서 말한 호흡기 증상이 나타나기 전에 암의 전이로 인한 두통, 팔다리 마비 또는 통증·황달 등의 증상이 먼저 나타날 수도 있읍니다.
또한 빗장뼈 바로 위의 목부위에서 멍울이 만져지는 수도 있읍니다. 그러므로 기침과 가래가 많으시다면 일단 병원에 들러 진찰을 받아 보십시오.

67 폐암의 치료는 어떻게 하나요 ?

● 일반적으로 비소(非小) 세포성 폐암의 경우는 수술 또는 방사선 치료, 소(小)세포성 폐암의 경우는 항암제 치료가 주된 방법입니다만 진행 정도에 따라 치료법이 달라질 수 있읍니다.
폐암도 초기에 발견되면 상기한 치료법으로 완치가 가능하며 진행된 경우에도 열심히 치료 받으면 증상의 완화 및 수명의 연장이 가능한 경우가 많습니다.

66 가족 중에 폐암 환자가 있는데 결핵처럼 전염이 되나요?

● 자주 받는 질문인데 전염되지는 않습니다. 그러므로 환자를 따로 격리할 필요는 없으며, 정상적으로 가족과 함께 생활하면 됩니다. 그러나 가족적으로 볼 때에 유사한 환경적 요인 및 감수성의 증가 등으로 인하여 폐암 발생이 높은 집안이 있을 수 있으나, 전염에 의한 것은 아닙니다.

65 우리나라에서의 폐암 발생률은 외국에 비하여 어떠합니까?

● 재미있는 비교인데 폐암 발생률이 미국에서는 제1위, 일본에서는 위암에 이어 제2위, 우리나라에서는 위암, 자궁암에 이어 제3위를 차지하고 있습니다. 우리나라도 식생활 및 개인 위생의 개선으로 위암·자궁암이 줄어든다면 폐암이 제1위로 부상할 가능성이 높습니다. 역설적으로 말해 그 나라의 문명화 정도 또는 경제력과 유사한 양상을 보이는데 우리도 담배를 열심히 피운다면 폐암이 더 빨리 제1위로 부상할 수도 있습니다.

64 간암의 원인은 무엇이 있나요?

● 제일 중요한 원인은 간염 바이러스의 감염이며, 그외에 간경화증 등의 만성 간질환, 간디스토마, 습관적인 과음 등이 원인이며, 땅콩이나 곡물에 기생하는 곰팡이에서 분비하는 아플라톡신도 원인입니다.

간염균 보균자가 전국민의 10%에 달하는 우리나라에서는 전체 암환자의 10%를 간암이 차지하고 있어, 간염균 보균율이 1% 미만인 미국에 비하여 간암의 발생률이 10배나 높습니다.

또한 간암 환자의 70~80%는 간경화증 또는 간염 바이러스를 가지고 있습니다.

63 간암의 증상은 어떠합니까?

● 간암에서의 특징적인 증상을 말하기는 어려우며 일반적으로 상복부에 통증이 있거나 덩어리가 만져질 수 있으며, 복수가 생겨 배가 불러지거나 황달 등의 증상이 나타날 수도 있고, 체중감소 등이 나타나기도 합니다. 그러나 이러한 증상만으로 간암을 속단하기는 어렵습니다.

62 어떤 사람이 간암에 걸릴 위험성이 높으며, 이에 대한 대책은 무엇입니까?

● 간암의 원인에서 설명했던 그러한 인자에 노출되어 있는 사람이 위험성이 높다고 볼 수 있습니다. 그러므로 제일 중요한 원인이 되는 간염균 보균자 또는 만성 간질환 환자는 습관적인 과음을 삼가하고 정기적으로 병원에 들러 진찰을 받는 것이 제일 좋은 방법입니다. 간암도 조기에 발견되면 완치할 수 있기 때문입니다.

61 간암의 진단은 어떻게 합니까?

● 간 기능 및 혈청 내의 간암 표지자 검사, 간 동위원소 촬영, 또는 간 초음파 검사를 통하여 대부분 진단이 가능합니다. 이러한 검사를 하고 나서도 확진이 어려운 경우도 있을 수 있는데, 이때에는 간 혈관 촬영 또는 간 조직 검사를 시행하여 진단을 내릴 수도 있습니다.

60 혈액 검사만으로 간단히 간암을 진단할 수는 없는지요?

● 간암 환자의 혈청 중에는 '알파피토푸로테인'이라는 물질이 있으므로, 이를 이용하여 간단히 진단할 수 있습니다. 그러나 이러한 물질은 간암 환자의 70%~80%에서만 검출되기 때문에 전적으로 여기에 의존하기는 어려우며, 여타의 보조적인 검사가 필요하기도 합니다.

59 병원에서 간암이 의심된다고 간 조직검사를 시행하자고 합니다. 듣기로는 대단히 위험한 검사라고 하던데요?

● 물론 어느 정도의 위험성은 내포하고 있으며, 통계적으로 5천 명에 1명 정도는 사망할 수도 있습니다. 그러나 최근에는 간 초음파 촬영 또는 복강경 검사를 함께 하면서 조직 검사를 시행하므로 정확도 및 안전도가 높아지고 있읍니다.

58 간암의 치료법에는 어떤 것들이 있나요?

● 여타의 암과 마찬가지로 수술, 방사선 치료 및 항암제 투여 등이 주된 치료법입니다. 물론 초기에는 수술로 완치가 가능합니다. 최근에는 간동맥 폐쇄술 및 리피오돌 주입법 등이 개발되어 실제

치료에 이용되고 있으나, 가능한데로 예방 및 조기 진단이 중요합니다.

57 간암의 예방법을 설명해 주십시오.

● 먼저 원인 인자에 노출되지 않도록 하는 것이 중요합니다. 특히 간염 바이러스에 감염되지 않는 것이 중요하며, 이를 위해서는 면도기·칫솔 등을 따로 사용하고 불결한 성관계를 피하고, 청결한 위생 상태를 유지하는 것이 좋읍니다.

또한 무분별한 혈액 제품의 사용을 금지하고, 간염 예방주사를 맞는 것은 간염균에 대한 면역을 길러줄 수 있는 적극적인 방법으로 권장할만 합니다.

특히 가족중에 간염균 보균자가 있든지 또는 이러한 환자와 접촉의 기회가 많은 사람들에게는 간염 예방주사가 더욱 중요하며, 예방 접종은 가급적 어린 나이에 시행함이 좋읍니다. 그리고 알콜이 간암을 일으킨다는 직접적인 증거는 없으나 과음은 간경화 등의 만성 간질환을 유발할 수 있으므로, 습관적인 과음을 삼가하는 것도 하나의 예방법이 될수 있읍니다.

56 수술을 하면 암이 심해진다고 하는데 어떻게 해야 하나요 ?

● 결론적으로 신빙성 없는 말입니다. 실제로 수술은 많은 종류의 암에서 중요한 치료법으로 이용되고 있으며 또한 수술을 해야만 완치를 기대할 수 있는 암도 많이 있읍니다. 그리고 병이 진행되어 수술로 완치를 기대할 수 없는 경우라 하더라도, 가능한데로 수술로 암 덩어리를 제거해 내면, 다음의 치료법인 방사선 치료 또는 항암제 치료가 훨씬 효과적일 수도 있읍니다. 그러므로 본인 스스로의 선입관을 버리고 전적으로 의사와 상의하는 것이 바람직합니다.

55 암 치료에 가장 좋은 방법은 무엇입니까 ?

● 일반적으로 암 치료에는 수술, 방사선 치료, 항암제 투여, 면역요법 및 온열요법 등이 주된 치료 방법으로 이용되고 있으나 암의 발생 부위, 세포형 및 진행 정도에 따라 치료법이 다릅니다. 그러므로 어느 방법이 제일 좋다고 말하기는 어렵습니다. 최근에 암 치료의 근간을 이루고 있는 것은 병용 치료요법으로서 앞서 말한

각각의 전문가가 '팀'을 이루어 서로 치료에 참여하는 방법입니다. 따라서 이러한 '팀'을 통한 치료로서 치료에 임하는 것이 가장 좋은 방법이라고 말할 수 있으며, 이를 통해 치료 결과에도 많은 향상을 기하고 있읍니다.

54 항암제 치료를 하면 머리가 빠지고 피가 마른다는데요 ?

● 부분적으로 사실이며, 부분적으로는 사실이 아닐 수 있읍니다. 어떤 약제를 선택했느냐에 따라 많은 차이가 있기 때문입니다. 또한 탈모가 오는 경우에도 이런 현상은 대개 일시적이며, 항암제를 중지하면 다시 모발의 재생이 가능합니다. 그리고 피가 마른다는 것은 의학적으로 보면, 골수기능 억제라고 표현하는데, 이것도 일시적인 현상이며 대개 항암제 투여후 1주일 정도 지나면 원상으로 회복이 가능합니다. 또한 항암제를 투여할 때에는 사전에 필요한 검사를 시행하고 투여 여부를 결정하므로 우려할 정도의 문제는 별로 없읍니다.

53 암에 걸리면 통증이 심한가요 ?

● 한마디로 답하기는 어렵습니다. 일반적으로 암은 초기에는 통증이 없는 경우가 많습니다. 그러다가 암이 진행되어 뼈나 신경 계통으로 퍼질 때에 통증을 수반하는 경우가 대부분입니다. 따라서 이런 경우의 대책은, 통증의 정도 및 병의 진행 정도에 따라 다를 수 밖에 없으므로 의사와 상의하는 것이 좋겠읍니다.

52 결론적으로 암도 나을 수 있읍니까 ?

● 물론 완치가 가능하며, 실제로 완치가 되어 재생의 기쁨을 누리는 사람도 많이 있읍니다. 그러나 역시 중요한 것은 암의 예방이고, 차선책으로는 암의 조기 진단입니다. 그러므로 정기적으로 검진을 받는 일이 중요합니다. 또한 암을 진단받은 후, 자포자기하거나 민간요법에 의지하여 치료의 기회를 놓치는 경우를 가끔 볼 수 있는데, 적극적으로 치료에 임한다면 좋은 결과를 볼 수 있는 경우도 많이 있읍니다. 따라서 암은 불치병은 아닙니다.

51 유방암을 발생시키는 요인이 될 수 있는 것은 어떠한 것이 있읍니까 ?

● 유방암은 에스트로겐 호르몬에 장기간 노출되는 상황일 때

즉, 임신을 한 적이 없는 여성, 초경이 빠르고 폐경이 늦은 사람, 수유(授乳)의 경험이 없는 여성에게서 발생의 위험이 높습니다.

50 유방암의 유전성은 어느 정도 인정될 수 있읍니까?

● 유방암이 유전이라고 얘기할 수는 있읍니다. 그러나 유방암 환자가 있는 가족에서의 발생 빈도가 높은 것은 인정되고 있읍니다. 어머니나 자매들중 유방암 환자가 있는 경우는 발생률이 2배 내지 3배 높으며, 발생 시기도 일반인보다 15~20년 빨리 발생합니다.

49 유방암을 의심할 수 있는 증세는 무엇입니까?

● 흔히 통증없이 유방의 멍울은 촉진(觸診)할 수 있읍니다. 그 외에 겨드랑이 임파절 증대 피부습진, 부종 및 홍반, 젖꼭지의 함몰 및 피와 같은 분비물등을 들수가 있읍니다. 이러한 경우는 즉시 의사의 진찰을 받아야 하겠읍니다.

48 유방암을 조기 발견하려면 어떻게 해야 합니까?

● 월경 직후 양 유방에 멍울이 있는지 각각 반대편 손으로 세밀하게 만져 보아야 합니다. 거울 앞에 서서 유두 함몰, 피부색 등을 관찰하고 양팔을 들어 올려 끌려 올라가는 부분이 있는지 봅니다. 이상 소견이 있으면 즉시 의사의 진찰을 받도록 합니다.

47 유두에서 분비물이 나올 때는 어떠한 이유에 의한 것으로 생각할 수 있읍니까?

● 유두에서 젖과 같은 유백색 분비물이 있을 때는 유방암과 관련이 없는 분비물이라고 생각할 수 있읍니다. 그러나 탁하고 농성의 분비물이나 혈성 분비물인 경우는 유방암일 가능성이 있음을 염두에 두고 세밀한 진찰을 받도록 하여야 합니다.

46 조기 유방암이란 어떤 상태를 말합니까?

● 조기 유방암이란 종양의 크기가 2cm미만이며, 겨드랑이 임파절에 전이가 없고 원격전이가 없는 상태를 말하며, 수술적인 치료로 90%이상 완치할 수 있읍니다.

45 유방암은 반드시 유방절제를 해야만 치료될 수 있읍니까?

● 유방암은 근래까지 유방·흉근·겨드랑이 임파절을 포함하여 광범위하게 절제하는 방법에 의하여 치료해 왔읍니다. 최근 종양의 크기가 작을 때(3cm이내)는 종양만 제거하고 방사선 치료를 해주므로서 유방을 절제하지 않는 방법이 널리 이용되고 있읍니다.
  그러나 겨드랑이 임파절 절제는 해주어야 하므로 흉터가 다소 남고, 방사선 치료로 인한 유방의 섬유화 등이 있을 수 있으나 유방의 외형은 큰 손상없이 보존할 수 있읍니다.

44 유방암 수술후 재발을 방지하기 위하여 시행되는 치료법이 있읍니까?

● 수술적 치료만 한 경우 종양의 크기가 2~5cm일 때, 겨드랑이 임파절에 전이가 있을 때는 재발율이 매우 높습니다. 그러므로 수술후 항암 화학요법을 해 주어야 합니다. 종양 세포의 에스트로겐 및 푸로겐스테론 수용체 양성 환자에게는 호르몬 요법을 첨가하거나, 혹은 단독 치료를 하는 것이 좋읍니다. 종양 크기가 크거나 흉벽이나 피부침윤, 겨드랑이 임파절 전이 수가 많을 때는 방사선 치료를 하는 것이 좋읍니다.

43 유방암 수술후 팔의 부종은 왜 생기는지요?

● 유방암 수술 후 팔의 부종이 있는 수가 있읍니다. 부종의 원인으로는 임파절 및 임파 혈관의 수술적 제거로 인한 임파액의 체류, 임파 혈관내 섬유화, 감염 및 재발 등이 있읍니다. 수술 6개월후 새로이 발생된 팔의 부종인 경우는 재발의 가능성을 꼭 생각하여 보아야 합니다.

42 자궁암에는 어떠한 것이 있읍니까?

● 자궁암은 자궁경부암과 자궁체암으로 나눌 수 있으며, 자궁경부암은 40~50대에 발생하는데 반하여 자궁체암은 이보다 높은 연령층에 많으며, 비만·당뇨 및 고혈압이 있는 사람에게 많읍니다. 우리나라 여성의 암중 자궁경부암이 암발생 1위이며, 자궁체암의 발생률은 대단히 적읍니다.

41 자궁경부암의 조기 발견에 이용되는 냉검사는 무엇이며, 어떻게 합니까?

● 자궁경부는 부인과적 진찰로 용이하게 볼 수 있으며, 자궁

경부에서 떨어져 나오는 세포 형태를 관찰하여 정상세포로 부터 침윤성 암까지 5단계로 나눌 수 있읍니다. 그러므로 적은 비용으로 용이하게 검사가 가능하며, 20세 이상의 결혼한 부인은 6개월 마다 연 2회 이상 냉검사를 받을 것을 권장하고 있읍니다.

40 자궁경부암의 조기 진단과 치료에 대하여 알려 주십시오.

● 자궁경부암의 대다수를 차지하는 편평상피암은 전암상태에서 세포변성 및 상피내암을 거쳐 침윤성 암으로 되는데 매우 오랜 기간이 소요되어 10년 내지 20년이 걸립니다. 그러므로 침윤성 암이 되기 전단계에서 발견하여 치료해 주면 완치시킬 수 있기 때문에 조기 발견을 위한 계몽이 매우 중요합니다.

39 자궁경부암의 원인은 무엇입니까?

● 자궁경부암은 조기 성교·조혼·중혼, 여러 상대자와의 성관계, 분만 회수가 많은 여성, 불결한 환경 및 남편의 포경 등과 연관되어 발생 빈도가 높은 것으로 설명되고 있읍니다. 근래에는 헤르페스 바이러스 II형 및 파피로마 바이러스 감염에 의해 발생한다는 보고가 있읍니다.

38 자궁경부암을 의심할 수 있는 증세는 어떠한가요?

● 비교적 초기에도 관찰될 수 있는 증상은 성교후 출혈을 들 수 있읍니다. 그외 폐경기 여성에서의 출혈, 월경 주기와 관계없는 부정기 출혈, 분비물, 요통 및 하복부 통증 등을 들 수 있읍니다.

37 자궁경부암이 자궁 체부와 골반강 내로 퍼져 있어 수술이 불가능할 때 방사선 치료만으로도 좋은 효과를 기대할 수 있을까요?

● 자궁경부암은 이미 진행되어 있어도 다른 암에 비해 치료성적이 좋은 편입니다. 자궁암 1기에서는 90%내외, 2기는 70% 내외에 5년간 생존율을 기대하며, 골반강내로 퍼져있는 3기에서도 방사선 치료로 40% 내외의 5년 생존을 기대할 수 있으므로 적극적인 치료를 받는 것이 좋겠읍니다.

36 우리나라에 가장 많은 암인 위암의 원인은 무엇이며 어떤 음식이 위암 예방에 도움이 되는지요?

● 위암은 음식물과 관련되어 발생 빈도가 높은 것으로 설명되고

있읍니다. 태운 음식, 짠음식은 발암과 관련되며, 예방을 위해서는 비타민 A, E, 우유 및 녹황색 야채를 충분히 섭취하는 것이 좋습니다. 다량(多量)의 비타민 C도 암 유발물질이 되는 과정을 차단시키는 역활이 있는것으로 증명되고 있읍니다.

35 조기 위암이란 무엇입니까?

● 조기 위암이란 암세포가 점막층 및 점막하층에만 국한되어 있고, 근육층과 장막층에는 침범이 없는 것을 말하며, 임파절 전이 여부와는 관계가 없읍니다. 이러한 조기위암 상태에서 발견 수술하면 90%이상 완치시킬 수 있읍니다.

34 위암의 조기 진단법은 무엇입니까?

● 위암은 증세가 있을 때는 이미 진행되어 있어 완치율이 매우 떨어집니다. 그러므로 증상이 없을 때 정기적인 검사로 위투시 촬영이나 내시경검사를 해보는 것이 좋습니다. 그러나 이와같이 하지는 못하더라도 소화불량 혹은 속쓰림 등의 증상이 있을 때는 꼭 확인해 보는 것이 필요합니다.

33 위암을 의심할 수 있는 증세에는 어떠한 것이 있읍니까?

● 위암의 초기에는 증세가 없는 수가 많고, 상당히 진행되어도 뚜렷한 증세가 없는 수가 많습니다. 위암의 증세는 대체로 식욕부진·체중감소·포만감·소화불량 및 상복부 불쾌감이 있으며 진행되면 통증을 느낍니다. 유문부 폐쇄증이 생기면 구토를 동반하며 드물게 천공 등에 의한 복막염 증세나 장 출혈상태로 발전되기도 합니다.

32 진행성 위암의 경우 수술적 방법대신 항암 화학요법이나 방사선 치료로 치료할 수 있는지요?

● 위암은 국소 및 주위 임파절까지 퍼졌어도 이를 포함하여 광범위하게 절제해 내는 것만이 완치를 기대할 수 있는 유일한 길입니다. 그러므로 위암의 수술후 항암제 투여나 방사선 요법이 첨가 치료될 수는 있으나 이것이 수술과 대치할 수는 없읍니다.

31. 위암으로 위 절제를 받고 나면 어떤 증세가 나타납니까?

● 위 절제시 유문부 괄약근이 제거되기 때문에 식후 위 내용물이 소장으로 급하게 내려 가게 됩니다. 이때 삼투압이 높은 위 내용물이 혈중으로 흡수되기도 합니다. 장내의 고삼투성 물질의 유입으로 꼬르륵거리는 소리, 복통, 장운동 항진, 설사, 구역질 등이 일어나며, 발한과 가슴이 두근거리는 증세가 있을 수 있읍니다. 그러므로 음식물을 소량씩 나누어 자주 식사하며 탄수화물은 적게, 단백질은 많이 섭취하도록 하여야 합니다.

30. 위절제를 받은 환자의 영양관리는 어떻게 해야 합니까?

● 암환자는 수술, 항암 화학요법 및 방사선 치료 등으로 전신상태 및 영양상태가 약화되기 쉽습니다. 영양상태가 나쁠 때는 계속적인 항암요법이나 방사선치료 등을 계속하기가 어렵게 됩니다. 그러므로 충분한 칼로리를 취하도록 지방과 단백질을 충분히 섭취하는 것이 좋습니다. 위절제 후의 환자에게는 비타민 B_{12}결핍성 빈혈이 생기기 쉬우니 매달 미타민 B_{12}를 투여받는 것도 좋습니다.

29. 암 환자에게 육식 섭취보다 채식 위주의 식생활이 권장되고 있는데, 과연 육류 섭취가 암환자에게 해로운가요?

● 암환자는 수술, 항암요법, 방사선치료 및 병 자체로 인해 에너지 소모가 많으며, 비타민 및 질소 화합물(단백질 유래)의 손실이 큰 반면, 식욕부진 상태로 섭취는 불충분합니다. 그러므로 고칼로리식, 고단백질 및 충분한 비타민 섭취가 매우 중요하며, 이는 치료효과를 높이는데 매우 중요합니다.

28. 기름기(지방) 섭취는 암을 유발하는 요인이 된다는데 사실입니까?

● 지방 섭취가 많은 나라에서 대장암과 유방암의 발생률이 높은 것도 사실이나 지방의 섭취를 극히 제한할 필요는 없읍니다. 지방 섭취를 적당히 해야 지방성 비타민인 A, D, E, K의 흡수를 돕고, 무기질의 흡수에도 좋습니다.

또한 노인이나 성장기 어린이 환자에게는 영양상 매우 중요하며 칼로리원으로도 매우 중요합니다. 그러므로 지방 섭취는 총 칼로리의 20~25%를 섭취하는 것이 좋습니다.

27 피부암의 원인에는 어떤 것이 있는지 알려 주십시오.

● 지금까지 확실히 규명되고 있지는 않았지만 몇가지 발암 가능성이 있는 요인들이 제시되고 있읍니다. 대표적인 것이 자외선을 포함한 태양열을 들 수 있겠읍니다.

즉, 신체중 얼굴이나 손 등 노출되기 쉬운 부분에서 많이 발생하고 특히 옥외에서 일하는 사람에게 많으며 적도에서 떨어진 나라에서는 발생 빈도가 상당히 낮읍니다. 따라서 지나친 일광욕은 삼가할 필요가 있읍니다. 그밖에 굴뚝에서 검출되는 콜탈이나 어떤 농약제제 등의 화학물질도 발암물질의 하나로 규명되어 있으며, 방사선 또는 오존을 파괴하는 화합물 등도 피부암 발생과 연관이 있는 것으로 알려져 있읍니다.

26 피부암의 초기 증세로는 어떤 것이 있읍니까?

● 일반적으로 증세가 없는 것이 특징이라면 특징일 수 있지만 약간 피부에 딱지가 질 수 있고, 또 가벼운 외상에도 출혈 경향을 보일 수 있읍니다. 피부 색깔도 정상적인 피부와 크게 차이가 없으나 약간 얼룩덜룩한 모양을 하기도 하며 불규칙한 까만 색소 침착을 보일 수도 있읍니다.

보통 초기에는 통증이 없지만 궤양이 형성되면 통증이 동반될 수 있읍니다.

25 피부암은 수술하지 않고 방사선 치료만으로 고칠 수 있읍니까?

● 피부암 치료에 있어 방사선요법은 수술과 동등한 효과를 기대할 수 있읍니다. 또 수술이 약간 불충분하다고 판단될 때 보조적 수단으로도 상당한 효과가 있읍니다. 그러나 피부암이 이미 뼈나 연골로 침범되어 있으면 역시 수술 방법을 택하시는 것이 좋습니다.

치료 기간은 한번 치료시에 약간 많은 량을 주는 방법이 효과적이며 약 3~4주 정도 소요됩니다.

24 피부암은 완치될 수 있는 병인가요?

● 흑색종을 제외한 피부암은 크게 '기저세포암'과 '상피세포암'으로 대별됩니다. 기저세포암은 수술이나 방사선 치료중 어느 한 방법만으로 치료해도 90~95%의 완치율을 나타내며, 특히 크기가

1cm 미만의 적은 병소라면 100% 완치시킬 수 있습니다. 그러나 상피세포암은 기저세포암보다 치료 성적이 약간 저조하여 완치율은 75~80%정도됩니다.

23 구강암의 원인은 무엇입니까?

● 역시 확실히 규명된 것은 없지만 담배가 가장 중요한 원인으로 알려져 있습니다. 심한 음주도 끽연과 함께 문제가되고 있습니다. 그밖에 구강 위생이 불결한 경우, 교정 치아가 적절치 않아 만성자극이 가해질 때, 또 과거에는 매독도 구강암 원인 중의 하나로 의미가 있었읍니다. 무엇보다 금연과 청결한 구강 위생이 구강암을 예방하는 가장 중요한 첩경이라 하겠습니다.

22 만성 축농증으로 고생하고 있읍니다. 축농증도 암으로 변할 수 있는지요?

● 우리 인체에는 4개의 부비동이 있는데 이러한 부비동에 염증이 생긴 경우를 속칭 축농증이라 부르고 있읍니다. 실제로 암환자의 10~20%에서 만성 부비동염을 앓은 과거력을 갖고 있음이 밝혀져 있지만, 실제로 조기의 암이 발생되었는데도 대부분 축농증으로 가볍게 생각하여 치료 시기를 놓치는 경우가 허다합니다.
외국에 비해 우리나라에서 특히 발생 빈도가 높기 때문에 코가 막히는 증세와 더불어 한쪽 상악뼈가 돌출되면, 특히 50~60 대의 남자의 경우 꼭 전문가의 진찰을 받아야 합니다.

21 갑상선암의 예후에 대해 알려 주십시요.

● 갑상선암은 분화 세포암과 미분화 세포암에 따라 예후가 다릅니다. 갑상선암은 적절한 치료를 받게 되면 10년 생존율이 90%, 20년 생존율은 60%로 굉장히 성질이 양호한 편입니다. 그러나 세포 분화도가 좋지 않은 미분화 세포암은 진단후 6개월 이내에 대부분의 환자가 사망하게 됩니다. 그러나 다행히 이와 같은 미분화 세포암의 발생 빈도가 전반적으로 낮기 때문에 갑성선암으로 환자가 사망하게 되는 경우는 전체 환자의 20%에 불과합니다.

20 2개월전부터 쉰 목소리가 나오고 큰소리를 지를 때 상당히 거북하여 종합진찰을 받았더니 성대에 암이 생겼다는 판정을 받았읍니다. 수술을 받으면 평생 말을 할 수가 없다고 하여 치료를 망설이고 있는데, 딴 치료법은 없을까요?

● 종합진찰이라고 하셨는데 어느 정도의 검사를 받으셨는지 궁금합니다. 우선 성대암(聲帶癌)으로 판정되었으면 병이 어느정도 진행됐는지의 병기(病期)결정을 위한 검사가 필요합니다. 문의하신대로 병력이 2개월 정도라면 그다지 진행되지 않은 조기암일 가능성도 적지 않겠읍니다. 병기 결정을 위한 검사를 끝내고 병의 진행 정도가 1기나 2기인 경우 수술대신 약 6주 내지 7주 정도 방사선 치료를 해주면 목소리를 원상으로 회복시켜 정상적인 발성을 유지시키면서 80~90%까지 완치가 가능합니다. 그러나 말기인 3기나 4기가 되면 방사선 치료만으로는 일단 치료가 잘되었더라도 다시 병이 고개를 드는 재발 가능성이 많기 때문에 우선 병기 결정을 위한 검사가 끝나는대로 암전문가와 적절한 치료법을 상의해 주십시요.

19 약 6개월 전부터 목에서 멍울이 잡히기 시작하여 대수롭지 않게 생각하며 지내 왔는데, 요새 며칠 사이에 보기 흉할 만큼 크게 자랐읍니다. 현재는 아프지도 않고 고개를 움직이는데도 전혀 지장이 없읍니다. 간단히 수술만 받고 싶은데 어떻게 하면 좋을가요?

● 말씀해 주신 목의 혹은 양성일 경우도 있고 또 악성일 경우도 있읍니다. 양성인 경우 간단한 수술제거가 필요하며 때로 양성 중에서도 염증성으로 오는 경우는 수술없이 약물로 치유되는 수도 있읍니다. 다만 6개월간의 성장속도가 상당히 급속한 것으로 미루어 이 종양이 악성일 가능성도 배제할 수가 없읍니다.
우선 악성종양이라면 목 부위에 있는 임파절(淋巴節)로 전이됐을 가능성이 많은데 멍울이 있는 부위에 따라 일반적으로 병의 뿌리가 있는 원발병소(原發病巢)가 상이한 경우가 많습니다. 대수롭지 않게 생각하여 간단히 수술제거를 하는 경우 그 혹이 악성이라면 전반적인 치료를 그릇치게 할 수도 있으니 꼭 암전문가와 상의하셔서 정확한 진단과 치료에 임하시기 바랍니다.

18 소아에서도 뇌암이 발생합니까?

● 네, 물론입니다. 특히 대뇌 부위보다 소뇌 주변에서 소아 연령층의 뇌암 발생 빈도는 특히 높읍니다. 전문적인 용어로는 신경교

아 세포종이나 시신경(視神經)종양 그리고 두개인두관 종양과 송과 선에서 발생하는 종양 등이 어른보다는 어린이에게서 더 호발하는 종양들입니다. 발생 빈도로 보아 뇌암은 백혈병 다음으로 어린이를 괴롭히는 악성 질환이라고 할 수 있읍니다.

17 뇌암은 어떻게 진단하나요?

● 정확한 증세나 병력 청취 그리고 신경 계통의 진찰로서 어느 정도 추측이 가능하나 CT(전산화 단층 촬영술)이라고 하는 특수 진단법이 우리나라도 이제 보편화되어 비교적 쉽게 또 간단하게 전 문적인 진단이 가능합니다.

때때로 뇌파 검사나 뇌동맥 촬영, 척수액 검사 등의 보조 검사가 필요한 경우가 있으나 궁극적으로는 수술로서 병리조직 검사가 시 행되어야만 확진이 내려집니다.

16 3년전 유방암 수술을 받았는데 최근 뇌로 암이 전이가 됐다고 합니다. 뇌 전이암의 치료법에 대해 말씀해 주십시오.

● 유방암이 뇌로 전이된 경우 완치 가능성은 상당히 희박합니 다. 그러나 부분적으로 한곳에만 전이암이 몰려 있으면 수술 제거 가 가능합니다. 그러나 다발성 즉 뇌의 여러 부위에 전이암이 보이 면 방사선 치료를 해야 합니다. 완치 가능성이 적다손치더라도 방 사선 치료를 해주면 환자가 살아있는 여생동안 두통이나 사지 마비 등의 신경 증세로부터 해방될 수 있기 때문입니다.

15 9살된 사내아이를 두고 있는 어머니입니다. 보통애들처럼 위를 쳐다볼 때 눈이 올라가야 할텐데 이상스럽게도 3개월 전부터 시선을 올려도 눈동자가 그냥 제위치에 있읍니다. 가끔씩 머리가 몹시 아프다고 하며 음식물을 자주 토하고 있읍니다. 앞으로 어떻게 해야 되며, 뇌에 무슨 이상이 있는게 아닐까요?

● 문의하신 여러 증세를 종합해 볼 때 댁의 아드님은 뇌압이 상 승되어 있는 것 같고, 이와같은 뇌압 상승의 원인은 여러 갈래의 원 인이 있을 수 있겠지만 뇌암이 발생했을 때도 두통·구토와 같은 뇌압 상승 증세를 동반할 수 있읍니다. 말씀하신 아드님의 눈의 이 상은 전문적인 용어로는 '페리노드' 증후라고 하며 뇌 중앙부 깊숙 히 있는 송과선이라는 부위에 종양이 발생했을 때 나타날 수 있는 변화일 가능성이 많습니다. 빨리 전문가를 찾으셔서 진찰을 받으셔

야 합니다. 만일 송과선에 생긴 뇌암이라면 종류에 따라 수술을 받지 않고 방사선 치료를 해주면 완치가 가능한 경우가 많다는 것을 알려드립니다.

14 식도암의 증세는 어떻습니까?

● 특징적으로, 음식을 삼킬 때 잘 넘어가지 않고, 몸무게가 감소합니다. 때로는 가슴에 통증이 오는 수도 있읍니다. 그밖에 식욕이 부진하거나 권태감, 그리고 목에서 멍울이 잡힐 수도 있고 목에서 피가 넘어올 수도 있읍니다. 음성이 변하거나, 계속적인 기침 또는 각혈이 있으면 병이 상당히 진행된 것으로 생각해야 합니다.

13 비타민으로 식도암을 치료할 수 있읍니까?

● 일반적으로 비타민 A에는 암에 의해 이상 증식된 세포를 원래 상태로 되돌아 가게 하는 작용이 있음이 규명되어 있고 특히 점막 상피에서 생기는 암의 예방에 도움을 줄 수 있는 것으로 알려져 있읍니다. 식도암도 점막 상피에서 발생하는 암이므로 비타민 A의 섭취는 나쁘지는 않습니다. 다만 비타민 A의 경우, 10만 단위나 20만 단위에 이르는 과량 투여가 필요한데 현재로선 이처럼 많은 단위의 비타민은 과잉증이 나타나기 때문에 대량 투여가 어려워서 암 자체의 치료에는 적극적으로 이용되고 있지는 않습니다.

A뿐만 아니라 C나 E등을 함께 병용하면 상호작용에 의한 도움을 받을지 모릅니다. 현재로선 비타민에 의한 치료보다는 우선 수술이나 방사선 치료가 더 효과적일 것으로 생각됩니다.

12 대장암의 조기 진단법에는 어떤 것이 있읍니까?

● 누구나 40세 이상이 되면 해마다 정기적으로 한번씩 손가락을 넣어 직장검사를 받아야 합니다. 그리고 50세 이상이 되면 '구아이악'특수 대변 검사를 역시 매년 정기적으로 받을 것을 미국 암협회에서 권하고 있읍니다.

또 처음 2년간 대장경 검사를 실시해서 정상 소견을 보였더라도 매 3~5년마다 반복해서 대장경 검사를 시행해 봐야 합니다.

11 대장암과 음식과는 어떤 관계가 있읍니까?

● 서구에서는 우리나라보다 위장암의 발생 빈도가 낮지만 대신

대장암 빈도가 상당히 높은데 이것은 우리가 일상 섭취하는 식사 성분과 크게 관계가 있다는 연구 보고가 있읍니다. 즉, 서양식에는 잘 정제된 탄수화물과 또 흡수가 잘 안되는 '셀루로즈'성분이 적기 때문에 대변의 정체 시간이 길어져서 암의 유발과 관계가 있다는 것입니다.

또 고도의 지방분 섭취는 장내의 담즙산의 농도를 증가시키고 이것 자체가 대장암의 유발 요인이 되거나 아니면 적어도 암유발을 도와주는 작용을 하게 된다는 것입니다. 과다한 맥주 섭취 또한 직장암과 관계가 있는 것으로 알려져 있읍니다.

10 50세 회사원입니다. 단순히 변비 증세가 있어 인근의 개인병원에서 특수 장 사진을 찍었더니 암이라는 사형선고가 내려졌읍니다. 암이라면 불치의 병으로 생각되어 치료를 포기하고 있는데 무슨 좋은 방법은 없는지요?

● 우선 암이란 치료하기가 쉽지 않은 만성병으로 난치의 병일 뿐, 결코 불치의 병이 아니라는 것을 먼저 말씀드리고 싶습니다. 또 암은 조기에 진단하여 적절한 치료를 받게 되면 꼭 완치될 수 있다는 것도 명심하기가 바랍니다. 장 특수사진으로 암의 의심이 있으신 것 같은데 일단 대장경 검사로 조직 검사를 해서 확진을 받아야 합니다. 직장에 암이 있으면 수술을 받아야 하고, 수술 후 병기에 따라 방사선이나 항암제의 보조 치료가 필요할 수도 있고, 수술이 잘 되면 완치될 수가 있읍니다.

9 직장암 수술을 받고 모든 증세가 호전되었읍니다. 수술 후에도 재발 가능성이 있다고 하는데, 재발을 조기에 발견할 수 있는 방법은 없는지요?

● 혹시 수술 전후에 CEA라고 하는 특수 혈청 검사를 받았으면, 계속 이 항체 검사가 도움이 될 수 있읍니다. 또 적어도 1년에 한번씩, 골반 CT검사와 흉곽 X선 검사를 받아 두는 것이 좋겠고, 3년 이상 5년까지 간 검사나 뼈 검사도 규칙적으로 시행해 보는 것이 좋을듯 싶습니다.

8 방사선 치료를 받으면 피부가 타지 않습니까?

● 과거의 방사선 치료 설비 중에는 피부에 방사선량이 흡수되는 기계가 많았읍니다. 그러나 현대의 방사선 치료기 즉 코발트나 선형 가속기 등의 고압방사선 기계들은 피부를 보호하는 방사선 물리

학적 특성이 있어서 피부 손상없이 방사선 치료가 가능합니다.

7 방사선 치료에 잘 듣는 암에는 어떤 종류의 암이 있읍니까?

● 방사선 치료에 반응이 좋은 암을 방사성 감수성이 예민한 종양이라고 합니다. 이러한 종양에는 임파종(淋巴腫)·백혈병·고환의 정상피종·폐의 소세포암(小細胞癌)등이 있읍니다. 일반적으로 방사선 반응이 좋은 암일수록 방사선 치료 효과도 좋은 편이나 방사선반응이 좋다고 해서 다 잘 되는 것은 아닙니다.

중간 정도의 방사선 감수성을 갖고 있는 자궁이나 머리·목부분의 편평상피암은 폐의 소세포암 등에 비해 방사선 치료 효과는 대단히 좋습니다.

6 방사선 치료는 몇번 정도 받아야 하나요?

● 방사선 치료 기간은 암 종류에 따라, 또 발생부위, 병의 진행 정도, 치료 목적에 따라 많은 차이가 있어 일괄적으로 얘기할 수 없지만, 두경부나, 편평상피암의 경우는 대략 6~7주간의 치료 기간이 필요합니다.

5 방사선 치료를 받을 때 아프거나 뜨겁지 않습니까? 또 피가 말라 붙는다고 하는데 그것이 사실입니까?

● 방사선 치료 자체는 수술처럼 마취가 필요하지도 않고 또 통증을 수반하지도 않습니다. 가슴 사진을 찍어 본 경험이 있으실텐데 가슴 사진을 찍을 때 뜨겁거나 통증이 있읍니까? 마찬가지 이치로 방사선 치료를 받을 때도 뜨겁거나 고통을 수반하지 않습니다. 다만 치료를 받고 집에 계시면 암을 죽일만큼 많은 방사선량이 체내에 축적되어 있기 때문에 몸이 나른하고 입맛이 떨어지는 수는 있읍니다.

또 백혈구나 적혈구 또는 혈소판 등과 같은 혈액 성분의 일시적인 감소 현상을 몇몇 환자에게서 그것도 산발적으로 볼 수 있지만, 이것 역시 자연 치유가 단시일내에 가능하며 염려하시는 것과 같이 피가 마르지는 않습니다.

4 방사선 치료를 하면 장이 타버린다고 하는데 정말로 그렇습니까?

● 일반적으로 대장이나 소장 등은 우리 신체의 장기 중에서 방

사선에 견딜 수 있는 방사선 내성이 비교적 약한 편에 속합니다. 따라서 방사선 치료 당시는 속이 약간 더부룩하고 또 대변이 거북할 수는 있지만 이와 같은 증세들은 치료가 끝나고 한달 이내에 모두 원상으로 회복됩니다. 만성 후유증으로 방사선 장애가 동반되는 수는 있지만 적절한 치료 계획하에 전문가의 치료를 받으면 그렇게 염려하실 정도는 아닙니다. 참고로 저희 연세 암쎈터 통계를 말씀드리면 자궁암 치료시 장의 손상이 초래된 경우는 다만 0.9%에 불과합니다.

3 방사선 치료를 받으면 입 안이 헐어서 밥을 먹을 수 없다는데 사실인지요?

● 모든 방사선 치료가 다 그런 것은 아니고 두경부 즉 얼굴 부위와 목 등 특히 구강부 암 치료시에는 방사선 점막염이 생겨 입 안이 헐 수 있고, 또 입이 말라서 고생하시게 됩니다. 그러나 이러한 후유증때문에 치료를 포기하시는 것은 구더기 때문에 장을 담그지 못한다는 속담과 일맥 상통합니다. 부작용이란 일시적인 경우가 많고 또 방사선으로 암을 치유시키는 경우가 너무 많기 때문입니다.

2 방사선 치료란 암을 완전히 없애는 것이 아니고 수술할 수 없을 때 일시적으로 더이상 암이 자라지 않도록 하는 임시 방편이 아닙니까?

● 그렇지 않습니다. 방사선 치료는 수술과 같이 평생토록 완치가 가능한 경우가 너무 많습니다. 병의 진행 정도에 따라 1기나 2기라면 수술이나 방사선의 치료 성적이 유사합니다. 다만 말기의 암이라면 방사선 치료만으로 해결되지 않는 경우가 많으므로 항암제나 수술 등을 서로 병용하여 치료해야 합니다.

1 침 방사선 치료가 있다는데 어떤 것입니까?

● 방사선 치료 방법에는 크게 원격 치료법과 근접 치료법으로 대별할 수 있읍니다. 아마 침 방사선이란 '라디움'과 같은 동위원소를 이용한 자입 치료법을 문의하신 것 같은데 이러한 자입 치료법은 근접 치료에 해당합니다. 자입 치료는 바늘과 같이 생긴 방사선을 며칠 동안 암 부위에 직접 삽입하는 것으로서 이 방법의 특징은 주위 정상조직의 방사선량을 최대한으로 감소시키면서 병소에 많은 방사선을 줄 수 있다는 장점을 갖고 있읍니다. 다만 수술과 같

은 약간의 조작이 요구되며, 치료 기간중 딴 사람과 격리해야 할 필요가 있읍니다. 혀의 암이나 원격 치료후 병이 남아 있을 때 효과적인 방법입니다.

위암(胃癌)·간암(肝癌)·췌장암(膵臟癌) 그밖의 암

朴 瑛 勳
釜山高麗神学大学医学部教授
釜山福音病院長

41 암이라면 이제는 상식적으론 모두 무서운 병으로 알고 있는데, 막상 어떤 병이냐고 물으면 간단히 대답하기 어렵습니다. 어떤 병인지 알기 쉽게 말씀해 주십시오.

● 암이란 정말 무서운 병입니다. 이 병에 걸리면 조만간 생명을 잃게 되기 때문입니다. 아마 이 암은 인류 역사만큼 오랫동안 인류를 괴롭혀 왔을 것인데, 처음으로 이 병을 과학적인 안목으로 관찰한 사람은 현대 의학의 시조로 알려지고 있는 히포크라테스였다고 합니다.

그는 여성 유방의 암을 관찰해 보고 게(蟹)모양과 비슷하다고 하여 희랍어로 '게'라는 말인 칼시노스와 '멍울'이란 말인 '오마'를 합쳐 암을 '칼시노마'라고 불렀다고 합니다.

중국의 고대 의서에도 암(癌)이란 글이 쓰여 왔는데, 이 글자도 풀이해 보면 질병을 뜻하는 疒자 안에 돌 또는 바위를 뜻하는 嵒 자를 합한 것으로서 돌과 같이 단단한 멍울을 만드는 병을 의미하는 것이라고 생각됩니다.

암이란 우리 몸의 한 부분에서 멍울(살덩이)이 생겨나서 계속 커지면서 그 주위만 침범하여 파괴할 뿐 아니라, 임파관이나 혈관을 타고 신체 내 먼 부위까지 퍼져 가서 그 멍울이 커지면서 침범한 곳의 기능을 파괴하여 결국 그 사람을 죽게 하는 병입니다. 아무리 큼직한 암이라도 처음에는 세포 하나로부터 시작하여 분열하여 점점 커지게 된 것입니다.

한 개의 세포가 10세대 가량 분열하면 세포 수가 1천 개 가량되고, 20세대 분열하면 100만 개(약1mg)가 되며, 30세대 분열하면 약 10억 개(1g)가 되고, 40세대 분열하면 약 1조(兆)개(약 1kg)정도

된다고 합니다. 이 정도의 크기가 되면 사람의 생명을 앗아갈 수 있는 충분한 크기라고 합니다.

40 악성종양이니 양성종양이니 하는 말은 무슨 뜻입니까?

● 종양(腫瘍)이란 멍울을 뜻하는 말인데 이 멍울이 천천히 자라고 일정한 크기까지 자라고는 더 크지 않고 다른 먼 곳으로 퍼져 가지도 않으면 양성종양이라고 하는데, 이 양성 종양은 아주 특별한 경우가 아니면 생명을 위협하는 일은 없읍니다.

그러나 악성종양은 빠른 속도로 커지고 제한없이 계속 커지며 또 주위를 침범하여 파괴하고 먼 곳까지 퍼져 가기 때문에, 그 멍울이 성장하는 부분의 장기의 기능을 파괴하여 결국 생명을 앗아가게 되는 것입니다.

우리가 보통 말하는 암이란 이 악성종양을 두고 하는 말입니다. 예를 들면 시골 할머니 목에 50년 동안 변함없이 달려 있는 그 혹은 양성종양입니다.

또 어떤 할아버지의 목에 석달 전부터 갑자기 콩알만한 혹이 생기더니 이것이 점점 커지고 계란만하게 되며 혹 위를 덮은 피부가 헐어서 피가 잘 나며, 냄새가 지독한 진물이 나고 하면 이것은 대개 악성종양입니다.

그러나 악성이냐 양성이냐를 최종적으로 판단하는 방법은 병리 조직검사입니다.

39 그러면 병리 조직검사는 무엇입니까?

● 우리 몸의 살의 일부분을 잘라내어 이것을 특별한 기계로 얇게 잘라서 염색을 하여 표본을 만들어 현미경으로 그 표본의 세포의 모양, 세포의 배열상태 등을 검사하여 무슨 병인지를 진단하는 것입니다.

그렇게 하면 정상적인 조직인지, 염증인지, 양성 또는 악성종양인지를 구별할 수가 있게 됩니다.

38 암이 왜 생깁니까?

● 유감스럽게도 아직까지 우리 몸에 왜 암이 생기는지 확실히는 모르고 있읍니다. 현재까지 세계 각국에서 많은 학자들이 이 문제를 해결하려고 피나는 노력을 기울이고 있지마는 확실한 원인을 아

직 모르고 있읍니다.

　그러나 폐암이 담배와 밀접한 관계가 있다고 알려져 있읍니다. 심지어 담배 한 개비가 5분간의 생명단축을 한다는 말까지 있읍니다. 그리고 콜타르가 피부암을 일으킨다고 합니다. 석면분진이 중피종(악종)이란 암을 일으키는 것으로 알려지고 있읍니다. X—선이나 방사선동위원소에 노출되는 경우에도 암 발생의 위험이 있고, 바이러스 감염, 유전적인 소질 등도 원인으로 추측되고 있읍니다.

　최근에는 면역학이 눈부시게 발전되어 이 방면에 상당히 서광이 비치고 있는데, 우리 몸안에서는 암세포를 죽일 수 있는 능력이 있는데 어떤 이유로 이 힘이 약화되면 암이 발생된다는 것입니다. 그래서 요사이는 암을 치료하는 데도 이 면역 능력을 상승시키기 위해서 약을 쓰고 있읍니다.

37 암은 우리 몸의 어디에 생깁니까?

　● 암은 우리 몸의 어디에서든지 생깁니다. 심지어는 이빨암도 있읍니다.

　대한암협회에서 1977년부터 1979년까지 국내 10개 종합병원을 대상으로 약 1만 5천명 가량의 암환자를 분석하여 조사한 것을 보면, 남자에서는 위암이 제일 많고, 다음이 간암, 그 다음이 폐암의 순위이고, 여자에 있어서는 제일 많은 것이 자궁암이고 다음이 유방암, 그 다음이 위암의 순위입니다.

　조사대상에 따라 조금씩 그 결과가 다를 수 있는데 우리 나라에서는 남자는 위암, 여자는 자궁암이 제일 잘 생기는 암입니다. 미국에서는 남자는 폐암, 여자는 유방암이 으뜸입니다. 그러므로 암이 발생하는 부위는 민족・성별・연령・지방・직업 등에 따라 다릅니다.

암의 치료는 어떻게 하는가?

36 암은 어떻게 치료합니까?

　● 암은 종류가 많고 발생하는 장기가 다르기 때문에 각각 치료방법도 달라서 일률적으로 말하기는 어려운데, 오늘날에 와서는 대

체로 네 가지 방법을 단독 또는 병용하여 치료에 임하고 있읍니다.
　첫째, 수술로 암을 몸에서 제거하는 것인데 이 방법이 제일 확실한 방법입니다. 암 덩어리가 작고 퍼지기 전에 그 주변을 넉넉히 잡아 여유있게 도려내면 이것이 제일 좋은 방법이 되겠읍니다. 그러나, 백혈병 같은 것은 혈액의 암이므로 근복적으로 수술은 할 수 없는 병입니다.
　둘째, 화학요법인데 항암제를 주사하거나 또는 복용하거나 바르거나 하는 것입니다.
　약을 한 가지만 쓰는 경우도 있으나 대개는 두 가지 이상 병용하는 것이 더욱 효과적이라고 합니다.
　항암제는 매우 독성이 강하기 때문에 의사의 감독하에 정기적인 검사를 하면서 주의해서 써야 합니다. 지금 흔히 쓰이는 것이 약 50 종류나 되고 계속 새로운 약이 개발되고 있는 실정입니다.
　항암제를 약국에 가서 감기약 사 먹듯이 사 먹어서는 큰일납니다. 약은 동시에 독이라는 것을 항상 명심해야 합니다. 셋째, 면역요법인데 면역치료제를 주사하거나 먹이거나 해서 우리 몸의 면역능력을 높여 암세포의 분열·성장을 억제하거나 죽이도록 하는 방법입니다.
　네째, 방사선 요법인데 X-선이나 방사선동위원소 등으로 암에 직접 조사하여 암세포를 죽이는 방법입니다.
　이 네 가지 방법중 어느 것을 하고 몇 가지를 병용하고 하는 문제는 암 종류마다 다르기 때문에 전문의사의 결정에 따라 진행되게 됩니다.

35 전이(轉移)란 말은 무슨 뜻입니까?

　● 암은 처음 발생된 위치에서만 커 가는 것이 아니고 임파관이나 혈관을 통해서 먼 곳까지 퍼져 가게 됩니다. 이렇게 암이 원래의 자리에만 있지 않고 다른 먼 곳으로 퍼져가는 것을 전이(轉移)라고 합니다.
　임파관을 통해서 주위의 임파절에 전이 되는 일이 많고 폐·간·뇌·뼈·신장·피부 등에 잘 퍼집니다. 이렇게 전이된 뒤에는 수술을 해도 근본적인 치료가 되지 않고, 또 처음부터 수술을 포기하게 됩니다. 암마다 전이를 일으키는 속도도 다르고 일으키는 장소도 다릅니다.

34 암환자에게 암에 이환(罹患)되었다고 솔직하게 말해 주는 것이 좋습니까?

● 일반적으로 알려주지 않는 것이 상식처럼 되어 있읍니다. 아주 측근 가족에게만 알려 주고 본인에게는 숨깁니다. 의사가 양심의 가책을 받지 않고 마음놓고 거짓말 할 수 있는 경우가 이때가 아닌가 합니다. 본인이 어렴풋이 짐작은 하더라도 대개의 의사들은 다른 병을 하나 내세워 암은 아니라고 딱 잡아떼기 마련입니다. 그러나 눈치를 채고 난처한 질문을 해오면 의사의 입장이 곤란해질 때도 많지만, 끝까지 암이 아니라고 하여 환자를 안심시킵니다.

아무리 대답하고 큰소리 쳐도 의사로부터 직접 그 사실을 듣고 나면 정신적으로 큰 충격을 받게 됩니다. 그러나 이것이 모든 경우에 다 유익한 것은 아닙니다.

미리 상당한 시간적인 여유를 가지고 사업을 정리하거나 뒷일을 맡겨야 할 경우에는 끝까지 속이다가 세상을 갑자기 떠나면 곤란한 일이 많이 발생하기 때문입니다. 이럴 때는 기회를 보아 신중하고 지혜스럽게 사실을 알려 일을 미리 정리하게 하는 것이 바람직한 일이라 생각됩니다.

위암(胃癌)이란 무엇인가?

33 위암의 발생이 먹는 음식과 관계가 있읍니까?

● 쌀을 주식으로 하는 한국·일본 등에는 위암의 발생이 계속 증가하는 추세에 있고, 미국 같은 곳에서는 점점 줄어들고 있으므로, 먹는 음식과의 관계가 계속 관심의 대상이 되고 있읍니다.

한국 사람은 된장을 많이 먹는데 이 된장 속에 '아플라톡신'이란 것이 있어서 이것이 발암물질이라고 생각된 때도 있고 쇠고기·불고기·생선구이 등 구어서 먹으면 구울 때 생긴 숯이 암을 유발시킨다고 하여 신경이 예민한 사람들의 불고기 맛을 그르친 일도 있읍니다. 그리고 독주의 계속적인 자극이나 양을 많이 먹어 물리적인 자극을 가하는 것이 그 원인이 되는 것이 아닐까 추측되기도 하는 등 이런 것, 저런 것들을 들먹거리고 있는 형편입니다.

또 고사리나물이 발암물질이라고 하여 연구 업적을 낸 분도 있읍니다. 그러나 어느 것도 그 원인이라고 단정짓기는 곤란합니다.

32 위암이 발생한 것을 어떻게 하면 빨리 알아 낼 수 있읍니까?

● 암은 빨리 발견해서 완전히 도려내면 고칠 수 있는 병이기 때문에 조기발견이 무엇보다도 중요합니다.

위암에 걸리면 그 암이 커갈수록 증세가 나타나긴 하지만, 아주 초기에는 아무런 증상이 없기 때문에 이것이 문제입니다. 소화가 안 된다, 상복부가 아프다, 구미가 떨어진다, 체중이 준다, 음식을 먹으면 토한다, 피를 토한다, 멍우리가 상복부에 만져진다, 등의 증세가 나타날 때에는 이미 암이 상당히 커진 뒤인 경우가 많습니다.

40세는 암 연령이라고 해서 40세 이후는 암 발생이 많아지는데, 40세 이후부터는 2년에 한 번 정도는 위내시경 검사, 위투시 X—선 촬영 등을 해 보는 것이 좋겠읍니다. 다행스럽게도 위암은 위주머니 안쪽에서 발생하기 때문에 위내시경으로 잘 볼수 있고, 또 동시에 조직검사를 할 수 있어서 진단하기가 쉽습니다.

31 위궤양을 오래 두면 위암이 됩니까?

● 한때는 위궤양이 위암이 되는 경우가 있다고 생각하였으며 그 빈도가 약 15%정도라고 했읍니다. 그러나 위궤양이 위암으로 변한다기 보다는 처음부터 궤양은 궤양, 암은 암으로 각각 진행한다는 것이 최근의 경향입니다.

그러나 양성궤양으로 장기간 치료하던 환자에게 암이 병발하는 수가 있읍니다. 이런 때에 양성궤양이 악성궤양으로 바뀌었다고 생각하기 쉽겠는데, 일단 암은 처음부터 암으로 출발하고 양성궤양은 처음부터 양성궤양으로 출발한다고 보아야 할 것입니다.

30 위암을 수술하지 않고 치료하는 방법은 없읍니까?

● 물론 암을 치료하는데 항암제를 투여하거나 방사선 치료를 하는 방법들이 있겠는데, 위암은 지금으로서는 수술하는 것이 제일 확실한 방법입니다. 조기에 발견하여 조기에 수술하는 것이 가장 바람직한 방법입니다.

그 다음에 항암제을 투여하고 면역요법제를 투여하는 것이 좋습니다.
 '이제는 좋은 약이 많이 나왔으니 수술 받지 않고 약으로만 치료토록 해 주십시오'하고 간청하는 환자들을 많이 봅니다. 그러나 수술하지 않을 수 없을 만큼 진행되었으면 수술하여야 합니다.

29 암이 너무 진행하여 수술을 할 수 없다면 어떻게 치료하여야 합니까 ?

● 병을 근본적으로 뿌리를 뽑는 것이 의학적인 치료의 제1목표이겠으나, 생명을 연장시키거나 고통을 덜어 주는 것도 제2항의 목표입니다.
 암이 수술의 시기를 놓쳐 근본적인 치료가 안된다고 해도 항암제를 투약하거나 면역제를 투여해봅니다. 세계 각국에서 항암제나 면역제의 약효과에 대한 결과가 계속 보고되고 있는데, 전문가에 의해서 잘 치료하면 약 30% 정도는 암 성장을 억제시킬 수 있다고 합니다.
 또 보조적인 수술도 실시할 수 있읍니다. 암이 밥이 내려가는 길을 막아서 먹는 음식을 계속 토하게 될 때에는 길을 만들어 주기도 하고, 암이 헐어서 핏줄이 터져 피를 많이 흘리게 되면 피가 나는 그 부분을 도려내기도 하고, 암덩어리 모두를 들어내 치료에 도움이 되기도 합니다.
 또 암이 터져서 복막염이 되면 부득이 수술해야 합니다.

28 위암을 수술하면 완치시킬 수가 있읍니까 ?

● 조기진단하여 수술하면 완치시킬 수 있읍니다. 주변이나 먼 부위에 번져가지 않았으면 완치될 가능성이 많습니다.
 수술한 뒤에 약 5년간 경과해도 재발하지 않으면 완치되었다고 봅니다.
 우리나라는 지금까지의 실적을 종합해 보면 대개 100명의 위암 환자 중 20명 정도가 완치되는 것으로 결과가 나와 있으며, 만약 위 주위의 임파절에 암이 퍼져 있지 않고 위에만 국한되었을 경우에는 100명중 40명이 완치된다고 알려져 있읍니다.
 암에 걸렸다고 무턱대고 절망한다거나 경과가 좋지 않았던 사람들의 말만 듣고 수술해도 아무 소용이 없다더라 하고 치료의 기회를 놓쳐도 안 될것입니다. 암은 수술해 봐야 다시 또 발생한다더라는 것은 60~80%만 맞는 말입니다. 20~40%의 희망은 무시할 수 없는 희망입니다.

한약을 한 번 써 보고 안 되면 수술하겠다고 하고 처음에 왔을 때 수술이 가능했던 것을 수술 불가능하게 된 뒤에 병원에 오는 사람들도 상당히 있읍니다.

27 조기 위암이란 무슨 말입니까?

● 위는 약 1,500c.c.의 용적을 가진 자루인데 그 벽은 대단히 탄력성이어서 상당히 많이 늘어질 수 있다는 것이 우리가 좀 과식을 해도 별일 없이 지낼 수 있는 이유입니다.

그런데 이 벽은 잘라보면 안쪽으로부터 점막층·근육층·장막층, 이렇게 세 층으로 되어 있는데 점막에는 많은 주름이 있어서 여기서 음식을 소화시키는 효소와 위산을 만들어 내고 근육층은 평활근으로 되어 있어서 위를 움직이면서 음식을 주물러서 아래로 내려보내는 일을 합니다.

그리고 장막은 제일 바깥에서 둘러싸고 있는 막인데, 위암이 점막층에만 국한되어 있으면 조기 위암이라고 하고 그 이상 진행되어 있으면 진행 위암이라고 합니다.

이 조기 위암은 수술하면 거의 다 완치되므로 조기발견이 제일 중요한 일입니다.

26 위암을 수술하면 수술하지 않는 것보다 훨씬 더 생명을 단축시킨다고 해서 아버지의 수술을 어머니가 반대하고 계시는데 어떻게 했으면 좋을까요?

● 물론 그렇게 생각하시는 분이 많습니다. 그러나 위암의 좋은 치료법은 수술입니다.

수술이 성공적이면 오래 살고 수술이 성공적으로 안되면 오래 살지 못합니다. 그런데 수술하면 벌집을 쑤셔놓은 것처럼 급격하게 암이 퍼진다는 말은 옳은 이야기가 아닙니다. 손으로 암을 만졌으므로 암이 놀랐다느니, 배를 열었으므로 바람이 들어가서 암이 놀랐다느니 하는 것은 너무나 유치한 생각이라 하겠읍니다.

물론 암을 막 주물러 놓으면 그럴는지 모릅니다. 그러나, 의사들이 개복했을 경우나 뜻밖에 수술이 불가능했을 경우에는 신속히 관찰하고 닫게 되므로 그런 일은 있을 수 없읍니다.

그러므로, 수술함으로써 생명이 연장되는 수는 있지만 단축되지는 않습니다. 그러므로 어머니를 잘 설득시켜 아버지가 수술받도록 해야 합니다.

25 저는 어릴 때부터 주사기만 보아도 소름이 끼칠 정도이고 병원에라곤 별로 가본 일이 없는데, 제 아내의 표정이나 의사 선생님의 눈치로 보아 위에 암이 생긴 것 같은데 수술을 받지 않으면 안된다고 하니 도무지 어떻게 해야 할지 모르겠군요. 제발 수술하지 않고 약으로만 치료하면 안될까요 ?

● 물론 약도 써야 합니다. 그러나 수술을 한 뒤에 약을 써야 합니다. 약을 써서 암을 제암할 수 있는 비율은 100명 중 약 30명입니다. 그것도 완치되는 것이 아니고 잠깐 성장을 중지하는 정도입니다.

그러므로 암덩어리를 제거해 낼 수 있는 데까지는 제거해 내고 항암제나 면역제를 쓰면 더욱 효과적입니다. 그러니까 아무리 겁이 나고 수술이 하기 싫어도 수술부터 먼저 해야 합니다.

위암의 재발여부를 정확히 알 수가 있읍니까 ?

24 몇 달 전에 저의 친정 어머니가 위암에 걸려서 그 때 병원에서 수술을 하였는데 암을 떼내지 못하고 밥이 내려가는 길만 돌리고 조직검사만 하고 말았는데, 이번에는 저의 남편이 불행히도 또 위암이라는 진단이 나왔읍니다.

수술을 받기는 받아야 되겠는데 또 저의 친정 어머니처럼 성공적으로 수술이 안되면 어떻게 하겠읍니까. 수술이 성공적으로 될지 안될지를 미리 알 수는 없을까요 ?

● 수술에 임하기 전에 촉진도 해 보고 내시경 소견도 보고 X-선 사진도 보고 해서 수술 가능성에 대해서 판단을 하는데, 대개는 수술 전에 생각했던 대로 되지만 때로는 전혀 예상치 못한 사태가 벌어지는 수도 있읍니다.

여러 가지 검사 소견들을 종합해도 위내부의 암의 모양과 진행 정도를 알 수 있을 뿐, 위 외부에 퍼져 있는 모양은 개복하기 전에는 알지 못하는 수가 있읍니다. 그래서 수술 전에 100% 예언을 할 수는 없읍니다.

23 저의 아내가 5개월 전에 위암 수술을 받았는데 그동안 비교적 식사도 잘하고 상태가 좋았습니다. 며칠 전부터 먹으면 잘 토하고 가끔 배가 아프다고 합니다. 위암이 재발한 징조가 아닙니까?

● 한 번씩 병원에 와서 상태를 살펴 보아야 합니다. 먹은 것을 자주 토하는 것은 암이 재발하여 밥이 내려 가는 길을 막기 때문에 그럴 수가 있읍니다.

또 수술 후에 복막유착이 와서 위와 장이 서로 엉겨붙어서 그럴 수도 있읍니다. 이렇게 되면 배가 뒤틀리는 것처럼 아픈 수가 많습니다.

22 만약 위암을 수술하였는데 재발하였다면 재수술이 가능한가요? 더 이상 길이 없읍니까?

● 모두가 재수술이 가능한 것은 아닙니다. 재발도 역시 조기에 발견하면 재수술을 해서 결과가 좋은 사람이 많습니다.

그러므로 재발했다고 쉽게 낙망하는 것은 현명치 못합니다.

위(胃)를 부분적으로 절제했을 경우에는 위를 전부 다 절제하여 처리되는 경우가 있고, 내장이나 소장에 전이(轉移)된 것이 자라나서 그곳을 틀어막아 음식물이 잘 통과하지 못할 경우에는 그 부분을 따라 성공을 하는 수도 있읍니다.

21 위암을 수술받은 뒤에 재발할 것인지 미리 아는 방법이 없읍니까?

● 상복부가 자주 아파온다거나 등이 아프다거나 먹은 음식을 잘 소화시키지 못하고 토한다거나 하면 일단 재발하고 있는 것으로 보아야 합니다. 이런 증세가 나오면 일단 X선 투시나 내시경검사를 해 봅니다.

그런데 근래 암태아성 항원(C.E.A)이란 물질이 발견되어 이것을 혈청내에서 검출하므로써 재발에 대한 지표로 삼는 수가 있읍니다. 즉, 수술 직후의 검사치보다 점점 올라가면 재발하고 있는 것으로 추정하게 됩니다. 그러나 아직은 미리 정확하게 재발을 알아내는 방법은 없읍니다.

20 위암에는 보통 어떤 항암제가 잘 듣습니까?

● 5 FU 마이토마이신 · 아라비노사이토신 · 아드리아마이신 등이

흔히 쓰여지고 있읍니다. 단독으로 쓰기도 합니다. 이렇게 하면 대개 30~40% 정도에서 암의 성장을 억제하거나 때로는 치료시킬 수 있다고 합니다.

　그러나 항암제는 부작용이 많으므로 전신이 너무 쇠약하거나 구미가 떨어지거나 백혈구나 혈소판이 너무 줄어들거나 하면 중단해야 합니다.

19 저의 아내는 위암입니다. 저는 경제적으로 너무나 넉넉지 못한 형편인데, 제가 돌보아야 할 자식들이 다섯이나 됩니다. 수술은 해야 된다는데 사람 잃고 돈 잃으면 너무나 딱하지 않습니까? 만약 수술을 하지 않으면 얼마나 살고 수술을 하면 얼마나 더 사는지 좀 말씀해 주십시오?

　● 이 질문은 거의 모든 환자의 보호자들이 하는 질문인데 안타깝게도 이 질문에 대해서는 아무것도 정확하게 대답을 못합니다. 비록 수술이 만족스럽게 되었다 하더라도 이제 완치되었다고 장담할 수가 없으며, 좀 불만족스럽게 수술되었다 하더라도 완치되기 힘들 것이라고 말하기도 어렵습니다.

　암의 운명은 암의 진행 정도에 좌우되는 것은 더 말할 필요도 없겠으나, 개인의 암에 대한 저항력이 각각 다르므로 의사의 예상을 뒤엎는 수가 상당히 많습니다.

　수술이 얼마나 잘 되었나 하는 문제와 수술 후에 시행할 항암 치료제나 항암 면역제에 어느 정도 효력 있게 반응하나 하는 문제와 개인의 암에 대한 저항력 등이 합해서 환자의 장래가 결정되므로 최선을 다해 놓고 기다려 보아야 합니다.

18 암은 40세 이상에서 잘 생긴다고 하는데 저의 동생이 금년에 24세인데 체중이 줄고 기운이 없다고 해서 X—선 촬영과 내시경검사를 하고 조직검사를 했더니 위암이란 청천벽력 같은 진단이 나왔습니다. 이 나이에도 위암이 생길 수가 있을까요?

　● 위암은 10대에도 생깁니다. 그러나 10대와 20대에는 흔하게 발생되는 것은 아닙니다. 그러나 생길 수가 있기 때문에 방심해서는 안됩니다.

17 나이 어릴 때 생긴 위암은 나이 많아서 위암이 생겼을 때보다 더 경과를 나쁘게 취한다는데 그것이 정말입니까?

　● 정말입니다. 젊은층에 생긴 위암은 노인들의 위암보다 진행이

빠르고 악질입니다.

간암(肝癌)의 진단법

16 근래에 와서 오른쪽 옆구리가 뜨끔뜨끔하며 불쾌하고 때로는 오른쪽 어깨가 아픈데, 이것은 간에 암이 생긴 것이 아닐까요?

● 사실 걱정이 됩니다. 간에 암이 생기면 그런 증세들이 나타나는 수가 많기 때문입니다. 그러나 증세만 가지고 확진을 붙일 수는 없습니다. 얼마 전만 해도 간의 질병은 진단하기가 퍽 어려웠읍니다.

그러나 근래에는 알파 태아성 단백이란 물질을 혈액 내에서 검출해 내어 높은 양이 나오거나 간 주사 사진을 찍거나 전산화 단층촬영 사진을 찍어 보면 쉽게 진단할 수 있고, 수술로 치유가 될 것인지도 판단해 낼 수 있읍니다.

15 보통 말하기로는 간에 암이 생기면 수술할 수 없다고 하는데 정말 간을 수술하여 절제해도 괜찮습니까?

● 간을 수술하기 시작한 것은 오래되지 않았읍니다. 간은 좌우엽(左右葉)으로 나눌 수 있는데 좌엽이나 우엽 중 한 엽은 잘라낼 수 있읍니다. 그러나 한 엽으로 암이 국한되지 않고 커져서 중간선을 넘어서면 절제하지 못합니다.

간은 수술하기가 어려운 장기이므로 이미 진단이 되었을 때는 수술할 시기를 놓쳤을 때가 많습니다.

14 저의 남편은 간기능 검사를 해 보니 괜찮다고 한다면서 계속 술을 많이 마시고 있는데, 그렇게 되면 결국 간이 나빠져서 암이 되는 것이 아닐까요?

● 술마신다고 간암이 생기는 것은 아닙니다. 그러나 간접적인 원인이 되는 수가 있읍니다. 간기능 검사 결과가 좋다고 간(肝)에 이상이 없다는 것은 아닙니다. 간은 80%가 망가져도 기능에 이상이 없을 수가 있읍니다.

간기능검사는 참고로 할 수 있는 것일뿐 그것이 무슨 병, 무슨 병이라고 진단 붙이는 종류의 것은 아닙니다.

간(肝) 디스토마가 있으면 간암이 될 수 있는가?

13 저는 벌써 3년째 검사에서 간디스토마가 나온다고 하는데 간디스토마가 오래 가면 간암을 일으키는 것이 아닌지요?

● 현재 간디스토마에는 신통한 약이 없습니다. 그런데 간디스토마는 간경화증을 일으키는 원인이 될 수 있고 따라서 간암이 일어날 가능성도 높아집니다. 그러므로, 잉어·붕어 등 민물고기를 익히지 않고 먹지 않도록 조심해야 합니다.

그러나 간디스토마가 있다고 간암이 생기는 것은 아니며 그럴 가능성이 있다는 것입니다. 간디스토마가 있을 경우에는 1년에 한 번 정도 간 주사 사진을 찍어 보는 것이 좋습니다. 간기능검사 정도는 큰 도움이 되지 않습니다.

12 저의 아내가 오른쪽 옆구리가 결린다고 해서 검사를 했더니 간암이라고 합니다. 그뿐 아니라 수술도 할 수 없답니다. 그래서 집에 가서 원하는 대로 해 주고 마음이나 편하게 해 주라고 하는데 저대로 두면 수명이 어느 정도 갈까요?

● 간암은 암 중에도 악질에 속하는 암인데 보통 평균수명이 약 반년 정도라고 합니다. 그러나 사람마다 다르므로 일률적으로 말할 수는 없겠읍니다. 그런데 쉽사리 그렇게 포기할 것이 아니라 항암제를 한 번 투여해 보는 것이 어떨까 합니다.

11 그러면 간암에는 무슨 약을 쓰는 것이 좋습니까?

● 다른 약제들은 잘 듣지 않고 아드리아마이신이 비교적 효력이 좋은 약으로 알려져 있읍니다. 심장에도 독성이 강하고 머리카락이 빠지고 하는 중독작용이 있지만, 그래도 생명을 구해야 하니까 부작용 정도는 감수해야 하는 것입니다.

10 간에 병이 생기면 황달이 오는 줄로 알고 있는데, 저의 남편은 간암이라고 진단이 났는데도 황달이라곤 조금도 없는데 어떻게 된 것입니까?

● 간이 병든다고 다 황달이 오는 것은 아닙니다. 간이 아주 많이 망가지거나 담즙이 내려가는 길이 막히면 황달이 오는데 간암은 초

기에는 황달이 잘 오지 않습니다.

췌장암(膵臟癌)과 항문암(肛門癌)

9 췌장은 어디에 붙어 있으며 무엇을 하는 기관이며 그곳에도 암이 발생합니까?

● 췌장은 위의 뒤쪽에 위치하고 있는 길쭉하게 생긴 기관이며 당질·지방질·단백질 등을 소화시키는 소화 효소를 만들어 십이지장으로 보내어 우리가 섭취한 음식을 소화시키는 일을 담당하고, 또 인슈린이란 호르몬을 분비하여 우리 혈액 내의 당분의 양을 일정하게 유지시켜 우리가 당뇨병에 걸리지 않게 합니다.

여기에도 예외없이 암이 생기게 되는데 간·십이지장·큰 혈관 등과 밀접하게 관계되어 있는 장기이기 때문에, 여기에 병이 발생하면 수술하기가 매우 어렵고, 또 진단해 내기도 어려운 장기입니다.

8 한 달 전부터 위가 있는 부분 바로 뒤쪽 등이 아프고 소화도 잘 되지 않는다고 하는데, 아마 나쁜 병이 생긴 것이 아닌지 걱정이 되는군요. 무슨 검사를 해 보면 잘 알수가 있을까요?

● 위나 췌장·간에 이상이 있으면 이런 증세가 나타날 수가 있읍니다. 췌장은 가장 진단하기 어려운 장기 중의 하나입니다.

그런데 최근에 콤퓨터 촬영 장치가 발명되어 상당히 정확하게 췌장암을 알아낼 수 있게 되었읍니다. 또 초음파 사진도 상당히 도움이 되는 검사입니다.

근래에는 내시경이 발달하여 내시경으로 담관(膽管)을 찾아 조영제를 넣어 촬영하는 내시경적 역행성 담도 췌장 촬영술(E.R.C.P)도 도움이 되며, 보통 많이 시행하는 위투시 X-선 촬영도 도움이 됩니다.

7 저의 어머니는 3개월 전부터 눈이 아주 노랗게 되더니 이제는 온 피부가 다 노랗고, 오른쪽 상복부에 덩어리가 만져진다고 하는데 아마 심상치 않은 병 같습니다. 그런데 별로 아픈 데는 없답니다. 왜 그럴까요?

● 이런 경우에는 췌장의 머리부분에 암이 생겨서 그런 수가 많습니다. 쓸개물이 내려가는 길이 합쳐서 십이지장에 들어가는데,

이 부분에 암이 생기면 담즙이 내려가는 길이 막히게 되므로, 간에서 담즙이 장으로 빠져 나가지 못해 담즙의 색소가 온몸에 퍼져 황달이 오고, 쓸개도 담즙이 차서 탱탱하게 부풀고 만져지게 됩니다.

이런 때는 콤퓨터 촬영, 초음파 사진, E.R.C.P 등을 하고 때로는 간이나 담관에 직접 침을 찔러 담관을 촬영하는 경피적 간담도(經皮的 肝膽道) 촬영술(P.T.C)을 하면 도움이 됩니다.

6 췌장암은 수술을 해 보아야 소용이 없다는데 수술해도 곧 재발하기 때문에 그렇습니까?

● 아닙니다. 췌장암도 조기 발견해서 수술하면 근치시킬 수 있읍니다. 췌장은 전부다 들어내어도 생명에는 지장이 없읍니다.

췌장이 없어지면 소화 효소와 인슐린이 생산되지 않는데 이것은 약물로 손쉽게 보충할 수 있읍니다.

5 저는 46세의 남자입니다. 약 1년 전부터 대변을 볼 때 피가 섞여 나오고 뒤가 무겁고 약간 통증을 느끼며, 만져 보면 항문에 무엇인가 만져졌읍니다.

그래서 병원에 가면 돈도 많이 들고 또 수술하면 너무나 아프다고 해서 마침 어떤 친구의 소개로 사사로이 아는 사람에게 가서 약물을 넣어 녹여낸다고 항문으로 약물을 주사했는데, 한 달 동안 항문에서 진물이 나고 아주 고생을 많이 했읍니다.

그 다음 약간 좋아지는 듯 했으나 역시 대변에 피가 섞여 나오고 지금은 대변을 볼 때 힘이 들고 배가 팽만해져서 음식을 먹기도 곤란합니다. 그래서 이제는 아무래도 수술을 해야 할 것 같은데 치료가 잘될 수 있겠는지요? 시내 모의원에 갔더니 고무장갑을 끼고 항문에 손가락을 넣어 보더니 안 되겠다고 빨리 큰 병원으로 가서 조직검사를 해 봐야 된다고 합니다.

벌써 1년 동안 증세가 호전되지 않고 악화되는 것으로 보아 단순한 치질인 것같지 않습니다. 아마 처음부터 암이었는데 돌팔이가 전혀 지식이 없어서 그대로 치질로 알고 제멋대로 치료한 것 같습니다.

장갑을 끼고 손가락을 넣어 보면 대개 짐작이 가는데, 항문경(鏡)이나 S상 결장경을 넣어 조직을 떼어 검사해 보는 것이 확실합니다. 그래서 정말 악성으로 진단되면 특별한 조치를 해야 합니다.

몇 달 동안 계속 배변시 피가 나오고 배변이 점점 곤란해지면 단순한 치질이 아닌 수가 많습니다. 또 수술하면 아프다고 해서 돌팔이들의 유혹을 받아 부식제(腐蝕劑)약품을 항문에 주사하여 치질을 치료한다고 하는데 이것은 위험한 일입니다. 돌팔이란 아무런 의학적인 전문지식이 없이 들은 풍월과 약간의 경험으로 일을 저지르고 다니는 사람들입니다.

아픔과 고생이 수술하는 것보다 훨씬 심할 뿐 아니라 항문을 망가뜨려 평생토록 고생하는 사람들도 가끔 봅니다. 뿐만 아니라 암인데도 오진하여 시간을 놓치고 더 퍼지게 하여 치료를 어렵게 만드는 수가 있으니 조심해야 합니다.

4 저의 아내는 금년에 37세인데, 대변을 볼때 곱똥과 피가 섞여 나오고 때로는 왼쪽 아랫배가 뒤틀리는 것처럼 아플 때가 있다고 해서 모병원에 가서 검사한 결과 직장암으로 판명되었읍니다.

그 의사 선생님의 말씀이 항문에서 약 5cm되는 곳에 상당히 큰 암덩어리가 있으므로 암을 절제하면 항문까지 다 들어내야 하므로 대변 나오는 곳을 왼쪽 아랫배에 만들어 평생 그것으로 대변을 보도록 하여야 한다고 하니 이것 정말 앞이 캄캄하고 또 그런 상태로 어떻게 살아가겠읍니까? 어떻게 달리 좋은 방법이 없을까요?

● 정말 딱하군요. 대장은 오른쪽 아랫배 부위에서 시작해서 물음표(?)모양으로 배를 한바퀴 돌아 항문으로 연결됩니다.

우측을 상행결장, 중간을 횡행결장, 왼쪽을 하행결장이라 하며, 그 다음 S상 결장을 거쳐서 직장·항문으로 연결됩니다. 성인은 보통 그 길이가 1m 50cm 정도입니다.

다른 부분의 암은 배안에서 잘라내고 연결하면 되는데 직장부분에 생긴 암은 문제가 약간 달라집니다. 항문에서 7.5cm 이내에 발생된 암은 직장과 항문을 완전히 절제해 내고 왼쪽 아랫배에 새로운 항문을 만들어야 하는데, 이 수술을 인공항문 조절술이라 합니다.

그렇게 하면 대변을 모으는 비닐봉지를 항상 차고 다녀야 하는 불편이 있읍니다.

처음에는 불편하고 피로와도 습관이 되면 괜찮아집니다. 지금 이 지구상에는 이런 상태로 일상생활과 직장생활을 해 나가는 사람이 많습니다. 이렇게 되더라도 생에의 용기를 잃지 말아야 합니다.

3 저는 1개월 전에 배변시에 피가 섞여 나와서 이상하게 생각하고, 시내 X—선 의원에 가서 대장 X—선 사진을 찍었는데 아무 이상이 없다고 했읍니다. 그러나 기계를 넣어 한 번 상세하게 검사를 해 보는 것이 좋겠다는 X—선 전문의사 선생님의 말씀에 따라 모병원에서 S상 직장경검사와 조직검사를 하였더니

항문에서 약 6cm 상방에 직경 2·5cm 정도의 헌 곳이 있는데 그것이 암이라고 합니다.
  수술을 해야 한다는데 너무나 끔찍한 말을 하기에 차라리 죽어 버릴까 생각하다가 친구가 잘 아는 의사 선생님이 있어서 상세하게 알아 보았더니 전기소작법으로 지져서 암을 치료할 수가 있다는데 정말 그렇게 할 수가 있읍니까 ?

  ● 직장암을 초기에 발견하면 전기소작법으로 해 볼 수가 있읍니다. 근래에 그렇게 해서 좋은 결과를 얻었다는 보고가 되고 있읍니다. 그런데 이 방법은 직장의 벽을 깊이 침범하지 않았을 때 해야 하고, 주변 임파절에 전이가 되어 있지 않아야 합니다. 그리고 수술한 뒤에는 정기적으로 세심하게 살펴야 합니다.
  이렇게 하면 인공항문을 배에 만들어 불편한 생활을 한다거나 하는 일은 하지 않아도 되기 때문에 좋은 점은 있지만, 안으로 번져 들어간 줄 모르고 이 방법을 사용하면 불완전한 치료가 되어 위험합니다. 그 때문에 전문의의 현명한 판단이 있어야 할 수 있는 방법입니다. 이 전기소작법은 방사선 치료가 아닙니다.

다소나마 생명을 연장하는 것도 치료의 목적

2 저의 아버지는 65세로 3개월 전부터 대변보기가 힘이 들고 배가 팽만하여 답답하다고 해서, 병원에 가서 검사하고 사진을 찍었는데 S상 결장암이라고 진단되어 수술을 받았읍니다. 수술 도중에 위의 유문쪽에 또 암이 있어서 그것도 수술하였답니다. 집도한 의사 선생님의 말씀이 이것이 서로 건너 간 것이 아니고 별도로 각각 발생한 것이라고 합니다. 이런 경우가 있읍니까 ?

  ● 이것을 원발성 중복암이라고 합니다. 전혀 별도의 장기에서 따로 암이 독립해서 발생하는 경우를 말합니다. 흔한 일은 아니나 이런 경우가 더러 있읍니다. 이것은 위투시촬영을 하였다면 사전에 발견되었을 것인데, 대장에만 신경을 쓰고 위에는 관심을 가지지 않아서 그렇게 된 것 같읍니다. 때로는 한 기관에서 두 곳에 생기는 수가 있읍니다.

1 저의 아내는 아랫배에 돌덩이 같은 혹이 만져지고 몸이 바싹 마르고 배가 팽만하고 대변을 잘 보지 못하며, 배가 뒤틀리는 것처럼 아프고 답답하다고 해서 병원에를 갔더니 검사 결과 직장암이 골반 안에도 상당히 퍼졌고 간에도 전이되었다고 합니다. 수술시기는 이제 놓쳐서 수술은 할 수 없다는데 어떻게

하면 좋겠느냐고 했더니 그래도 수술을 하여야 고통이 줄어들 수 있다고 하니 어떻게 된 것입니까?

● 그토록 병이 짙도록 두었다는 것은 나쁘게 말해서 미련하다고 해야겠읍니다. 그러나 이제 그런 형편에서 환자의 고통을 덜어 주는 방향으로 최선의 길을 모색해야 되겠는데, 수술로 병의 근원을 뿌리 뽑는 것이 제일 이상적인 치료이겠으나, 통증을 없애고 고통을 덜어 주고 생명을 얼마간이라도 연장시키는 것도 치료의 목적입니다. 그러므로 이 환자는 대장이 막혀 대변이 꽉 차 창자가 팽만해져서 답답하고 아픔으로 대변이 빠질 길을 막힌 곳보다 위쪽에다 내주어야 합니다. 그렇게 배에 인공항문을 수술해서 만들어 놓고 항암제 투여와 항암 면역제 투여, 방사선 치료 등을 해 봐야 합니다. 혹시 이 치료가 효력이 있으면 생명이 상당히 연장될 수 있읍니다.

자궁암(子宮癌)에 대하여

李 台 鎬
慶北大学校医科大学教授
慶北医大附屬病院長

37 자궁암(子宮癌)이란 어떤 병입니까?

● 자궁에 생기는 암으로서 두 가지로 나눌 수 있읍니다. 즉, 자궁 경부에 생기는 자궁경부암과 자궁 체부에 생기는 체부암으로 구분할 수 있읍니다. 또, 이 암은 그 진행에 따라 0기, 1기, 2기, 3기, 4기로 구분합니다.

0기라 함은, 자궁암으로 진행되기 전의 시기를 말하며, 이것은 암이 점막에만 국한되어 있고, 심부에 침윤되어 있지 않은 상태로, 임의 무시운 특성인 타 부위에 전이를 일으킬 능력이 없는 시기의 것을 말하는 것입니다.

이러한 자궁경부암 0기의 발생 빈도를 이웃 일본의 통계를 통하여 보면, 1950년부터 1954년까지 이 0기가 전 자궁암의 5%에 불과하였으나, 1970년부터 1975년 사이에는 26%로 증가되어 있읍니다. 1980년도에는 자궁암의 반수가 0기를 점하게 되었읍니다. 이것은 발견 방법의 발달, 예컨대 질세포진 및 질확대경진 등이 크게 기여한 것으로 생각됩니다. 그러나 진행된 암 즉, 제3, 4기 암이 27%나 점하고 있다 합니다.

자궁암은 개인 개인이 암에 대한 충분한 지식을 가지고 예방을 하지 않으면 안됩니다.

진행된 암의 연령별 분류를 보면 물론 전부는 아니지만 거의 대부분이 60세, 70세, 80세와 같이 고령 부인에게 많습니다.

36 자궁암은 연령이 많아질수록 걸리기 쉬운 것입니까?

● 나이를 먹음에 따라 발생 빈도는 상승합니다. 예를 들어서 80세의 환자의 수는 35세 및 40세의 환자보다는 적지만 같은 연령 중

에서 차지하는 비율은 80세 쪽이 많습니다.

35 0기, 1기 및 2기라는 것은 어떤 것을 말하는 것입니까?

● 자궁암의 경우 원인은 확실치 않습니다만, 먼저 점막이 이상한 상피, 즉 이형상피로 되어 그로부터 암으로 변해 가는 것입니다. 암으로는 변하였지만 암의 변화가 점막에 국한되어 심부에 침입하지 않은 것을 상피내암이라 합니다. 임상적으로는 이것을 0기 암이라 합니다.

이 시기는 암이 심부에 침입하고 있지 않으므로, 임파관과 혈관을 통하여 신체 기타 부위에 전이를 일으키는 일이 절대 없습니다.

이 시기에는 자궁만 적출함으로써 암을 완치할 수 있읍니다. 0기의 상태로 어느 정도 시간이 경과하면 상피내암의 일부는 점막하의 조직으로 침윤하기 시작하며, 그 시기는 사람에 따라 다릅니다.

34 심부 조직에 암이 침윤되면 전이의 가능성이 있읍니까?

● 암이라 함은 임파관 및 혈관을 통하여 신체 각 장기에 퍼지는 것이 특징이므로 0기암을 암이냐, 암이 아니냐 라고 하는 데는 문제가 있다고 생각됩니다. 그러나 우리가 이런 환자를 계속 추적하고 있으면 상당수의 환자가 침윤 암으로 이행됨을 관찰할 수 있읍니다. 이렇게 생각하면 전암상태라 함은 0기보다 앞인 상피에 이상을 가져 오는 이형상피 때를 말하여야 한다고 생각됩니다.

이미 상피내암이 되면 일단 암이라고 생각하는 것이 좋습니다. 그 이유는 상피내암의 점막의 성상조직학적 소견, 세포의 성질 등으로 보아서 암과 구별이 힘든 까닭입니다.

단지 전문적으로 이야기하여 상피의 기저막의 건재 여부가 상피내암과 침윤 암을 구별하는 것으로 되어 있읍니다. 상피 내암과 제3기 암과 같이 분명히 진행된 암이 몇 살때 많은가를 살펴보면 이들 발생의 평균 연령에 약 10년 이상의 차이가 있음을 알 수가 있읍니다.

0기암은 대체로 30~40세에 가장 많고, 그 다음에는 30대 전, 40대 후반부터 50대의 순으로 되고, 진행된 암은 50~60대에 많습니다. 이로 보아 0기암은 진행 암으로 넘어가는데 상당한 시간의 폭이 있음을 알 수 있읍니다.

33 그러면 0기 암의 경우 그 경과를 관찰하고만 있어도 되는 것입니까?

● 현실적으로 0기의 환자를 발견했을 때 그 환자가 젊고 또 아기가 없어서 아기를 갖고자 원할 때에는 물론, 이 경우 의사와 환자간에 상호 밀접한 이해가 없이는 불가능한 일이지만 때때로 환자의 상태를 관찰해 가며 계속 추적을 해야 됩니다. 3~4년 내에 상피내암 진단 후 암으로 되는 경우도 볼 수 있으며, 때로는 10년 이상 경과되는 경우도 있읍니다. 그러나 출산이 끝난 부인에서는 언제 상피암이 진행 암으로 될 것인지는 현재 의학으로는 추정이 불가능하므로, 촌각을 다투어 수술할 필요는 없지만 적당한 시기에 수술을 하는 것이 좋으리라고 생각됩니다. 또 상피내암 진단 당시의 그 상피내암의 경과 연수를 알 수 없으므로, 예컨대 9년이 경과한 상피내암 같으면 1년 후에는 침윤 암으로 변화될 가능성이 농후하다고 할 수 있을 것입니다.

32 0기암에서 1기암으로 이행하는 것을 곧 알 수 있을까요?

● 금일 0기암으로 진단된 사람이 과거에 있어서 몇 년 동안 그 상태로 있었는지는 추적을 받고 있는 환자일 것 같으면 비교적 쉽게 추적할 수 있으나, 그렇지 않으면 알 수 없는 것입니다.
암이 점막으로부터 기저막을 뚫고 심부로 침입했으나, 아직 임파관 및 혈관 내에 들어가지 않은 상태의 조기의 암을 1기 A암이라고 합니다.

31 1기암이 또 몇 개로 나누어집니까?

● 보통 1기암을 A와 B로 나눕니다. 1기 A암이란 침윤의 깊이가 점막의 2mm이내로 임파관 및 혈관 내에 아직 침입을 하고 있지 않은 상태입니다.

30 이 1기 A암은 100% 치유가 가능합니까?

● 100%라고 말하기는 곤란합니다만, 거의 대부분 낫습니다. 1기암이란, 암이 자궁경부에 국한된 경우이고 1기 A보다 깊이 침윤하여 때로는 보세관과 임파관에 전이할 가능성이 있으며, 이런 상태가 자궁에만 국한되어 있는 경우를 제1기의 B라 말합니다.

29 제1기라 함은 A든 B든 자궁 내에 국한되었다는 것을 의미하는 것입니까?

● 그렇습니다. 그러나 제 1기의 B때는 실제로 수술해 보면 약 10%가 골반내 임파절에 전이한다 하므로, 제1기의 B의 경우에는 자궁 뿐만 아니라 골반 내의 임파절과 자궁 주위의 조직을 철저하게 제거하는 광범위한 수술을 해야만 됩니다.

그리고 제 2기에도 A와 B가 있어서 자궁의 입구인 경부 뿐만 아니라 질 쪽으로 암이 표면을 따라 침윤되었으며, 그 침윤이 질의 길이의 ⅔의 경우를 제 2기의 A라 합니다.

또, 자궁경부에서 골반 쪽으로 침윤이 시작하면 제2기의 B라 합니다. 골반 중에는 자궁 주위의 결합조직, 즉 자궁방 조직이 있어 여기까지 침입됩니다. 이 시기에는 골반 내에 암이 침입하였다 하더라도 아직도 골반벽과의 사이에는 암이 침윤되지 않은 충분한 간격이 있으므로, 이 부위를 통과하는 요관이나 신경이 압박당하지 않으므로 동통이나 요료계의 장애도 일어나지 않는 것입니다.

28 그러면 이 때의 증상은 어떻습니까?

● 물론 제1기의 B이상이 되면 암의 침윤이 비교적 심하므로 출혈은 비교적 심하나 동통이 일어나지 않는 것이 상례입니다.

따라서 동통이 있으면 암의 말기 증상이라 해야 될 것입니다. 그러나 암의 3기가 되면 동통이 나타납니다. 제 3기 때도 역시 A와 B가 있어 질의 ⅔이상이 침윤되었을 때를 3기 A라 하고, 이 때에도 골반 결합조직에는 아무런 침윤이 없는 경우도 있습니다.

그러나 3기의 전형적인 경우에는 자궁방 결합조직의 침윤이 심해져서 골반벽까지 도달한 상태로 이것을 제3기의 B라 합니다.

27 여기까지 오면 증상도 여러 가지 나타나게 됩니까?

● 골반벽과 자궁방 결합조직 사이에는 신장으로부터 방광에 요관이 통과하는 길로서 또 골반벽에 따라서 신경도 달리고 있습니다.

따라서 신경이 압박되면 점점 다리가 아프거나 또는 요관의 압박으로 인하여 신우의 확대 등 요로(尿路)의 여러 가지 장애가 일어나고 있습니다. 이렇게 되면 이미 3기 이상으로 되어 있는 것입니다.

26 요컨대 자궁암에서의 동통은 3기가 되지 않으면 오지 않는 것입니까?

● 네, 그렇습니다. 더 심하게 될 것 같으면 4기로 이행하는데 방광 및 직장이 침범되어 심하게 되면 방광과 직장에 천공을 일으켜 요가 질로 새어 나온다든지 혹은 대변이 직장으로부터 질로 나오는 수가 있읍니다.

암이 골반을 넘어서 대동맥 주위의 임파절을 따라 목의 임파절에 전이를 일으키든지 폐 및 간장에 혹은 뼈에 전이를 했을 경우는 4기라고 합니다. 제 1기의 B와 같이 비교적 정도가 경하다고 생각되는 것을 수술해 보면 이미 골반의 임파절에 전이가 있어 그 임파절을 절제하였으나, 이미 폐에 전이를 하고 있어서 수술 후 짧은 시일 내에 사망하는 수도 있읍니다. 이것이 암의 무서운 점이라고 할 수 있읍니다.

그러므로, 제 1기의 B와 제4기의 B는 소견은 틀리지만 같은 암으로서 근본적인 차이가 있느냐고 말할 것 같으면 그렇게는 말할 수 없는 것 같습니다.

25 1기의 B이상 될 것 같으면 출혈이 심하게 된다고 했는데, 1기의 A정도는 거의 증상이 없읍니까?

● 그렇다고만 말할 수 없읍니다. 1기라 하더라도 무엇인가 증상이 있읍니다. 2기에는 어느 정도의 궤양이 있으므로 그 범위가 넓으냐 좁으냐에 따라서 그 증상이 차이가 있읍니다.

24 그것은 눈으로 볼 수 있는 것입니까?

● 자궁경암의 호발 부위는 외자궁구로부터 약간 올라간 경관의 점막으로부터 암이 발생하기 시작하나, 젊은 사람의 경우는 경관의 점막이 비교적 바깥 쪽으로 노출되어 있는, 소위 말하는 자궁질부 미란의 경우가 많으므로 진찰할 때 볼 수가 있읍니다.

그러나 중년 이후가 될 것 같으면 오히려 자궁경관 점막이 경관 내로 상승하므로, 진찰해서도 보이지 않으며, 경관 내에 암이 있게 되는 것입니다.

따라서 의사가 눈으로 봐서 암이 보이지 않는다고 암이 없다고 할 수는 없읍니다.

23 0기에서 자궁경부암을 발견한 사람은 어떻게 해서 발견하였을까요?

● 대략 0기에서 발견된 암 중 약 50%는 증상이 없읍니다. 우연히 병원에 건강진단차 와서 발견되었고, 나머지 50%는 성교 등으로 인한 접촉 출혈이 약 5.5%, 그리고 접촉과 관계없이 약간의 출혈이 있는 경우가 6.2%, 명백한 출혈이 있는 것은 약 24%, 냉이 있는 것이 약 5.5%, 나머지는 기타의 원인이라 할 수 있읍니다.

그리고 조금 진행된 제 1기 A의 경우는 건강 진단으로 오신 분은 30%로 감소됩니다. 나머지는 역시 접촉 출혈이 9%, 소량의 출혈이 16%, 명백한 출혈이 28%, 냉이 6%라고 합니다.

이러한 성적은 병원에 내원한 분의 것이므로 역시 어느 정도의 증상이 있는 분이 많아서 그렇게 되었으며, 가령 일반 주민의 집단 검진에서는 전혀 무자각으로 암이 발견되는 율이 점점 상승되는 것입니다.

22 집단검진은 중요하다 할 수 있겠군요?

● 네, 그렇습니다. 제0기의 암을 가지고 있더라도 무자각으로 있는 분이 약 80%나 된다고 합니다. 그리고 접촉 출혈과 미량의 출혈은 사람에 따라서 곧 아는 사람과 그렇지 못한 사람이 있읍니다. 일반적으로 0기에 있어서는 뚜렷한 증상이 없는 것이라고 생각하면 틀림이 없읍니다.

21 초기 자궁암의 진단 방법은 어떻게 합니까?

● 자궁암은 다행히 냉을 받아서 세포를 검사하는 질세포진이 근본이므로, 암 검사 자체는 매우 간단하고 높은 확진율을 가지고 있다고 할 수 있읍니다.

20 자궁암은 검사만 하면 틀림없이 발견할 수 있읍니까?

● 확진율이 매우 높습니다. 100%라고는 할 수 없읍니다만, 거의 90% 이상의 진단 확률을 가지고 있고, 0기는 물론이고 그보다 전 단계인 이형상피의 상태도 발견할 수 있읍니다. 따라서 매우 신뢰할 수 있는 검사방법이라 할 수 있읍니다.

19 검사는 얼마만한 간격으로 하는 것이 이상적인가요?

● 1년에 1~2회 정도 하면 신중을 기하였다고 할 수 있을 것입니다.

18 자궁암 검진은 간단합니까? 혹은 아픕니까? 또는 입원을 해야 됩니까?

● 아프지도 않고 물론 입원할 필요도 없으며, 매우 간단하여 1~2분이면 끝납니다. 질세포진의 원리는 신진대사로 인하여 떨어진 질 박탈 상피를 주워서 검사하는 방법입니다.

정상 상피도 물론 박탈되지만 암세포도 같이 박탈되므로, 자궁경관 점액 중에 섞여 있는 이들 세포를 슬라이드 글라스에 고정하고, 염색하여 현미경으로 암세포의 특징을 갖추고 있는 세포를 찾는 방법입니다. 일반적으로 암 조직은 정상 조직에 비하여 연약하므로, 2기 또는 3기가 될 것 같으면 핀셋트로 약간만 건드리더라도 쉽게 암 조직을 뗄 수 있읍니다.

상피내암과 같은 0기 암에 있어서도 세포 상호간의 결합력은 매우 약합니다. 약간의 찰과로 간단히 세포가 떨어지게 되는 것입니다.

요컨대 신진대사로 자연히 박탈되어 칠과 하면 너욱 쉽게 떨어지게 되므로, 찰과한 쪽이 진단율이 높은 것은 자명한 사실입니다.

상당히 진행된 자궁암의 증상은 출혈이다

17 0기 혹은 1기가 넘은 상당히 진행된 암에 있어서 뚜렷한 자각증상은 무엇입니까?

● 역시 출혈이 가장 많습니다. 자궁경암의 경우는 자궁 입구에 생기므로 성교할 때 매우 출혈하기 쉽습니다. 따라서 비교적 빨리 발견됩니다마는 갱년기 이후라든지 혹은 주인이 사망했다든지 또는 접촉시 기회가 없으면 암이 자연히 붕괴되어 출현할 때까지 느끼지 못할 때도 있읍니다.

또는 자기는 폐경했으므로 자궁에는 병이 안 생긴다고 오인하여 암이 진행되었다는 경우도 많습니다.

16 그 때의 출혈에는 무엇인가 특징이 있읍니까?

● 특징은 뚜렷하지 않습니다. 대소변을 볼때에 혈액이 한 두 방울 떨어졌다고 말하는 분이 있는데, 이 때에는 암이 어느 정도 커져서 자극에 의한 붕괴로 출혈을 일으킨 상태입니다.

15 종이에 약간 묻을 정도라도 출혈이라고 할 수 있읍니까?

● 네, 그렇습니다. 출혈이라 함은 부인과 중에서는 매우 큰 부분을 차지하는 증상으로 전에 말씀드린 바와 같이 암이 아닌 경우라도 트리코모나스 같은 기생충으로도 질의 염증을 일으켜 출혈한다든가, 경관의 점막에서 폴립이 나와 그 첨단이 끊긴다든가 혹은 자궁 근종이 있어 출혈한다든가, 기능성 출혈 또는 난포 호르몬을 장기간 복용하여 내막이 비후하여 출혈한다든가 여러 가지 원인으로 올 수 있읍니다.

출혈의 정도도 지속적이라든가 간혹 있었다든가 출혈의 색조가 선혈이라든가 초콜렛색이라든가 여러 가지 색이 있을 수 있으나, 정확히 말하여 출혈의 원인 중 암이 차지하는 율은 그렇게 높지 않으며, 오히려 다른 병이 많은 것입니다. 암을 전문으로 보는 암센터 등의 성적을 보면 출혈을 걱정하여 내원한 환자의 약 1할 정도가 암이라고 볼 수 있읍니다.

14 이러한 출혈 원인을 그대로 둘 것 같으면 장래 암의 원인이 된다고 생각됩니까?

● 아닙니다. 암 하고는 전혀 관계가 없는 경우가 많습니다.

13 암의 경우는 선혈이 많습니까?

● 명백히 진행된 암은 선혈이 됩니다. 그러나 초기 암의 경우는 아주 미량이므로 질내에 저류되어 있는 동안에 서서히 변화됩니다. 따라서 약간 초콜렛색이 됩니다. 이것이 질 분비물에 섞여 약간의 색을 띠게 됩니다. 지난 밤 성교가 있은 후 아침에 냉을 봤더니 점액 중에 약간의 출혈이 있었다 하는 것은 전형적인 상태라 할 수 있읍니다. 왜냐하면 초기의 경우 출혈은 그렇게 많지 않기 때문입니다.

12 동통은 3기 이상이 아니면 거의 없다고 하셨는데 정말 그렇습니까?

● 네, 매우 심하게 되지 않으면 없읍니다. 또 자궁암에 걸린 부인이 곁에 왔을 때 썩은 냄새가 난다고 하는 것은, 3기 이상의 심한 암으로 그 암 조직에 세균감염이 일어나 비로소 그렇게 되므로, 초기에는 절대로 냄새도 나지 않고 아프지도 않고 빈혈도 없으며, 영양도 양호하므로 아무런 증상이 없읍니다.

11 통증으로는 배가 아픕니까?

● 암이 심해졌을 때에 통증은 골반벽에 신경이 압박되므로 허리로부터 다리로 뻗치는 동통이 특징입니다. 마치 신경통과 같은 증상입니다.

10 그러면 자궁체부암은 어떻습니까?

● 근래에 와서 증가한다는 말이 있읍니다. 이 전에는 매우 우리나라에는 적었으나, 국민 생산이 증가되고 생활이 윤택해지면 자궁체암이 증가할 가능성이 많습니다. 우리나라에는 아직 확실한 통계가 없으나, 이웃 일본의 경우를 살펴보면 1950년도의 자궁체암은 자궁암 전체의 3%라고 합니다.

그러나 백인에서는 25~50% 정도로 보고되어 있고, 스칸디나비아에서는 자궁경부암과 거의 비슷한 수라고 합니다. 유태인에서는 거꾸로 자궁경부암이 매우 드물고, 대부분이 자궁체암이라고 합니다.

9 자궁체암은 처음엔 증상이 없읍니까?

● 아닙니다. 체암에 있어서는 자궁의 부정출혈을 보이는 것이 대부분입니다. 자궁체암의 경우는 자궁경암과 달라서 제법 특징이 있읍니다. 마른 사람에게도 올 수 있읍니다만 대부분 살찌고 당뇨병적인 경향의 사람에게 많습니다.

그리고 난소의 기능 실조증인 사람에게도 많습니다. 체암은 대략 갱년기 이후 또는 45세 이후의 사람이 90%를 점유하고 있읍니다. 40세 미만의 자궁체암은 매우 드물고 전체의 4~5% 정도입니다. 젊은 부인의 체암이라 함은 특수한 경우를 제외하고는 대부분이 불임증 환자에 많습니다. 무배란 월경이라 하여 배란 없이 경도가 있는 사람이라든가 그런 경향이 있었던 사람에게 많습니다.

8 자궁경암 때와는 조금 다른 것 같군요?

● 얼른 보기엔 경도같이 보이지만 월경불순 같은 형태로 월경이 깨끗이 끊어지지 않고 월경 기간이 길다든지 간격이 불규칙했다든지, 이런 것을 반복한 사람에게 체암의 발생이 많이 일어납니다. 그리고 40세 이후의 보통 자궁체암의 사람에게도 불임증이라 할까 아기를 낳을 수 없는 사람이 매우 많습니다.

그리고 여승(女僧)이라든지 결혼하지 않는 사람에게 생기는 암도 체암이 많습니다. 성생활을 하지 않는 여성은 자궁경암은 매우 적습니다만 반대로 자궁체암은 매우 많습니다. 이것은 처녀로서 나이 먹은 사람은 역시 난소기능·실조증 등을 일으키기 쉬운 환경에 있는 까닭이겠지요.

7 그러면 적어도 45세가 넘으면 체암에 대해서도 주의하여 검사하는 것이 좋겠군요?

● 네, 그렇습니다. 단지 자궁체암은 지금 말씀한 바와 같이 비만이라든가 혈압이 높다든가 당뇨의 경향이 있다든가 아기를 낳지 않았다든가 등등 어느 정도 위험도가 높은 그룹이 있읍니다.

그리고 자궁체암이 될 것 같으면 내막으로부터 출혈하기 쉬운 것입니다. 따라서 출혈의 양상은 자궁의 입구에서가 아니라 자궁 체부에서 이상 출혈이 있읍니다.

따라서 월경이 완전히 끝난 후에 또 월경과 같은 출혈이 있을 때는 매우 위험한 것입니다.

자궁경암보다는 체암이 고치기 쉽다

6 체암의 검사는 역시 세포진으로 해야 됩니까?

● 제일 첫째는 내막의 세포진입니다. 조금 특수한 방법입니다만 관의 첨단에 많은 구멍이 뚫린 폴리에틸렌 튜우브를 자궁에 넣어 자궁강내의 분비물을 흡인하여 그것을 슬라이드 글라스에 도말하여 검사하는 것입니다. 단지 체암의 세포진은 정확도가 85% 정도로

자궁경암보다는 약간 떨어집니다.

5 자궁경암과 자궁체암은 어느 쪽이 고치기 쉬운 것입니까?

● 이론적으로 말씀드려 자궁체암 쪽이 고치기 쉽습니다. 단지 체암의 경우에 나쁜 것은 고령의 사람 또는 비만한 사람, 당뇨병이 있는 사람, 혈압이 높은 사람 등 여러 가지 경우가 있어 수술이 쉽지 않은 경우가 많습니다. 그리고 체암은 방사선으로는 매우 고치기 힘든 것입니다.

자궁경암의 경우는 수술을 할 수 없을 때라도 방사선으로 그의 수술과 같은 정도의 치유율을 올릴 수가 있으나 내막 암의 경우에는 방사선으로 잘 치유되지 않으므로 수술하지 않으면 안됩니다.

4 난소암은 증상이 있읍니까?

● 이것은 자궁암 이상으로 아무런 증상이 없읍니다. 유일한 예방법은 연 1회 정도 부인과에서 건강진단을 하여 난소에 혹이 발견되면 그 크기라든가, 통증 등에 따라 수술 여부를 결정해야 될 것입니다.

난소에는 매우 다양한 혹이 생깁니다만 난소의 혹이란 혹 자체가 꼬여서 급격한 통증을 나타낼 수도 있고, 또 언제 암으로 변할는지 모릅니다.

3 어느 연령층에 많습니까?

● 소녀에도 일어날 수 있으며, 난소낭종을 방치해 둘 것 같으면 중년 이후 암으로 변하는 경우가 매우 많습니다.

2 난소의 혹은 환자가 젊어서 아직 자녀를 낳아야 될 시기라도 수술을 해야 되는 것입니까?

● 난소의 혹은 수술의 적응이 될 것 같으면 자녀를 낳아야 하는 것과 관계없이 수술하는 것이 안전합니다. 난소는 2개 있으므로 한쪽을 떼어도 무방합니다. 젊은 사람에서 만일 운이 나쁘게 양쪽 다 나쁘면 나쁜 부분만 떼고 좋은 부분은 남겨 둡니다. 그러면 이럴 때는 아기를 낳을 수도 있읍니다. 이 때는 물론 양성의 경우에 한합니다.

1 자궁암이 될 수 있는 체질이 있읍니까?

● 전연 없다고는 말할 수 없읍니다. 색맹의 유전과 같이 확실한 것은 없읍니다만 되기 쉽다는 것은 있읍니다. 예를 들어 체암에 걸려 있는 사람의 가계를 조사해 보면 대체적으로 암이 많은 것 같습니다. 때때로 언니가 자궁암인 경우 동생을 검진하였더니 동생에게도 암이 있었다든가, 또 딸이 암인 경우 어머니가 시골에서 간병차 와서 우연히 검진한 결과 딸보다 더 심한 암이었다는 경우도 있읍니다.

암으로부터 가족을 지키는 지혜

金 錫 煥
前서울大学校医科大学教授
서울中央病院長

암의 조기발견과 치료

80 암에 걸렸을 때의 마음가짐에 대하여 가르쳐 주십시오.

● 암은 극히 무서운 병이지만 조기, 즉 발병하고 전이가 없는 시기에 적절한 치료를 하면 완치됩니다. 필요이상 걱정할 것은 없읍니다. 우리들이 때때로 경험하는 일입니다만 암을 두려워 하여 애써 초기 증세를 발견하고 진단을 받고도, 여러 의사에게 찾아다님으로써 조기 치료의 시기를 잃는 예가 있읍니다.

어느 질병도 마찬가지인데 의사와 환자의 신뢰 관계가 진단·치료의 양부(良否)를 크게 좌우합니다. 암에서도 마찬가지 입니다. 쓸데없이 놀라지 말고, 신뢰한 의사의 지시에 따라 충분한 검사와 치료를 받으십시오. 조기발견과 조기치료만이 암을 제거하는 유일한 길입니다.

79 조기발견에 위력이 있다고 하는 초음파 진단이란 어떤 것입니까?

● 초음파를 몸에 대고 그 반사를 브라운관에 찍어서 여러 진단에 응용합니다.
①뇌 안의 변화, 혈종(血腫)과 종양(腫瘍)의 유무, 크기
②유암의 진단
③담석(胆石)이라든가 신결석(腎結石)의 진단 등에 극히 유효하며, 특색은 환자에게 아무런 고통도 주지 않고 또 부작용이 없이도 비교적 확진을 할 수 있다는 점입니다.

78 낫기 쉬운 암, 낫기 어려운 암이 따로 있읍니까?

● 암에는 여러가지 종류가 있읍니다. 그 종류에 따라 낫기 쉬운 암과 낫기 어려운 암이 따로 있읍니다. 부위별(部位別)로 본다면, 치료한 다음 5년이 경과한 시점의 생존율(5년 치유율)에서 유암이 68%, 자궁암 65%, 직장암(直腸癌) 45%, 위암 28%, 폐암 20%, 식도암 15%라고 하는 보고가 있읍니다. 이것에서 보면 비교적 몸의 표면 가까이에 있어 조기에 증세가 나타나는 암은 낫기가 쉽고, 몸 깊은 쪽에 있어서 증세가 잘 나타나지 않는 암은 낫기 어려운 암이라고 말할 수 있겠읍니다. 즉 여기서도 조기발견한 암은 쉽게 고칠 수 있지만 조기에 발견하기 어려운 암은 고치기도 어렵다는 말이 되겠읍니다.

악성도가 높고 낮은 것이 있어 한마디로 말하기는 어렵지만, 아뭏든 암을 쉽게 고치는 첫째 요인은 조기발견 뿐입니다.

암은 유전도 전염도 아니다

77 유전이라고 할 정도는 아니더라도 체질적으로 비슷하기 때문에 암 환자가 많은 집안이라는 것이 있다고 합니다. 의학적으로 근거가 있는 말입니까?

● 그 예로 흔히 나폴레옹 집안의 예를 듭니다. 그가 센트헬레나 섬에서 죽었을 때는 위암이었다고 합니다. 또한 할아버지를 위시하여 그의 가족 모두가 위암으로 사망했던 것입니다.

그 밖에도 암이 많이 발생한 집안의 보고는 몇 가지나 있읍니다. 그러나 이것은 모두 극히 일부의 예외적인 것으로 보고 있읍니다. 암이 여러가지 인자의 중첩으로 생기는 이상, 때로는 무엇인가의 원인으로 그와같은 경우가 생긴 것으로 보는 편이 옳을 것 같습니다. 현재의 연구로는 이런 사실은 부정되고 있읍니다. 그 일례로서 이민간 사람인 경우, 그 사람들의 암 발생은 이민 간 땅의 현지 주민의 발생률과 비슷하다고 보고되고 있읍니다. 즉 가계(家系)라는 것보다 거주 환경인자 편이 강력한 발암인자로 나타나고 있읍니다.

76 우리 할아버지는 60세에 암으로 돌아가셨읍니다. 그 다음에 바로 할머니도 똑같이 암으로 돌아가시고, 1년 후에 아버지도 암에 걸렸는데 발견이 빨랐기 때문에 완치되었읍니다. 이렇게 되고 보니 우연한 일로는 생각되지 않습니다. 암은 전염되는 것일까요?

● 최근에 암의 원인으로 바이러스설이 유력하게 됨에 따라 암바

이러스가 감염되는게 아닌가 하고 걱정하는 분이 많아진 것 같습니다. 그러나 만약 암 바이러스가 있어 전염한다고 하면 인플루엔자처럼 유행하게 될 것이며, 또 노인의 암이 가족과 어린이에게 전염되지 않으면 안됩니다. 그러나 현재 그렇게 전염하는 증거는 전혀 없읍니다.

또 인간에게 암 바이러스 그 자체가 분명히 있다고 인정된 것도 아닙니다. 암은 환자 자신의 세포가 변환하여 되는 것으로 결코 남에게 전염하는 일은 없읍니다.

암세포가 혈류(血流)나 임파액과 함께 전이(轉移)하는 일에서 이 암세포가 전염되는 것을 걱정하는 분도 있는데 이 전이는 어디까지나 환자 자신의 몸에서만 일어나는 현상으로 남에게 전염되는 일은 없읍니다.

75 혈액형이 A형인 사람에게 암이 많다고 들었는데, 사실인가요?

● 위암은 혈액형이 A형인 사람에게 많다고 하는데, 이것은 전혀 근거가 없읍니다. 현재까지의 보고와 연구를 조사해 보더라도 혈액형과 암과의 관련성은 전혀 없읍니다.

74 저는 최근에 무득 무득 생각하는데 과연 암은 유전하는 것일까요? 심심한 생활이 권태로와서 이러한 것을 생각하는지는 모르겠읍니다만, 실은 저의 양친이 암으로 돌아가셨답니다.

● 유전성 암은 존재합니다. 유아의 눈에 발생하는 망막세포종(網膜細胞腫)을 위시하여 약 10가지의 암이 알려져 있읍니다. 그러나 이런 암들은 암 전체에서 본다면 1% 이하의 극히 적은 예에 지나지 않습니다.

암은 성인에서는 4명 가운데 1명은 걸리는 병이므로 자기의 근친자 가운데 한 명이나 두 명의 암 환자가 있더라도 통계적으로 이상할 것은 없읍니다. 육친 관계에 대해서 말한다면 유전적 요소가 공통이며, 거기에 생활환경(음식물이나 거주환경 따위)등의 공통 외인(外因)이 같았기 때문에 발암했는지도 모를 일입니다. 이것은 유전에 의한 것과는 다릅니다.

단, 학자에 따라서는 암에 걸리기 쉬운 유전자(遺傳子)는 유전한다고 생각하는 사람도 있는 듯 합니다. 따라서 자기 가계에 암으로 죽은 사람이 있는 분은 까닭없이 암 노이로제가 될 필요는 없읍니다. 다만 다른 사람보다 발암 요인이 한 가지 많다는 정도로 생각하고 암이 발생하기 쉬운 연령이 되면 정기검진을 받아서 조기 발견하기에 노력하면 좋다고 생각합니다.

73 통계학상 대머리인 사람에게 암환자가 적다고 들었읍니다. 우연입니까, 아니면 이유가 있는 것입니까?

● 이것은 사실입니다. 이유는 체내의 남성 호르몬과 여성 호르몬의 밸런스가 깨져서 여성 호르몬이 증가한 사람에게 위암이 많은 것으로 보입니다. 즉 남성 호르몬이 많은 사람은 대머리가 되기 쉬우며, 위암에는 잘 걸리지 않는 경향이 있읍니다. 단, 이것은 위암에 대해서만의 이야기이고, 다른 암에는 맞지 않는듯 합니다.

암은 건강과 어떤 관계가 있는가?

72 주인은 46세입니다. 체질적으로 뚱뚱하지는 않은 것 같은데, 최근 2~3년 동안에 체중이 늘기만 합니다. 단순하게 생각하고 기뻐해도 괜찮겠는지요?

● 몸 조절이 잘 되어서 체중이 느는 것은 좋은 일입니다. 그러나 쓸데없이 체중의 증가에만 신경을 써가지고 체력의 밸런스를 잃는 것은 곤란합니다. 중년이 되어 급격하게 체중이 증가하는 것은 고혈압의 위험을 따르게 하고, 또 심장·폐 등의 기능 저하를 초래합니다. 이렇게 되면 만약 암에 걸려서 수술을 필요로 할 때에 불리해지며 치료서 수술을 필요로 할 때에 불리해지며, 또한 치료도 하기 힘들게 됩니다.

어떤 질병에서도 체력이 강한 편이 치료하기 쉽습니다. 평소부터 적당한 칼로리를 섭취하고 또 운동을 해서 체력과 체중의 밸런스를 잃지 않도록 신경을 써주십시오. 이것은 암에만 한한 것이 아니라 모든 질병의 퇴치를 위해 중요한 일이며 장수의 비결이기도 합니다.

71 암에 걸리기 쉬운 체질이 있읍니까?

● 한마디로 암에 걸리기 쉬운 체질과 그렇지 않은 체질이 있다고 할 수는 없읍니다.

70 손톱 빛깔도 암에 관계가 있읍니까?

● 손톱 빛깔과 암과의 관계는 없읍니다. 단 우리들 임상의사는

손톱 빛깔을 보고 진단하는 데 참고하는 수가 있습니다. 물론 온 몸의 상태가 나쁠 때는 손톱 빛깔도 악화합니다. 진찰을 받으러 가기 전에는 매니큐어를 벗기고 가도록 하십시오.

69 제남편은 35세입니다. 그래픽 디자이너로서 인정을 받게 되어 최근에 전직을 했답니다. 그런데 연하인 사람들을 다루기에 골치가 아프다고 말하고 있읍니다.

선생님, 신경을 너무 쓰면 병의 근원이 된다고 하는데 암과는 관계가 없는지요?

● 정신적 피로와 암과는 관계가 없읍니다. 그러나 위염·위궤양 등은 스트레스의 결과에서 오는 것으로 생각합니다.

68 업무 관계로 불규칙한 생활을 계속하고 있어 보기에도 딱한데 암의 요인은 안될까요?

● 세리에의 스트레스 학설에 의거하면 수많은 질병의 원인이 스트레스에 의한다고 합니다. 최근 동물 실험에서 스트레스가 심할 때에 발암률이 높더라는 보고도 있읍니다. 단, 현재까지는 스트레스가 발암의 원인이라는 것은 밝혀져 있지 않습니다. 그러나 암에 설렸을 때 다른 실병을 앓고 있다면 건강한 경우에 비하여 훨씬 불리한 것은 사실입니다.

불규칙한 생활이 계속되면 역시 정기적으로 건강진단을 받아 건강을 유지하는 것이 암 예방의 첩경일 것으로 생각됩니다.

67 체중이 눈에 띄게 줄어 가는데…… 본인은 중년에 살찌는 것이 해소될 거라고 말하지만 걱정이 됩니다.

● 아무런 원인도 없이 체중이 감소되어지면 주의할 필요가 있읍니다. 더구나 연령이 암이 잘 발생하는 나이쯤이라면 더욱 그러합니다. 암이 발생할 초기 증세의 하나입니다. 아무런 증세도 없는 것 같으면 폐·위 등의 검사를 권하는 바입니다.

66 학생시절에 축구선수였던 주인은 몸이 건강하고 혈색도 좋았었는데, 요즈음 별안간 기운이 없어지고 안색도 창백해지는데 질병이 아닌가 걱정됩니다.

● 별안간 안색이 창백해지고 기운이 없어진 경우라면 빈혈을 생각할 수 있겠군요. 조속히 빈혈의 원인을 조사해 보도록 하십시오. 빈혈의 원인으로는 백혈병을 포함한 혈액 질병, 위와 장(腸)의 질

병에 의한 만성출혈, 치질에 의한 장기간의 출혈, 기타 암에 의한 것 등 수많은 원인이 있습니다. 걱정하지 말고 검사를 받아 보십시오.

암의 예방체조

65 체조는 암의 예방이 되는지요?

● 특별히 암에 잘 걸리지 않게 하는 체조는 없는 듯 합니다. 단, 평소의 건강은 무엇보다도 모든 질병에서 몸을 지키는 가장 중요한 일임에는 틀림없습니다.

64 아직 중년인데 하찮은 일을 하더라도 숨이 가쁘거나 동계(動悸)를 하거나 한다고 주인이 말을 하는데요.

● 숨이 차고, 동계를 하는 것은 빈혈증세로서 흔히 보입니다. 또 심장 질병에서도 보입니다. 우선 내과에서 심장·혈액 등의 검사를 받으십시오. 만약 빈혈이 있으면 다시 정밀검사를 필요로 합니다. 원인 불명인 빈혈이 이따금 백혈병이나 암의 초기 증세로 출현하는 수가 있기 때문입니다.

63 젊은 사람의 암과 노인의 암과의 진행상태가 다른 점이 있는지요.

● 암세포는 정상세포가 변화한 것입니다. 따라서 젊은 사람의 세포는 활발한 작용을 하는 만큼 암세포의 작용도 활발합니다. 그러나 초기에 발견하고 치료하면 치유도 빠릅니다.

노인은 세포의 작용이 활발하지 못하므로 암세포도 당연히 활발하지 못합니다. 젊은 사람에 비하여 비교적 진행이 늦어지는 셈입니다. 그러나 노인이라도 체력만 유지하고 있다면 치료할 때 다른 질병이 병발하는 일 없이 끝나게 됩니다. 역시 평소의 건강은 암을 제압하는 한 가지 큰 포인트라 할 수 있겠습니다.

62 요즈음 부쩍 두통(頭痛)을 호소하고, 아무리 해도 좋아지지 않는 것 같은데…….

● 조속히 뇌신경과의 진단을 받으십시오. 뇌종양(腦腫瘍)의 초기 증세는 첫째 지속적인 두통, 둘째 토기(吐氣), 셋째 안저검사(眼底檢査)에 의한 울혈공창(鬱血孔脹)등 세 가지입니다. 뇌종양의

수술 사망률은 10%도 안되며, 위암이나 유암보다 치유도 쉽읍니다. 또 단순한 편두통과의 감별 진단도 비교적 용이합니다.

61 제 남편은 38세로 무역회사에 근무하고 있읍니다. 최근에 신체의 상태가 나쁘다고 하시기에 살펴보니 늑골 아래에서부터 배꼽에 걸쳐 부은듯 합니다.

● 왼쪽 늑골 아래에서부터 배꼽까지 부었다면 일단 비장(脾臟)이 부은 것이 아닌가 생각되는군요. 전문의와 상담해 주십시오. 우리나라에서는 말라리아는 전혀 볼 수 없게 되었으므로 백혈병이 아닌가 의심이 납니다. 단, 보통 사람이 내장이 부은 것을 발견하는 일은 대단히 어려운 일이니 내과 의사에게 보이도록 하십시오.

60 얼마 전에 조금이기는 하지만 주인이 각혈을 했읍니다. 꽤 오래 전부터 상태가 나빴던 것 같은데 워낙 병원에 가기를 싫어해서…… 혹시 폐암이 아닐까요?

● 현재 우리나라에서는 투베르크린반응 검사 및 BCG접종의 보급으로 폐결핵은 대단히 감소했읍니다. 소량이라도 각혈이 있으면 우선 폐암을 의심할 일입니다. 폐암은 전이(轉移)가 빠른 악질 암이므로 지체하지 말고 뢴트겐 검사나 가래검사를 받도록 하십시오.

음식물과 소화기의 암

59 식염(食塩)이 많은 식품이 암에 관계된다고 하는데 사실인가요?

● 위암이 많이 발생하는 것으로 알려져 있는 우리나라는 김치·자반을 위시하여 식염의 섭취량이 많습니다. 이와 마찬가지로 외국에서도 염분이 많은 음식을 즐겨 먹는 습관이 있는 지방에서 위암이 많이 발생했다고 알려져 있읍니다. 더구나 그런 지방에서 염분의 섭취량을 감소시킨 결과, 두드러진 위암 감소를 보았읍니다. 그렇다면 식염 그 자체에 발암작용이 있는 것일까요? 동물실험에서는 식염만 먹여도 발암하지 않았읍니다.

그런데 어떤 종류의 발암 물질과 동시에 진한 식염을 주면 높은 율의 위암이 발생했읍니다. 즉, 식염은 발암물질의 작용을 증강시키는데 작용하는 듯합니다. 이런 사실들에서 너무 고농도인 식염을 함유한 식품을 다량으로 먹는 것은 위암 예방이라는 점에서 바람직스럽지 못하다고 하겠읍니다.

김치나 자반만으로 밥을 과식하는 습관은 위암 발생을 촉진하는 것이 되지 않나 생각됩니다.

58 대기(大氣)오염이라든가 세제(洗劑)라든가 우리들 생활환경과 암과의 관련성에 대하여 가르쳐 주십시오.

● 여러가지로 조사해 보면 우리들의 주위에는 실로 무수한 발암물질이 있읍니다. 우선 대기 오염, 공장에서 나오는 매연과 석유 사용에 의한 배기(排氣)가스, 스모그 등이 증가함에 따라서 폐암이 증대하는듯 합니다. 또 전지구를 둘러싸고 있으면서 증가하고 있는 방사선 물질, 이것들은 원자·수소폭탄 실험과 원자로의 사용에 의해서 점점 증가, 백혈병의 원인이 되고 있읍니다.

식품 첨가물이나 농약에서도 발암성이 있는 것으로 인정되는 것은 현재 사용이 금지되어 있읍니다만, 현재 사용되고 있는 것에도 새로히 발암성을 가지고 있는 것이 있는지도 모릅니다.

또 문명이 발달하여 근대사회가 됨에 따라서 우리들은 고도로 복잡한 사회생활을 영위하게 되었으며, 자연환경에서 떨어진 부자연한 생활을 하게 되었읍니다.

이런 일들이 신체의 세포에 무리를 주어 발암물질의 작용을 용이하게 함으로써 발암을 증가시키고 있는 듯 합니다. 현재의 우리들은 아무리 노력을 하더라도 환경 속의 모든 발암물질을 제거한다는 것은 불가능합니다.

생활환경·직업환경·주거환경, 모든 면에 걸쳐 우리들은 발암의 위험에 위협받고 있는 셈입니다. 이런 일들을 일일이 걱정한다고 해도 어쩔 수는 없읍니다. 현시점에서 암으로부터 몸을 지키는 유일한 방법은 정기 건강진단에 의한 암의 조기발견입니다.

57 위염(胃炎)·위궤양(胃潰瘍)·위암(胃癌) 증세의 일반적인 상위점을 가르쳐 주십시오.

● 위의 통증, 위가 불룩해지는것, 음식물기호의 변화, 식욕부진, 가슴앓이, 트림, 토기(吐氣), 위부의 불쾌감, 또 토혈(吐血), 변에 출혈이 섞이고 검게 되는 수가 있읍니다. 이러한 위에 관한 자각 증상은 항상 많이 있읍니다. 또 건강한 사람에게서도 때로는 한가지나 두가지 정도로 이런 증세를 나타낼 때도 있읍니다. 이들 증세는 위만이 아니라 장(腸)이나 췌장(膵臟)의 질병에서도 보입니다. 즉 위암의 구별은 자각증상만으로는 짐작할 수가 없읍니다.

● 위암인 경우는 반대로 자각증상이 없이도 질병이 진행되어 가

는 수도 있으며, 또 자각증상이 있더라도 그다지 진행하지 않는 수도 있읍니다. 다시 말해서 위암에 관한한 자각증상은 전혀 참고가 되지 않습니다. 단위염이나 위궤양에서 자각증상이 잘 낫지 않을 경우, 즉 식사에 주의하고 약을 계속 복용하더라도 증세가 멎지 않고 나쁘게 될 경우, 또 체중감소가 따를 때는 특히 주의해야 하며 충분한 검사를 필요로 합니다.

56 보편적으로 보아 건강한 편입니다만 위통(胃痛)을 호소하는 수가 있는데 암과의 관계는 어떤지요?

● 위통도 위암 증세의 한가지입니다. 그러나 위통은 다른 질병에서도 흔히 보이는 평범한 증세입니다. 그다지 걱정할 일은 아닙니다만 만약을 위하여 전문의의 검사를 받는 것이 어떨까요. 위암의 조기 발견은 정기진단에 있읍니다.

55 제 남편은 지난 해 위궤양으로 수술을 했답니다. 그래서 여쭙는 것인데 위암과의 관련성은 없는지요?

● 흔히 위궤양은 위암이 되는 것으로 생각하는 분이 있는 듯합니다. 그러나 현재의 연구에서는 이 양자는 그다지 관련이 없는 것으로 되어 있읍니다. 단 평소 건강한 사람이 위암에 걸렸을 경우, 다소의 이상일지라도 발견하기 쉬운 데 비하여, 위궤양인 사람이 위암에 걸리면 평소의 위 증세로 가리워져서 발견이 늦어지는 경우가 있읍니다.

또 뢴트겐 검사에서도 초기 위암이 위궤양과 비슷한 상(像)을 나타내는 경우가 있읍니다. 역시 평소부터 건강상태에 신경을 써서 위궤양도 치료해 두는 편이 좋을 것으로 생각합니다.

54 바깥 양반은 60세입니다. 최근에 와서 무엇을 넘기려면 음식물이 목에 걸리는 것 같다고 호소하는데 무엇이 원인입니까?

● 나이를 먹으면 타액(唾液)의 분비가 쇠약해져서 음식물을 넘길 때 고통스러울 때가 있읍니다. 흔히 노인들이 떡을 먹을 때 목에 걸려서 고생하는 경우를 볼 수 있읍니다.

그리고 신경질적인 사람들중, 식도에 아무런 이물(異物)이 없는데 목구멍이 막힌 것 같다는 사람도 있읍니다. 그러나 식도암 초기인 경우, 음식물(예를 들면 밥·김치·깍두기 등)이 환부를 통과할 때 식도의 근육이 오그라들어서 식도가 좁아져 걸리는 수가 있읍니다. 너무 걱정하지 말고 검사를 받아보십시오.

53 식도암(食道癌)은 낫지 않는다고 들었읍니다만 사실인가?

● 예로부터 식도암은 암 중에도 수술이 곤란하여 귀찮은 암이었읍니다. 그러나 현재에는 수술방법이 진보하였고, 또 진보된 방사선 치료가 가능하게 되었으므로 전치한 증례가 점점 늘었읍니다.
단, 식도암의 수술은 비교적 대수술인 까닭에 평소의 체력이 수술의 성패를 크게 가늠합니다. 평소에 체력을 단련하고 조기발견에 노력만 한다면 결코 불치의 병은 아닙니다.

52 식도암(食道癌)의 효과적인 예방책의 한 가지로, 죽을 만들어 먹는 수가 있는데 과연 그것이 효과가 있는지요?

● 뜨거운 죽은 오히려 식도암을 유발합니다. 다년간 요리사로 일한 사람들에게 식도암이 많이 발생합니다. 이것도 역시 뜨거운 음식물에 의한 자극이 아닐까 하는 생각이 듭니다.

51 좀 지나치게 신경질이 되어 있는지도 모르겠읍니다만, 주인이 말하기를 식사 때에 가슴 속이 이따금 아픈 듯하다고 하는데 어떤지요?

● 식사하면서 음식물을 넘길 때 가슴속이 아픈 증세를 느끼는 듯할 때는 식도의 뢴트겐 검사를 받을 필요가 있읍니다. 식도암의 초발 증세 중 한가지로 꼽히고 있기 때문입니다. 경우에 따라서는 파이버 스코우프 검사도 해두는 편이 안심입니다.

50 저희 집은 과일장사를 하고 있으며, 가게 일은 모두 아빠가 하고 있읍니다. 그 아빠가 눈에 띄게 지쳐 있고, 식욕도 없는 듯합니다. 거기에다가 가벼운 토기(吐氣)도 있는 것 같아요. 암이 아닐까 걱정이 되어서 매일밤 잠도 못잡니다.

● 그런 위장(胃腸)증세는 암이 아니더라도 있을 수 있읍니다. 만성위장염, 또 간장의 질병에도 똑같은 증세가 있읍니다. 걱정하는 것보다 전문의와 상담하고 충분한 검사를 받도록 하십시오.

49 최근에 주인은 기름기 있는 음식을 먹고 싶어하지 않습니다. 위에서 소화가 되지 않고 남아 있어 거북하다고 하는데 어떻게 된 것일까요?

● 위의 상태가 나쁠 때, 기름기 있는 것을 먹으면 위에서 소화가 되지 않는 느낌이 있을 때도 있읍니다. 그러나 지방(脂肪)을 소화

시키는 것은 주로 담즙(胆汁)의 기능에 의한 것입니다. 간장은 꽤 나빠지기까지는 증세가 나타나지 않습니다. 따라서 위와 같은 경우는 될수 있는 한 빨리 간장 검사를 받는 편이 좋을 것으로 생각됩니다.

48 집주인은 매운 것을 아주 좋아해서 매일 식사 때마다 매운 것을 많이 먹는답니다. 그런데 최근에는 남기는 일이 많습니다. 아무래도 설암 때문에 먹지 못하는 것 같기만 합니다.

● 서둘러 구강외과(口腔外科)나, 치과(齒科)・이빈인후과 중에서 어디든 가서 진단을 받도록 하십시오. 단순한 구내염(口內炎)인 경우도 있지만 설암의 초기에도 이와 똑같은 증세를 나타냅니다.
 설암의 발생 부위로는 비교적 혀 가장자리가 많아 약 60%를 점하고 있읍니다. 설암은 비교적 진행이 빠르며 전이(轉移)하기가 쉬우므로 주의를 요합니다.

47 주인은 찬을 거의 먹지 않습니다. 쌀밥은 암의 원인이라고 하는데 괜찮을까요? 아이들도 마찬가지입니다.

● 쌀밥을 먹는 우리나라에 위암이 많이 발생하는 데서 쌀이 위암의 원인이 아닐 것이냐고 생각하고 있는 듯한데, 쌀 그 자체와 위암과의 관계는 없는듯 합니다. 다만 어떤 조사에 따르면 밥을 많이 먹는 사람, 식사시간이 불규칙한 사람, 빨리 먹는 습관을 가진 사람 등에게 위암이 많이 발생한다고 알려져 있읍니다.
 즉, 쌀 그 자체가 아니라 그 먹는 방법이 위를 약하게 만들어 위암에 걸리기 쉽게 되는듯 합니다. 밥만의 대식(大食)을 피하고 반찬을 충분히 먹으며, 식사시간을 규칙적으로 하고 천천히 시간을 가지고 식사하는 습관을 붙이는 것이 위암 예방과 직결된다고 생각해 주십시오.

46 코오피를 너무 마시면 위암에 걸린다는 말을 듣고 지금까지 하루 석 잔씩 마시던 것을 딱 끊었읍니다. 그런데 그것은 사실입니까?

● 코오피와 위암과의 관계는 현재까지는 발견되어 있지 않습니다. 단, 코오피를 너무 마시면 위궤양이 되기 쉽다고 합니다. '맹물도 입맞게 먹으면 보약'이라는 말은 이런 데 해당되는 말입니다.

45 경련을 일으킴으로써 의식장해가 되어 병원에 옮겨진 아빠가 췌장암(膵臟癌)이란 진단을 받았읍니다. 이토록 발견이 늦었어도 고칠 수 있는지요?

● 그것은 아마도 췌장의 인슐린을 내는 부분의 암으로 생각됩니다. 이 경우는 인슐린이 과잉하게 혈중(血中)으로 나와서 혈액 속의 당분이 급격하게 감소되었기 때문에 의식장해를 일으켰을 것입니다.

췌장의 암은 치료하기가 지극히 어려운 암이지만 현대의학은 이를 극복하고 있읍니다. 당황하지 말고 치료받도록 하십시오.

44 흰 빛을 띤 변이 나옵니다. 몸이 나쁘면 이런 일이 자주 있는데, 무슨 병일까요?

● 담즙(胆汁)의 분비가 방해되면 변이 흰 빛을 띠게 됩니다. 원인은 담관(胆管)의 폐색(閉塞)에 의한 것으로 담석에 의한 것과 간장암·췌장암이 아닌가 생각됩니다. 서둘러 내과 전문의에게서 정밀진단을 받을 필요가 있읍니다.

그밖에 검은 빛깔을 띤 변은 위장관(胃腸管)에서의 출혈 때문인 것으로 보입니다. 변의 잠혈반응(潛血反應)이 양성(陽性)으로 나오면 우선 위나 장에서 출혈한 것으로 생각됩니다.

위궤양·위염·장염·궤양성대장염·위암·장암 등에서 변이 혈액에 섞여 검은 색의 변이 됩니다.

43 주인은 오래 전부터 치질로 고생하고 있읍니다. 혹시 암과는 관계가 없는지요?

● 치질이 있다고 해서 암에 걸리기 쉬운 것은 없읍니다. 단, 직장암(直腸癌)의 초기증세는 출혈입니다. 변에 혈액이 섞였다 하여 아직 치질 때문일 것으로 보아 넘기는 것은 위험합니다.

치질일 것으로 알고 병원을 찾은 환자에게서 직장암을 발견하는 예가 있읍니다. 직장암은 비교적 발견하기 쉬운 암입니다. 그러나 위에서 말한 것 같은 일이 있기 때문에 치질은 평소에 완치해 둘 필요가 있읍니다.

애주가·애연가에게 발암율이 높다

42 주인은 술고래랍니다. 위궤양(胃潰瘍)을 앓은 다음에도 전과 같이 마시며, 제 이야기는 통 듣지 않습니다.

● 술의 발암성은 확인되지 않았읍니다. 단, 장기간 강한 알코올의 자극은 식도(食道)와 위(胃)의 점막을 상하게 하여 발암 요인의

증가와 연관됩니다. 따라서 아무리 좋은 술이라도 적당하게 마셔야 합니다.

또 술을 마실 때에는 안주를 충분히 먹는 것이 중요합니다. 안주 없이 술만 마시면 간염(肝炎)이 되기 쉽고, 더 진행해서 간경변(肝硬變)으로 발전합니다.

이 간경변에 간암(肝癌)이 발생하기 쉽다는 사실은 이미 말한대로입니다. 따라서 술 그 자체에 위험은 없더라도 너무 많이 마시는 것은 식도암·위암의 위험을 증대시키고, 안주를 먹지 않고 마시는 술은 간암의 위험을 수반합니다.

41 최근에 와서 급격하게 주량(酒量)이 준 주인을 보니 어딘지 모르게 정력이 없어 보입니다. 혹시 내장의 질병이 아닐런지요.

● 주량이 주는 원인으로는 전신적인 피로 및 간장의 이상 등이 있읍니다. 간장의 질병은 외부에서 알기 힘들어서 암인 경우도 꽤 진행되지 않으면 발견되지 않는 경우가 허다합니다.

그런 까닭에 손쓰는 것이 늦어져서 간장암 발견은 그다지 많지 않은 데도 간장암으로 사망하는 사람이 매우 많다는 것은 정말 유감스러운 일입니다(전체 암사망자 중 남자 80%, 여자 68%). 간장 검사를 조속히 받으십시오.

40 아빠는 45세입니다. 별로 이렇다 하게 나쁜 곳도 없는데, 요즈음 다소 목소리가 거칠어진 느낌입니다. 담배를 꽤 많이 피우는데 그 때문이 아닐까요?

● 목소리가 거칠어지는 원인은 감기로, 인후에 염증이 일어나거나, 너무 큰소리를 냈거나 한 경우입니다. 그렇지만 이런 것들은 낫게 마련입니다.

또 목소리를 많이 사용하는 교수·아나운서·가수 등에서도 보입니다. 그러나 언제까지나 목 쉰 것이 낫지 않으면 이비인후과의 진단을 받도록 하십시오. 후두암 등의 위험이 있기 때문입니다.

39 주인은 파이프 담배를 즐겨 피웁니다. 설암(舌癌)과 관계가 없는지요?

● 현재 파이프 담배와 설암과의 관계는 확인되지 않고 있읍니다. 담배 파이프가 닿는 부분에는 암의 발생이 적습니다.

설암은 언제나 상처가 나 있는 곳에 발암물질이 작용하면 암으로 화한다고 보고 있읍니다. 오히려 의치(義齒)나 치아가 늘 닿는 장소에 설암의 발생이 많이 보입니다.

38 아빠는 하루에 60개피 정도나 피운답니다. 암에 걸리더라도 담배를 끊을 수 없다고들 하는데 괜찮을까요?

● 현재 폐암의 원인에 대해서는 첫째 대기 오염, 둘째 가루나 유독가스가 많은 특수 직업환경, 셋째 담배를 꼽고 있읍니다.

담배를 피우면 폐암에 걸리느냐 하면 그렇지만은 않습니다. 예컨대 우리나라는 남자에 비하여 여자는 그다지 담배를 피우지 않지만 폐암 발생률에는 이렇다 할 차이가 없읍니다. 그러나 한편 통계적으로는 하루 20개비 이상 피우는 사람은 피우지 않는 사람에 비하여 10배나 폐암에 걸리기 쉽다고 하는 결과도 있읍니다. 아무리 해도 담배를 끊기가 어렵다고 한다면 적어도 1년에 한번은 정밀검사(가래검사・뢴트겐 검사)를 권하십시오. 조기발견이 최대의 예방이 됩니다.

37 담배 피우는 양이 많아서인지(하루 40개비 정도) 아침에 양치질할 때 구역질을 하는데 암과의 관계는 어떤지요?

● 폐암의 발생에 담배가 유력한 인자라는 것은 이미 말한대로 입니다. 확실히 담배를 너무 피움으로써 구역질을 하는 일은 흔히 보는 일인데 그런것을 너무 걱정할 필요는 없다고 생각합니다.

담배를 지나치게 피우는 것은 폐암을 걱정할 필요가 있겠읍니다. 폐암의 전이는 빠르므로 적어도 1년에 한 번은 정밀검사를 받는 편이 좋습니다.

눈・코・귀・목구멍 및 피부의 암

36 우는 것도 아닌데 눈물이 멎지 않습니다. 그것도 왼쪽 눈에서만 말입니다. 가정주부인데 일하기에도 아주 곤란하답니다. 대단치는 않을 것으로 봅니다만……

● 상악동(上顎洞)의 위쪽 암이 안구(眼球)와 분할하는 뼈를 범하면 눈물이 나오기 쉽게 됩니다. 서둘러 이비인후과 전문의의 진단을 받도록 하십시오.

35 잇몸이 몹시 부어오르는데 어떤지요?

● 충치나 치조농루(齒槽膿漏)인 경우에 잇몸이 붓습니다. 그러나 그 치료를 하더라도 부기가 잘 빠지지 않을 경우 상악동 밑에 암

이 발생했는지도 모릅니다. 이비인후과 전문의의 진단을 받으십시오.

34 집의 주인은 45세인데 사무직에 종사하는 샐러리맨입니다. 사무를 보니까 머리를 숙이고 일하는 일이 많은데 최근에는 머리를 숙이면 코언저리가 아프다고 합니다.

● 이 증세는 축농증(만성부비강염)이나 상악암(上顎癌)의 초기로 보입니다. 뢴트겐 검사와 정밀검사가 필요합니다.

33 지난번 일이었읍니다. 기침이 자꾸 나왔읍니다. 대단치 않게 생각했었는데 그렇지가 않았읍니다. 담에 피가 섞여 있었거든요. 때때로 목구멍이 근질근질하며 아프기도 한데 어떻게 된 걸까요?

● 목구멍 안 쪽의 질병과 폐의 이상(異常)으로 생각됩니다. 우선 이비인후과에서 진단을 받도록 하십시오. 인두암(咽頭癌)인 수가 있읍니다. 단순한 인두염에서도 똑같은 증세가 있읍니다. 그리고 인두에 이상이 없다면 담의 검사와 폐 검사를 받으면 좋을 것으로 생각합니다.

32 45세가 된 주부입니다. 식사 때 또는 침을 삼킬 때 이물감(異物感)을 느낍니다. 최근에는 여간 신경이 쓰이는 게 아닙니다. 가만히 있어도 땀이 잘 나오고 초조해지는 수가 많습니다. 그런 때에는 손까지 떨리는데…… 혈압은 높은 편입니다.

● 연령으로 보아서 인후신경증(咽喉神經症)이 의심스럽습니다. 인후에 큰 병원이 있는 것도 아닌데 미리 증세를 나타내는 때는 인두암의 초기 증세인 수도 있읍니다. 이비인후과 의사와 상담하십시오.

31 결혼한지 10년째입니다. 건강했던 주인이 최근에 와서 목구멍이 아프다고 호소합니다. 때때로 괴로운 듯 거렁거렁 소리를 내며 숨을 쉬는데 걱정이 되어 견딜 수가 없군요.

● 인후두(咽喉頭)의 염증이나 암일 것으로 생각되는군요. 이비인후과 전문의에게서 진찰을 받도록 하십시오.

30 주인은 이전부터 악성 티눈으로 고생을 했읍니다. 최근에 그 티눈이 떨어져서 출혈을 하게 되었는데…….

● 만성 피부자극이 피부암을 유발한다는 것은 이미 말한대로입니다. 특히 티눈이 출혈을 일으켰을 때는 주의하고 피부과 전문의의 진단을 받을 필요가 있습니다. 가정요법을 할 경우 만약 그것이 피부암이라면 전이를 부채질하는 격이 됩니다.

29 아빠의 다리에 있는 사마귀가 최근에는 피부염처럼 진무르게 되었습니다. 끈적 끈적하여 기분이 나쁘다고 본인도 말하는데 암의 초기 증세가 아닌지요?

● 피부암의 초기는 양성인 사마귀・점・멍과 같은 것입니다. 그런 것들이 별안간 크게 되거나 표면이 진물러서 출혈하거나 하는 경우는 일단 피부암을 의심하고 전문의를 방문하는 편이 좋을 것으로 생각합니다.

여성에게만 발생하는 암

28 결혼한 지 벌써 5년째입니다. 어린애도 낳았는데, 최근 월경불순으로 고민하고 있읍니다. 중년이 되어서의 불순은 좋지 않은 듯한데요

● 월경불순은 여러 가지 원인으로 볼 수 있읍니다. 체내호르몬의 언밸런스, 정신적 동요, 자궁의 가지가지 질병 등입니다. 물론, 자궁암의 초기 증세인 경우도 있읍니다.
어떻든 한 번 산부인과의 진단을 받는 편이 좋겠지요.

27 37세의 주부입니다. 최근 유두(乳頭)가 진무르기 시작했는데 무슨 병일까요?

● 그것은 베체트병이 아닌가 생각되는군요, 유암 중에서도 특수한 암으로 응어리를 수반하지 않습니다. 조기에 진단과 치료를 할 필요가 있겠읍니다.

26 결혼을 하고 4년째인 30세의 주부입니다. 요즘 유방이 이따금 아픈데 유암의 걱정은 없을까요?

● 유암은 그 초기에는 보통 아프지 않습니다. 통증이 오는 것은 암의 말기로서 신경에 전이(轉移)하기 시작했기 때문입니다. 유방에 통증이 오는 것은 양성(良性)인 유선종(乳腺腫)이나 유선염인 경우입니다. 걱정할 것은 없읍니다.

25 남들이 이야기해서 알게 되었는데 유두(乳頭)가 안으로 쑥 들어가 있읍니다. 어떻게 된 것일까요? 38세의 주부입니다.

● 원래 유두가 들어가 있는 사람도 있읍니다. 이것은 아무런 걱정을 하지 않아도 좋습니다. 그러나 유방(乳房)안에 응어리가 생기면 그 때문에 유두가 들어가 있는 모양으로 방향이 바뀌는 수가 있읍니다. 이와 같은 경우는 암의 초기임을 의심하고 전문의를 찾아 주십시오.

24 저는 32세의 주부인데 유암(乳癌)수술을 받은 지 2년째입니다. 그 이후 목소리가 변하여 허스키가 되었는데 암이 인후에 재발된 것이 아닐까요?

● 유암은 호르몬과 관계가 깊은 암으로 재발하는 것을 예방하기 위하여 남성 호르몬를 사용하거나 합니다. 그런 까닭에 목소리가 변화여 남자처럼 되기도 합니다. 약의 부작용이니 걱정하지 말고 주치의와 상담해 주십시오.

23 41세인 주부로 세 자매를 두고 있읍니다. 최근에 하복부가 부어서 마치 임신한 부인처럼 되고 말았읍니다. 임신하지 않은 것은 확실합니다. 이 나이에 오해받기 쉽고 부끄러우며 또 질병이 아닐까 하여 걱정이 돼서 집안 일도 손에 잡히지 않는군요. 노내제 왜 그럴까요?

● 일단은 난소(卵巢)의 종양이 아닌가 의심스럽군요. 난소의 종양에는 양성과 악성인 암이 있으며, 그 어느 쪽인가는 수술을 해서 떼어 내보지 않고는 모른답니다. 걱정하지 말고 산부인과 의사를 찾아가 상의해 보십시오.

22 50이 가까와 갱년기 장해 등도 걱정이 되는 때입니다. 최근 황색을 띤 대하가 있는 듯합니다. 나쁜 질병은 아닐까요?

● 자궁의 여러가지 질병, 질부(膣部)가 진무르는 것, 염증·트리코모나스·캔디다의 감염, 그 위에 자궁암의 초기일 것으로 생각됩니다. 걱정하지 말고 전문의에게 가보십시오. 간단하게 알 수 있읍니다.

21 30세의 주부입니다. 얼마 전에 안 일인데 왼쪽 유방 밑에 응어리가 있읍니다. 아프지는 않은데 신경이 쓰입니다.

● 유방에 응어리가 생기는 질병은 유선증(乳腺症)을 위시하여

여러가지가 있읍니다. 거의가 무해(無害)하니 걱정하지 않아도 좋습니다. 그러나 유암의 초기증세는 역시 유방의 응어리이며 나이로 보아도 유암을 걱정할 때가 되었읍니다.

쓸데없는 걱정은 마시고 전문의의 진단을 받도록 하십시오. 초기 유암은 100% 가까이 완치됩니다.

어린이와 노인의 암

20 16세의 남자애인데 최근에 다리 정강이 부분에 열이 있다고 하여 살펴 보았더니, 아무래도 부어있는 것 같습니다. 그렇게도 야구를 좋아했었는데 밖에도 잘 나가지 않습니다. 그 원인은 무엇일까요?

● 우선 골수염(骨髓炎)이 아닌가 생각되는군요. 다음으로 이 나이 정도인 어린이에게서 볼 수 있는 유우잉육종도 있읍니다. 양자(兩者)의 감별 진단은 지극히 어려운 것으로서 정형외과 전문의의 진단이 필요합니다.

골수염은 치료에 꽤 시일을 요하며, 만일 육종이라면 큰일입니다. 치료가 늦는다면 생명에 위험이 있읍니다. 초기라면 여러가지 새로운 치료법이 행해지고 있읍니다. 당황하지 말고 서둘러 진단을 받도록 하십시오.

19 국민학교 3학년 부모입니다. 안색이 나쁘고 사소한 좌상(挫傷)이 아무리 해도 낫지를 않습니다. 텔레비전 등을 볼때도 기운이 하나도 없는 듯해서 아빠랑 몹시 걱정하고 있읍니다.

● 조속히 전문의에게서 혈액검사를 받을 필요가 있읍니다. 하찮은 좌상에도 멍이 생기고, 잘 없어지지 않는 것은 출혈경향(出血傾向)이라고 하는 혈액병의 한 가지 특징입니다. 안색이 나쁜 것도 좋지가 않군요. 빈혈이 있으면 안색이 나쁘고 기운이 없어집니다.

혈액병의 진단은 어려운 까닭에 충분한 정밀검사를 권합니다. 원인으로는 무엇인가의 질병에 의한 빈혈·혈우병(血友病)·백혈병 등이 의심납니다.

18 국민학교 5학년생인 남자아이가 하찮은 일로 팔을 골절당했읍니다. 접골사에게서 치료를 받기는 했는데 뼈가 약하기 때문일까요?

● 뼈에 무엇인가의 질병이 있을 때는 하찮게 가한 힘으로도 골

절을 일으킵니다. 골수염이나 뼈의 종양인 경우가 그렇습니다. 조속히 정형외과 전문의에게서 진찰을 받도록 하십시오. 만약 골암(骨癌)일 경우 손이 늦으면 생명에도 위험이 있읍니다.

17 어린이 암에 대하여 자세하게 가르쳐 주십시오.

● 암은 성인병이라고 말하는 것처럼 30세쯤부터 발생하기 시작하여 45세, 50세 경에 발생하는 율이 가장 많습니다. 그러나 이것에도 예외가 있읍니다.
① 골육종(骨肉腫)・연골육종(軟骨肉腫)・섬유육종(纖維肉腫)・유우잉육종처럼 뼈에 발생하는 암. (이것을 육종이라고 합니다.)
② 백혈병(白血病 : 혈액의 암)
③ 바이러스 종양(신장의 암)
④ 망막아세포종(網膜芽細胞腫 : 눈의 암)
⑤ 악성임파종(임파선의 암)
⑥ 뇌종양(腦腫瘍)
⑦ 고환(睾丸)의 암

등의 암은 몇 개월에서 3세쯤 안에 발생합니다. 우리나라에서는 이런 소아암으로 매년 2만명 가까운 어린 생명이 죽어가고 있읍니다. 이런 종양들은 일반적으로 모체 내의 태반 조직에 무엇인가의 원인이 작용하고 있는 것으로 생각되는데 그 본태는 아직 분명하지가 않습니다.

골육종

이 암은 10대의 소아에게 가장 많이 보이며, 비교적 전치율이 적은 무서운 암입니다. 더구나 최근에는 증세가 없으며 암에 걸린 뼈가 어떤 사정으로 부러진 것 같은 느낌이 드는 경우가 있읍니다.
암에 걸린 뼈는 대단히 부러지기가 쉬워서 하찮은 외부의 힘에도 골절을 일으킵니다. 이러한 경우는 육종이 꽤 진행되어 있는 때이므로 하찮은 일로 골절한 경우에는 반드시 전문의인 정형외과 의사의 진단을 받도록 하십시오.
골육종이 생기는 장소는 뼈의 생장이 성한 곳, 무릎의 주위라든가 팔꿈치의 주위가 제일 많습니다. 최초에는 단순한 무릎이나 팔꿈치의 통증으로 시작되며, 차츰 국소(局所)의 부기가 눈에 띄게 됩니다. 유우잉육종은 국소에 열도 생깁니다. 진단에는 뢴트겐 검사를 필요로 합니다.

골육종과 비슷한 것으로도 골수염과 뼈의 양성종양(良性腫瘍)이 있읍니다. 만약 최초의 진단 때 발견하지 못하면 암은 신경혈관을 압박하여 심한 통증을 수반하며, 최후에는 폐로 전이하여 사망합니다.

현재의 치료법으로는 제암제(制癌制)의 투여와 수술에 의한 절단 (切斷)이 있읍니다. 또 수술 후 5년간 정기적으로 검사를 하여 재발을 방지해야 합니다.

악성임파종

소아의 목이나 손목·발목에 멍울이 생기고 차츰 그것이 커지는 경우는 주의할 필요가 있읍니다. 이 경우는 통증이나 발열이 전혀 없읍니다. 이것은 외과적(外科的)으로 적출(摘出)하며, 또 방사선 치료가 효과적입니다.

바이러스종양

이것은 10세 이하의 소아에게서 보이며, 가장 많은 것은 2세 전후입니다. 신장(腎臟)에 생기는 암인데, 흔히는 복부(腹部)를 보는 수도 있읍니다. 단 어른의 신장암과 달라서 반드시 혈뇨가 나온다고 할 수 없으므로 주의가 필요합디다.

망막아세포종

이것은 암 중에서 단 한 가지로 유전성이 확실한 것인데 눈에 생기는 암입니다. 1세 미만인 유아(乳兒)에게서 많이 발병합니다. 고양이 눈처럼 눈동자가 반짝반짝 빛나는 것처럼 보입니다.

뇌종양

이것은 발생한 장소에 따라 수술이 꽤 곤란한 수도 있읍니다. 증세는 보통 이유없이 토기(吐氣)나 두통이 오래 계속되거나 합니다.

증세가 진행되면 보행장해가 눈에 띄게 됩니다.
또 장소에 따라서는 시력(視力)의 저하도 일어납니다. 그러나 너무 걱정하지 말고 조속히 전문의사와 상의하는 것이 좋을 것입니다.

고환(睾丸)의 암

이것은 고환이 차츰 커지게 됩니다. 촉진(觸診)으로 간단히 발견할 수가 있읍니다. 또 수술에 의하여 1백% 치유됩니다. 단, 고환에 물이 고이는 음낭수종(陰囊水腫)이나 탈장(脫腸 : 헤르니아)으로 오진을 하지 않도록 신경을 쓸 일입니다.

16 77세의 노인이올시다. 전립선암(前立腺癌)인데 수술할 수 없다고 하는군요.

● 전립선암은 비교적 고령인 사람에게서 발생합니다. 따라서 수술이 무리인 경우도 있읍니다. 다행히 전립선암에는 여성 호르몬이 효과가 있읍니다.
더구나 전립선암은 진행이 더디기 때문에 고령자인 경우 호르몬 투여로 천수를 다 누리는 경우도 많답니다.

15 저희 할아버지는 온종일 화장실엘 갑니다. 변을 시원히 보지 못하시나 봐요.

● 노인이 되면 방광(膀胱)의 신축이 나빠지므로 소변을 자주 보게 되지요. 그리고 전립선(前立腺)비대증이라고 해서 요도(尿道)의 출구 부분이 부어오르게 되어 소변이 잘 나오지 않는 답니다.
전립선 비대증 환자 가운데 약 10%가 전립선 암환자입니다. 항문에다 손가락을 넣고 전립선을 만져서 조사해 보면 알 수 있읍니다.

암의 치료에는 어떤 약제가 쓰이는가

14 암은 자연히 낫는 수가 있읍니까?

● 자연히 나았다는 실례는 수없이 많이 발표되어 있읍니다. 그러나 그 이유는 분명하지가 않습니다. 학자 사이에는 그 환자의 체

내에, 암에 대한 무엇인가 저항하는 것이 있었던 것이 아니었겠느냐고 생각하는 사람도 있읍니다. 이것이 앞으로의 암 치료에 대한 힌트가 될 것으로 생각합니다.

이 힌트를 바탕으로 하여, 현재 이미 여러가지 약이 개발되어 사용되고 있읍니다. 이것이 바로 일본에서 개발한 마루야마(丸山)왁찐이며, 또 BCG를 사용하여 피부암에 효과가 있었다고 하는 보고라든가 프로토폴피린입니다. 그러나 아직 이들 치료법으로는 모든 암에 효과가 나타나는 것은 아니어서 충분한 치료법으로 확립된 것은 아닙니다. 어떻든 바람직한 결과는 보이지만, 아직 장래에 연구의 여지가 있는 것으로 생각됩니다.

13 BCG를 오래 접종한 사람이 폐암에 걸리기 쉽다는 것은 거짓말처럼 생각되는데 그것에 관해 알려 주십시오.

● BCG를 접종하면 몸 안에 면역이 생겨, 폐결핵에 걸리지 않게 됩니다. 이 면역작용을 이용하여 암을 고치려고 하는 연구가 있읍니다. 단 살아있는 결핵균인 BCG를 돌연히 생체에 사용하면 부작용이 너무 강합니다. 그래서 이 부작용을 없애고 암만을 퇴치하고자 하는 연구가 현재 진행되고 있읍니다.

12 주인은 젊었을 때 결핵을 앓은 일이 있읍니다. 얼마 전 이웃 사람이 결핵을 앓은 사람은 암에 걸리지 않는다고 말했는데 그런지요?

● 현재의 연구로는 아직 그런 일은 없는 듯합니다. 단, BCG 접종을 한 어린이가 접종을 하지 않은 어린이에 비하여 백혈병 발생이 적다고 하는 보고는 있읍니다. 이것에서 힌트를 얻어 현재 BCG를 사용하는 제암요법이 연구되고 있읍니다. 그러나 현시점에서는 결핵의 이환(罹患)에 관계없이 암의 발생이 보입니다.

11 주인은 49세의 샐러리맨입니다. 비교적 감기가 잘 드는 체질인데 감기약을 먹으면 위(胃)의 상태가 나빠집니다. 이전엔 이런 일이 없었는데…….

● 감기약은 비교적 위장 장해를 일으키기 쉬운 부작용이 많습니다. 그렇지만 이제까지 그런 일이 없었는데 최근에 그렇게 되었을 때는 주의를 요합니다. 또 증세가 오래 가는 듯하면 조속히 위와 간장의 검사를 받는 편이 좋을 것으로 생각합니다. 간장이 나쁜 경우에 이런 증세가 일어나는 경우가 있읍니다. 또 연령적으로 일어나는 경우가 있읍니다. 또 연령적으로 암이 잘 발생하는 연령이로군

요.

10 이웃 일본에서는 마루야마(丸山)왁찐이 굉장한 인기를 얻고 있다는 말을 들었읍니다. 그 마루야마 왁찐은 어떤 약이며, 어느 정도의 효과가 있는 것인지 자세하게 가르쳐 주십시오.

● 결핵이나 나병 환자에게 암이 이환(罹患)되는 비율이 적다는 사실, BCG왁찐이 백혈병에 대한 면역요법으로 연구중인데 따라 암의 면역방법이 있는 것이 아니겠느냐라는 점에서 일본 의과대학의 마루야마 지사도(丸山千里) 교수가 개발한 것입니다.

특색으로는 부작용이 없는 일이며, 꽤 연명 효과와 자각증상의 경쾌가 보이는 것으로 나타나 있읍니다. 그러나 암 전부가 이것만으로 낫는다는 것은 아닙니다. 암의 면역요법은 장래의 연구를 기다리는 수밖에 없읍니다.

그런데 이 마루야마 왁찐이 개발된 것은 1944년의 일이었읍니다. 마루야마 박사는 원래 피부결핵의 치료약으로 개발했다고 합니다. 그는 피부의학의 전문의였던 것입니다.

마루야마 박사는 항원항체(抗原抗體) 반응에서 팔을 빨갛게 하는 튜베르크린이 결핵에 효과가 있는 것은 틀림이 없는데 그 유해(有害) 부분만 제거하면 좋을 것으로 생각했었답니다.

마루야마 박사가 유해 부분으로 보았던 것은 단백질인 세포막 부분이었읍니다. 제법과 성분은 지금까지 조금씩 개량되어 왔지만 주로 그 제거율을 높이는데 힘을 쏟아 온듯 합니다.

1969년 일본 의과대학 피부과 학생이 발표한 논문에 의하면 결핵균인 청산B주(靑山B株)를 6주간 배양한 다음에 물에 녹여서 섭씨 1백도로 두 시간 가열하고 여과와 투석(透析), 원심분리법을 반복해서 제조한다고 합니다. 다시 말하면 결핵균을 무독화(無毒化)하여 부작용의 원인으로 보이는 세포막을 제거하고 물에는 녹지만 알코올에는 녹지 않는 성분을 추출한 것입니다. 똑같은 논문에 의하면 성분은 1c.c. 중 DNA, RNA라고 하는 두 종류의 핵산(核酸)이 각각 75 g 과 298 g, 복합다당류가 320 g 으로 되어 있읍니다.

이 피부결핵용 왁찐은 제2차 세계대전이후에 바로 폐결핵에도 사용되었고, 이어 병원균이 결핵균과 아주 비슷한 한센씨병환자에게도 치료약으로 사용되었었는데 확실히 효과를 올리고 있읍니다. 그런데 마루야마 박사는 각 요양소를 둘러보다가 한센씨병 환자에게는 암이 발생치 않는 것에 착안을 하게 되었다 합니다. 결핵이나 한센씨병 병원균이 만약 암 발생을 억제한다고 하면 결핵균으로 만들어 낸 마루야마 왁찐도 똑같은 효과를 가질 것이 아니겠느냐고 한 것이 마루야마씨의 최종 결정인듯 합니다.

실험단계를 거쳐서 1944년부터 본격적인 암치료약으로 왁찐 주사를 놓기 시작한 것이 암치료에 있어 마루야마 왁찐의 역사라 하겠읍니다.

암치료에 있어 수술요법·방사선요법·화학요법 등 세 가지가 있다는 것은 이미 말한 바 있읍니다. 그래서 이 마루야마 왁찐의 면역요법을 '제4요법'이라고까지 부르기도 합니다.

이 마루야마 왁찐은 한때 일본에서 대단한 인기를 모으고 있었던 것만은 사실이지만, 학계에서는 찬반 양론이 팽팽하게 맞서고 있어, 앞으로의 연구 과제가 될 것임에 틀림이 없읍니다.

9 WTTC란 어떤 것을 가리킵니까?

● 예로부터 암에 듣는다고 일러져 온 등나무 혹(Wisterin tlorbunds), 마름 열매(Trape bispinosa), 가자(訶子 : Terminalip), 율무(Coix Lachryma–jobi)의 네 종류를 홉합한 것으로 영자의 그 머리글자를 따서 WTTC라고 이름 붙인 것입니다. 자각증상이라든가 연명효과, 재발방지에 효과가 있다는 보고가 있읍니다.

8 최근에 사이클로시치진이라고 불리는 제암제(制癌制)가 화제로 되어 있다는데 부작용은 없을까요?

● 그것은 일본의 국립암센터에서 개발된 것으로 특색은 독성이 적고 부작용이 없는 점입니다. 임파성 백혈병에 유효한데 다른 암에도 듣는다는 보고가 있읍니다.

7 시근모려탕(柴根牡蛎湯)에 대하여 알려 주십시오.

● 처방내용은 시근(柴根) 3.0g, 작약(芍藥)3.0g, 천궁(川芎) 3.0g, 당귀(當歸)5.0g, 인동(忍冬)·승마(昇麻) 各1.5g, 황기(黃者)2.0g, 감초(甘草)2.0g, 대황(大黃)1.0g, 모려(牡蛎)3.0g 을 달여서 먹읍니다. 만석피부 질환이나 유선(乳腺)등의 종양에 효과가 있으며 연명 효과도 있다고 합니다.

그 가운데 시근이육아형성작용(肉芽形成作用)·항균작용(抗菌作用)·해독작용(解毒作用)이 있어 암의 톡키소호르몬을 중화시키는 것이 아닌가 생각되는데 확실한 제암작용(制癌作用)은 밝혀지지 않았읍니다.

6 마늘의 제암작용(制癌作用)에 대하여 알고 싶습니다.

● 우리가 알고하고 있는 마늘은 알륨속이라고 불리는 식물군(植物群)에 속합니다. 그 속에는 염교·부추·파·양파·달래·군산파·당파 등이 있읍니다. 마늘 속에는 알린이라고 부르는 성분과 알리나아젠이라고 하는 효소가 있는데 마늘을 다지거나 자르거나 하면 양자(兩者)가 반응을 일으켜서 알리신이라고 하는 물질이 나옵니다.

이것은 비타민B_1이나 단백질과 결합되기 쉬워서 비타민B_1의 분해 효소인 아노일리나아제의 영향을 받아 냄새가 나며 비타민 B_1의 흡수율이 좋게 됩니다. 이런 점에서 마늘을 늘 먹는 한국 사람의 체질이 강한 것은 사실입니다.

단, 먹는 방법에는 연구할 필요가 있을 것입니다. 위(胃)가 나쁜 사람은 많이 먹음으로써 오히려 나쁘게 되는 수도 있겠고, 너무 지나치게 먹으면 적혈구를 파괴시켜서 빈혈을 일으키는 일도 있읍니다.

한편 제암작용이 문제인데, 이것은 마늘 성분 중 게르마늄에 근거한 것 같으며, 동물실험에서는 암 발생률을 저하시켰다고 하는 보고가 있지만, 이것을 바로 인간의 암에 적용하기에는 아직 빠릅니다.

단, 마늘을 많이 먹는 우리나라와 중국에 암 환자가 비교적 적은 것만은 사실입니다. 이것은 암의 자연치유에서도 말한 것처럼 평소부터 체력증진을 한 것으로 인하여 발생률의 차가 생긴 것으로 생각됩니다.

5 최근에 카와라타케가 암에 효과가 있다는 말이 나돌고 있읍니다만…….

● 보고에 의하면 암의 말기(末期) 환자에게 사용하여 확실한 효과를 보았다고 합니다. 그러나 사람에 따라서 효과가 있거나 없거나 합니다. 단지 부작용만은 전혀 없읍니다.

카와라타케에 함유되어 있는 다당체가 제암작용(制癌作用)을 갖는 것은 최근 주목되는 일인데, 아직 연구중이고 실용화되는 것은 장래의 일일 것으로 생각됩니다.

4 옛날부터 사용되고 있던 민간약으로 알로에(aloe)가 있는데, 그 효과의 모든 것을 가르쳐 주십시오.

● 알로에의 주성분은 알로인·알로유모진입니다. 알로에의 즙을 달여서 굳혀 놓은 것이 카이라고 하는 약으로 소량만 복용하더라도 소화불량·만성위염·상습변비에 유효합니다. 단, 골반(骨盤)안에 충혈을 일으키기 쉬우므로 임신했을 때나 월경을 할 때는 복용하지 않는 편이 좋을 것으로 생각합니다. 또 위장의 운동을 활발하게 하는 작용이 있으므로 복통이나 구역질을 할 때, 충수염(虫垂炎)등인 때도 복용할 수 없습니다.

이것을 복용했을 경우 때때로 안색이 좋아지거나 식욕이 생기거나 합니다. 그러나 그 정도로 암 증세가 좋아졌다는 것은 아닙니다. 단지 일시적으로 임상 증세가 경쾌해진 것에 불과합니다. 현재 동물을 사용한 실험에서는 암의 억제작용이 확인되고는 있읍니다만 사람의 암에 대해서는 미지수입니다.

3 동백죽(冬柏竹) 엑기스에 대하여 알려 주십시오.

● 동백죽의 추출물질인 함질소(含窒素) 다당체가 동물실험에서 제암작용이 있었다는 보고가 있읍니다. 현재까지의 연구에서는 이 다당체는 직접 암세포를 제압하는 것이 아니라 인간의 대사기구(代謝機構)에 작용하여 암에 대한 환자의 저항성을 강하게 해주는 것이 아니겠느냐고 추정되고 있는데 아직 연구를 계속하는 단계입니다.

2 민간약에 대하여 자세히 가르쳐 주십시오.

● 여러가지 민간약과 암에 효과가 있는 약들이 발표되어 있읍니다. 어느 것이든 동물 실험에서 효과가 나타나거나 사람에 의한 임상증세의 경쾌가 보이거나 합니다. 그러나 모든 암의 특효약은 아닙니다. 현재 암의 특효약이라고 하는 것은 없읍니다. 역시 자기가 신뢰하는 의사와 상담을 해본 다음에 치료방법을 정해 주십시오. 매스콤의 선전에 현혹되어 이것저것 약을 쓰는 것은 비용과 노력이 낭비되며 어리석은 일입니다. 현재 많은 학자가 암 박멸을 위하여 열심히 연구하고 있읍니다. 언젠가는 새로운 치료법이 확립되겠지요.

그때까지 우리가 해야 할 일은 암의 조기발견, 조기치료에 전념할 일입니다. 이것이 현재 가장 올바른 예방법일 것으로 생각됩니다.

1 이전에 율무와 홍차버섯의 제암작용이 화제가 되었는데 어떻게 되었나요?

● 율무로 잘못 생각하고 있는 것에 요쿠이린이라는 것이 있는데 두 가지 사이에 그 작용은 큰 차이가 없읍니다. 예로부터 사마귀를 떼는 데 사용되어 왔었기 때문에 암에도 효과가 있는 것이 아니겠느냐고 생각하여 동물을 이용한 실험이 행하여졌는데 제암 효과는 아직 밝혀지지 않았읍니다.

또 홍차버섯에 대해서는 최근에 그 약효가 의심되고 있읍니다. 제암작용(制癌作用)도 없는듯 합니다.

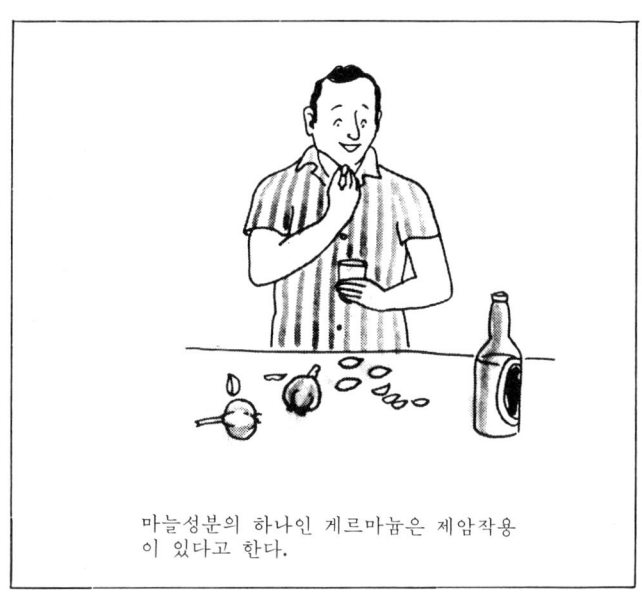

마늘성분의 하나인 게르마늄은 제암작용이 있다고 한다.

이렇게 하면 암에 걸리지 않는다

李 海 宣
富川第一病院長

23 이렇게 하면 암에 걸리지 않는다고 그 예방대책을 제시할 수 있는 근거는 어디에 있읍니까?

● 간단히 말하면 기초적인 연구가 진전한 결과로 암이 발생하여 성장하는 과정이 상당히 자세하게 해명되었을 뿐 아니라 발암물질과는 어떤 관계가 있고, 또 발암물질 그 자체를 넓고도 소상하게 알게 되었읍니다. 즉, 암에 관한 여러 가지가 알려진 결과, 이런 생활을 하면 암에 걸리기 쉬우니까 조심하자고 구체적으로 얘기할 수 있는 단계에 왔기 때문입니다.

22 환경변이원이란 무엇입니까?

● 환경 속에 있는 물질에 의하여 우리 자손들에게 여러 가지 유전적인 병을 일으키거나, 환경 속에서 우리 몸에 암을 일으키는 근원이 되는 물질을 연구하는 것이 환경변이원이란 학문입니다. 환경오염이라든가 새로운 화학물질이 잇달아 나오기 때문에, 이 영역의 학문이 급성장하게 된 것입니다.

21 암을 비롯한 여러 가지 병과 환경 속에 있는 화학물질의 상관관계를 연구하는 학문이 매우 각광을 받게 되었다는 말씀이군요, 예를 들면, 어떤 바이러스가 원인으로 병을 일으킨다는 것을 알면 예방접종 등에 의하여 거의 완전하게 예방할 수 있지만, 암의 경우는 그렇게 간단하지는 않을것 아니겠읍니까?

● 우리가 제창하고 있는 '암, 예방을 위한 수칙 12개조'는 지금 말한 환경변이원이란 학문이 해명해 준 가장 새로운 지식에 입각해서 만들어진 것입니다. 나중에 발암에 대한 것은 자세히 얘기하겠지만, 그것을 대충 말하면, 먼저 생체 [세포] 안에 암이 되기 쉬운

조건이 있는 데다가 암을 일으키는 발암물질이 나타나고, 촉진 물질이 합쳐짐으로써 비로소 암이란 병의 형태가 되는 것입니다.

이 '암, 예방을 위한 수칙 12개조'는 생체(生體)가 암에 걸리지 않게 하기 위한 조건, 그리고 암을 유발하는 물질이나 촉진하는 물질이 생체에 들어오지 못하게 하는 연구 등으로 성립되어 있습니다.

20 환경변이원학이란 학문은 언제부터 시작된 학문입니까?

● 한국에서는 약 7,8년 전부터 이러한 경향이 강해진 것으로 생각합니다. 그 계기가 된 것은 AF-2라는 식품 첨가물(방부제)에 돌연변이성이 있음을 알게 된 것입니다. 또 세포의 염색체에도 이상을 일으킨다는 것도 알려졌읍니다. 이 A-2의 판매를 금지할 것이냐 아니냐로 논쟁을 벌였지만, 동물 실험을 해 본 결과 역시 발암성이 있다는 것이 판명되어 결국 사용이 금지되었읍니다.

이것이 계기가 되어 돌연변이성과 병의 관계, 특히 암과의 관계에 깊은 관심을 갖게 되었읍니다.

19 발암물질은 어떻게 연구하며, 또 얼마나 알려져 있읍니까?

● 현 역학적(疫學的)방법으로 인간의 발암물질은 26종류가 알려져 있읍니다. 이중 직업성인 것이 18종, 의약품이 8종류입니다. 이런 물질의 거의 모두가 쥐 같은 실험동물에서도 발암성을 나타내므로, 발암성의 검색에는 종래부터 실험동물을 써 왔읍니다.

그런데, 이 방법으로 1종류의 화학물질의 발암성을 테스트하려면 500마리의 실험동물과 3년 이상의 긴 세월, 그리고 고도의 검사기술 등이 필요합니다. 이런 조건을 갖춘 시설은 한국에서는 그 수가 극히 적고, 세계에서도 200개 정도밖에 안된다고 합니다.

18 그런 상태에서는 화학물질을 검색하려면 많은 에너지와 오랜 세월을 필요로 하지 않겠읍니까?

● 현재 세계에서 이미 개발·이용되고 있는 화학물질은 약 6천종이 되는데, 지금까지 동물실험으로 발암성이 테스트된 것은 약 1/20인 3,500여종에 불과합니다.

발암물질 연구의 간편한 프레스클리이닝법

17 발암물질을 연구하는 방법을 구체적으로 말씀해 주십시오.

● 발암은 세포에 일어나는 돌연변이와 공통된 부분이 많으며, 발암물질의 80~90%는 세포에 돌연변이를 일으킨다는 사실이 알려졌읍니다. 최근에 발암물질이 갖는 이런 돌연변이원성을 이용하여 물질의 발암성을 조사하는 방법이 개발되어 최신 기계로 이용되기에 이르렀읍니다.

이 방법에서는 어마어마한 동물실험이 아니라, 시험관으로 하는 실험에 의하여 물질의 발암성을 확인할 수가 있읍니다. 그래서 그 물질을 결정상(結晶狀)으로 만들어 꺼내고 구조식이 해명되면 합성도 가능합니다. 그 위에 이 돌연변이를 일으키는 물질을 동물에 투여하면 암이 생깁니다.

16 생선을 구울 때 검게 탄 부분의 연구가 세계에서 각광을 받고 있다는데, 그에 대하여도 설명을 좀 해주시겠읍니까?

● 이것도 지금 말한 것 같은 테스트에 의하여 생선이나 고기를 구울 때 검게 탄 부분 그리고 연기에 돌연변이원성이 있음을 발견했읍니다. 그 원인을 추구했던바 단백질을 구성하는 20종의 아미노산 중, 트립토판(필수 아미노산의 하나인데 인돌핵이 있다)의 가열분해 산물에서 2종류의 원인 물질을 찾아내게 됐다는 것입니다. 그리고 이것을 앞서 말한 것처럼 결정체로 꺼내고, 또 구조식도 해명되며 합성할 수도 있게 됐다는 것입니다.

흔히 이 두 발암물질을 트립P_1 트립P_2라고 부릅니다. 이것도 다 피리드인돌의 화합물입니다.

가열 분해물에도 돌연변이원성이……

15 그 밖에도 발암성이 있는 물질에는 어떤 것이 있읍니까?

● 가열분해 산물에 돌연변이원성이 있는 것으로는 글루타민산·

리진·페닐알라닌·대두단백질의 글로블린·당(糖)이 있습니다. 현재 그 발암성 유무에 대하여 동물실험을 거듭하고 있는 중입니다. 이런 방법으로 온 세계에서 수천 종이나 되는 화학물질의 변이원성을 시험하고 있읍니다.

14 그럼 화학물질이 아니고, 가열 분해되어 있지 않은 천연 자연의 것이면 안전하다고 할 수 있을까요?

● 아니, 결코 그렇지는 않습니다. 발암성이 있는 식품으로서 잘 알려져 있는 것에 머위의 새순과 고사리가 있읍니다. 또 곰팡이 독의 일종인 아플라톡신이나 소철의 열매에도 발암물질이 함유되어 있다고 합니다. 또 최근에는 페나세틴의 발암성이 알려져 있고, 발비탈에도 있지 않은가 하는 의심을 사고 있읍니다. 또 항암제로서 쓰이고 있는 아드리아마이신·다우노마이신에도 발암성이 있는 것으로 알려져 있읍니다.

이렇게 보면 우리를 둘러싸고 있는 발암물질은 다음 세 가지 종류로 나눌 수 있읍니다.

① 천연 자연으로 존재하는 발암물질.
② 가열 분해에 의하여 생성된 발암물질.
③ 인공적·화학적으로 합성하여 만들어지는 발암성이 있는 화학물질

13 이같은 사실을 암 예방을 위하여 일상생활에서 활용하려면 어떻게 하면 좋을까요?

● 요약하여 말하면, 우리 신변에는 발암성을 가진 물질이 수두룩하다는 것을 인식하여, 그 발암성의 강도와 일상생활 관계의 정도를 잘 알아야 합니다. 12개조 중에서 '절대로 안된다'는 것은 제8조의 '검게 탈 정도로 누른 부분'과 '곰팡이가 난 것' 정도입니다. 나머지는 '많이 하지 않는다'든가 '많이 먹지 않는다'든가 하는 식으로 알맞게 혹은 조심스럽게 할 것을 권장하고 있읍니다. 그것은 그런 물질의 발암성의 강도에 차가 있기 때문입니다.

12 '알맞게나 적당히'를 구체적으로 예를 들어 말하면 어떻게 될까요?

● 쥐에 날마다 고사리를 체중 kg중 7 g 을 먹이면 약 1년 반에 작은 창자 끝 또는 방광에 암이 생깁니다. 이를 인간으로 환산하면

350g의 고사리를 먹으면 암이 발생한다는 계산이 나옵니다. 이것은 고사리를 밥 대신 또는 야채 샐러드 대신 많이 먹는 것을 의미합니다.

이에 대하여 곰팡이는 매우 강력한 발암성을 가지고 있으므로 절대로 섭취하지 않도록 하는 것이 좋습니다.

이 밖에 해열제인 페나세틴은 1일 300mg/kg(체중)의 복용으로 발암성을 나타냅니다. 일반적으로 상용량은 20mg/kg(체중)이며, 이것은 위험량의 $\frac{1}{15}$이 됩니다. 즉 장기 연용에는 어느 정도의 주의가 필요하다는 것이 됩니다. 마찬가지로, 항암제인 시크로포스파이드의 발암량은 상용량과 거의 동량이므로 적응의 선택에는 충분한 배려가 필요한 것으로 되어 있읍니다.

11 흔히 사카린의 발암성과 설탕의 해를 비교하는 것이 화제에 오르는데 어떻습니까?

● 사카린은 방광암을 일으키는 작용이 있다고 합니다. 쥐의 실험에서 추정하면 사카린이 든 소프트드링크를 한 병 마실 때마다 방광암의 발생으로 우리들의 수명은 9초 단축되는 계산이 됩니다. 이에 대하여 당뇨병 환자나 비만자가 사카린이 든 것이 아니라 설탕이 든 음료수를 한 병 마실 때마다 수명이 900초나 단축되는 결과가 됩니다.

이처럼 발암물질이라고 해도 그 위험도를 잘 알고 있으면 공연히 겁을 집어먹을 필요는 없읍니다.

10 식품은 아니지만 담배도 타는 것이 변이원성을 만드는 원인이 됩니까?

● 그렇습니다. 담배 연기에서 얻을 수 있는 타아르에는 순수한 벤츠필렌의 약 $\frac{1}{4}$쯤 되는 변이원성을 찾아볼 수 있읍니다. 타아르에 함유된 변이원성의 강도는 담배 잎의 니코틴량과는 관계가 없읍니다. 담배의 해독이라고 하면 곧 니코틴을 생각하는 사람이 많은 것 같지만, 이것은 잘못입니다. 변이원성의 강도와 깊은 상관관계가 있는 것은 담배 잎에 함유된 질소의 양입니다.

담배 연기에 함유된 변이원성은 타아르에만 5천배에 상당하는 것으로 보아 이것은 아마 담배 잎에 함유된 단백질이 열분해함으로써 생기는 것으로 생각됩니다.

마찬가지로 담배연기 뿐만 아니라 향(香)모기향의 연기에도 변이원성이 인정되고 있읍니다. 암을 예방하기 위해서는 담배 뿐만 아니라, 되도록 이런 종류의 연기도 쐬지 않도록 하는 주의가 필요할 것입니다.

발암성이 있는 의약품도 적지 않다

9 합성 화학물질의 변이원성에 대하여 말씀해 주십시오.

● AF-2의 발암성에 대하여는 이미 언급했지만, 1973년에 변이원성이 검출되어 이듬 해에는 쥐의 전위(前胃)에 편평상피암(扁平上皮癌)이 발생한다는 것이 인정되어 즉시 사용이 금지되었읍니다. 그후 쥐의 암놈에 유암(乳癌)을, 햄스터(hamster:쥐의 일종)의 전위에도 편평상피암이 생긴다는 것이 보고되었읍니다.

이 밖에 의약품 중에도 발암성이 있고, 또 변이원성이 인정되는 것이 몇 가지 있읍니다. 예를 들면, 아드리아마이신·다우노마이신의 항암제·엔기산·부루팬 등의 알킬 등의 화학제, 그리고 해열제인 페나세틴이 그렇습니다. 또 화장품이나 농약 중에도 변이원성을 인정할 수 있는 것이 있읍니다.

8 앞의 설명에서는 발암물질의 80~90%가 세포에 돌연변이를 일으킨다고 했는데, 돌연변이를 일으키는 변이원성과 암을 일으키는 발암성은 어떤 관계가 있읍니까?

● 이미 얘기한 것처럼, 어떤 물질에 변이원성이 있는지 없는지를 검출하기는 비교적 간단합니다. 그런데, 발암성을 조사하는 것은 그리 간단합니다. 그런데 발암성을 조사하는 것은 그리 간단하지가 않습니다.

그래서 우리들은 이미 발표된 실험동물을 이용한 발암실험에 관한 논문을 바탕으로 하나의 통계를 내어 보았읍니다. 즉, 그 물질을 실험동물에게 일생 동안 투여했을 때 50%의 동물에 종양(腫瘍)을 일으키는 체중 kg당의 양을 발암성의 강도를 나타내는 단위로서 TD_{50}으로 표현하고, 살모넬라균에 대하여 1플레이트당 1,000개의 복귀변이를 일으키는 물질의 양으로 변이원성의 강도를 나타냈읍니다. 이 방법으로 위의 발암성 프레스클리닝법에서 소개한 Ames교수와 우리 연구실의 데이터를 종합 정리했던바, 거기에서 중요한 사실 두 가지를 알게 되었습니다.
　① 약간의 예외는 있지만, 변이원성과 발암성은 거의 비례한다.
　② 같은 변이원 물질, 발암물질이라 하더라도 100만배나 되는 강도의 차이가 있음을 인식할 필요가 있다.
　이것으로 보면 변이원성·발암성도 압도적으로 강한 것이 아플라톡신 B_1(AF B_1)입니다. 발암성에서는 그 다음 가는 것이 4-아세틸아미노비페닐(4-지메틸아미노스틸빈(DMAS)등인데, 변이원성에서는 스타리가스토시스틴(starygasticystin : STRC), 그 다음이 4-니토퀴놀린(nitoquinoline 1-Oxide : 4NQO)로 되어 있습니다.

7 어떤 발암물질(변이원성 물질)이 정말로 무서운지 어떤지는 단지 그 물질의 발암성(변이원성)이 강력하다는 외에 생활환경 속에서 그 물질이 어느 정도 많이 있느냐에 따라 결정됩니까?

　● 그렇습니다. 그것을 환경변이 물질의 정량적(定量的)평가라고 합니다.
　앞에서 이미 말한 것처럼 우리의 생활환경 속에는 단백질·아미노산·당, 그밖의 식품이 가열 조리됨으로써 변이원성이 생긴다는 것을 알고 있읍니다. 또 식물·향신료·홍차·코오피·알코올·녹차 등에 변이원성이 인정되고 있으며, 앞으로도 이 외에 수많은 물질이 발견될 것입니다.
　역학적(疫學的)으로 보아 담배의 발암성은 매우 뚜렷합니다. 미·영국에서 담배를 피우지 않는 사람이 폐암으로 죽는 년간 사망률을 인구 10만 명당 10명데, 하루에 20개비 이상을 피우는 사람 중에서는 100～150명이나 된다고 합니다.
　한편, 담배에 유래하는 변이원성을 계산하면 담배 한 개비에서 20mg의 타아르를 얻을 수 있는데, 담배 타아르 1mg은 살모넬라균에 1,000개의 복귀변이를 일으킨다고 합니다.
　코오피나 녹차 자체의 변이원성은 있는 것은 사실이지만, 그다지 강하지 않습니다. 그러나 년간 수입량과 생산량을 보면 그 돌연변이원성의 총량은 코오피에서 1.5×10^{15}, 그리고 녹차에서는 7.8×10^{15}개로 되어 있습니다. 그러나 엄밀하게 말하면 담배의 변이원성 총량은 녹차보다 약간 적으며, 코오피보다는 약간 많다고 할 수 있읍니다.

그러나 실제로 빨아들이는 연기의 량은 10~20% 정도라고 하므로, 담배에 의한 돌연변이원성의 총량은 코오피나 녹차보다도 약간 적어질 것입니다.

암의 유발물질과 촉진물질

6 다음엔 발암 과정에 대하여 설명해 주십시오.

● 저 유명한 베렌블룸(Berenblum)박사의 실험에 의하여 암의 발생에는 유발물질과 촉진물질의 두 물질이 필요함을 알게 되었읍니다. 그리고 각각의 물질이 관여하는 시기를 이니티에이션 스텝(Initiation Step)프러머션 스텝(Promotion Step)이라고 합니다.

균에 1,000개의 복귀변이를 일으킨다고 합니다. 코오피나 녹차 자체의 변이원성은 있는 것은 사실이지만, 그다지 강하지 않습니다. 그러나 연간 수입량과 생산량을 보면 그 돌연변이원성의 총량은 코오피에서 1.5×10^{15}개, 그리고 녹차에서는 7.8×10^{15}개로 되어 있읍니다. 그러나 엄밀하게 말하면 담배의 변이원성 총량은 녹차보다 약간 적으며, 코오피보다는 약간 많다고 할 수 있읍니다.

그러나 실제로 빨아들이는 연기의 량은 10~20%정도라고 하므로, 담배에 의한 돌연변이원성의 총량은 코오피나 녹차보다도 약간 적어질 것입니다.

베렌블룸 박사는 쥐의 피부에 발암물질인 벤트리렌을 발암하지 않을 정도의 량을 발랐읍니다. 그후 발암성이 없는 크로톤유(油)를 발랐더니 많은 피부암이 생겼읍니다. 이런 것으로 보아 세포의 암화(癌化)는 유발물질과 촉진물질이 합쳐짐으로써 일어난다는 것을 알게 되었읍니다. 이 실험에서는 벤트피렌이 유발물질이며, 크로톤유가 촉진물질이 되는 것입니다.

5 암을 유발하는 물질과 촉진하는 물질을 구체적으로 말씀해주십시오.

● 우선 유발물질부터 말하면 이것은 간단하게 검출할 수 있어서 연구가 진전했읍니다. 한편 촉진물질은 연구가 뒤져 있어서 최근에서야 겨우 간편한 테스트법이 발견되었읍니다.

유발물질은 돌연변이원성 테스트로 검출할 수 있읍니다. 일례를 들면 트립P^1·트립P^2(트립트판)·글루P^1·글루P^2(글루트미산)·

리즈P'(리진)・페P'(페닐알라닌)・메틸아미노— α —칼보린・아미노— α —칼보린(대두글로브린)같은 괄호 안의 물질을 가열 분해함으로써 생성된 변이원 물질을 들 수 있읍니다.

한편, 현재 알려져 있는 촉진물질을 두가지로 나누면 다음과 같습니다.

〈자연계에 있는 물질〉크로톤유(피부), 불포화 지방상, 페놀류(피부), 담즙산(대장)

〈합성 화학물질〉페노바비탈(간장)・사카린(방광)・페놀류(피부)

이 밖에 몇 가지 물질은 유발과 촉진 작용을 함께 하는 것도 있읍니다. 일반적으로 발암물질이라고 하는 것은 유발물질로서의 활성과 촉진물질로서의 작용을 아울러 가진 것을 말합니다.

강력한 것에서부터 차례로 들면 아폴라톡신B'、다우노마이신・아드리아마이신・마이노마이신・미크로포스파미드・AF—2・페나세틴・히드라라진・이소니아지드 등의 약제와 화학물질 등이 있읍니다. 자연계에 있는 것으로는 컴프리(건조)・양치류(건조)등이 있읍니다.

4 담배와 위스키는 어떻습니까?

● 유발 겸 촉진물질이어서 좋지 않습니다. 알코올은 유발물질이 아니라 촉진물질이며, 암의 형성에 작용을 합니다. 소금도 마찬가지로 촉진물질입니다.

3 뇌졸중이나 허혈성 심장병 같은 성인병은 일상생활의 잘못에서 오는 것으로 아는데, 암도 역시 그런 게 아닐까요?

● 우리가 제창하고 있는 '암 예방을 위한 수칙 12개조'는 암을 포함한 성인병이 노화의 한 패턴이어서, 성인병은・생활 방식의 잘못에서 온다는 생각에 입각하여 작성된 것입니다. 이 생활양식을 바꿈으로써 우리 생활에서 발암물질을 제거하거나 불활성화 할수 있는 것입니다. 암의 예방에 왕도는 없으며 일상생활 그 자체에 대한 배려가 암을 예방하는 중요한 방법이라고 할 수가 있읍니다.

2 암은 생체에 발암 조건이 생긴 데다가 유발물질이 관여하고, 또 촉진물질이 얽혀서 생긴다는 말씀이었는데, 암이 생기기 쉬운 생체의 조건은 무엇입니까?

● 아무리 발암물질이 세포(생체)에 강력하게 작용을 해도 세포

그 자체가 건강하면 거의 문제는 일어나지 않습니다. 그런데, 예를 들면 간장이 불섭생에 의하여, 혹은 간염 바이러스에 의하여 상해를 입으면, 생체는 있는 힘을 다하여 이를 수복(修復)하려고 세포분열을 하고 있을 때 발암물질이 들어오면 간세포의 암화 현상이 일어납니다.

이처럼 아주 예사로운 일상생활 속에 발암의 원인이 숨어 있는 것입니다.

1 '암 예방을 위한 수칙 12개조'를 좀 자세히 설명해 주십시오.

● 제1조, 편식하지 말고 균형이 잡힌 영양을 섭취한다.

'연물을 포함한 식품 중에는 세포에 돌연변이를 일으키는 변이원성 물질이 많습니다. 이 변이원성이란 것은 발암성과 매우 밀접한 관계가 있다 함은 이미 얘기한 바와 같습니다. 그런데, 반대로 식품에 따라서는 변이원성을 억제하는 물질을 가지고 있는 것도 있읍니다. 그러므로 절대로 편식하지 않고 여러 가지 식품을 고루 먹으면 상쇄 효과를 기대할 수 있는 것입니다.

제2조, 똑같은 식품만을 되풀이 해서 먹지 않는다

고사리에 미량의 발암물질이 함유되어 있다 함은 이미 얘기했읍니다만, 아주 적은 양이니까 가끔 먹는 것은 걱정할 게 없지만, 날마다 먹으면 암을 유발할 위험성이 높아집니다. 좋아하는 음식이라고 하루에도 몇번씩 먹으면 발암성을 높이는 결과가 될지도 모릅니다.

제3조, 과식을 피한다.

쥐의 실험에서 먹고 싶은 대로 먹인 그루우프와 식사량의 60% 정도로 제한한 그루우프를 비교하면 식사를 제한한 그루우프가 발암률이 낮았다는 보고가 있읍니다.

제4조, 과음은 하지 않는다.

프랑스의 포도주를 많이 마시는 지역에는 식도암이 많다는 보고가 있읍니다. 또, 서독에서는 맥주에 발암물질 니트로소아민을 생성하는 것이 미량이지만 검출되어 문제가 되고 있읍니다.

제5조, 담배를 적게 피운다.

담배, 특히 엽연초가 폐암과 관계가 깊다는 것은 널리 알려진 사실입니다.

제6조, 알맞은 양의 비타민 A·C·E와 섬유질 식품을 많이 섭취한

다.
　기관이나 기관지에 암이 생길 때는 정상인 원주섬모상피(圓柱纖毛上皮)가 편평상피로 변합니다. 비타민 A는 이 편평상피화를 막습니다. 비타민 C는 체내에서 아초산나트륨 [방부제 등] 과 아민류가 반응하여 생기는 니트로소아민의 생성을 억제합니다. 또, 암은 일종의 산화현상인데, 비타민 E에는 반대로 환원 작용이 있어서 이것이 암의 예방과 관련됩니다.
　변이 장 안에 머무는 시간이 길어질수록 대장암의 위험성이 높아진다는 사실이 알려졌는데, 섬유질을 많이 섭취하면 통변이 잘되어 대장암에 걸릴 위험성이 줄어듭니다.
제7조, 짠 것을 많이 먹지 않는다. 너무 뜨거운 것을 먹지 않는다.
　한국과 같이 염분을 많이 섭취하는 나라에서는 위암의 발생률이 높습니다. 미국에서도 40년쯤 전에는 위암 발생률이 현재의 2배 정도나 높았습니다. 그것이 감소된 것은 염장식품(鹽藏食品)의 섭취를 줄이는 등, 식생활을 개선한 것이 큰 요인이 되었다고 합니다.
　또, 뜨거운 음식이 암을 촉진하는 구실을 한다는 것도 알려져 있읍니다.
제8조, 검게 탈 정도로 누른 부분은 먹지 않는다.
　생선이나 고기를 구울 때 검게 탄 부분, 트립P_1에 발암성이 있다 함은 이미 설명했읍니다. 전분·설탕 등의 누른 부분에도 변이원성 물질이 있읍니다.
9조, 곰팡이가 핀 것은 절대로 먹지 않는다.
　땅콩 등에 피는 아폴라톡신에는 강력한 발암성이 있어서 소량이라도 암을 일으킵니다. 동양인에게 간암이 많은 것은 B형 간염 바이러스 등 외에 이 아폴라톡신도 관계가 있을 것으로 보는 학자도 있읍니다.
제10조, 과도하게 햇볕을 쬐지 않는다.
　자외선은 환경물질 중에서 가장 강력한 변이원성 물질의 하나입니다. 장시간 햇빛을 쬐면 세포의 유전자가 상해를 입어 돌연변이를 일으킵니다.
제11조, 과로를 피한다.
　생체가 본래 가지고 있는 병에 대한 저항력을 언제나 유지해야 합니다. 이것이 건강을 유지하는 철칙입니다. 무리를 해서 피로에 빠지거나 생체 세포에 상해를 입히거나 하면 발암물질이 들어와서 암이 되는 수도 있읍니다.

제12조, 몸을 청결하게 유지한다.

　한국의 여성에게 가장 많은 자궁경암은 국부를 불결하게 하기 때문에 생기는 수가 많습니다. 목욕탕이나 샤워가 보급되어 있지 않은 곳에서 자궁경암이 많다는 사실이 그것을 잘 말해 주고 있읍니다.

　물을 포함하여 인간은 하루에 1kg, 30년 동안이면 10톤이 넘는 것을 먹습니다. 그리고 인간의 몸은 이렇게 먹은 음식물로 이루어집니다. 그러므로 건강한 신체에도, 병의 예방에도 식사가 가장 중요한 위치를 차지하는 것은 당연한 일이겠지요.

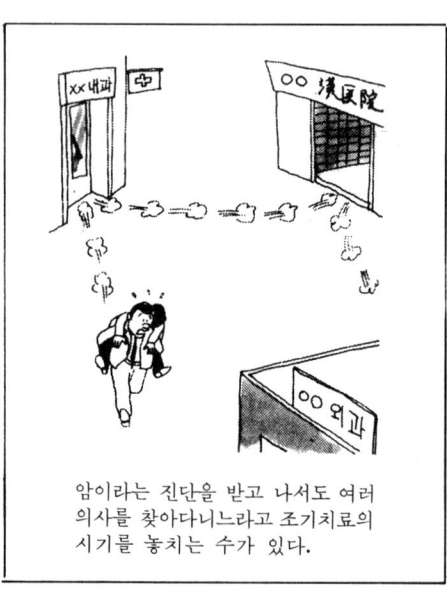

암이라는 진단을 받고 나서도 여러 의사를 찾아다니느라고 조기치료의 시기를 놓치는 수가 있다.

각종 암의 증상과 그 대책

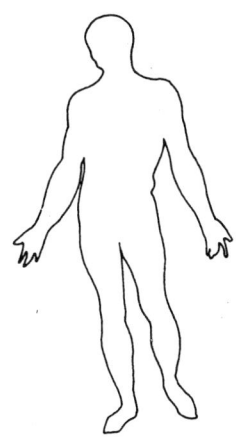

위암(胃癌)

원   인——우리나라는 '위암 왕국'이라고 할 수 있다. 한국뿐만 아니라 일본이나 다른 아시아의 여러 나라에서도 위암은 가장 빈발하는 암의 하나이다.

이와 같이 한국·일본 등 아시아에 위암이 많은 것은 민족이나 인종의 차이로 보기는 어렵고, 암 발생에 제일 중요한 생활환경의 차이, 특히 식생활의 차이에서 기인하고 있다.

일본에서 미국으로 이민간 후손들의 위암 발생율은 그곳 토박이들의 그것과 비슷하다. 재미 일본인 1~3세의 위암 발생률을 조사한 결과 1세에서는 일본 내의 일본인과 같이 높았으나 2세가 되면 조금 적어지고, 3세가 되면 미국인의 발생률과 거의 같게되었다.

미국의 경우 위암은 1950년대에 가장 많은 병 중 하나였으나 70년대에는 가장 적은 병이 되었다.

이같은 위암 발생률의 변천은 주로 냉장고의 보급과 관계가 깊다고 하겠다. 냉장고가 가정마다 보급되어 음식의 위생이 깨끗해지고 음식이 변질되지 않아 발암물질이 적어짐에 따라 위암이 줄어들었다는 것이다.

한국인의 하루 소금 소비량은 약 20g으로 서양인의 2배를 짜게 먹는다. 이런 고염식이나 소금에 절인 음식이 위암의 발생률을 높인다.

한국·일본·핀란드·아이슬란드 등 위암 다발국가의 공통점은 절인 생선을 먹는 습관이 있다는 것이다. 절인 생선에는 염분 농도가 많을 뿐 아니라 아질산 등 발암물질이 많이 들어 있다.

그 외에도 태운 음식, 영양이나 비타민 부족, 방부제로 쓰는 아질산소오다가 위암의 원인이 된다. 이에 반하여 우유는 위암을 방지해 주고 암을 예방해 준다.

고추같이 매운 음식은 어떠한가? 위암과 관계 있다는 학설도 있으나 매운 음식을 아주 많이 먹는 멕시코에 위암이 적은 것을 볼 때 직접적인 관계는 없는 듯하다.

증   상——우리 나라에서는 아파도 병원에 가서 확실한 진단을 받지 않는 경우가 아직도 많아서 시골의 경우 흔히 위탈·속병·속앓이 등으로 사망하였다는 것이 대부분 위암일 가능성이 많은 것으로 생각된다. 위암의 병초에는 아무런 특이할 만한 증세가 없다. 대개는 어느 정도 진행이 되어야 증세가 나타나기 때문에 조기 발견을 위해 증세가 없더라도 정기검진을 받아야 한다고 강조하는 이유가 여기에 있는 것이다.

대개는 갈수록 식욕이 떨어지고 상복부에 경한 통증과 팽만감 등이 생기며, 점차적으로 몹시 쇠약해지고 원기가 떨어진다. 구역질은 위암에 있어서 중요한 증세의 하나인데 위의 다른 질환에서는 구토가 있다고 하여도 며칠이면 특별한 치료 없이도 회복되나 위암에서는 치료를 받아도 일시적 호전일 뿐 대개는 점차적으로 심하여진다.

위의 입구인 분문부(噴門部)에 암이 생기면 음식을 삼키기가 어려워지거나 구토가 식후 즉시 나타나며, 위의 출구인 유문부(幽門部)에 암이 생기면, 음식물의 통과장애 때문에 위내에 저류되어 상복부에 중압감이 심하고, 식후 상당한 시간이 지난 뒤 소화가 안된 음식물을 그대로 토하게 된다.

위암은 위의 유문부에 생기는 것이 가장 많다. 자기 스스로 누어서 상복부에 단단한 혹을 직접 만질 수도 있으며, 위출혈도 자주 보는 증상으로 코오피색과 같은 혈액을 토하거나 타르색의 변을 보게 되고, 빈혈이 생겨 얼굴이 창백해진다. 말기에는 몸이 아주 쇠약해져서 전신이 붓기 시작하며, 복수(腹水)가 차서 배가 불러지게 된다.

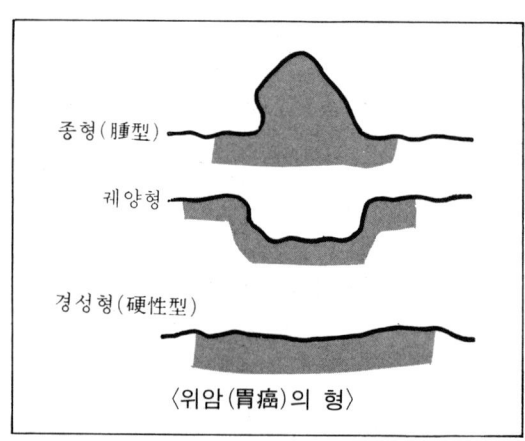

〈위암(胃癌)의 형〉

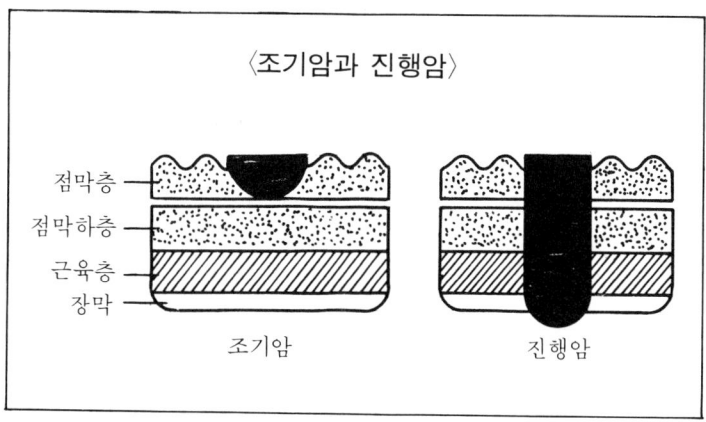

진　　단—— 40대 이후에 위질환이나 소화장애가 계속되면 병원에 즉시 찾아가 검사를 받아야 한다.

이제는 진단법의 발전으로 위암의 진단은 환자에게 별 고통 없이 쉽고 정확하게 진단할 수 있다. 종래부터 시행하여 오던 위 X－선 검사도 압박촬영법·점막촬영법·2중조영법(二重造影法)등 새로운 방법이 개발되어 위의 어느 부분에 생긴 아주 조그만 병변이라도 집어낼 수 있는 위력을 발휘하고 있다.

또한 위내시경 검사의 발달은 위 속을 탐조등으로 샅샅이 비추어 가며 아주 조그만 초기 암도 찾아낼 수 있게 되었고, 의심스러운 부분은 그 조직의 일부를 내시경을 통해 절취하여 현미경검사(위생검법)를 시행하여 진단을 내리는 등 위암 진단의 결정적 검사법으로 등장하게 된 것이다.

이웃나라 일본에서는 이동검진차를 가지고 이 곳 저 곳으로 출장을 다니면서 일반 대중을 상대로 집단검진을 실시하여 조기위암을 찾아내고 있으며 큰 성과를 올리고 있다.

우리나라와 같이 위암이 많은 곳에서는 증상의 유무에 관계 없이 연 2회의 정기검진을 꼭 권하고 싶다.

치　　료—— 위암에 대한 최선의 치료는 수술로서 암병소를 도려내는 것이다. 다른 장기에 전이가 안되었을 때에는 암이 생긴 위치에 따라 위의 일부분이나 전체를 떼어 내고 주위의 임파선도 다 절제하는 근치수술을 시행한다.

우리가 흔히 조기위암이라고 하는 경우는 암이 위점막 내에만 위치해 있고, 더 이상 퍼지지 않은 초기암을 말하는 것으로 이 경우에는 수술로 100명 중 95명이 완치 가능하기 때문에 어디까지나 조기 진단에 조기 수술이 가장 좋은 치료법인 것이다.

암이 많이 퍼져 있거나 수술 후 재발된 경우에는 항암제를 쓰게 되는데, 최근 위암도 항암제를 사용하면 약 50%의 환자에서 암이 줄어들고 증상이 좋아지는 것을 경험하게 된다. 그러므로 앞으로 더욱 좋은 항암제의 개발에 기대를 걸고 있다.

폐암(肺癌)

1800년대까지도 폐암은 별로 흔하지 않은 질환으로 여겨졌으나, 1900년대에 이르러 구미 각국에서 급격히 늘어가기 시작하여 지금은 랭킹 1위의 암이 되었고, 우리나라에서도 남자에게서는 제3위를 차지할 정도로 폐암 환자가 급증하고 있다.

원　　인 —— 폐암의 발생 원인으로 여러 가지가 연구되어 왔고, 방사선에 노출되거나 공기오염 등도 일부 문제는 되겠으나 무엇보다도 담배, 그 중에서도 궐련을 피우는 것과의 관계가 확실히 알려져 있다.

담배를 하루 한 갑씩 10년 이상을 피운 사람에서는 안 피운 사람에 비해 8~15배, 하루 두 갑을 피우는 사람에서는 10~15배 이상의 발생 빈도가 높으며, 담배를 끊고 5년이 지나면 폐암 발생률이 담배를 안 피운 사람에 가까이 된다고 한다.

위암이나 간암은 예방할 길이 막연한 데 비하여 담배 한 가지만 피하면 폐암을 예방할 수 있다니 얼마나 다행한 일인가. 몹시 피우고 싶으면 옛 할아버지들이 피우던 장죽(長竹)을 이용하면 폐암의 발생 가능성을 아주 낮출 수 있다. 담배에 비하면 공기오염이나 석면증(石綿症)등의 다른 원인은 문제 밖이라고 하겠다. 어떤 나라의 폐암 환자 발생수는 그 나라의 20~30년 전 1인당 1년간 궐련 소모량과 비례하는 것으로 알려져 있다.

증　　상 —— 폐암의 증세로는 특별한 원인 없이 생기는 기침이 제

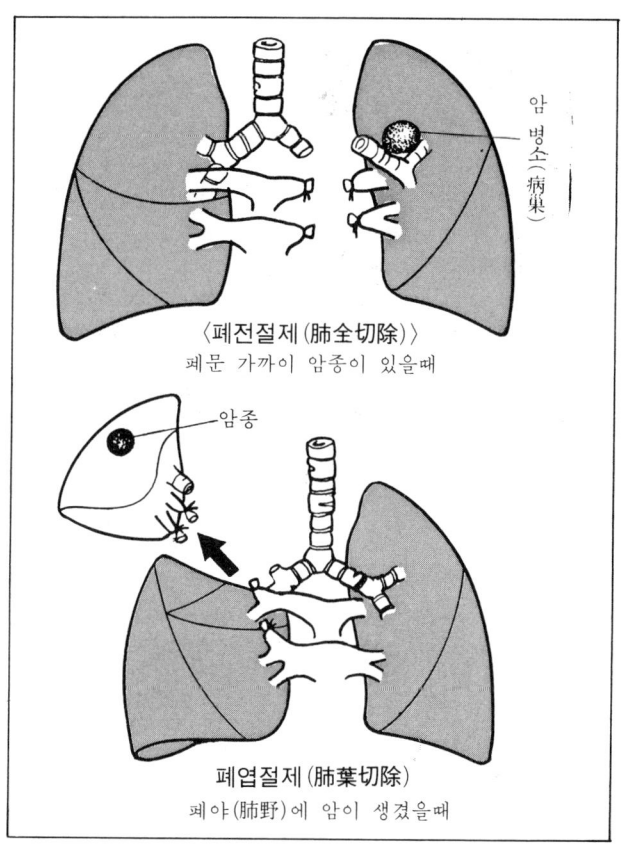

〈폐전절제(肺全切除)〉
폐문 가까이 암종이 있을때

폐엽절제(肺葉切除)
폐야(肺野)에 암이 생겼을때

일 먼저 나타난다. 그러나 담배를 피우는 사람들은 평상시에도 기침과 가래가 있는 경우가 많기 때문에 대단치 않게 여기기 쉽다.

가래에 피가 섞여 나오거나 기침할 때 피가 올라오는 각혈을 하게 되어야 놀라서 병원을 찾아오게 된다.

기관지벽에 생긴 암이 자라면 기관지가 좁아져 공기가 드나드는데 장애가 생기고, 심하면 아주 막히게 된다. 따라서 암이 생긴 말단 부위에 폐암이 잘 생기거나 아주 막혀 공기가 안 통함으로써 무기폐(無氣肺)라는 상태가 된다.

폐암은 다른 암과 마찬가지로 전이를 일으켜 가슴 속이나 목의 임파선으로 퍼지고, 늑막에도 퍼져서 늑막염 증세가 생기는데, 이때 가슴에 고인 물을 뽑아 보면 붉게 피가 섞여 있을 때가 흔히 있다.

그 밖에도 뇌·뼈·간 등에도 흔히 전이를 일으키고 암은 폐에만 있고, 다른 곳으로 번지지 않았는데도 손끝이 북채 모양으로 둥글고 굵게 변하는 증상이 나타나기도 한다.

진　단——담배를 피우는 중년 이상의 사람에게 기침이 나고 가래가 많아졌거나 가래에 피가 섞이거나, 감기 증세가 오래 끌 때에는 진찰을 받고 흉부 X—선 사진을 촬영하여 의심스러우면 가래에서 암세포 검사를 하거나 직접 기관지 속을 들여다보는 기관지경 검사를 하고, 조직을 채취하여 병리검사로 확진하여야 한다. 중년 이상의 남자로서 하루 한 갑 이상의 궐련을 피우는 사람은 1년에 1~2회 정기적인 흉부 X—선 촬영과 객담검사를 받아 조기 발견에 노력해야만 한다.

치　료——치료법은 수술로 떼어내는 것이 원칙이나 폐암 세포의 종류나 진행된 정도에 따라 방사선 치료나 약물요법을 하게 된다.
　치료 방법의 선택은 전문의의 판단에 맡겨야 하며, 무엇보다도 예방이 바람직한 일인 것이다.

간암(肝癌)

간에 생기는 암은 크게 두 가지로 나눌 수 있는데, 본래 간에서 발생한 암을 원발성간암이라고 부르고, 다른 장기의 암이 간으로 전이를 일으켜 생긴 암을 속발성간암이라고 한다. 위암·폐암·대장암 등이 흔히 간으로 전이를 일으킨다.
　우리나라에서 보는 간암의 90%는 원발성간암이며, 한국·일본·중국 등 동남아세아는 아프리카 지역과 더불어 세계의 간암 왕국을 구성하고 있다.

원　인——간암의 원인이 되는 발암물질로 우리 귀에도 이미 익은 것이 아플라톡신이다. 아플라톡신은 곰팡이가 만들어 내는 독소이고, 간 손상이나 간암을 일으키는 원흉으로 알려지고 있다. 이 독소를 만드는 곰팡이는 온도와 습도만 적당하면 세계 어느 곳에서도 널리 자란다.

간암이 많은 지역에 사는 아프리카 주민은 이 곰팡이 독에 오염된 콩이나 낙화생을 주식으로 하고 있다. 우리나라나 동남아세아에서도 콩으로 메주·된장·간장을 만들어 먹고 있다.

대만에서는 간장이나 음식물 속에서 아플라톡신이 발견되었다는 보고도 있고, 우리나라의 메주에서도 이 발암물질의 유무 때문에 논쟁이 있었던 일도 있다. 어떻든 우리가 일상 먹고 있는 발효식품 속에는 이 곰팡이 독이 도사리고 있을 가능성이 많다.

간암의 두번째 범인으로 지목받고 있는 것이 B형 간염인 바이러스이다. 이 바이러스는 급성간염을 일으키는데, 흔히 수혈이나 소독이 안된 주사 바늘을 통해서 전염되나 입을 통하여서도 감염이 가능하다.

급성간염 환자의 일부가 만성간염으로 이행되고, 만성간염→간경화증→간암의 코스를 밟는 것으로 믿어지고 있는데, 따라서 간경화증은 간암의 전단계로 간주하고 있다. 세계적으로 B형 바이러스 간염 감염률이 높은 지역일수록 간암이 많고, 우리나라 간암 환자의 80%에서 그 핏속에서 이 바이러스가 발견되고 있다. 일반인들 사이의 보균율이 5~11%인데 이를 가볍게 보아넘길 일이 아니다. 이 외에 간디스토마나 음주도 간암 원인 중의 하나로 간주되고 있다.

증　　상——간암은 조기 진단이 어려운 병의 하나이다. 간 질환은 병이 상당히 진행되어야 비로소 증세가 나타나고 간 조직의 파괴가 상당히 진행된 때에도 간기능 검사상 이상을 나타내지 않는 수가 많아서 간을 '침묵의 장기'라고도 부른다.

간암의 가장 흔한 증상은 간이 커지고 단단한 결절들이 오른쪽 갈빗대 밑에서 만져지는 것이다.

어떤 때에는 오른쪽 상복부에 둔통을 느끼며 소화불량·설사·체중감소 등의 증상을 호소한다.

간암의 거의 대부분이 간경화증을 동반하기 때문에 복수가 차거나 부종이 생기며 황달이 나타나기도 하고, 특히 간경화증이 있던 환자가 특별한 이유 없이 갑자기 증상이 악화되면 간암을 의심하여야 한다.

진　　단——아직 간암을 조기 진단할 수 있는 방법이 없어서 대부분의 환자는 진단 당시 이미 상당히 진행되어 있는 것이 상례이다.

동위원소를 주사한 뒤 간 사진을 찍으면 간암 조직이 있는 부위를 발견할 수 있으나, 그 크기가 작을 때에는 사진에 나오지 않는다.

최근에는 간암 환자의 피 속에서 암 조직에 생성하는 알파-훼토프로테인이란 마커(표지물질)를 검출하면 쉽게 간암을 진단할 수 있게 되었고, 복강경을 통하여 간 표면을 직접 관찰하고 이상이 있는 부위의 조직을 특수하게 고안된 침으로 채취하여 현미경으로 조직 검사하는 방법이 많이 이용되고 있다.

치　료──극히 초기에 병원이 적은 범위로 국한되어 있을 때에는 근치적인 절제수술을 시행하여 치유시킬 수 있으나 이런 간 수술의 대상이 될 수 있는 예는 전체의 10% 정도밖에 되지 않고, 나머지 환자는 대개 진행이 되어 있는 상태거나 간 기능이 너무 나빠 수술을 시행할 수 없는 예들이다.

간암에는 효과가 있는 항암제도 없어 아직까지 가장 예후가 불량한 암으로서 대개 진단 후 6개월 이내에 사망하게 된다.

자궁암(子宮癌)

일반적으로 자궁암이라고 하지만 의학적으로 자궁에는 전혀 다른 두 가지의 암이 있다. 자궁의 입구와 목에 해당하는 자궁경부에 생기는 암과, 태아가 자라나는 자궁의 몸, 즉 자궁체부의 암이 있는데, 우리나라에서는 대부분이 자궁경부암이기 때문에 한국에서 자궁암이라 부르는 것은 자궁경부암을 의미한다.

원　인──자궁암도 다른 암처럼 아직 정확한 원인은 모르고 있으나, 통계적 조사에 의하여 어떤 여성에서 다른 여성보다 더 많이 자궁암이 발생되는 것이 밝혀져 있다.

첫째, 성적 접촉과 관계가 있다. 독신녀보다는 기혼녀에서 연령적으로 빨리 결혼한 사람이, 또 성교를 어릴 때부터 시작한 사람이 그렇지 않은 여성보다 훨씬 발생률이 높다. 성적 생활이 문란한 여

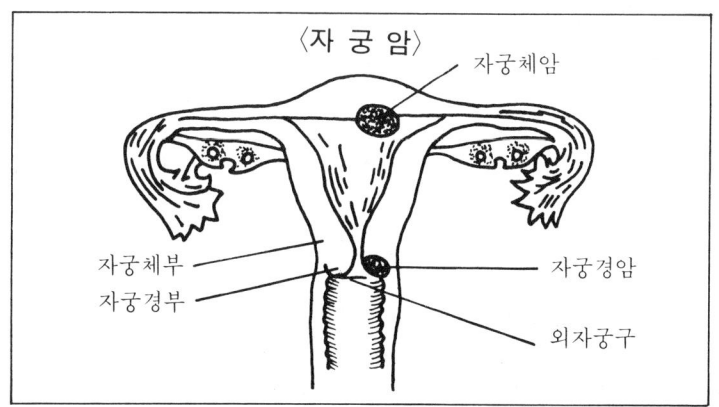

성, 성병의 경력이 있는 여성에서 발생 빈도가 높으며, 또 임신이나 출산 횟수가 많은 부인이 적은 부인보다 높다.

둘째, 사회적·경제적 환경과 관계가 있다. 저소득층이나 교육 정도가 낮은 계층의 여성에 많으며 따라서 자궁경부암을 빈자의 암이라고 한다.

셋째, 접촉하는 남성과 관계가 있다. 유태인이나 회교도 여성들은 그 남성들이 출생 후 즉시 할례(割禮 : 포경수술)를 하기 때문에 남성 포경시에 생기는 치구(恥丘)가 없어 자궁경부암의 발생이 거의 없다는 것이다.

접촉하는 남성의 여성 관계가 문란한 경우에 얌전한 남편을 가진 부인보다 자궁암이 더 많이 생긴다는 흥미로운 보고도 있다.

결론적으로 이상의 원인들을 미루어 볼 때 한마디로 불결하거나 비위생적인 요인이 깊은 관계가 있으며 여성 개인들이 자기 위생 상태를 청결히 하면 발생 빈도가 저하될 것이다.

여성 성기에서 발견되는 에르페스 바이러스 Ⅱ형이 자궁경부암 발생에 용의자로 지목받고 있기 때문에 혹자는 자궁경부암이 전염병이라고 주장하는 경우도 있다.

증　상── 자궁경부암의 조기 증상은 특별한 것이 없다. 굳이 말하자면 분비물, 즉 냉이 많아지고 냄새가 심하게 난다. 또한 중요한 증세는 월경 이외의 부정출혈이다. 냉에 피가 섞여 나오거나 성교 후에 출혈하는 경우가 있으나 이런 증상은 염증이나 다른 병에서도 볼 수 있는 것이다.

자궁경부암은 임상적 진행 정도에 따라 0기부터 4기까지로 나누고 있는데, 0기 암이라 함은 암이 자궁경부의 상피내에 머물고 있는 상태로서 아주 초기암이고 여기서 진행되면 점차 진행성 침윤암으로 발전한다.

진 단── 우리 몸에 생기는 여러 가지 암 중에서도 자궁경부암은 다행스럽게도 조기 발견하기가 가장 쉬운 암이다. 의사에게 정기적인 진찰만 받으면 0기암 시기에 발견할 수 있어 100% 완치할 수 있다.

조기 진단 방법으로는 첫째, 떨어져 나온 암세포를 검사하는 세포진 검사. 둘째, 자궁경부를 확대해서 관찰하는 질 확대경 검사법 셋째, 의심스러운 조직의 일부를 떼어서 조직검사하여 최종 진단하는 방법이 있으며 이상 세 가지 방법으로 99% 정확하게 진단하고 있다.

치 료── 자궁암의 치료로는 외과적 수술, 방사선 치료의 두 가지를 들 수 있다. 수술은 초광범위 수술은 피하고 초기 암에 한하여 실시하고 있다.

10년 전부터는 강력한 방사선 치료 장치가 개발되어 1기와 2기 암에도 주로 방사선 치료를 하고 있다. 자궁경부암의 치료 성적도 조기일수록 좋고, 진행된 경우에는 완치율이 떨어진다.

유방암(乳房癌)

우리나라에서 전반적으로 암 환자가 급증하고 있다는 사실은 이미 새로운 현상이 아니다. 그 중에서도 문화생활과 관계 깊다고 하는 유방암도 점차 증가되는 추세로 보아 우리나라도 경제 발전으로 인하여 생활이 서구화되고 있기 때문이라고 추정된다.

여성 유방암의 발생률은 폐경기(40~50세)가 지난 얼마 후 최고에 달하며 그 다음에는 급속히 감소하여 간다.

한국 여성의 유방암이 40대 이전에서도 약 20%가 발생하고 있다는 사실은 유방암 조기 진단의 대상 연령을 20대 말이나 30대 초로 내려 잡아야 한다는 중요한 문제를 제기하여 준다.

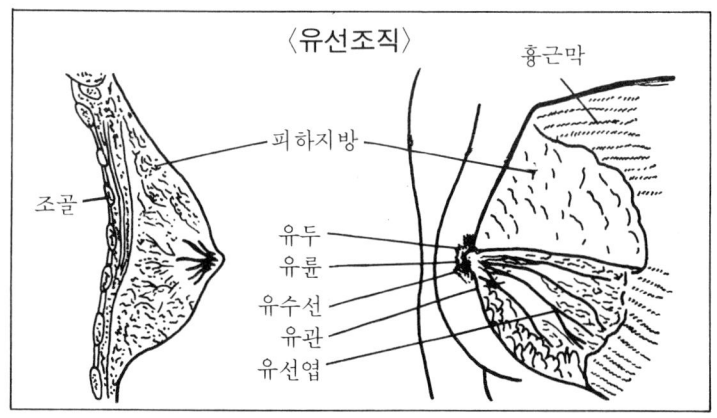

원   인 —— 유방암의 발생 빈도는 분만 횟수가 적으면 높고, 유아에게 수유하는 여성에게서는 적다. 통계적 조사에 의하면 독신녀나 석녀(石女) 그리고 젖을 먹이지 않는 부인들에게서 많다. 그러한 여성들이 자랑하는 유방미는 언젠가 유방암으로 찌그러질 위험을 안고 있는 셈이다.

반대로 아기에게 젖꼭지를 물려 축 늘어진 유방을 가진 부인에게는 유방암이 적다. 이런 의미에서 유방암을 '부자의 암'이라고 볼 수 있는 것이다.

또한 유방암은 초경의 연령이 빠를수록 잘 생기기도 하고 가족 중에 유방암 환자가 있을 때 더 잘 생긴다.

유방암은 난소 호르몬, 즉 에스트로겐이라는 여성 호르몬과 밀접한 관계가 있고, 일단 암이 생긴 후에도 그 발육이나 증식에 큰 영향을 미친다.

어떤 다른 질병으로 젊어서 일찍 난소를 떼어 버린 여성에게는 유방암이 거의 발생하지 않는다.

유방암은 식생활, 특히 지방질 섭취가 많을수록 잘 생긴다는 학설도 있으나 유방의 크기나 모양과는 아무런 관계가 없다.

증   상 —— 유방암은 유두(젖꼭지)를 중심으로 유방을 넷으로 나눌 때 상방 외측에 가장 많이 발생한다. 초기에는 통증이나 압통도 없고, 외부에서 단단한 혹을 만질 수 있다. 증세가 진행됨에 따라 혹이 점차 커지고 간혹 둔통이 있으며 젖꼭지가 위축하여 다른 쪽과 위치의 차이가 발견되는 수가 많다.

좀더 지나면 암 조직과 피부가 유착하여 피부의 색깔이 변하고 착색하게 된다.

말기가 되면 유착된 부분이 헐고 궤양이 생기게 된다. 유방암이 주위의 임파선으로 전이가 되면 겨드랑이나 빗장뼈(쇄골) 상하에 임파선이 커지며, 유방암은 간·폐·뼈 계통에 가장 잘 전이를 일으킨다.

진   단——유방 내에 생긴 단단한 혹은 우선 암이라고 생각하고 즉시 의사의 진찰을 받아야 한다.

유방암의 조기 발견은 병원에서의 정기적인 검진보다도 환자 자신이 스스로 검사함으로써 발견되는 경우가 훨씬 더 많다.

유방의 자기 검사법은 우선 상반신을 벗고 거울 앞에 서서 양쪽 팔을 자연스럽게 늘어뜨린 상태와 양쪽 유방의 모양, 표면의 피부, 유두의 위치 등을 관찰한다.

한쪽의 유두가 다른 쪽의 유두보다 높든지 편위(偏位)가 되었거나 좌우의 유방이 비대칭적이거나, 유방의 피부에 유착이나 착색이 있을 때에는 비정상적인 것이다.

이것이 끝나면 반듯이 천정을 보고 누어 어깨 밑에 베개를 넣고 유방을 촉진한다. 왼쪽 유방을 촉진할 때는 왼쪽 팔을 머리 위에 올려 놓고, 오른손가락으로 왼쪽 유방의 안쪽 반을 아래에서 위로 촉진하고 나서 바깥쪽 반을 아래에서 위로 촉진해 올라가 왼쪽 겨드랑이까지 만져 본다.

오른쪽 유방도 똑같은 요령으로 반복하는데 유방 내에 단단한 경결(硬結)을 만질 수 있거나 겨드랑이에서 혹이 만져지면 일단 암으로 의심하고, 곧 병원에서 진찰을 받도록 한다.

유방의 자기 검사는 한 달에 한번씩 시행하는데 월경이 끝난 후에 검사하는 것이 가장 좋다.

치   료——유방암도 전이가 없는 조기암일 때 수술하여야만 치유를 시킬 수 있다. 수술은 환부의 유방을 절제하고 겨드랑이의 임파선까지 절제하는 근치수술을 시행하게 되는데 임파선에 전이가 있으면 수술 후 X-선으로 조사하여 항암제를 사용해서 재발을 예방한다.

수술이 불가능한 전이암은 이미 언급한 호르몬 치료나 항암제를 사용하여 큰 효과를 보고 생명을 연장시킬 수 있다.

갑상선암(甲狀腺癌)

　갑상선암(甲狀腺癌)은 후골(喉骨)밑에 있는 갑상선에서 주로 발생하는 암을 말한다. 갑상선(甲狀腺)은 갑상선 호르몬을 분비하는 장기(臟器)로서 후두(喉頭)밑에 위치하는 전경(前頸)에 있으며, 좌우 양엽(兩葉)으로 나뉘어져 있다.
　갑상선암(甲狀腺癌)은 조직학적으로 세가지의 형태로 분류되고 있으며 각각 차이가 있다.
　① 유두상갑상선암(乳頭狀甲狀腺癌)은 비교적 악성도가 낮고 그 성장 속도가 느리다. 30대 전후에 많이 발생되고 있으며 전이가 빠르지 않아 조기에 발견하면 완치될 수 있다.
　② 미분화 갑상선암(未分化甲狀腺癌)은 60~70세에 많이 발생하는 암으로서 처음부터 급속히 성장하여 주위 임파선과 다른 장기에 혈관과 임파관을 통해 전파되고 있다.
　③ 여포성갑상선암(濾胞性甲狀腺癌)은 전체 갑상선 암의 약 1/4 정도를 치지히는 암으로서 40~50세에 가장 많이 발생하고 있다.

원　인──── 갑상선암(甲狀腺癌)은 남자보다는 여자에게 많이 걸리는 암으로서 그 비율은 1 : 3정도이다.
　세계 제2차대전시 원폭 투하를 받은 히로시마시에 근래와 와서 많은 갑상선암 환자가 발생하고 있으며, 또한 실험으로도 증명이 되고 있는데, 방사선이 갑상선암의 원인이 된다. 특히 갑상선 질환에 대한 방사선동위원소의 남용으로 암을 유발할 수 있다.

증　세──── 전에 있던 갑상선에 속발하거나 또는 새로이 덩어리가 커지거나 목에 약간 떨어져서 덩어리가 단단해지며 유착이 나타나게 된다. 기관지나 피부·후두·식도 또는 임파선 등에 침범되면 완치가 불가능하다.
　초기에는 별다른 증세가 보이지 않으며 시간이 지날수록 종양은 커가는데 주위의 임파선을 침윤하면 부어오른 임파선도 만져진다. 대개 암종 자체에서 동통을 느끼지 않으나 목·얼굴 같은 곳으로 퍼지면 쑤시는 것 같은 아픔을 느끼게 된다.

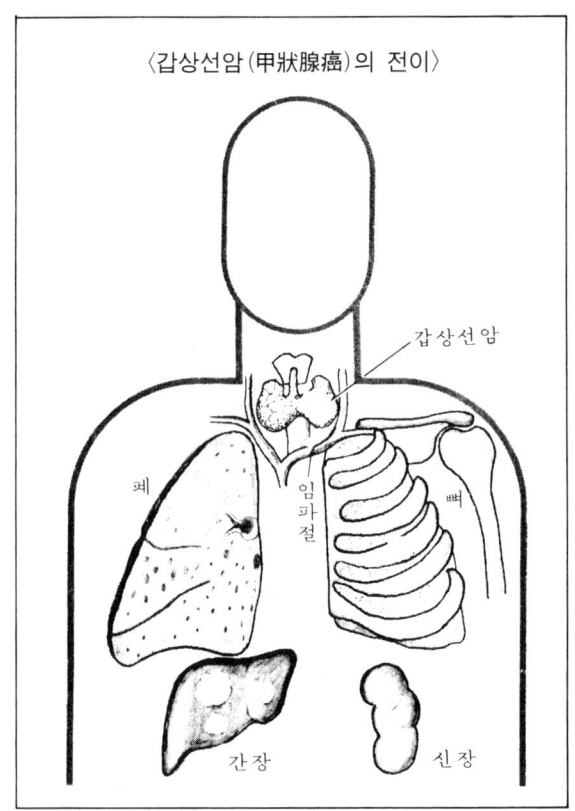

〈갑상선암(甲狀腺癌)의 전이〉

증세가 발전하면 체중감소・쇠약 등이 나타나고 경우에 따라 암과 기능의 항진(亢進)이 병발하는 수도 있다.

진　단── 갑상선의 종양이 있고 없음은 앉은 자세로 물을 마시게 해 보면 쉽게 알 수 있다. 목앞 부분 양쪽의 갑상선이 물을 마실 때마다 상하(上下)운동을 하는데 이때 그 크기와 형태, 차이 등으로 종양 유무를 판단할 수 있다.

　유두암(乳頭癌)과 미분화암(未分化癌)은 할로겐족(Halogen族)에 속하는 원소의 한가지인 옥도(沃度)를 흡수하지 않기 때문에 X선 촬영상 음영결손(陰影缺損)이 나타나며 여포성암(濾胞性癌)은 옥도를 지나치게 흡수하므로 농축된 부위가 나타난다.

치　료── 갑상선암(甲狀腺癌)의 치료에는 외과적 수술과 방사선

요법이 주로 사용되고 있는데, 함께 병용하는 것이 효과적이다.
 첫째 외과적수술로서 암종을 제거하는데 특히 악성도가 낮은 유두상암은 수술로서 75%정도 완치가 된다.
 또한 옥도성 방사선동위원소는 큰 효과는 없으나 옥도의 흡수가 좋으면 투여하여 일시적으로 종양이 커지는 것을 감소시킨다.
 갑상선암이라고 진단을 받으면 즉시 외과적 수술은 받는 것이 좋다. 수술후 목에 흉터가 남는다고 걱정하여 수술을 하려 들지 않지만 대수술이 아니면 두드러지게 흉이 남지 않기때문에 안심을 해도 좋다.

간장암(肝臟癌)

 간장(肝臟)은 우리 몸의 화학공장이라고도 불리우고 있다. 우리가 섭취한 음식물로부터 소화 흡수된 영양분은 모두 간장으로 보내져서 저장이 된다. 또한 소화를 돕는 담즙(膽汁)을 장(腸)으로 보내기도 한다.
 한편 신체에 들어간 유해 물질을 해독하는 작용과 전신의 혈액량 조절에도 도움을 주고 있다. 간장(肝臟)에 생기는 암은 우선 간장에 생기는 암과 다른 장기(器), 위(胃)나 장(腸)에 생긴 암이 전이하여 생기는 것의 두가지가 있다.
특히 간장암(肝臟癌)에서 주의하지 않으면 안되는 것은 간경변(肝硬變)과의 관계이다. 간경변은 간장암이 수반되어 발생하는 경우가 대단히 많다. 즉, 바이러스성 급성 간염에서 만성 간염으로, 다시 간경증에서 간장암이라는 순서로 간장암이 발생한다.
 간장은 큰 예비력이 있기 때문에 일부가 침범되더라도 전체로서의 기능에 지장을 가져 오지 않으므로 증세가 나타나지 않는 일이 많아 대단히 위험다.

원 인────간장암(肝臟癌)의 발생 빈도를 보면 구미 각국의 백인들에 비해 쌀을 주식으로 하는 동양인에게 약 10배에 가깝게 높은 발생을 보이고 있다. 일부 학자들 사이에는 주식인 쌀에 그 원인이 있지 않나 추측되었으나 그 확실한 원인은 규명되고 있지 않다. 원

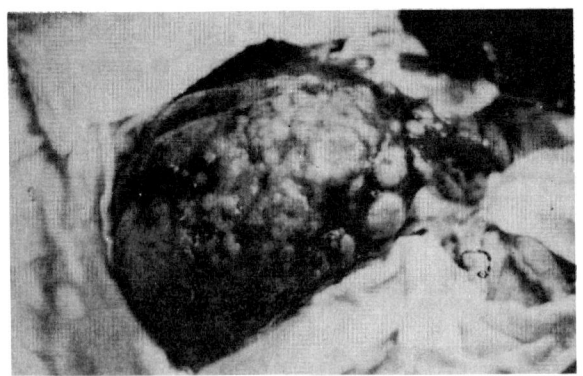

〈간암(肝癌)〉

발성 간장암의 약 70~75%가 간경변증과 합병되어 있는 것으로 볼 때 간경변증이 간장암의 원인이 될 수 있는 것으로 보기도 한다.

특히 간경변증은 영양 부족과 심한 음주 등으로 하여 발생하므로 간장을 혹사하는 일은 절대로 없어야 하겠다. 특히 우리나라의 경우 전이성 간장암은 간장암의 약 절반을 차지하고 있다. 외국의 경우는 그 반대로 전이성 간장암은 원발성 간장암보다 약 20배나 더 많이 나타나고 있다.

또한 간장암은 여성보다 남성에게 25~30%정도 더 많이 발생하고 있으며, 40대에 많이 나타나고 있지만 어린이에게서도 원발성 간장암을 발견할 수 있다.

증 세── 초기에는 별다른 증세가 없으나 암종이 커져감에 따라 상복부의 불쾌감과 식욕부진, 체중이 감소되고 권태감이 생긴다. 점차 병이 진행되면 상복부 좌측이나 우측에 딱딱한 혹이 만져진다. 암종이 점점 더 커지면 복통이나 복수(腹水)가 생기면서 배가 불러오고 열이 나고 피를 토하거나 소변에 피가 섞여 나온다.

또한 황달이 나타나기도 하고 간장이 부어서 그 부위를 만지면 매우 통증을 느끼게 된다.

진 단── 간장암의 검사에는 크게 나누어 간기능 검사와 방사선 동위원소 검사법이 있다.

첫째, 간기능 검사는 초기에 이 검사로 간장암을 발견하기는 쉽지 않다. 암이 상당히 진행되어 간장 기능에 까지 이상을 나타내면 황달과 복수(腹水)가 나타나기 때문에 이때 이 검사를 이용한다. 둘째, 방사선동위원소 검사는 간 주사법(肝走查法)이라고도 하는데 동위원소를 주사한 후 이를 촬영하여 간장의 이상을 체크하는 것이다.

그밖에도 간내의 담관(膽管)을 촬영하는 담관 촬영법과 복강경(腹腔鏡)검사법이 사용되고 있으나 방사선동위원소 검사법이 가장 효율이 있다.

치 료── 간장암의 치료로서는 외과적 수술과 항암제의 지속적인 주사법이 있는데 외과적 수술의 경우 간장은 재생 능력이 강한 장기(臟器)이기 때문에 80%를 제거해도 단시일 내에 재생되기 때문에 암이 간장의 좌우 어느 한쪽에만 발생하고 다른 부위에 전이되지 않았을 때는 부분 절제를 하게 된다. 그러나 이같은 외과적 수술도 조기에 발견되었을 때만 가능하며 황달과 저단백증이 심한 말기에는 효과를 기대할 수 없다.

항암제 주사 역시 효력은 볼 수 있으나 완치시킬 수는 없으며 일시적인 치료밖에 되지 않는다.

고환암(睾丸癌)

고환암은 전체 악성종양의 0.5%, 남자 종양의 1~2%, 남자 비뇨생식기 종양의 4%를 각각 차지하고 있으며, 20세~40세 사이의 성생활이 왕성한 연령층에 많이 생기는 암이다.

고환암은 그 대부분이 단측성으로 좌우같은 빈도로 오고 약 2%에서는 양측성으로 온다.

원 인── 고환암의 발생 원인도 아직 규명되고 있지 않다. 다만 다음과 같은 경우가 그 유인으로 생각되고 있다.
① 외상을 입었을 때
② 고환의 온도 조절이 방해가 되었을 때
③ 내분비에 이상이 있을 때
④ 염증이 오래 계속되었을때 등을 들수 있다.

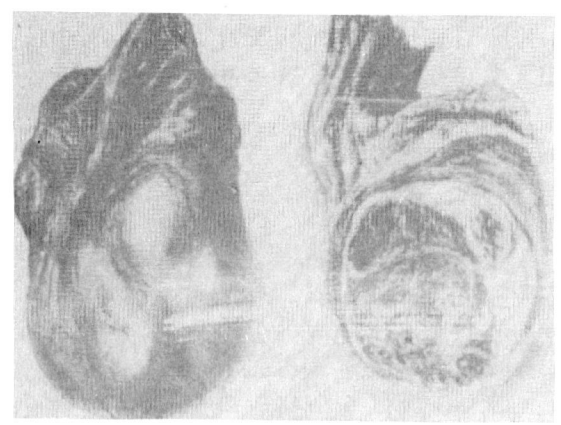
〈고환암〉 〈우〉표면 〈좌〉활면

증 상——표면이 울퉁불퉁하고 불규칙적이며, 압통이 없는 큰 덩어리가 만져지며, 70%에서는 아프지 않으며 30%에서는 통증이 온다. 또 한 음낭 속의 압박감과 무거운 고환(睾丸)이 내려드리워서 견인통(牽引痛)이 있기도 하다. 한편 암의 전이 속도에 따라 온몸이 갈수록 쇠척해져 간다.

진 단——쉽게 표면이 울퉁불퉁한 큰 몽오리를 만질 수 있으며, 조직검사를 통하여 암 종류를 판단하기도 하고 X선 촬영으로 고환암이 전이된 장기(臟器)를 알아 낸다.

치 료——치료에는 4종류가 있는데 첫째로는 암이 퍼진 임파선을 수술로 떼어 내는 임파선 제거술이 있고, 둘째로는 암이 생긴 고환을 수술로 떼어 내는 고환척출술(睾丸剔出術)과 X선 조사요법과 아메도푸테린·잘끄마이신·나이트로휴라존 같은 암을 죽이는 약제를 복용하는 함암제 사용이 있다.

골전이암(骨轉移癌)

골전이암(骨轉移癌)은 신장과 폐·유방·전립선·간장·방광·위장·자궁 등에 발생한 암이 장기(臟器)의 부근에 있는 뼈에 직접 전이하거나 혈류(血流)를 통하여 멀리 있는 뼈에 옮겨가는 것을 말한다.

증 세—— 전신적으로 빈혈과 체중이 감소되고 혹이 발생된 부분은 몹시 동통이 생기며, 병적 골절을 일으키기 쉽다.

진 단—— X선 검사를 통하여 혹으로 인해 뼈가 파괴된 것을 발견할 수 있다. 또한 혈액검사로서 적혈구의 수가 감소되고 백혈구의 수가 증가함을 발견해 낼 수 있다.

치 료—— 골전이암의 전이는 대개 한곳에만 국한 되지 않고 여러 곳에 일어나므로 수술은 매우 어렵다. 방사선요법이나 호르몬요법을 이용하고 있지만 일시적인 효과만을 기대할 수 밖에 없다.
　한쪽 팔이나 다리에 암이 전이되었을 경우에는 절단해야 한다.

결장암(結腸癌)

　결장(結腸)은 대장(大腸)의 맹장(盲腸)과 직장(直腸)을 제외한 가운데 부분으로서.대장(大腸)의 대부분을 점하고 있기도 하다. 또한 내부에 많은 주름벽이 있어 식물(食物)의 운행을 돕고, 소장(小腸)으로부터 온 식물 잔재(殘滓)에서 수분을 흡수한다. 맹장과 잇닿은 부분을 상행결장(上行結腸), 중간의 위부(胃部)의 밑을 건너지른 부분을 횡행결장(橫行結腸), 왼쪽 아래로 내려간 부분을 하행결장(下行結腸), 직장과 잇닿은 부분을 S상(狀)결장이라고 하며, 이 결장에 생긴 암을 결장암(結腸癌)이라고 한다.
　결장암의 사망자 수가 외국의 경우는 매우 높은데, 우리나라는 아직 적은 편이다. 소화관의 암에서 결장암이 차지하는 비율은 미국이 46%, 영국 30%, 독일 16%인데 반해 우리나라는 매우 낮은 편이다.
　이유로서는 주로 식생활의 차이에서 오는 현상으로 볼 수 있다.
　결장암은 초기에는 거의 자각증상이 없으며, 빈혈이나 체중 감소가 생긴다.

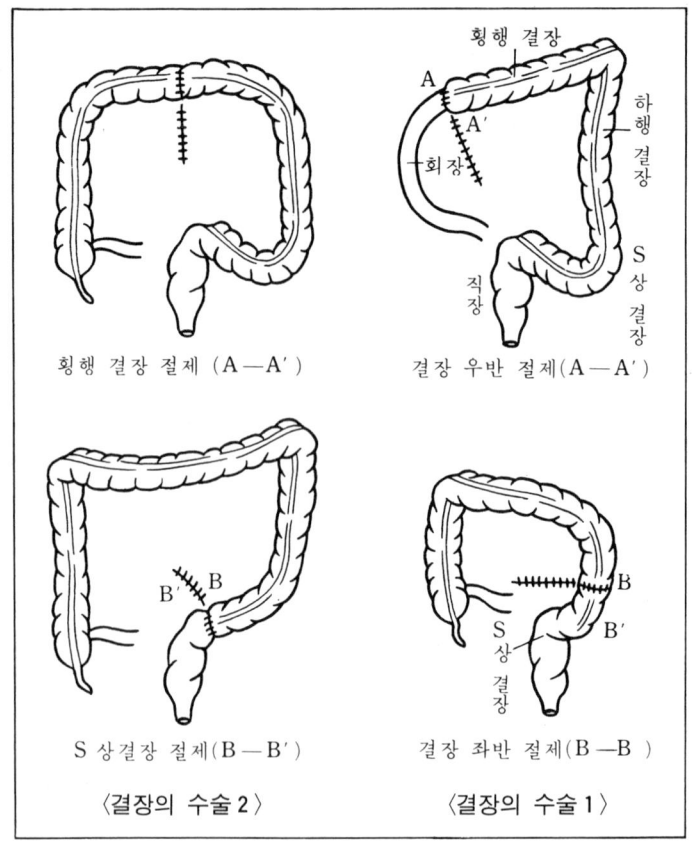

〈결장의 수술 2〉 〈결장의 수술 1〉

극세포암(棘細胞癌)

극세포암(棘細胞癌)은 40~50대에 많이 발생하는 피부암으로서 거듭되는 만성자극이 주요 요소가 되고 있다.

파이프를 일상 물고 있는 사람의 아랫 입술에 나타나는 암은 이것을 말해 주고 있다. 치료가 되더라도 최소한 2년간은 정기적으로 진찰을 받아야만 재발을 방지할 수 있다.

원 인── 비소제 사용에 속발할 수 있으며, 특히 몸이나 손가락·손바닥 등에 발생하며, 방사선 피부염·만성궤양·색소성 건피증·백색화증(白色化症)등에 속발한다.

증 세──극세포암은 주로 얼굴이나 머리·목·손등과 같은 부위에 흔히 보이며, 귀나 점막·젖꼭지·겨드랑이등 어디에나 생긴다. 극세포암의 발전은 급속히 생기고 또한 급속히 자라는 것이 특징이다. 어떤 암은 피부 표면으로 솟아 올라 사마귀 모양을 할 때도 있고, 종양의 대부분은 피부 표면 아래에 위치한다.
 극세포암의 전이는 처음에는 주위 임파선에, 후에는 내장으로 퍼져 간다. 특히 혀나 점막 혹은 아랫 입술에 생긴 암은 매우 위험하다.

진 단──조금이라도 증세가 이상하면 즉시 전문의를 찾아 조직검사를 받아야 한다. 병변이 크면 일부만 떼고 작은 것은 전부 절제해 검사하는 것이 현명하다.

치 료──극세포암도 모든 암처럼 암 조직을 완전히 제거해야만 한다. 치료전 유의할 사항은 인접 임파선이나 내장에의 전이 유무를 알아 보아야 하며 이를 위해 X선 사진이나 검사를 해야 한다.
 ① 방사선요법 : X선이나 방사선동위원소, 라디움 등으로 암조직을 파괴하는 방법이다.
 ② 외과적요법 : 모든 것을 이 외과적요법으로 치료할 수도 있다. 특히 입술이나 점막의 암 치료에 많이 사용되고 있다.
 ③ 전기건조법 : 이 건조법은 종양이 매우 적을때 효과가 있는 치료법이다.

기저세포암(基底細胞癌)

 기저세포(基底細胞)는 상피(上皮)조직의 심부(深部) 즉, 결합(結合)조직의 층과 접하는 곳에 있는 높이가 낮은 상피세포를 말한다.
 기저세포암(基底細胞癌)은 대부분의 경우 중년이나 그 이후에 발생하고 있으며, 특히 피부색이 짙은 사람에게는 적고, 더운 지방에서 많이 발생하고 있다.

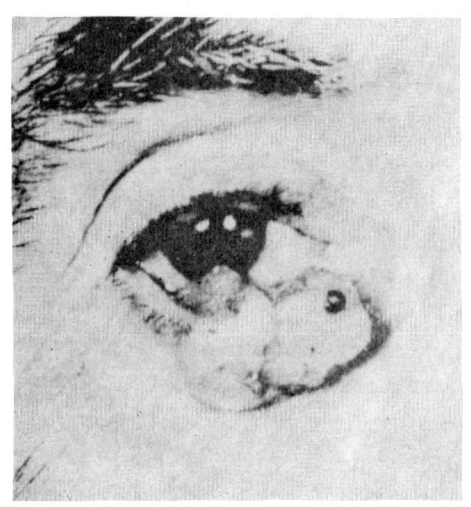

〈기저세포암〉
피부에 생긴 암이 각막까지 침범하고 있다.

원 인──노출 부위에 많은 것으로 보아 자외선이 중요한 역할을 한다. 또한 방사선 피부염에 이어 발생할 때도 있으며, 비소제(砒素劑) 사용 뒤에 오는 경우도 있다.

증 세──가장 잘 나타나는 부위로서는 얼굴이나 머리·목·키에도 보이며, 적게는 몸이나 등에도 나타난다. 한편 손바닥이나 발바닥에는 거의 없다.

① 표재성암(表在性癌): 보통 몸에 많이 생기는 다발성 암으로서 마른 버짐이나 지루성 습진이나 염병과 흡사한 때가 많이 있다.

② 공피증상암(鞏皮症狀癌): 국한성 공피증과 비슷하며 중심부는 단단하고 황색을 띠는게 특징이다.

③ 색소성암(色素性癌): 모든 기저세포암은 갈색의 색소반(色素斑)을 내포할 수 있으나 이것이 심하여 색소성 모반(母斑)이나 흑색종과 유사할때 색소성 기저세포암이라고 칭한다.

④ 결절형(結節型): 피하조직의 상층이나 피부 깊숙이 결절로 나타난다. 대부분의 경우 재발시 이같은 형태를 보이고 있다.

진 단──전형적으로 나타난 경우에는 쉽게 진단이 가능하지만 그렇지 않을 때는 조직검사를 통해서만 진단이 가능하다. 이상이 발견되면 즉시 전문의를 찾아가 조직검사를 해야 한다.

치 료 —— 기저세포암 치료에는 두가지가 있는데 첫째 소파수술과 전기 건조법(電氣乾燥法)으로서, 수술후 전기를 이용하여 수차 지지는 방법이다. 둘째는 화학·외과적 방법으로서 조직검사를 계속 실시하여 병의 진행상태를 관찰하면서 제거하는 것이다.

조직의 파괴가 심할 때에는 피부이식을 해야만 한다.

뇌종양(腦腫瘍)

　뇌종양이란 뇌질(腦質)과 뇌막(腦膜)에 발생하는 신생물(新生物)을 총칭하며, 뇌종양은 그 병리학적 소견의 여하를 제외하고라도 임상적으로 악성인 수가 많다.
　뇌조직은 물론 뇌막(腦模)과 뇌혈관·뇌하수체(腦下垂體)·뇌신경으로부터 발생하는 종양 등이 뇌종양에 포함되며, 폐암·유방암 등과 뇌 이외의 기관으로부터 발생한 암이 뇌에 전이한 경우를 전이성 뇌종양이라 부른다. 뇌종양은 인구 1만～1천5백명 중에 1명 정도 발생하는 것으로 알려지고 있으며 모든 뇌종양 중 약 20%는 소아(15세 이하)에 발생하며, 약 80%는 소아(15세 이하)에 발생하고 있다. 약 80%는 성인(成人)에 발생하되 20～50세 연령층에 많이 발생한다.
　남녀의 비율을 보면 남성에게 여성에게서 보다 비교적 많이 발생하는 경향이 있으며, 소아의 뇌종양은 소뇌(小腦)에, 성인의 종양은 대뇌(大腦)에 많이 발생하고 있다.
　뇌종양의 발생 원인은 체질과 생활조건·계절 등과 관계가 없으며 그 원인은 현재까지 확실한 규명을 하지 못하고 있으며 예방할 수도 없는 실정이다.

증 세 —— 뇌종양의 증세로서는 일반증세와 국소증세(뇌종양이 발생 부위에 따라 다르다)로 구분된다.
　일반증세로서는 두개내압항진(頭蓋內壓亢進)이 그 대표적이라

할 수 있다. 그 증세로서는 두통과 구토, 안저(眼底)의 이상 등을 들수 있다. 그러나 모든 뇌종양에 두개내압항진 증세를 수반하는 것은 아니며, 말기에 가서 비로소 이 증세가 나타나는 경우가 있다.

국소증세로는 운동신경마비와 지각신경마비・실언증(失言症)・시야(視野)의 이상(시야가 좁아진다)과 평형장애(平衡障碍) 등을 들수 있다.

뇌종양의 초기 증세로서는 뇌종양의 발생 부위에 따라 다르다. 두통(頭痛)은 전 뇌종양의 80%에서 호소하게 되는데 초기 증세이기도 하다.

구토(嘔吐)도 초기증세의 원인중 하나이며, 구역질을 수반하는 수도 있다. 한편 두개내압이 항진되면 사출성구토(射出性嘔吐)를 보이는데 이는 식사와는 관계없이 메시꺼움을 수반하지 않고 별안간 사출(射出)하듯이 토해 버리는가 하면, 구토 예후에는 또 식사를 할 수 있게 되는 증세이다.

그밖에 경련(痙攣)이 초기 증세로 나타나는 경우도 있는데, 특히 중년 이후에 발생한 간질 등의 경련은 뇌종양의 가능성이 많으므로 곧 검사를 받아야 하며, 운동 중추신경(中樞神經)에 종양이 발생하면 운동 마비가 초기부터 출현한다. 또한 뇌에 인접한 기관의 증세가 처음 나타나는 경우도 있다.

예컨데 코의 증세로서는 냄새를 전혀 모르게 된다. 이런 경우는 코의 검사뿐만 아니라 전문의에 의한 안저(眼底)검사를 받아야 한다.

또한 눈의 증세로서는 시력의 저하뿐 아니라 시야(視野)의 이상도 중요하다. 시야의 장애중 특히 양측성이측반맹(兩側性耳側半盲 : 두 눈의 시야에 외측부의 반부분(半部分)이 안보인다)은 뇌하수체에서 볼 수 있는 증세인데, 이 때에는 가정에서는 집의 기둥 등에 부딪치기 쉬우며 횡단보도 등에서는 양측이 잘 안보이므로 보행에 지장을 호소하기도 한다.

귀의 증세로는 청신경종양(聽神經腫瘍)은 전화가 잘 안들리는 등의 증세로 발견될 때가 많으며, 이때 이상한 소리가 들린다든가 현기증 등을 수반하면 종양의 가능성은 높아진다.

또 정신증세와 이상행동 그리고 기억감퇴 등이 초기증세로 나타나는 경우도 있다. 그런가 하면 급격한 비만(肥滿)과, 과다한 배뇨(排尿), 또 손・발의 손가락, 발가락 등이 급격하게 비대할 때, 어린나이에 비해서 음모(陰毛)와 액와모(腋窩毛)등이 초기에 발생하였을 때에는 뇌종양의 증세나, 일반증세, 국소증세든 간에 진행성으로 악화한다. 그리고 소아(小兒)의 경우는 두개내압항진 증세가 초발 증세가 되나 상당히 진행되도록 단일 증세로 기타 증세를 병합하지 않을 때가 많다.

진 단──현재 시행되고 있는 검사 방법으로는 두개골 X선 촬영과 뇌파(腦波)검사・초음파검사(超音波檢査)・뇌혈관 조영 X선 촬영・뇌실 X선 촬영 그리고 방사선동위원소를 이용한 검사 등이 있다.

치 료──치료 방법으로는 외과적으로 수술 절제하는 방법과 방사선 치료(코발트60 또는 초고압 X선조사), 화학요법 등이 있다. 화학요법만으로는 완치를 기대할 수 없다.

뇌종양의 경과와 예후는 양성종양의 경우는 일반적으로 경과가 장기에 이르며 예후도 대체적으로 양호하다.

악성종양은 증세의 진행이 빠르며 예후도 불량할 때가 많으나 뇌종양은 결코 불치의 병은 아니다. 특히 양성종양을 완전히 수술 절제하여 행복한 가정생활은 물론 사회활동에도 하등의 지장없이 종사할 수도 있다. 악성종양에 있어서도 치료후 수년간 가정생활이 가능하며 간단한 사회 생활에 종사할 수 있다.

뇌종양의 증세를 재차 검토하건데 그 증세는 꼭 뇌종양에서만 나타내는 특유한 증세만은 아니다.

예컨대 두통과 구토・시력장애 등은 타질환에서도 볼 수 있는 것이다.

다만 이들 증세가 결코 경쾌됨이 없이 진행성으로 악화하는 경우 또 몇가지 증세가 계속해서 유발될 때에는 시기를 놓치지 말고 전문의를 찾는 것이 조기발견을 위하여 매우 중요한 일이다.

특히 의사를 찾을 때 몇 가지 증세가 있을 때엔 각 증세가 나타난 순서와 시기 등을 정확하게 파악하여 일러줌으로써 뇌종양의 조기 진단에 도움이 될 때가 많다.

그 중에서도 대부분 외과적으로 척출(剔出)하는 것이 가장 좋은 방법이라고 할 수 있으나 외과적 방법이 불가능할 경우는 일시적이나마 생명을 연장시키기 위하여 측두엽(側頭葉)을 절제한다든지 뇌척 수액의 통로를 새로 만들어 주든지 하여 두개내압을 강하시켜 주는 경우도 있다.

대장암(大腸癌)

　대장암(大腸癌)이라고 하면 소장(小腸)의 끝으로부터 항문에 이르는 소화기관을 말하며 이 부위에 발생된 암을 말한다. 대장은(大腸)은 소장(小腸)보다 굵고 짧으며, 사람의 대장은 약 1m 정도이다. 대장은 식물성 섬유의 소화와 소화잔재(消化殘滓)로부터의 수분의 흡수를 맡고 있다.
　대장(大腸)은 맹장(盲腸)과 결장(結腸)·직장(直腸)의 세 부분으로 나뉘고 있다.

원　인────구미인에서는 위암 사망의 2배가 넘도록 많은 장암이지만 한국과 일본에서는 오히려 위암의 발생률보다 ⅓정도 적게 발생하고 있다. 대장은 맹장에서부터 상행·횡행·하행하여 S자형 결장과 직장까지로서 직장쪽에 특히 암이 많이 발생되고 있다.

증　세────대장암(大腸癌)의 증세로서는 혈변이 있거나 점액변이 있다. 배변 습관에 이상이 오고 뒤가 무겁다고 느껴진다. 그러나 위쪽 대장암에서는 항문과 멀어서인지 배가 부른듯 답답하거나 방귀가 연발되고 변비도 생긴다. 대변 빛깔이 달라지며 빈혈이 원인 불명으로 오며 체중 감소와 식욕부진이 뒤따른다.

진　단────대장암(大腸癌)은 의사가 간단히 진단할 수 있으며 정밀검사로 확진될 수 있고, 상부의 결장은 X선 검사나 내시경 검사로서 쉽게 판단할 수 있다.

담낭암(膽囊癌)

　담낭(膽囊)은 담즙을 저장하는 곳으로서 농축(濃縮)하는 가지 모양의 얇은 막(膜)으로 된 주머니를 말한다.

위치는 간(肝)의 우엽(右葉)밑에 있으며 위쪽은 간질(肝質)에 부착되고 아래쪽은 앞배의 벽에 붙어 있다. 끝은 담낭관이 되어 간관(肝管)과 합하여 수담관(輸膽管)을 이루고 있다. 담낭암은 담석증과 마찬가지로 60대 이상의 여성에게 많이 발생하며 남녀의 발생 비율은 1 : 4이다.

원　인── 담낭암의 70~80%는 담석(膽石)을 갖고 있으며, 담즙성분의 이상이 발암물질로 작용하고, 담석의 기계적인 자극이 암을 유발하고 있다.

또한 담낭암은 주위 임파선으로 전이되어 간장을 침윤하기도 하며 장간막(腸間膜)·임파선·경부(頸部)임파선과 폐문(肺門)등으로 전이하여 담낭염이나 췌장염 등의 합병증을 일으킨다.

증　세── 담낭암의 초기 증세로서는 체중이 감소되고 빈혈이 일어나며 몸이 점차 쇠약해지고 구토가 생긴다. 합병증이 발생할 때는 오한과 신열이 나며 병이 진행됨에 따라 황달이 나타난다.

진　단── 담낭암의 임상적인 진단은 거의 불가능하다. 담낭암은 진단으로서는 X선 촬영에도 잘 나타나지 않는 비기능성기관으로서 그렇다고 반드시 암종이라고는 볼 수 없다. 따라서 정확한 진단은 수술로 개복(開腹)했을 때에만 비로소 암종임을 판단할 수 있다.

치　료── 특별한 증세가 없이 발생하기 때문에 병이 진행된 뒤에야 발견되기 때문에 수술이 불가능한 경우가 많다.

암종이 담낭에만 한정되어 있는 경우에는 주위 임파선과 같이 수술로서 완전 제거하여 치유할 수 있으나 간장에 전이되었을 경우에는 수술을 한다고 해도 그 치료 성적이 좋지 않다. 항암제나 방사선 요법을 병용하기도 하나 큰 효과를 기대할 수는 없다.

담도암(膽道癌)

담도암(膽道癌)은 담석증의 약 10~15% 정도에서 발생하는 암으로서 총담관(總膽管)이 십이지장을 향하여 열리는 부위와 담낭에

〈담도암의 수술〉

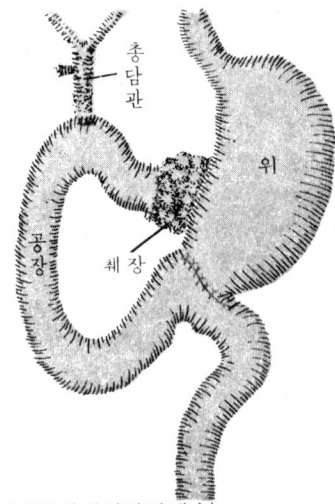

〈췌두십이지장절제술〉
유두부암은 담낭·위·총담관의 일부와 십이지장 췌두부를 절제하고 그림과 같이 연결한다.

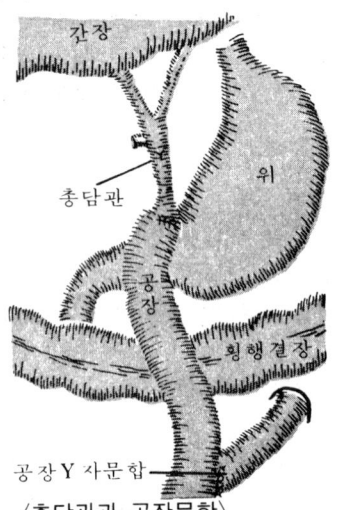

〈총담관과 공장문합〉
총담관암은 병소 부분을 떼내고 나머지 부분과 공장을 그림처럼 연결한다.

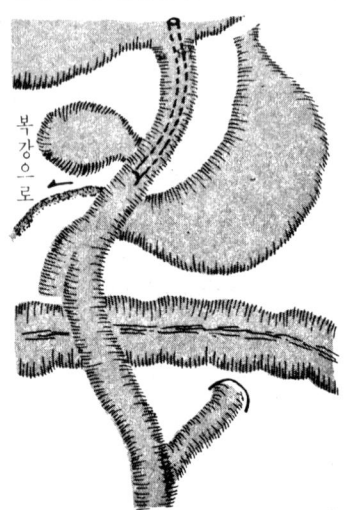
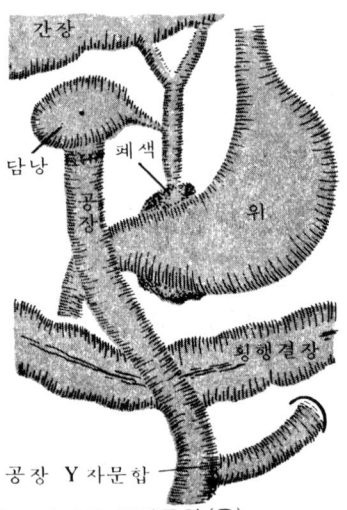

〈간내(肝內)담관과 공장문합(좌), 담낭과 공장문합(우)〉
담관·총담관·유두부의 암으로 인한 고도의 황달로 근치 수술이 불가능할때 시행한다.

많이 발생하고 있다.

원 인 —— 담도암(膽道癌)역시 그 원인은 뚜렷이 밝혀져 있지 않다. 다만 담즙 속에 들어 있는 발암성(發癌性)물질이 담도에 자극을 주어 발생한다고 보고 있다. 담도암은 50대의 남자에게 특히 많이 발생하는 암으로서 주위 임파선과 간장·췌장·담낭 등으로 전이되고 폐장이나 부신(副腎)에까지 퍼지는 경우가 많다.

증 세 —— 초기 증세로서 등과 어깨에 동통이 일어나며, 신열과 오한이 나면서 간장은 서서히 커지고 담낭도 배설되지 못한 담즙으로 팽창되기 때문에 쉽게 발견할 수 있다. 이때 대변을 보면 회백색으로 변하며 간장 기능에도 영향을 미친다.

치 료 —— 자각 증세가 없이 상당히 속도가 느리게 진행되기 때문에 상당히 병이 진행된 뒤에야 발견되기 때문에 치료가 매우 어렵다.
    대개의 경우 간장 내의 확장된 담관과 소장(小腸)을 수술을 통해 연결시켜 황달을 제거하는 방법을 사용하고 있으나 큰 효과는 기대할 수 없다. 따라서 완치를 원할 경우에는 담도를 절제해야 하며 십이지장과 췌장의 두부(頭部)와 위의 일부를 포함하여 광범한 절제 수술을 해야 한다.

방광암(膀胱癌)

비뇨기과의 암중에서 가장 많은 것이 방광암(膀胱癌)인데 남녀의 비율은 2：1로서 남자가 높은 편이다.
    연령별로는 40세 이후에 많이 발생하고 있으며, 특히 50~70세 노년층에 많이 나타나는 병이다.
    또한 방광의 종양은 비교적 많아 전체 암의 2~3%를 차지하고 있으며, 비뇨생식기 종양의 20~50%를 점유하고 있다.
    방광 종양에는 양성으로 5~10%에 해당하는 유취종(乳嘴腫)이 있고, 90%에 달하는 악성 암에 상피암(上皮癌)과 유취암(乳嘴癌)

그리고 선암(腺癌)이 있다.

원 인── 방광암(膀胱癌)의 원인은 확실하지 않으나 염증의 자극이 전조(前兆)가 되는 때도 있으며, 아닐린 등 암원물질(癌原物質)과 기생충 등이 관계되는 경우가 있다.

증 세── 초기 증세로서는 피오줌이 오줌 전체에 섞여나오는 경우가 많으나 방광경부에 종양이 있으면 오줌을 눈 뒤에 피가 나온다. 이때 고름은 나오지 않는 수가 많다. 이 암이 진행했거나 궤양이 생겼을 때는 자극 증세 즉 빈뇨나 배뇨곤란·불쾌감 등이 나타나는 수가 많다. 그러나 때로는 혈뇨나 이같은 증세가 나타나지 않는 경우도 있다.

진 단── 방광암의 진단으로서는 종양의 크기와 모양·악성도·침윤도·성질 등을 알아낼 수 있는 방광경검사와 방광 X선 검사법, 암 부위를 적당하게 마취하고 남자는 직장을, 여자는 질을 통해서 종양을 두손으로 만져 보는 쌍합진(双合診)과 절제경(切除鏡)으로 종양의 일부를 떼어서 하는 조직 검사와 오줌 속에서 암세포를 검출해 내는 암세포검사, 방사선동위원소를 주사하고 78시간이 지난 다음에 수술하여 암의 악성도를 계측하는 방사선동위원소 이용법이 있다.

치 료── 방광암의 치료는 매우 다양하다.
① 전기 절제술 : 작은 종양의 경우는 요도를 통해서 전기 기계로 지져 버린다.
② 부분 절제술 : 종양이 큰 경우에는 수술로 암이 있는 방광 부위를 전부 잘라 버린다.
③ 티오테파요법 : 방광 속에 이 약을 투입하여 암세포를 죽인다.
④ 포도피린요법 : 양성종양의 경우 이 약을 종양에 발라 접촉시켜 썩혀 버리게 한다.
⑤ 화학요법 : 5—플로로유래실과 같은 화학요법제를 주사한다.
⑥ 조사요법 : X선을 암부위에 쬐여 주는 요법이다.
동통이 심할 때에는 진정제나 진통제를 복용한다.

백혈병(白血病)

혈액(血液)은 세포로 구성되어 있기 때문에 암이 발생할 수 있다. 그래서 일반적으로 혈액에서 발생된 암을 백혈병(白血病)이라고 한다. 독일의 유명한 병리학자인 아돌프 피르효우가 혈액 속에서 백혈구가 증가하므로서 회백색이 된다는 뜻에서 1845년 처음으로 이 병을 백혈병(白血病)이라고 하였다.

악성종양인 위암・유암・폐암 등이 무섭다고는 하지만, 진단 기술의 개발로 조기(早期) 발견만 되면 수술에 의해 완쾌할 수도 있으나 백혈병은 조기 진단이 되었다 하더라도 완치 방법이 없어 그야말로 문제의 병인 것이다.

사람의 혈구(血球)가 태아 때는 간장・비장・골수(骨髓)・임파절 등에서 만들어지나, 생후부터는 전적으로 골수와 임파절에서 생성(生成)되면서 신경과 호르몬의 기능에 의하여 혈구수(血球數)가 원만히 조질되는 것이다. 그러나 백혈병이 생기면 정상적인 백혈구 대신에 암세포화 한 백혈구가 불가역성(不可逆性)으로 증가하기 때문에 '혈액의 암'이라고 일컬어지는 것이다.

이 백혈병은 폐암과 더불어 해마다 사망율이 증가하고 있어서 주목되는 질환인데, 서구인에 비하여 우리나라는 그 발생 빈도가 1/2 이라고는 하지만 다른 암과는 달리 성인뿐만 아니라 소아들에서도 문명의 발달과 함께 많이 발생하고 있으므로 주의해야 할 암인 것이다.

원 인 —— 백혈병의 원인에 대하여는 현재까지도 분명치가 않으나, 바이러스 감염인듯 하다는 사실이 판명되고 있어 전세계의 연구진이 그 발견에 전력투구하고 있다. 이 바이러스설이 유력시(有力視) 되고 있는 것은 닭이나 생쥐 등의 백혈병이 바이러스를 병원체로 한다는 사실과 이 병의 상태가 인간의 백혈병과 상당히 흡사하다는 이유 때문이다. 그러나 인간의 백혈병에서는 아직 충분히 믿을만한 병원체를 발견 못하고 있는 것이다. 물론 바이러스를 발견했다는 보고가 없는 것은 아니지만, 그것만 가지고 인간의 백혈병 발생에 관계가 있는지를 결정하기에는 미흡한 것이다. 왜냐하면 바이러스와 인간의 바이러스성(性) 질환에서 나타나는 바이러스와의 감별(鑑別)이 대단히 어렵고, 만일 바이러스를 찾아냈다 하더라도 그것이 곧 백혈병의 원인이라고 확증하기가 곤란하기 때문이다.

또 한가지는 바이러스가 유전자(遺傳子)속에 숨어서 부모로 부터 자녀에게 전해지고, 어떤 자극에 의하여 발병된다는 설명이 있다. 그러나 한편으로 백혈병은 감염하지 않으며 가족적 발생도 극히 적게 일어난다는 사실에서 이 설(說)도 실질적인 설명이 되기는 어려운듯 하다.

그외에 어떤 종류의 화학물질로 발병이 유발된다는 견해가 있는데, 그것은 원폭 피해자나 방사선 취급자 등에서 백혈병이 많이 발생되고 있기 때문이다. 그리고 최근의 백혈병 증가 원인으로서, 개발된 의료 시설및 진단 기술의 향상과 백혈병에 대한 일반적인 관심의 증가로 인한 발견율(發見率)의 향상을 지적하지 않을 수 없다. 아울러 5세 이하의 어린이와 노인의 발명율 증가가 백혈병의 발생률 증가에 있어서 주요한 원인이 되고 있으며, 이 병의 이환률(罹患率)은 여자보다 남자가 1.5배 많은 것으로 집계되고 있다.

증　세——세계적으로 증가 추세에 있는 백혈병은 골수에서의 정상적인 조혈(造血)작용이 정지되면서 암세포화(癌細胞化)된 백혈구가 무한정 증가하는 특색이 있다. 보통 혈액 1㎖당 6~8천개의 백혈구가 10만이나 20만, 때로는 1,000만으로 증가하면서 정상적인 혈액 세포는 증식할 수 없게 되며, 골수의 조혈 기능이 마비되어 잘못된 이상(異常)세포가 각 장기(臟器)와 조직에 침윤(浸潤)하게 되면서 환자는 몇개월 사이에 사망하게 되는 것이다.

백혈병은 특출한 자각증상(自覺症狀)이 없으므로 처음에는 가벼운 감기로 생각하기 쉽다. 초기에는 발열·피로·빈혈이 생기면서 코피가 나거나 잇몸에서 피가 나는 치은출혈(齒齦出血)등 출혈성 경향을 띠며 때로는 배가 부르기도 한다. 그리고 대단치도 않은 상처에서 출혈이 멈추지 않는다. 현기증과 동계(動悸)를 수반하며, 숨이 가쁘고 안면이 창백해지고 온몸이 나른해지면서 관절과 허리의 통증도 생긴다. 임파성 백혈병인 경우는 부기가 보인다.

구체적으로 말하면, 골수성이나 임파성이나 급성 백혈병의 주증상(主症狀)은 전술한 바와 같은 발열·출혈·빈혈 등인데 발병(發病)의 양상이 변화하여 최근에는 다른 증상이 없이 빈혈때문에 발병하는 환자가 많아졌다.

 만성 골수성 백혈병은 비장(脾臟)의 종창(腫脹 : 붓는 것)때문에 복부 종양과 복부의 압박감을 주증상(主症狀)으로 하는 환자가 많아졌다. 그외에 전신 권태·발열·빈혈 등을 호소하는 환자도 있다. 그러나 만성 임파성백혈병은 임파절 종창·빈혈·복부 팽창을 주증상으로 발병하는 경우가 많다.

종 류—— 백혈병은 증식하는 백혈구의 종류, 경과의 장단 및 백혈구 수에 따라 다음과 같이 분류된다.
 ① 백혈구의 종류에 따라 가) 골수성(骨髓性)백혈병 나) 임파성(淋巴性)백혈병 다) 단구성(單球性)백혈병 라) 형질세포성(形質細胞性)백혈병 마)녹색(綠色)백혈병 등
 ② 경과의 장단에 따라 가) 만성 나) 급성
 ③ 백혈구 수에 따라 가) 1만 이상의 백혈성(白血性) 나) 4천~1만까지의 아백혈성(亞白血性) 다) 4천 이하=비백혈성(非白血性) 백혈병이라고도 한다. 그러나 일반적으로 ① 과 ② 를 결합시켜 급성 골수성과 만성 골수성 백혈병으로 대별된다.

진단·치료—— 백혈병은 암이면서도 수술할 수 없는 유일한 암이다. 진단은 혈액검사에서 시작된다. 골수(骨髓)에 바늘을 꽂고 골수세포의 검사를 하므로서 판단이 가능한 것이다. 혈액암임으로 항암제로 쓰이는 약의 거의 전부를 백혈병에 투여할 수 있다. 즉, 혈액 속에 포함된 암화(癌化)된 백혈병 세포에다가 항암제를 투여한 후 시간마다 이를 채취하여 영향을 조사할 수 있다. 근단적으로 말하면, 백혈병 환자에게 1차적으로 항암제의 인체 응용도(人體應用度)를 시험해 본 뒤 일반 암환자에게 응용된다고도 할 수 있다. 그러므로 백혈병은 화학요법의 혜택을 가장 많이 받고 있는 질환인 것이다. 예컨데 급성 백혈병에서는 화학요법을 받지 않는 환자의 평균 생존 기간이 1~9개인데 비하여 화학요법을 받은 환자는 성인 5：3개월, 어린이 11：3개월로 연장된다.
 1960년까지는 급성 백혈병에서 완치되었다는 환자가 거의 없었으나 최근에는 세계에서 5년 이상 생존한 환자가 150명 이상 되고, 그 중 완치된 환자도 증가 추세에 있다. 또한 만성골수성 백혈병에 있어서도 상당한 호전(好轉)현상을 보이고 있는데, 방사선 치료로서는 효과가 없기 때문에 제암제에 의한 약물 치료가 유일하게 활용

되고 있는 것이다. 최근의 기술 개발로 출혈이 많았을 때는, 신선한 혈액에서 혈소판만을 모아서 수혈하는 방법인 혈소판수혈(血小板輸血)과 신선혈수혈(新鮮血輸血)이 가장 효과가 높다.

설암(舌癌)

설암(舌癌)은 구강의 암 중에서도 가장 많으며 남녀의 비율은 거의 같다. 구강의 점막에 어떤 이상이 생기면 아주 빠른 시기에 통증이나 이상감을 민감하게 느끼는 것이 보통이므로 혀의 암은 다른 암과 비교해서 조기 발견이 가능하다.

설암 중에는 암이 솟아올라 중심부에 궤양이 생기는 것과 그렇지 않은 것이 있다. 궤양이 생긴 경우에는 음식물이 닿아서 아프거나 출혈이 생겨서 초기에 발견되는 것이 보통이다. 그러나 궤양을 만들지 않는 경우에는 자각증세가 적기 때문에 발견이 늦어지는 경우가 적지 않다. 그러나 암 연령에 이른 사람들 중에는 누가 보든지 쉽사리 암이라는 것을 알만큼 심한 상태가 되어 있어도 자각증세가 대단하지 않기 때문인지 태평스럽게 지내는 사람이 간혹 있다.

설암의 원인은 그 70~80%가 충치, 교합부전(咬合不全)이 의치 때문이다. 끊임없이 치아가 혀에 부딪쳐 만성적인 자극을 반복해서 마침내 혀의 그 부분에 암이 생기는 것이다. 이처럼 설암은 치아 때문에 생기는 원인이 크므로 치아를 항상 조심스럽게 손질해야 한다.

원 인──물리적 또는 화학적 자극이 오랫동안 계속 가하여 짐으로써 일어나는 만성궤양(潰瘍)이 암 발생의 주요 원인이 되고 있으며, 혀에서 암이 가장 잘 생기는 곳은 가운데 부분의 가장자리이며, 혀뿌리나 혀끝 부분에 생기는 경우는 거의 없다.

증 세──설암의 주요증세는 동통과 출혈이다. 아프타성 구내염은 뜨거운 것이나 찬 것이 닿으면 매우 아프고 심한 경우 처음에는 설암으로 착각하기도 쉬우나, 이 병은 거의 1주일이면 낫기 마련이다. 그러므로 오래도록 낫지 않는 입 속의 궤양은 암으로 생각하면 틀림없다. 설암은 나이와는 상관없이, 이를테면 20대에도 치아가

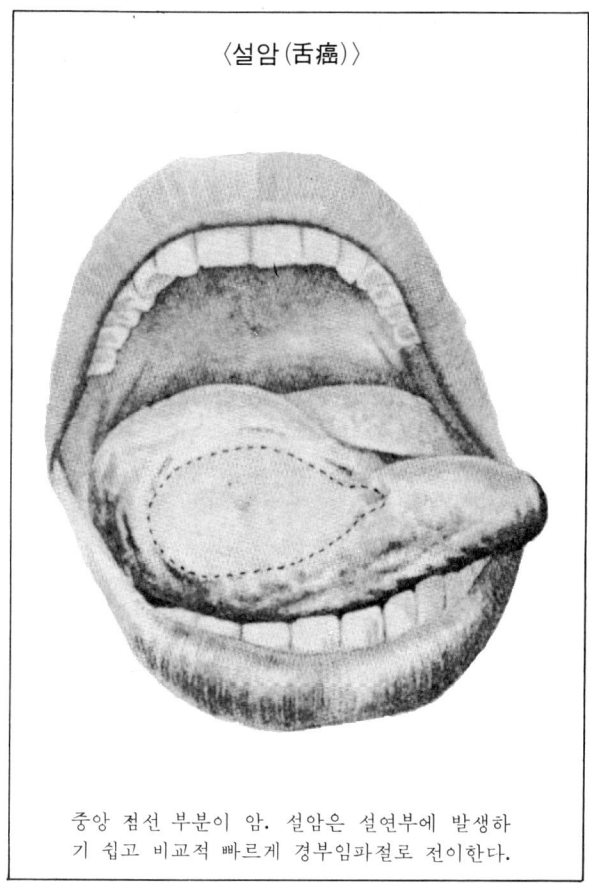

〈설암(舌癌)〉

중앙 점선 부분이 암. 설암은 설연부에 발생하기 쉽고 비교적 빠르게 경부임파절로 전이한다.

원인이 되어서 생기는 경우가 드물지 않다. 암을 예방하기 위해서는 늘 치아를 깨끗이 손질하는 것이 중요하다.

전문의사는 설암에 대해 비교적 쉽게 진단을 내릴 수 있으나 염증과 혼동되기 쉬운 때는 조직학적인 검사를 할 필요가 있다. 또한 설암은 비교적 빨리 경부(頸部)임파절에 옮겨가기 때문에 목에서 응어리가 만져질 정도라면 병이 상당히 진행된 상태이다.

음식물을 섭취하는 데도 불편하게 된다. 더욱 궤양이 진행되면 턱 아래와 목에 멍울이 생기게 된다. 전이까지 되면 치료 성적이 매우 좋지 않으므로 조기에 발견 치료가 중요하다.

진 단──처음에는 혀에 이상한 멍울이나 궤양이 발생하여 증세를 일으킨다. 이같은 증세가 20일이상 지나도록 낫지 않을 때는 일단 설암(舌癌)으로 생각해 보아야 한다. 또한 이같은 병변이 쉽게 출혈이 되고 입에서 악취가 발생하면 더욱 설암(舌癌)을 의심하여야 한다.

 설암의 정확한 진단은 조직검사로써 결정되며, 대부분 멍울을 전부 떼어 내서 병리적 검사를 함으로써 확정된다.

치 료── 설암은 초기에 발견만 하면 방사선 요법으로 비교적 쉽게 낫는 질환이다. 혀를 수술한다는 것은 일상생활에 있어서 매우 불편한 노릇이므로 가능한 한 혀를 손상하지 않고 치료하는 것이 무엇보다도 환자에게 다행한 노릇이다. 현재 방사선요법으로는 혀의 병소가 있는 곳에 라듐침(針)을 꽂아 약 1주일간 놓아두는 방법을 널리 취하고 있다. 그러나 초기일 때는 증세에 따라서 베타트론 전자선(電子線)요법이 사용되고 있다. 이것은 라듐 요법에 비해서 고통도 적고 짧은 시간에 근치할 수도 있다.

 방사선만으로 도저히 치료가 불가능하다면 혀를 반쯤 잘라내는 수술을 한다. 그러나 혀의 반 이상을 암이 침범하고 있으면 혀를 모두 잘라내는 수밖에 없다. 따라서 수술을 해야 할 정도의 설암이라면 이미 때가 넘었다고 해도 과언이 아니다.

상인두암(上咽頭癌)

 상인두암(上咽頭癌)은 특별한 증세를 보이지 않기 때문에 진단하기에도 매우 힘이 드는 암 중의 하나이다.

증 세── 초기 증세로서는 귀가 막힌듯한 느낌의 증세가 있으며, 코가 막히고 두통이나 귀뒤의 임파절의 종대 등이 있고, 초기에는 증세가 약하므로 동통이 없어 진단이 늦어지고 있다.

진 단── 상인두암의 검사로서는 구강 내에 조그마한 거울을 넣어 육안으로 식별하는데 매우 발견하기가 어렵다. 암이라고 생각되면 X선 촬영이나 단층 X선 촬영 등을 시행하며, 조직검사를 통해 확진을 내려야 한다.

치 료 —— 상인두암의 치료법으로서는 방사선 치료법에 의할 때가 많으며, 외과적 수술도 함께 병행함으로써 열심히 치료하면 40~50%의 5년 생존율을 보이고 있다.

하인두암(下咽頭癌)

하인두암(下咽頭癌)은 식도의 입구에 발생하는 암으로서 상인두암(上咽頭癌)과 같이 목의 임파선이 커질 때까지 증세가 없을 때가 있다.

증 세 —— 하인두암(下咽頭癌)의 초기 증세는 늦게 나타나는 것이 특징이다. 초기부터 인두부에 이물감을 호소하는 수도 있으나 대부분의 경우 증세가 없다가 갑자기 암은 커져 있다.

진 단 —— 하인두암의 검사로서는 후두경(喉頭鏡)이란 작은 거울을 인두까지 넣어서 반사시키는 방법을 주로 사용하고 있다. 그러나 확실한 진단을 내릴 수 없으므로 X선 검사나 식도경(食道鏡)을 식도에 넣어서 검사하는 방법이 가장 좋다.

치 료 —— 하인두암의 종양이 조그마할 때는 방사선 치료로서도 완치가 되나 대부분의 경우 수술을 필요로 한다. 초기의 경우는 후두를 남겨 두고 하인두(下咽頭)만을 절제한다. 재발을 방지하기 위해서도 수술요법이 좋다.

식도암(食道癌)

식도의 악성종양에는 암과 육종(肉腫)이 있는데, 거의가 암종이다. 소화기계에서 위암·간암 다음으로 발생하는 것이 식도암(食道癌)이다. 보통 50세~60세에 많이 보이는데 여자보다는 남자에게 발생하는 율이 1/3정도로 현저히 높다.

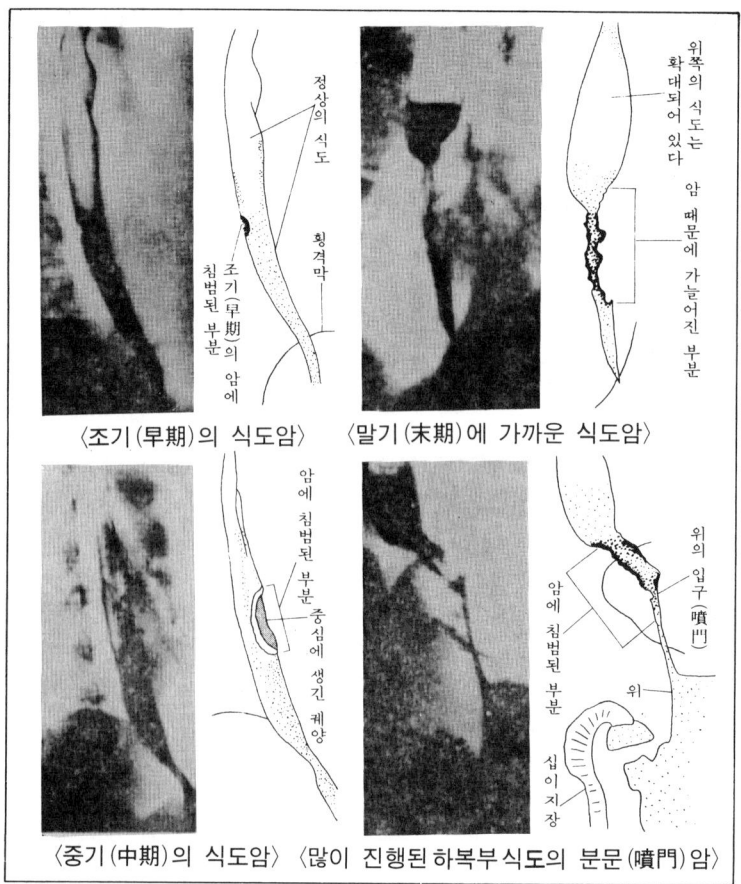

〈조기(早期)의 식도암〉　〈말기(末期)에 가까운 식도암〉

〈중기(中期)의 식도암〉〈많이 진행된 하복부식도의 분문(噴門)암〉

　또한 구미인보다는 한국·일본 등 동양인에게 더 많이 발생하고 있다.
　식도에 암이 생기면 음식물을 제대로 삼키지 못하기 때문에 죽는다고 생각하는 것은 당연하지만 최근에 와서는 조기 발견하면 완치시킬 수 있다.
　식도의 길이는 25cm나 되는 근육 투우브로 음식물을 운반하는 역할을 담당하고, 소화시키는 데는 관계가 없다. 식도암(食道癌)환자의 70~80%는 음주가라고 한다. 알콜도(度)가 높은 술을 오랫동안 많이 마시는 것은 삼가해야 한다.

원　인──위암의 경우 술을 마시는 사람과 마시지 않는 사람과의 사이에 발생률은 차이가 뚜렷하지 않으나 식도(食道)는 위(胃)와는 달리 얇고 부드러운 점막으로 되어있어서 알콜의 자극뿐만 아니라 뜨거운 음식물이나 알콜도가 높은 술은 항시 주의해야 한다.
 특히 식도암은 조리사에게서 많이 볼 수 있는데 이는 요리할때 뜨거운 것, 찬 음식의 맛을 보기 때문에 만성적으로 식도에 자극을 주기 때문이다.

증 세 —— 식도암(食道癌)이 되면 처음에는 갑작스럽게 음식물이 잘 넘어가지 아니하며, 딸국질이 일어나기도하고 음식물이 도로 나오기도 한다. 증세가 심해지면 음식을 삼킨후 가슴속 또는 명치 끝에 동통이 생긴다. 마침내 음식의 통과 장애가 심해져서 음식을 먹지 못하게 되므로 전신쇠약이 된다.
 또한 신경을 압박해서 목소리가 쉬어지고, 출혈이 심해지며 천공 등을 일으키게 되는데 이것은 말기가 가까워진 것을 의미한다.
 암이 어느 정도 커지면 점점 음식물을 삼키기가 어렵게 된다. 처음에는 빵이나 카스테라 등도 삼키기 어려워지고 천천히 먹는데도 막히는 듯한 느낌이 들기도 한다.
 또한 암이 파괴되면 출혈을 일으키는데 토혈이나 하혈을 하게 된다. 처음에는 변에 섞여 나와 잘 눈에 띄지 않으나 위암검사와 마찬가지로 잠혈반응검사를 해보면 출혈량이 적어도 쉽게 알 수 있다.

진 단 —— 연하 곤란은 진단에 있어 매우 중요한 증세로서 이것이 뚜렷한 이유없이 일어나면 먼저 식도에 혹이 생기지 않았나 검사를 해 보아야 한다.
 검사 방법으로는 X선검사와 식도경(食道鏡)에 의한 검사, 조직검사 등이 이용되고 있다.

치 료 —— 수술을 하지 않는 경우에는 생명은 약 18개월 정도 밖에 유지할 수 없다. 완전한 치료는 초기에 확진을 얻어서 근치적으로 식도를 잘라내야 한다. 식도를 잘라내면 음식물을 먹을 수 없게 되지 않느냐는 걱정은 안해도 된다. 최근에는 식도암의 수술도 상당히 진보되어 수술 자체의 위험은 거의 없다.
 수술이 불가능한 경우에는 방사선요법이 행해지고 있다. 방사선으로 암을 수술할 수 있을 정도까지 치료를 한후 수술하는 것이 가장 이상적인 방법이다.

얼마전까지만 해도 식도암의 방사선요법으로서 라디움침을 암에 찌르거나 고무관에 라디움을 넣어 식도에 삽입하는 등 암에 접촉시키는 방법이 사용되었으나 근래에는 코발트 회전조사법(廻轉照射法)이 이용됨으로써 더욱 높은 효과를 얻고 있다.

신장암(腎臟癌)

신장암은 비교적 진행이 더디어서, 수년 내지 10년 가까이 경과되는 일이 많다. 그러나 경과가 더디다고 하더라도 악성임에는 틀림이 없고, 방치해 두면 모두 치명상이 된다.

증세로는 첫째 혈뇨(血尿), 둘째 신장 부위의 응어리, 셋째 신장 부위의 통증을 들수 있다.

혈뇨(血尿) ── 이 혈뇨는 통증, 그 밖의 아무런 자각증상을 나타내는 일 없이, 눈으로 보아서 알수 있을 정도의 혈뇨가 나온다. 이것은 지속적으로 나오는 경우도 있는데 흔히 한번 나왔다가 출혈이 멎는다.

방광암인 경우도 똑같이 혈뇨를 볼 수 있다. 이 혈뇨는 초기에 있는 유일한 증세이다. 따라서 혈뇨가 확인되면 즉시 전문의사의 진단을 꼭 받도록 해야 한다.

신장(腎臟) 부위의 응어리 ── 신장은 좌우 측복(側腹)의 늑골(肋骨) 밑에 숨겨져 있다. 따라서 늑골 밑에 응어리가 느껴질 때는, 신장암은 꽤 진행된 것으로 생각된다.

이 시기가 되면 첫째 피로해지기 쉽고, 둘째 체중감소, 셋째 식욕감퇴 등의 전신적 증세가 일어나게 된다.

신장(腎臟) 부위의 통증 ── 응어리가 느껴지게 되면 복부(腹部)·등·허리·측복(側腹)에 격렬한 통증이 지속적으로 일어난다.

신장암(腎臟癌)은 조영제(造影劑)를 주사하고 뢴트겐 검사를 행함으로써 발견할 수 있다.

혈뇨가 나와서 뢴트겐 검사를 행하여 암이 발견된 경우는 좋겠지만 문제는 혈뇨가 나오지 않는 경우이다. 증세의 두번째와 세번째

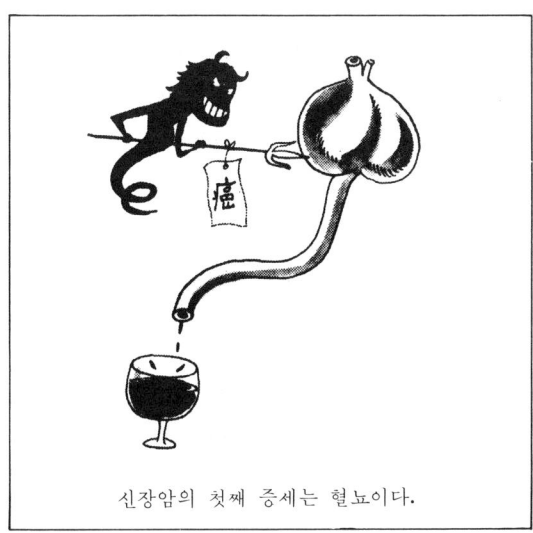
신장암의 첫째 증세는 혈뇨이다.

가 생기고 난 다음의 치유율은 50%이하인 것이다.

 단 앞에서 말한 바와 같이 신장암의 진행 경과는 비교적 더디므로 1년에 한번 정도로 정기진단을 받음으로써 조기에 발견할 수가 있다.

 치료에는 신장을 제거하는 것이 가장 효과적이다. 다행히도 인간은 두 개의 신장이 있어서 한쪽 신장을 떼어낸다 해도 아무런 지장도 없다. 제암제나 방사선요법은 그다지 효과가 없다.

 최근에 개발된 치료법에 호르몬요법이 있다. 이 호르몬요법은 자각증상을 가볍게 하고, 전이소(轉移巢)를 축소시키는 효과가 있다고 한다. 그러나 어쨌든, 암과 마찬가지로 조기발견과 신장(腎臟)의 제거가 최선의 방법이다.

악성임파종(惡性淋巴腫)

 악성임파종(惡性淋巴腫)은 주로 한쪽의 목에 많이 생기는 것으로서 호지킨병(악성임파선종)과 흡사하다. 우리가 가래톳이 선다고 말할 때가 있다. 수지(手肢)어느 곳에 염증이 있을때 흔히 보며, 이는 염증에 대한 임파의 반응이며 이것은 양성임파종이라고 한다. 왜 임파종이 발생하는지 그 원인은 정확히 알수 없지만 임파계의 암을 의학적으로 악성임파종이라고 한다. 악성임파종은 한국이나 일본 등 동양인에게 많이 발생하고 있으며, 전신에 있는 임파계만 골라서 퍼지는 악성임파종도 불치의 임파암에서 치유 가능한 쪽으로 많이 기울고 있다.

증 세──── 표면이 울퉁불퉁하고 단단한 한개의 혹으로 목·겨드랑이·가슴속 등에 생기며, 급속히 자라서 주위의 조직으로 퍼져 때로는 궤양을 만들기도 하며 폐(肺)나 간(肝)에 전이한다. 좀더 자라면 주위의 중요한 기관을 압박하거나 출혈이나 악액질 등에 의해 단시일 내에 사망한다.

진 단──── 악성임파종의 진단을 위해서는 임파종의 일부를 떼어내어 조직검사를 해야만 한다. 또한 어느 부위에 암이 발생했느냐에 따라 그 진단도 달리하고 있다.

치 료──── 수술로 해당 부위를 떼어낸 후 X선 치료를 해야 한다.
 만약 수술이 불완전하거나 수술이 불가능한 경우에는 X선 치료나 나이트로민·엔독산 등 화학제를 사용함으로써 생명을 연장시키고 있다.

음경암(陰莖癌)

 음경암(陰莖癌)이란 음경(陰莖)에 생기는 암종(癌腫)으로서 처음에는 포피(包皮)나 귀두부(龜頭部)에 발생하여 종루(腫瘤)가 차차 커져서 수개월이 지나면 일부가 떨어지거나 하여 악취를 내는 병이다. 그대로 방치해 두면 2~3년 밖에 생존할 수 없으며, 특히 악성도가 낮기 때문에 약 60%에서 수술을 하면 5년 생존을 할 수 있다.
 음경암은 40세 이후의 포경(包莖)인 남자에게서 자주 보이며 음경암이 잘 생기는 곳은 귀두부와 포피이다. 또한 음경암은 성교로 여자에게 퍼지기도 한다.

원 인──── 음경암의 원인으로서는 만성적인 염증과 포경 혹은 과

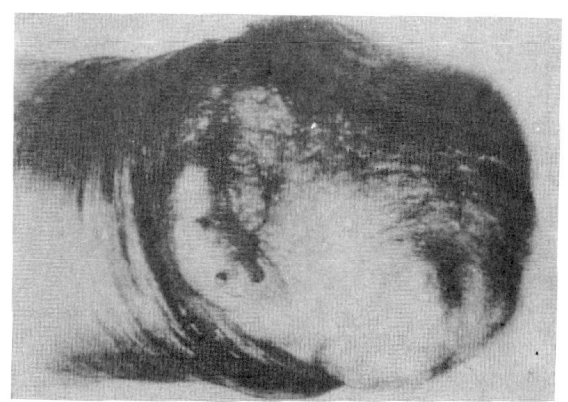

〈음경암(陰莖癌)〉

장포피(過長包皮), 음경의 각화반(角化班)에 의해 발생하는 경우가 많다.

증 세 —— 초기에는 뚜렷한 증세가 없으며 궤양을 만들어 헐면 비로소 동통이 온다. 또한 표면이 헐어서 악취가 나며 분비물이 나오기도 한다. 손으로 만지면 단단하고 표면이 울퉁불퉁하여 불규칙하고 통증이 없거나 압통이 있다.

진 단 —— 음경 귀두부에 독한 냄새가 나며 단단하고 사마귀같은 큰 몽오리를 발견할 수 있다. 음경암은 조직검사로서 확실하게 진단할 수 있다.

치 료 —— 근치를 하기 위해서는 암이 퍼진 주위의 임파선까지 절제해야 하며 X선 조사법은 별 효과를 얻을 수 없다.

요도암(尿道癌)

요도(尿道)란 오줌이 방광에서 몸밖으로 나오는 길을 말한다. 요도암(尿道癌)은 40~60세 전후의 연령층에 많이 발생하는 병이다.

원 인——요도암(尿道癌)의 원인으로서는 요도에 이물(異物)이 있거나 자궁암을 가진 여자와 성교를 했을 때, 요도에 만성 염증이 오래 계속되었을 때, 요도에 외상을 입어 오래 되었을 때 생기는 수가 많다.

증 세——초기 증세로서는 오줌을 누거나 성교시 요도가 아파 오며, 오줌 줄기가 가늘어지고 오줌누기가 힘이들고 때로는 오줌이 막혀 잘 나오지 않는 경우다.

진 단——요도암의 진단으로서는 요도 X선 촬영이나 암의 조직을 일부 떼어서 하는 조직검사가 있고, 요도경을 통하여 깊은 곳에 생긴 것을 진단하기도 하며, 오줌이나 요도 분비물 중에서 암 세포검사를 한다.

치 료——요도암의 치료는 먼저 작은 것은 내시경(內視鏡)을 통하여 전기 장치로 지지는 법이 있고, 큰 것은 암과 같이 절제해 버린다. 또한 방사선요법이나 약물요법이 널리 이용되고 있다.

인두암(咽頭癌)

인두(咽頭)는 위로 비강(鼻腔), 앞으로 구강(口腔)으로 이어지고, 식도 및 후두(喉頭)에 접속된 누두상(漏斗狀)의 근육성기관(筋肉性器官)이다. 인두암(咽頭癌)은 바로 이곳에 발생하는 암을 말하는 것이다.

인두는 그 부위에 따라 비인강(鼻咽腔)과 구인두(口咽頭)및 후두인두(喉頭咽頭)로 분류되고 있으며, 각기 그 부위마다 암이 발생한다.

발생 부위에 따라 그 나타나는 증세는 약간씩 다르며 그중 비인강에 발생하는 암이 가장 많고, 악성이기 때문에 문제가 되고 있다.

증 세——초기 증세로서는 목에 손으로 만져질 정도의 이물(異物)이 나타나며, 코피가 자주 나오거나 코가 막혀 콧소리를 낸다. 또한 인두에 염증을 일으켜 약간의 동통이나 한쪽 귀에서 이상한 소리가 들리기도 한다.

진 단——임파선을 통하여 전이된 경우에는 경부임파선에 가장 많이 나타나고 있는데 환자의 70~75%에서 목에 비대된 임파결절을 느낄 수 있다.

치 료——인두암은 혈관이 많고 주위 조직으로의 전이가 빠르기 때문에 실제로 환부를 수술하는 것은 어렵다. 대부분의 환자는 병이 많이 진행된 뒤에 병원에 오기 때문에 치료가 매우 힘든다. 따라서 이같은 경우에는 방사선 요법이나 X선 조사(照射)와 라디움 조사를 병행하면 효과를 얻을 수 있다.

치료 효과는 남자보다 여자 쪽이 훨씬 좋은 편으로서 다른 암과 같이 조기에 발견하여 치료하는 것만이 완치에의 길이다.

융모암(絨毛癌)

융모(絨毛)라 한은 소장(小腸), 특히 십이지장 및 공장(空腸)에 난 많은 점막(粘膜)의 돌기를 말한다. 장(腸)의 표면적을 크게 하며 소화를 맡고 흡수를 용이하게 한다.

융모암(絨毛癌)은 수정란(受精卵)의 융모세포가 이형증식(異型增殖)하면서 암으로 변하는 병으로서. 특히 임신 중에 많이 발생하고 있다.

융모(絨毛)란 수정란을 에워싸고 있는 밤 가시같은 밀생가시를 말하며. 이것이 후에 태반으로 변하는 조직이기도 하다.

융모암(絨毛癌)은 주로 임신 초기나 중기에 포상기태(胞狀寄胎)라고 하는 이상 상태가 발생했을 때 그 뒤를 이어 생기는 암으로서 동양인에게 많고 우리나라에서는 연간 약 3백명이 이 병으로 사망하고 있다. 간혹 유산 후나 정상분만 후에도 발생하고 있다.

원 인——자궁을 지탱해 주고 있던 근육과 인대가 늘어진 것이 가장 큰 원인이 되고 있다. 이렇게 되기 까지는 너무 큰 아이를 출산했다든가 오랜 시간에 걸쳐 난산이 있는 경우 그 원인이 지적되고 있다. 그 밖에 노쇠로 인하여 근육과 인대가 힘을 잃어 내장 전체가 밑으로 처지게 되어 자궁 하수와 근육과 인대가 힘을 잃어 내장 전체가 밑으로 처지게 되어 자궁 하수와 자궁탈이 생기는 수도 있다.

증 세—— 융모암의 증세로서는 임신 2~3개월째에 생기는 성기의 출혈, 심한 입덧, 임신 중독증 등으로 알수 있으며 임신 월수에 비해 배가 너무 부르거나 작은 것도 포상기태 증세로 보고 있다. 이것이 암으로 변한 후의 증세로서는 부정기적 출혈이 계속되며 그대로 방치해 두면 자궁으로 까지 번지고, 임파액과 혈관을 통해서 폐나 뇌까지 번진다.

진 단—— 융모암의 판정을 받은 사람은 정기적인 검진을 받으면서 최소한 1년 동안은 피임을 해야 한다. 그 사이에도 부정 출혈이 생기면 즉시 전문의와 상의해야만 한다.

치 료—— 일시적인 방법으로서는 페사리 용법이 주로 사용되고 있으며 완치하려면, 수술하는 길 밖에 없다. 임신 중에 이같은 증세가 보였을 때는 페사리용법으로 임시 치료를 계속하고 출산 후에 수술을 해야 한다.

자궁경부암(子宮頸部癌)

자궁경부암(子宮頸部癌)은 자궁경부에 발생하는 암으로서 여성 성기에 발생하는 암 중 90%를 차지할 정도로 발생 빈도가 높다. 발생 연령을 보면 35~45세 사이에 가장 많다. 또한 발생 부위를 보면 자궁경관 상피와 질부 상피와의 경계 부근으로서 이 부위에서 위쪽으로 생기는 것이 경부암(頸部癌)이고, 아래쪽에 생기는 것이 질부암(疾部癌)이다. 이 두가지 암을 의학적으로는 자궁경부암(子宮頸部癌)이라고 한다.

원 인—— 다른 암에서와 마찬가지로 원인은 확실치 않으며 인도·한국·일본인과 흑인들에게 자궁경부암이 많이 발생되고 있다.

조혼이나 무질서한 성생활 등이 자궁경부암의 발생률 증가와 밀접한 관계가 있는 것으로 알려져 있다. 미혼 여성의 경우 출산 경험이 있는 부인들 보다 발생률이 적다.

자궁경부암은 현미경을 통해서만 나타나는 미세한 것으로서 모양에 따라 편평상피암(扁平上皮癌)과 선암(腺癌)으로 구분되며, 암의 악성도(惡性度)나 치료 효과에 있어서는 별차이가 없다.

자궁경부암은 ①0기암(零期癌) ② 초기암(初期癌) ③ 중기암(中期癌) ④ 말기암(末期癌)으로 나누어진다.

증 세 —— 자궁경부암은 증세가 뚜렷하지 못하다. 0기나 1기 초에는 그 증세가 전혀 없고, 암의 말기에서는 대출혈을 일으킬 수 있으나 통상 경미한 출혈이 생긴다. 대하증(帶下症)의 증세는 출혈보다 먼저 발생하는 증세로서 암의 초기에는 수성(水性)이나 액체성의 대하(帶下)가 나타난다

암이 진행되어 제4기에 이르면 대소변도 잘못 볼 뿐만 아니라 동통을 느끼며, 혈뇨(血尿)나 혈변(血便)까지 보게 된다. 때로는 방광이나 직장에 구멍이 뚫려 대소변이 수시로 나오게 되며 패혈증을 일으켜 사망케 된다.

진 단 —— 자궁경부암은 병세가 심할 때는 육안으로도 쉽게 발견할 수 있지만 조기 진단은 매우 어렵다. 근래에는 자궁암의 진단이 많이 발달되어 조기 발견도 가능해졌다.

자궁경부암의 진단은 첫째 암세포검사로서 질강(膣腔)내에 있는 분비물과 자궁경부 표면에 있는 암세포를 찾아내는 방법이 있고, 둘째로는 암의 유무를 확정하는 암 조직검사가 있다.

치 료 —— 0기암이라더라도 만일의 경우를 대비해서 수술후 5년 정도는 정기적으로 암검사와 진료를 받아야 된다.

수술요법은 제1기 및 제2기 초에 해당하는 암에서 많이 시행되고 있으며, 방사선요법은 자궁강이나 질내에 라디움 및 동위원소를 넣어서 치료하는 내조사법(內照射法)과 골반부를 외부에서 X선이나 동위원소 등을 이용하여 조사하는 외조사법(外照射法)를 동시에 사용한다.

자궁경부암이 있으면 임신이 안되며, 또한 임신 중에는 암이 발생하지 않는 것으로 일반인들은 알고 있지만 뭔가 잘못 전달된 것이다. 임신과 암이 동시에 발견되는 경우는 거의 없지만 만약 그런

경우에는 임신과 암의 시기를 참작하여 치료를 해야 한다.

자궁체암(子宮體癌)

자궁체암(子宮體癌)은 자궁체에 발생하는 암을 말하며, 자궁암에서 자궁체암과 자궁경부암의 발생 비율은 1:9로서 자궁체암의 발생률은 자궁경부암보다는 매우 낮다. 그러나 근래에 들어 발생률이 높아지고 있다.

특히 50~60세 사이에 많이 발생하고 있으며, 40세 이전에서는 거의 발생하지 않고 있다.

원 인──자궁체암은 동양인보다는 구미인 쪽에 더 많이 발생하고 있다. 최근에는 식생활 개선 등으로 체질변화에 따라 자궁체암의 발생 비율이 높아지고 있는 경향을 보이고 있다.

자궁체암은 임신이나 출산 경험이 적은 사람이나 고령에 이르러 비로소 성교를 체험한 여성에게서 더 많이 발생하고 있는 실정이다. 이는 자궁경부암과는 반대 현상을 보이고 있는 것이다.

증 세──갑자기 월경과는 관계없는 출혈이 생기거나 월경 기간이 평소보다 길어진다거나 월경량이 다른 때보다 많아진다. 그 외에도 대하(帶下)의 양이 부쩍 늘기도 한다. 자궁체암도 자궁경부암과

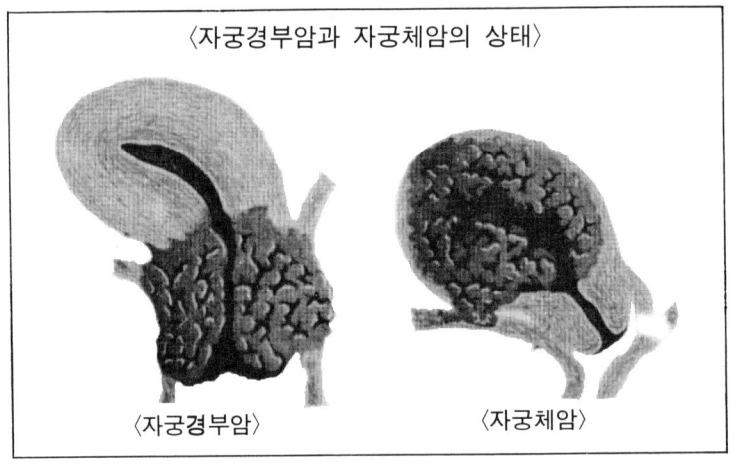

〈자궁경부암과 자궁체암의 상태〉

〈자궁경부암〉　　〈자궁체암〉

같이 골반이나 방광·직장까지 번져 나가며 심하게 되면 전신으로까지 퍼져 나간다.

치 료—— 자궁체암의 치료로서는 자궁과 함께 주변의 임파절을 드러내는 수술을 한다. 그렇지만 자궁뿐만이 아니고 광범위하게 전이된 상태에서는 방사선요법이 유효하다. 초기단계라면 자궁적출 수술로서 90%의 치료율을 얻을 수 있으며, 자궁경암보다는 치료율이 높다.

직장암(直腸癌)

직장이란 항문에서 위쪽으로 약 10cm의 부분을 말하며 위쪽에서부터 골반부, 팽대부(膨大部) 및 항문부로 나눈다. 대부분이 골반 속 깊이 자리잡고 있고, 아래쪽은 항문에서 몸 밖으로 열려 있으며, 위쪽은 복강(腹腔) 내로 뻗어 S상 결장(結腸)에 이어져 있다. 직장은 음식물에서 영양분을 섭취하고 난 찌꺼기를 배설하는 길에 불과히므로 이것을 제거한다 해도 건강에는 별 지장이 없다.

직장암은 이 직장의 내면을 싸고 있는 점막에 생기는 암이다. 암 치고는 낫기 아주 쉬운 자리에 있는 셈이지만 결장(結腸)암보다는 치료가 더 힘들며 소장(小腸)암보다는 잘 낫는다.

암이 퍼지는 방법은 다른 암과 같이 암세포가 직접 주위에 침입해 들어가는 직접 침윤, 암세포가 임파관(管)에 들어가 임파절(節)에 퍼지는 임파절 전이(淋巴節轉移), 암세포가 혈관으로 들어가 간장·폐장 등 먼 장기에 번지는 혈행전이(血行轉移), 암세포가 암 표면에서 떨어져 복막상에 씨를 뿌린 것과 같이 정착하는 복막파종(播種)전이 등의 방식으로 번진다.

직접 침윤(直接浸潤)에서는 직장은 좁은 골반강내(腔內)에 여러가지 장기와 함께 들어가 있기 때문에 남성의 경우는 전립선(前立腺)·정낭(精囊)·방광·여성에서는 자궁·난소·질(腟)·방광 등을 직장과 함께 절제(切除)하지 않으면 안심이 되지 않는다.

임파절 전이에 있어서는 결장(結腸)의 임파계(系) 배열이 비교적 단순한데 비해 직장에서는 좀 복잡하여 상방·좌우 양측, 좌우 양하측의 3계가 있다. 더우기 이들 임파 조직은 골반벽과 그 주위에 묻혀 있으므로 철저히 수술하지 않으면 병소(病巢)가 없어지지 않는다. 이것은 직장암의 수술 성적이 좋지 않은 이유의 하나가 된다.

혈행성 전이에서는 직장암 중에서 가장 많은 것이 간전이(肝轉移)이다. 파종성 전이는 직장이 대부분 복강 밖에 묻혀 있으므로 적은 것이 당연하며, 또 직장암은 그 성질로서도 파종성 이행이 드문 암이다. 혈행성 전이와 파종성 전이가 있는 것은 암 조직을 떼어 낼 가능성이 없기 때문에 고칠 수가 없다.

직장암은 50대의 사람에게 가장 많으며, 보통 남성이 여성보다 약간 많다. 외국에서는 여성 편에 더 많은 나라도 있다. 세계적으로는 스코틀란드에 직장암이 많은 것이 유명하고 캐나다, 미국에도 아직 많으며, 일본과 칠레는 가장 적다고 한다. 재미있는 현상은 직장암이 가장 적은 일본과 칠레는 세계에서 위암이 가장 많으며, 직

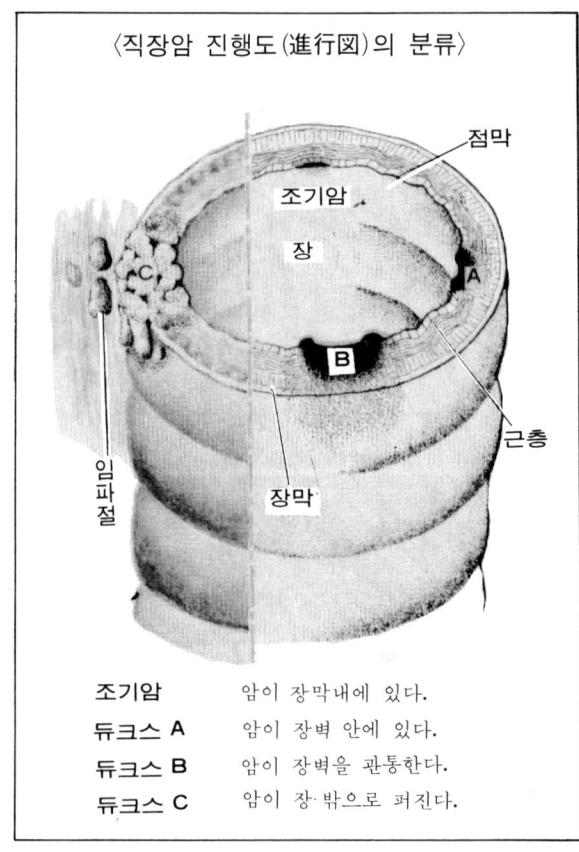

〈직장암 진행도(進行図)의 분류〉

조기암	암이 장막내에 있다.
듀크스 A	암이 장벽 안에 있다.
듀크스 B	암이 장벽을 관통한다.
듀크스 C	암이 장 밖으로 퍼진다.

장암이 많은 미국, 캐나다, 스코틀랜드에서는 위암이 극히 드물다는 사실이다. 이 관계는 결장암(結腸癌)도 마찬가지이다.

원 인── 직장암과 관계 있는 병으로서 옛날부터 가장 유력하다고 생각되는 것은 폴립이다. 여기에는 반대하는 사람도 있지만 폴립의 원형(原型)을 남기고 있는 암이나 폴립의 일부에 작은 암이나 암 비슷한 부분이 생기는 것은 실제로 자주 있는 일이다. 또 폴립과 암이 공존하고 있는 경우도 자주 볼수가 있다. 궤양성대장염(潰瘍性大腸炎), 직장벽의 일본주혈흡충(日本住血吸虫)의 알이 있는 곳, 장결핵 등과 관계가 있는 경우도 많다. 또 음식물과 화학물질, 유전적인 성질 등과의 인과 관계도 없다고 할 수는 없다. 확실히 실제의 현상면에서는 여러 가지 원인이 있으나 그 속 깊숙이 모든 것을 총괄하는 주된 원인이 있는 것이다.

증 세── 직장은 전신상태에 미치는 영향이 적은 장기이므로 직장암의 초기에는 쇠약·영양부족 등은 잘 일어나지 않는다. 또 장의 제일 하단에 있으므로 결장암과 달리 처음부터 배가 붓거나 아프거나 하는 일도 그다지 없다.

중요한 초기 증세는 배변의 이상으로 변소에 자주 드나들게 되고, 변이 마려운 것 같은데도 나오지 않으며, 변이 가늘거나 굵어지거나 하는 것 등으로, 가장 많은 것은 변과 함께 출혈하는 것이다.

다음에 입원시의 증세를 보면 피로·수척·빈혈·식욕부진 등이 심해지나, 그래도 결장암에 비하면 적은 편이다. 배변의 이상은 점차 심해진다.

진 단── 암 환자가 비로소 증세를 자각하고 나서 치료를 시작하기까지의 기간을 병뇌기(病腦期)라고 한다. 직장암의 병뇌기는 평균 11개월 정도로 진단히 길다. 그러나 가장 이상적인 예로서, 항문출혈을 알게 되어→다음날 병원에서 항문 진찰을 받는다. 진단은 직장암→5일 후 병원에 입원→1주일 후에 수술을 받는다는 환자의 경우, 물론 작은 암이었으나 이미 전이(轉移)가 하나 생겨 조기암이라고는 할 수 없는 경우 조차 있다. 가령 병뇌기가 6개월 이상인 것은 진단·치료가 늦은 것이라면 그렇게 된 원인은 환자 자신의 부주의에 의한 것이 26·6%, 의사의 지시 부적당이 16·8%, 쌍방

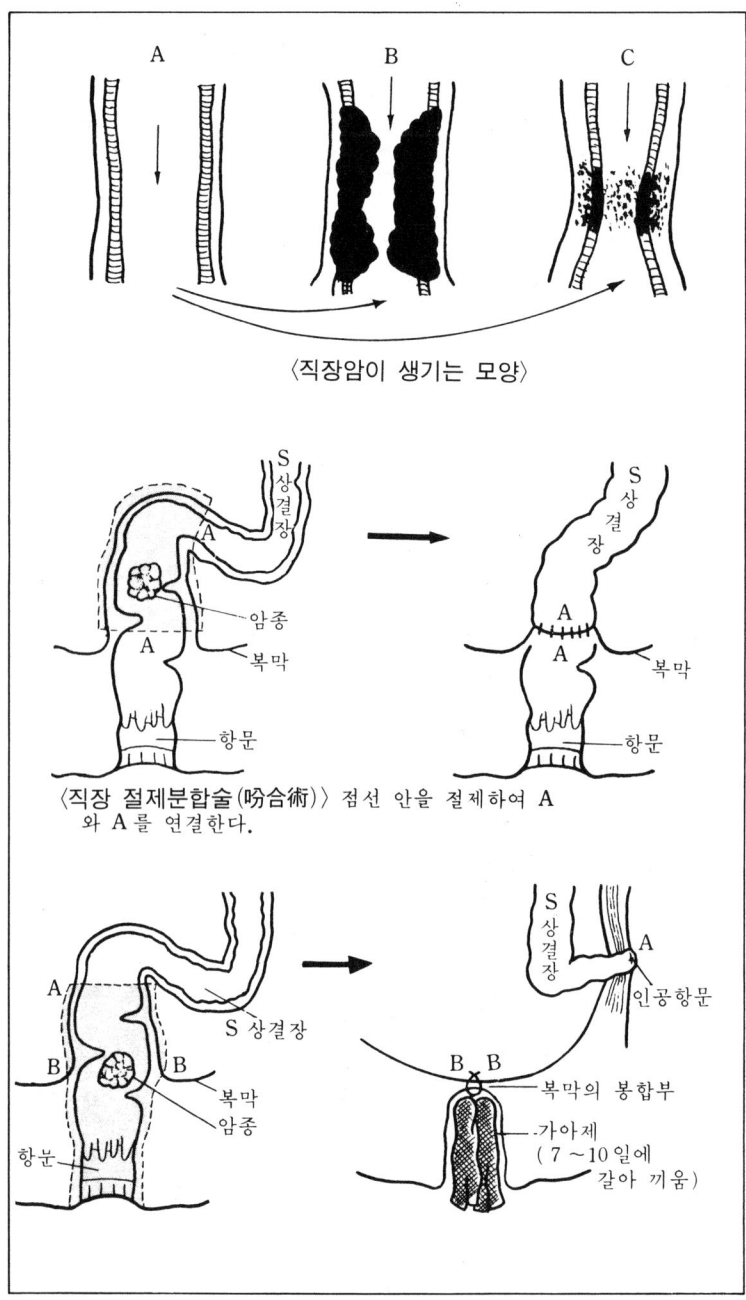

에 의한 것이 19·9%, 계 63·3%가 된다.

　이것을 보더라도 조기 진단을 위한 개선의 여지가 얼마나 큰 것인가를 알 수 있다. 직장암의 진단은 다른 장기의 암에 비해서 수월하다. 예를 들면 유암이 신체 표면에 가까운 암으로 아무리 진단이 용이하다고 하더라도 피부나 지방으로 격해 있으므로 직접 손가락으로 만져보거나 눈으로 볼 수는 없다. 그래서 의심스러울 경우에는 피부를 절개(切開)하여 병소를 노출시키지 않으면 안된다. 소절편을 취해서 현미경 검사를 한다 하더라도 이와 같은 절개가 필요하다. 그러나 직장암은 90% 이상이 직접 손가락으로 만질 수 있으며 직장경(鏡)을 쓰면 직접 볼 수가 있다. 그래도 의심쩍을 때는 병소의 표면을 문질러 떼어서 현미경으로 암세포의 유무를 검사할 수도 있고, 병소에서 소절편을 잘라 암조직을 조사할 수도 있다. 그리고 이것과 분간하기 곤란한 병은 별로 없다. 물론 작은 것은 손가락으로는 만져지지 않는 수도 있으나 직장경으로 보면 좁쌀알 만한 것까지 잘 보인다.

　진단은 쉬우나 실제로 직장암에 있어서는 넓은 직장을 암이 완전히 둘러 싸고 있어서 변이 통과하기 어렵게 되어 있는 것이 1/3이 되므로 조기 진단과는 거리가 멀다.

　외국에서는 직장암의 조기 발견을 위해 그 증세가 없는 사람을 포함해서 직장경 검사가 열심히 실시되고 대암시설(對癌施設)에서 수천, 수만의 결과가 보고되고 있으나, 의외에도 조기암은 여간해서 발견되지 않았다. 검사받은 4,000명 중 암 9명, 연인원 47,000명 가운데 암 57명 등의 보고에서 직경 1cm 이하의 암은 극히 드물며, 직경 0.5cm 내외의 것은 거의 없다는 것이다.

　조기암이란 병리학적인 학문 용어로서 그저 작다는 뜻만이 아니라 암이 아직 완전히 점막 안에 머물러 있는 상태를 말한다. 조금이라도 암세포가 심부에 침입해 있으면 조기암에서 제외된다.

　암이 점막 하층에 침입해 있더라도 장벽(腸壁)을 꿰뚫지 않고 전이도 하지 않고 있는 것을 듀크스의 A군암이라고 하는데, 이것마저 전체의 약 10% 밖에 되지 않는다. 그러나 이 정도의 것이라면 90% 내외가 완치된다. 이 A군의 암이란 어느 정도의 크기냐 하면 지름 2~3cm 이하의 것으로, 대개 손가락 끝마디 정도의 크기이면 A군이다. 이 정도에서 발견된다면 이상적이라 할 수 있다.

　암이 더 깊이 침입하면 B군, C군이라 하며 A군이 90% 낫는 데 비해 B군은 60%, C군은 30% 정도 밖에 낫지 않는다. 결국 번져 나가면 그것을 완전히 제거하기가 어려우므로 문제가 많은 암일수록 번져 나가기 전에 수술을 받아야 한다. 따라서 의심스러울 때는 빨리 의사의 진단을 받는 것이 좋다.

치 료──직장암의 치료는 다른 소화관의 암과 같이 암의 병소와 그 주위에 침입한 암세포와 병소를 떠나 임파절(節)에 들어간 전이를 완전히 소멸시키는 데 있다.

이론적으로는 외과적으로 잘라내든지 방사선으로 태워 버리든지 약으로 소멸시켜 버리든지 해야 한다. 외과적으로 잘라내는 것은 가장 완전한 암의 제거법이다. 그러나 결국은 국소요법이므로 암이 지나치게 번지거나 간장이나 폐 등 먼데로 전이를 일으켰을 경우에는 완전히 제거해 버릴 수는 없다.

방사선요법도 일종의 국소요법이므로 병소가 국한(局限)되어 있을 필요가 있으며, 체표(體表)에서 어림하여 쬐는 것이므로 실제의 암세포가 퍼진 데 대해서 충분히 쬐어졌는지의 여부도 알 수 없다. 또 방사선으로 암 뿐만 아니라 주위의 정상적인 조직까지 태워 버리게 되므로 무턱대고 대량으로 쬘 수도 없는 일이다.

화학요법도 현재로서는 보존요법의 한계를 넘어서지 못하고 있는 형편이다.

직장암의 수술이라고 하면 누구나 인공항문을 연상한다. 그러나 현재는 원래의 항문을 쓸 수 있는 경우에는 될 수 있는 대로 인공항문을 피하는 경향이 있다. 또 암이 작을수록 인공항문을 피할 수 있는 가능성이 커진다. 직장암의 수술은 2차대전 후 상당히 변했다. 현재도 세부에 걸친 여러가지 개량이나 연구가 진행되고 있다.

직장암으로 입원하면 우선 수술을 할 수 있는지 없는지, 그리고 나을 가망이 없다면 생명을 될 수 있는대로 연장하기 위해서나 고통을 덜기 위한 수술을 어떻게 할 것인지를 정한다. 그리고 혈행(血行)전이의 유무, 암병소의 장소, 퍼진 정도, 주위에의 유착(癒着)의 유무 등을 조사하며 수술의 예상을 세운 뒤에 수술이 시작된다.

현재 하고 있는 수술은 크게 세 가지가 있다. 첫째는 암이 직장의 상부에 있고, 항문에서 10cm이상 안에 있는 것은 배를 절개하여 직장을 떼어내고 그 상단과 하단을 봉합한다. 이 때 직장의 하부와 항문이 남게 되므로 변은 원래의 항문으로 나오게 된다. 이것은 복식 직장절제수술(腹式直腸切除手術)이라 하여 영국 등에서 널리 행해지고 있는데, 경우에 따라서는 상당한 숙련을 요하는 수술이다.

둘째로 암이 항문으로부터 5~10cm 이내에 있는 것은 항문만 남기고 직장을 절제하여 상단의 결장을 항문의 밖으로 끌어내어 둔다. 그러면 10일을 전후하여 결장과 항문이 붙어서 아물어 버리므로 그때에 항문 밖에 나와 있는 장을 절제하여 항문의 형태를 형성시키게 된다.

그렇게 되면 대변은 대용 직장을 통하여 원래의 항문에서 나오게 된다.

항문에서 결장을 끌어 내어 두고 상처가 나을 때까지 대변이 흘러 나오는 것을 막는 방법을 관통수술식(貫通手術式)이라고 한다. 이 방법은 그 착상으로 보아서는 훌륭하다고 볼 수 있지만 지금까지 여러 가지 합병증이 많았기 때문에 꺼리는 의사도 있었는데 차츰 개선되어 가고 있다. 적어도 종래에 걱정하고 있듯이 항문에서 끌어낸 결장이 썩는 일은 전혀 없다.

세째로 항문에서 5cm 이내에 있는 암은 항문으로부터 너무 가깝기 때문에 항문을 절제해 내지 않고 남겨 두면 재발할 우려가 있기 때문에 배와 항문 양측에서 절개하여 항문을 포함하는 직장 전체를 절제하지 않으면 안된다. 그리고 항문 주위는 넓게 자를 필요가 있으며, 따라서 상당히 큰 상처가 된다.

1880년대에서 1930년내까지 가장 널리 쓰이고 있던 구시 수술 방법에서는 수술이 배측(背側 : 항문측)에서만 행해져서 배부수술식(背部手術式)이라고 하는데 대해 이 수술은 복배(腹背) 양측에서 하기 때문에 복배 합병수술이라고도 한다.

복배 합병수술은 가장 철저한 수술로서 낡은 배부수술식 대신 오늘날까지 전 직장암의 표준 수술식이 되어 있었으나 현재로서는 복식절제(腹式切除), 관통수술식도 차츰 널리 쓰여지게 되었다.

수술 후의 장애는 뭐라 해도 인공 항문에 의한 불편인데, 이것은 생명을 건지기 위해서는 어느 정도 어쩔 수 없는 일이다. 익숙해지면 그대로 일하고 있는 사람도 적지 않다. 복식절제나 관통수술식을 썼을 경우에는 원래의 항문에서 변이 나오지만 모두 완전하다고는 할 수 없다. 대체로 인공항문보다는 낫다고 생각하고 있다.

큰 수술에서는 주로 수술에 의한 신경 장애 때문에 오줌이 안 나오는 일이 가끔 있는데 많은 사람들은 해가 감에 따라 나아진다. 퇴원 후는 오줌을 조심하여 방광염 등에 주의할 필요가 있다.

식사는 직장암의 경우에는 오히려 일찍 보통식으로 취하며, 퇴원 후에도 보통 식사를 해도 상관없다. 또한 특별히 안정을 취할 필요는 없고 웬만한 일은 할 수 있으므로 재발을 걱정하여 아무 것도 안 하느니 보다는 일을 하고 있는 편이 정신적으로 좋다고 생각된다.

　수술 후 가장 중요한 문제는 재발이다. 재발에는 국소재발과 원격전이(遠隔轉移)의 재발이 있다. 국소재발은 절제한 직장 주위에 생기는 것으로, 여성은 자궁이나 질에 일어나는 것이 많으며, 또 남겨 둔 임파절에도 재발한다. 원격전이는 간장이나 폐 등 떨어져 있는 곳에 생기는 것이다. 재발은 자신이 예방할 수 없는 것이므로 수술 후에는 정기적으로 진찰을 받고 재발을 발견하면 빨리 적당한 치료를 받아야 한다.

장암(腸癌)

　장암(腸癌)은 크게 대장암(大腸癌)과 소장암(小腸癌)으로 나누고 있다. 소장(小腸)은 위(胃)에 이어 소화 흡수를 행하며, 길이는 7~8m나 된다. 이에 비하여 대장(大腸)은 1.5m며 결장은 20cm밖에 되지 않는다. 우리나라에서 장암의 발생률은 위암보다는 훨씬 적다. 또한 소장(小腸)에는 암이 꽤 발생하고 있다.

　장암(腸癌)의 경우도 위암과 마찬가지로 우선 점막에 암이 발생한다. 그런다음 하층·근층 또는 장막(腸膜)으로 차츰 바깥쪽을 향해 확대되어 간다.

원　인 —— 다른 암과 마찬가지로 정확한 요인은 규명되고 있지 않다. 다만 장(腸)에 되풀이 되는 만성 자극이 암을 일으키는 원인이 된다고 보고있다. 또한 약10% 정도 유전적 관계가 있는 것으로 되어 있다.

증　세 —— 초기 증세로서는 우선 변에 혈액이 섞여 나온다. 초기에는 혈액이 소량이기 때문에 육안으로는 판단하기가 쉽지 않다. 따라서 변의 잠혈반응(潛血反應)으로 조사하게 되는데, 이때 24시간 이내에 생선회나 고기 등의 요리를 먹었다면 역시 변의 잠혈반응은 양성이 된다. 또 치질이나 열항(熱肛)에 걸려 있을 경우도 이와 같다. 암이 더 진행되면 장(腸)의 내강(內腔)이 좁아지기 때문에 아무래도 뱃속이 편치 않게 된다. 즉 배가 붓거나 소리가 나고 동통이 온다.

  또한 통변(通便)도 때로는 변비나 설사 등의 대량 출혈이 보이게 되면 변이 검게 되거나 빈혈때문에 얼굴색이 나빠지거나 피로해지기 쉽고, 숨이 가쁘며 현기증이나 두통 등의 증세를 나타내기도 한다.

  이렇듯 원인 불명인 빈혈 증세가 생겼을 때에는 혈액검사만이 아니라 반드시 잠혈 반응을 조사해 보아야 한다.

진　단——장(腸)검사에는 조영제(造影劑)를 장에 넣고 뢴트겐 검사를 행하며, 파이버스코우프에 의한 내시경(內視鏡)검사를 행하여 진단을 확정한다.

  직장(直腸)에 암이 있는 경우는 우선 항문에 손가락을 집어 넣어서 촉진(觸診)으로 비교적 간단하게 진단할 수 있다. 그래도 확실치 않을 때는 직장경(直腸鏡)으로 조사를 한다. 이런 검사들은 비교적 간단하며 고통도 적다.

치　료——조기 발견과 조기 치료가 가장 좋은 치료법이다. 장암(腸癌)은 예후가 비교적 좋기 때문에 보다 적극적인 광범위 절제 수술을 하면 효과를 볼 수 있다.

  수술을 할 수 없는 상태이거나 수술 전에는 환자에게 영양분 있는 음식을 주고 배변을 조절해야 한다. 배변 조절은 음식물로 하는 것이 효과적이며, 대변량이 적게 되는 음식물이 좋다.

  치료는 역시 수술이나 방사선요법 그리고 제암제(制癌劑)의 사용이 행해지고 있다.

전립선암(前立腺癌)

  전립선이란 방광과 요도(尿道)의 접속부에서 요도를 둘러싸는 형상을 이루고 있는 것을 말한다. 전립선에는 여러가지 병이 있는데 그중 대표적인 것으로서 전립선비대증(前立腺肥大症)과 전립선암(前立腺癌)이 있는데, 50세 이후 60~70세에 많이 발생하고 있는 병이다.

  또한 전립선 비대증은 양성(良性)의 종양으로서 아무리 커져도 전립선 밖에까지 파급되는 일은 없고, 멀리 떨어진 부위에 전이되지는 않는다. 한편 전립선암은 처음부터 악성의 종양이어서 전이된 이외의 곳까지 증식될 뿐만 아니라 인체의 어느 곳이든지 전이 된다.

전립선암은 다른 나라에 비해 우리나라에선 그리 흔히 발생되는 병은 아니다. 그러나 해마다 사망자 수가 증가하고 있음을 볼 수 있다.

병원에서 전립선암이라고 진단되었을 때에는 수술이 불가능할 정도로 이미 다른 장기에까지 퍼져 있는 경우가 많다.

원 인── 남성 호르몬은 암을 악화시키고 반면 여성 호르몬은 암을 억제한다. 이런 점으로 판단할때 남성 호르몬이 암 발생과 관계가 있는 것으로 볼 수 있다.

증 세── 전립선이 커져서 전립선 요도가 좁아지게 때문에 배뇨하기가 힘이 들며 또 오줌을 자주 누게 된다. 심하게 되면 본인도 모르게 오줌을 싸게 되며 특히 밤에 오줌을 많이 누게 된다.

또한 전신이 빨리 쇠약해지며 허리와 골반부에 신경통이 심하고, 직장에 압박감이 있으며 배변할때 동통이 심하다.

진 단── 전립선 조직을 조금 떼어서 조직검사를 하는 조직검사와, 요도경으로 전립선 부위에 충혈과 암종을 발견하는 요도경검사, 방광요도 X선 검사법으로서 방광과 요도를 X선 사진으로 찍으면 후부요도가 가늘고 길어지며 불규칙해지는 것을 발견할 수 있다.

또 다른 검사법으로 오줌을 눈 뒤에 방광 속에 남은 오줌을 측정해 보는 잔뇨 측정법이 있다.

치 료── 외과적으로 전립선을 떼어 내는 방법이 있으나 이 수술을 할 수 있는 경우는 15~25% 정도 밖에 안된다. 다음은 고환 척출로서 양측 고환을 떼어서 남성 호르몬이 일부 나오지 못하도록 한다. 또한 여성 호르몬 요법으로서 남성 호르몬과 반대 성질을 가진 여성 호르몬을 주어서 남성 호르몬을 중화시킨다. 전립선암의 경우 X선 조사는 별 효과를 거두지 못하고 있으며, 기타 동위원소를 이용한 치료법이나 항암제를 투여하는 방법 등이 있으나 그 효과는 크지 않다.

  전립선암 환자의 경우 호르몬 요법으로 3~5년간 생명을 연장할 수는 있으나 근치는 기대할 수 없다. 근치적 수술의 경우 5년 생존율은 30~50%가 되며, 전이를 일으킨 암환자는 2/3가 10개월 이내에 사망한다. 전이를 일으키지 않은 환자는 60% 정도가 1년 이내에 사망하고 있다.

  현재 사용되고 있는 호르몬요법은 1960년대에 발견되어 발견자인 허긴스 박사는 그 공적으로 1965년도 의학 생리학 분야의 노벨상을 수상하기도 했다.

췌장암(膵臟癌)

  췌장(膵臟)에 생기는 종양의 대다수는 암이다. 이 췌장암은 소화기암 중에서도 가장 악성이며 수술을 하여도 가장 낫기 어려운 것이다. 조기 발견이 곤란하며, 수술을 하여도 이미 시기가 늦었을 경우가 많고, 수술 그 자체도 복잡하고 어렵다. 또한 이 수술에 경험을 쌓은 의사도 비교적 적은 편이다.

  췌장에서 만들어지는 췌액은 췌관이라고 하는 도관(導管)에 모여져서 십이지장으로 보내진다. 췌장암은 이 췌관 또는 췌관세지(細肢)의 내면을 덮고 있는 세포에서 발생하는 것이 대다수이다. 간혹 췌액을 분비하는 세포 자체에서도 발생한다.

  그밖에 췌도선암(膵島腺癌)이 있지만, 이것은 췌도선종이라고 하는 양성종양이 암화한 것으로 발생 빈도는 적다. 또 췌낭포선암도 췌장암보다는 악성도가 낮으며, 드물게 발생하는 암이다.

  췌장은 오른쪽으로부터 두부·체부·미부로 나눌 수 있다. 췌장암은 2/3 이상이 췌두부에서 발생하고 나머지가 체미부(體尾部)에서 발생한다.

  췌두부는 십이지장으로 3면이 둘러 싸여 있다. 담즙을 나르는 총담관과 췌액을 나르는 췌관이 합류하여 개구(開口)하고 있다.

  이와 같이 췌두부는 위치적으로 총담관과 밀접한 관계가 있다. 따라서 췌장에 암이 발생하여도 췌두부암과 췌체미부암으로 나누어 설명하는 편이 이해하기 쉬운데, 어느 것도 췌장암이라는 점에서는

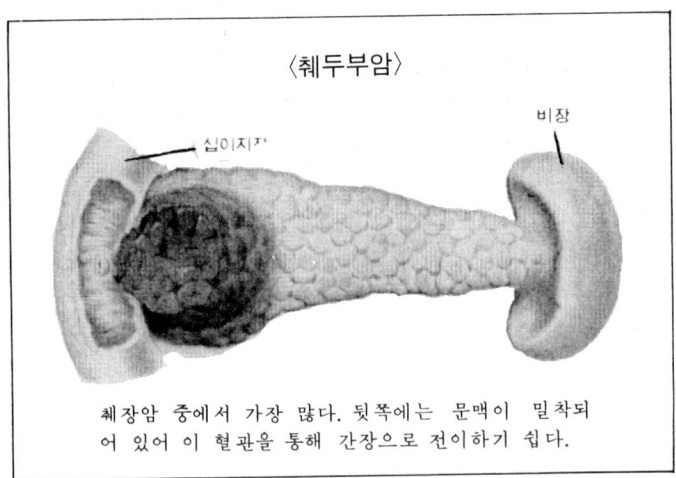

〈췌두부암〉

췌장암 중에서 가장 많다. 뒷쪽에는 문맥이 밀착되어 있어 이 혈관을 통해 간장으로 전이하기 쉽다.

변함이 없으며, 또 악성도도 높다. 악성도가 높은 하나의 특징은 전이하기 쉬운 암이라는 점이다.

췌두부의 뒷쪽에는 문맥이라고 하는 굵다란 혈관이 밀착해 있다. 이 혈관은 위장과 그 밖의 복부 장기에서 정맥혈을 모아 간장으로 나르는 역할을 한다. 췌장암이 자라면 쉽게 문맥에 파급하여 혈류(血流)를 매개로해서 간장으로 전이한다. 특히 췌두부암에 있어서는 이 경향이 크므로 곧 간장으로 전이할 염려가 있다.

췌장은 복부의 다른 장기와는 달리 복강 후벽에 밀착되어 있다. 이 때문에 암이 발생하면 주위의 장기에 연속적으로 번져 가기 쉽다. 또 임파관도 발달되어 있으므로 주위의 또는 먼곳에 있는 임파절에도 전이하기 쉽다.

어쨌든 간장 전이가 많다는 것이 췌장암의 특징이며, 이 때문에 절제 수술은 무의미한 것이 된다. 또 설령 간장으로 전이하지 않는다고 하더라도 암이 문맥 벽에 침윤되면 수술도 곤란할 뿐 아니라 수술을 해도 재발하기 쉽다.

위암 등에서 암이 계속해서 췌장으로 파급되는 수는 있지만 다른 장기의 암이 췌장으로 전이하는 일은 많지 않다.

췌장암의 발생률은 전 소화기암 중의 5~6위를 차지하는 것으로서 결코 드문 병은 아니다. 호발(好發) 연령은 보통의 암과 대체로 같으며 남성이 여성보다 약간 많다.

발생 원인이 생활환경에 좌우되는지 어떤지는 분명하지 않으며, 어떤 병에서 췌장암이 되기 쉬운지도 밝혀지지 않았다.

위장과 같은 관강장기(管腔臟器)는 일종의 부대(負袋)와 같은 것이어서 내강이 넓으며, 암은 이 내강 면의 표면에서 발생한다. 최근에 와서는 위경(胃鏡)이나 위 카메라의 발달로 위를 직접 들여다 볼 수 있게 되었고, 종래부터 조영제인 바륨을 먹는 뢴트겐 검사를 병용하여 위암의 조기 발견은 더욱 더 가능하게 되었다.

그에 비하여 췌장에는 이와 같은 내강도 없고, 또 복강의 심부에 다른 장기에 의해서 가려져 있기 때문에 복강경으로도 관찰할 수 없다.

따라서 췌장암을 조기 발견한다는 것은 매우 어려운 일이다.

췌두부암의 증세 —— 췌두부암은 총담관과 밀접한 관계가 있으므로 황달이 특징이다. 체두부의 암은 경과 중에 담석증과 같은 통증을 수반하지 않고 고도의 황달만 나타난다. 이것은 담즙의 통로인 총담관이 췌두부에 근접하고 있어서 췌두부에 발생한 암이 총담관으로 파급하여 총담관을 막아 버리므로 담즙의 유출이 막히기 때문이다.

이 황달은 일단 나타나면 차츰 강도가 더하여져 그 경과 중 결코 가벼워지지 않는다. 물론 담즙이 흐르는 통로 자체에 암이 발생하여도 똑같이 황달이 생기는데, 췌두부암에서는 황달 이외의 특징 있는 증세는 거의 없다. 그러므로 대단한 통증도 없고, 점차 증강되어 지속하는 황달이 중요한 증세로 인정되고 있다. 황달이 조기에 나타나면 진단하기도 쉬워서 암이 주위로 퍼져 나가기 전에 수술을 할 수 있다. 그렇지만 암이 발생하는 위치가 췌두부 중에서도 총담관에서 떨어져 있으면, 그만큼 황달이 나타나는 시기도 늦어진다. 어느 쪽인가 하면 이미 황달이 나타난 뒤에는 암이 진행되어 있어서 수술할 시기를 놓쳐 버리는 수가 많다. 그래서 황달이 나타나기 전에 어떻게 증세를 파악할 수 없는가 하는 것이 문제가 된다.

황달이 나타나기 수개월 전부터 전신의 권태감, 식욕감퇴, 상복부의 둔통이나 불쾌감, 체중감소 등의 증세가 흔히 일어난다. 그러나 이런 증세는 그것만으로는 췌장암의 존재를 나타내는 특징이 아닌 것이며, 다른 위장 질환과의 감별도 도저히 불가능하여 췌장암을 발견하지 못하는 수가 많다.

그래서 실제 문제로서는 검사가 쉬운 위장 질환을 검사하고 위장 질환이 없으면 그대로 방치하지 말고 췌장 질환이나 특히 췌장암에 대한 면밀한 검사를 하지 않으면 안된다.

진　단──췌장 질환의 검사법으로서는 췌액 채취 검사, 췌장혈관 뢴트겐 조영, 단독 십이지장 뢴트겐 조영, 특수뢴트겐 조영, 초음파 검사, 췌장 신틸레이션 등 여러가지 방법이 실시되고 또 개발되어 가고 있다. 그러나 모두가 좀 복잡한 기술을 요하며 또 특별한 설비가 필요할 뿐만 아니라, 이런 검사를 한다고 해서 반드시 췌장암의 존재가 뚜렷하게 밝혀지는 것은 아니다. 특히 조기 발견에 필요한 구실을 하는 것은 현단계에서는 기대할 수 없다.

치　료──췌장암은 방사선 치료나 화학요법으로는 효과를 바랄 수 없으므로 외과적으로 절제하는 이외의 다른 방법은 없다.

　췌두부암에서는 췌두부 뿐만 아니라 혈류 관계로 십이지장도 동시에 잘라내는 췌십이지장 절제라고 하는 복잡한 수술 방식을 취한다. 절제 후는 음식물과 담즙, 췌액이 장관 내를 아무 지장없이 통과하도록 하지 않으면 안된다. 그러기 위해서 위와 장을 잇는(위장문합) 외에 담간과 공장과의 문합, 또 췌두부 절제 후에 남아 있는 췌체미부와 공장을 문합시키지 않으면 안된다. 또 췌장과 문맥의 박리(剝離)가 필요하지만 이때는 출혈하기 쉬우므로 신중을 기해야 한다. 수술은 대개 수시간이 걸리며, 8시간을 넘는 일도 드물지 않다.

　드물기는 하지만 암이 췌장에 널리 발생해 있을 경우에는 췌장 전부를 절제하는 수가 있다. 췌장 전절제에서는 인슐린(血糖値를 내리는 호르몬)이 결핍되어 당뇨병이 생기기 쉬우므로 인슐린을 매일 주사할 필요가 있다. 또 췌액 결핍에 의한 소화 불량에 대하여는 소화 효소제를 사용한다.

피부암(皮膚癌)

　우리의 피부도 세포로 구성되어 있는 이상 역시 암으로 화하는 위험에서 모면할 수는 없다.

　또한 다년간 아무렇지 않은 양성의 점·모반(母斑)·사마귀 등이 어떤 자극으로 돌연히 악성화 하는 경우도 있다. 특히 점처럼 검은 색소를 갖는 멜라노사이트라는 세포가 암으로 화하여 생기는 멜라노움은 그 전이(轉移)속도가 극히 빠른 무서운 암이다. 또 화상(火

傷)을 입은 후의 흉터는 갈라진 틈이 궤양(潰瘍)이 되며 진물러서 암으로 화할 위험이 있다.

티눈도 그것 자체는 아무 걱정을 할 것이 없는 것이지만, 다년간 방치해 두면 만성 자극을 피부에 주어 암 발생을 유발한다.

사마귀는 바이러스 감염에 의하여 생기는 것으로, 암은 아니다. 그러나 보통 사람이 사마귀로 잘못 알고 피부암에 상처를 입혀서 악화시키는 예도 있으므로 전문의사의 진단을 받을 필요가 있다.

요는 피부암의 초기는 사마귀·점·모반·티눈·진무르는 궤양 등이다. 흔히 부인들이 아주 간단하게 점이나 모반 등을 떼주었으면 좋겠다면서 병원을 찾아오는 사람이 많은데, 지금까지 말한 것을 염두에 두고, 쓸데없는 처방을 멋대로 하지 않는 편이 좋을 것으로 생각한다.

점·모반·티눈 따위가 색이 진하게 변화했을 경우, 크기가 별안간 커졌을 경우, 표면이 진물러서 출혈했을 경우, 그 주위가 굳어지고 커졌을 경우에는 전문의사의 진단을 받아야 한다.

피부암의 치료는 우선 국소(局所)를 절취(切取)해야 한다. 다음으로 방사선요법이 행해진다. 멜라노움에는 최근 중성자가 효과적인 것으로 알려졌다.

또 약물요법으로서 다음에 말하는 제암제(制癌劑), 특히 브레오마이신의 사용이 행해진다.

피부암은 초기에 치료하면 꽤 고율로 완치되므로 쓸데없이 두려워 할 일은 아니다.

후두암(喉頭癌)

후두암(喉頭癌)은 후두(喉頭)에 발생하는 암종(癌腫)으로서 크게 내암(內癌)과 외암(外癌)으로서 구분되고, 내암은 성대 자체에 발생하는 암이고, 외암은 성대 이외에 발생하는 암을 말한다. 남녀의 비율은 8:2 정도로 나타나고 있다.

원 인 —— 주로 후두에 자극이 심하면 일어난다. 즉 담배나 술을 지나치게 애용하거나 성대를 혹사하는 사람들(정치가·웅변가·가수)에게 많이 발생하고 있다. 그 원인은 확실치 않으나 담배나 대기 오염 등으로 보고 있다.

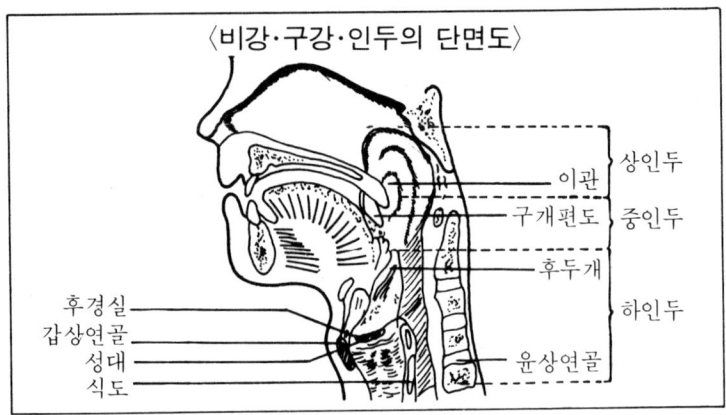

〈비강·구강·인두의 단면도〉

상인두
이관
구개편도 중인두
후두개
후경실
갑상연골
성대
식도
윤상연골
하인두

증　세──후두암의 초기 증세는 목소리가 경하게 쉬고, 암종의 진행에 따라 전혀 소리를 지를 수 없거나 호흡이 곤란하다.
첫째 내암(內癌)은 성대(聲帶)에 발생하는 수가 많으며 한정된 부위에 발생하는 버섯꼴 종양을 보이는 것과 광범위하게 발생하여 주위 조직으로 퍼지는 것이 있다.

　둘째 외암(外癌)은 후두(喉頭)입구나 그 주위에 발생하는 수가 많이 있다. 특히 외암(外癌)에 비해 매우 악성(惡性)으로서 주위 조직을 침범하거나 전이를 일으킨다. 두 암은 혈담(血痰)을 보이는 경향이 많다.

진　단──후두암의 진단은 다른 암과는 달리 매우 간단하여 후두경을 인두(咽頭)에 넣어서 비춰 보기만 하면 쉽게 알수 있다. 그리고 조직 검사를 통하여 정확히 알아낼 수 있다.

치　료──후두암의 치료 방법으로서는 두가지가 주로 사용되고 있다. 외과적인 수술로 제거하는 방법과 X선 또는 방사선 조사(照射)로 치료하는 경우가 있는데 경우에 따라 두가지 방법을 병용하는 수가 많다.

　초기의 암은 방사선 치료만으로 완치가 되지만, 병이 더 진행된 경우에는 수술을 해야만 한다.

　더욱 병이 진행된 경우에는 후두전적출술(喉頭全摘出術)을 시행하며 어느때는 목 주변의 임파절을 모두 짤라내야만 한다.

　수술을 하게 되면 성대가 없어져 목소리를 낼 수 없게 되지만 인공후두(人工喉頭)나 식도성대(食道聲帶)등의 발성법에 의해 말을 하게 되지만 많은 연습과 시간을 필요로 한다. 병이 진행된 경우 수술을 받아도 5년 생존율은 70~80%정도 밖에 기대할 수 없다.

종래에는 수술이 주로 사용되었으나 근래에는 방사선요법이 주가 되고 있으며, 수술 자국을 남기는 외과적인 수술보다는 미용상으로도 바람직하다.

성대(聲帶) 부근에 발생된 암이라면 라디움 메몰조사법(埋沒照射法)만으로도 완치시킬 수 있다. 수술후 패혈증이나 출혈 등이 합병증을 일으킬 수 있으므로 정기적인 진찰을 받아야 한다.

전국주요병원 일람

서울특별시

병원명	소재지	전화
가톨릭의대부속 강남 성모병원	강남구 반포동 505	593-5141~9
가톨릭의대부속 성모병원	영등포구 여의도동62	789-1114
가톨릭의대부속 성바오로병원	동대문구 전농동620~56	965-0121~5
강동병원	강동구 성내동 78-1	482-1064~6
강서병원	구로구 개봉동 403~29	613-7781~4
건국대부속 민중병원	성동구 화양동 27~2	447-0511~5
경희대의대부속병원	동대문구 회기동1	966-5191~5
고려병원	종로구 평동108	739-3211~20
고려의대부속 구로병원	구로구 구로 1구획145	864-5111-6111
고려의대부속 혜화병원	종로구 명륜동2가 4	762-5110~30
국립경찰병원	성동구 홍익동16	292-9171~5
국립의료원	중구 을지로 6가 18-79	265-9131~49
금강병원	용산구 이촌 1동 301-165	797-2001~10
남서울병원	강동구 석촌동 285	415-5001~10
대림 성모병원	영등포구 대림동978~13	832-1011~5
동서울병원	동대문구 신설동 98-28	94-9117~3
동아병원	성동구 성수동 2가 275~2	463-4011~5
방지거병원	성동구 구의동 244~5	453-6111~5
복음병원	성동구 금호동 2가 500~9	231-7761~5
새마음병원	서대문구 북아현동 775	362-3251~9
새한병원	도봉구 미아동 62~28	981-5161~3
서부병원	은평구 응암동 87~14	389-0591~3
서울병원	영등포구 신길동 232~84	832-0151~5
서울기독병원	동대문구 면목 3동 568-1	495-5621~45
서울대학교병원	종로구 연건동 28	7601-0114
서울 위생병원	동대문구 휘경 2동 29-1	244-0191~5
서울 적십자병원	종로구 평동164	737-4581~9
성애병원	영등포구 신길동451~5	842-6028~7206
소화아동병원	용산구 서계동 224~32	717-6701~7
순천향대학병원	용산구 한남동 657~58	794-7191~9

병 원 명	소 재 지	전 화
시립동부병원	동대문구 용두동118~20	923-5377
시립영등포병원	영등포구 영등포동 2가 222	634-9301~3
연세대의대 세브란스병원	서대문구 신촌동134	392-0161(代)
연세대의대 영동세브란스병원	강남구 도곡동6~17	557-9594(代)
영 락 병 원	중구 저동 2가 61~7	272-9211~20
영 암 병 원	강동구 성내동551~1	485-2131~5
원자력병원	도봉구 공릉동 215~4	974-2501~24
을 지 병 원	중구 을지로 3가 302~1	275-1631~7
이화여대부속병원	종로구 종로 6가 70	762-5061~9
인제의대부속 서울백병원	중구 저동 2가 85	266-1121~5
잠 실 병 원	강동구 삼전동 9~3	414-7751~4
제 성 병 원	강서구 목동 793~3	696-9901
제 일 병 원	중구 묵정동 1가 23	269-5121~5
중앙대의대부속 성심병원	중구 필동 2가 82~1	267-8111~9
중앙대의대부속 용산병원	용산구 한강로 3가 65~207	798-9701~5
지방공사 강남병원	강남구 삼성동171~1	568-6011(代)
청구 성심병원	은평구 갈현동 395~1	385-5511~9
충 무 병 원	영등포구 영등포동 4가93	678-0041~5
카도릭병원	강동구 천호동 357	470-1211~21
한 국 병 원	종로구 재동55	763-1461~70
한국보훈복지공단 보훈병원	강동구 둔촌동 6~2	482-0111~3
한 라 병 원	성동구 화양동 167~91	464-2700~9
한림대부속 강남 성심병원	영등포구 대림동948~1	833-3781~92
한림대부속 동산 성모병원	동대문구 청량리동235~2	965-3601~9
한림대부속 한강 성심병원	영등포구 영등포동94~200	633-9111~6
한양대의대 부속병원	성동구 행당동17	293-2111 · 3111
한 일 병 원	중구 서소문동47	755-3221~9
혜 민 병 원	성동구 자양동627~3	453-3131~7
희 명 병 원	구로구 시흥동 882~31	804-0002
가 야 병 원	강남구 방배동 852~14	590-1121~5
강남 고려병원	관악구 봉천 6동 36~83	877-4466
강동 성모병원	강동구 암사 1동479~13	482-6340~2
강북 성모병원	성북구 하월곡 2동27~117	916-1501~3

병원명	소재지	전화
강서 성모병원	강서구 화곡동1065~26	605-4268~70
강서 영일병원	강서구 화곡동372~18	603-3900
강서 제일병원	강서구 화곡동 377~8	605-3111~3
개 포 병 원	강남구 도곡동 196~1	553-9991
고려 남훈병원	서대문구 북아현동126~22	362-0711·1428
구 세 병 원	도봉구 미아 4동137~26	981-4447~9
국립 서울정신병원	성동구 중곡동30~1	445-0905~9
국 민 병 원	서대문구 북아현동 126~21	312-5111~2
김포 중앙병원	강서구 공항동45~99	662-0642
남 부 병 원	관악구 신림 8동 543~18	853-2121~2
녹십자병원	마포구 도화동 17~22	715-4935~9
대 덕 병 원	강서구 화곡동24~92	697-1351~4
대 성 병 원	서대문구 홍제동235	724-9101
대 우 병 원	은평구 대조동 198~10	353-1212
덕 산 병 원	구로구 오류동 33~74	682-2221
도 영 병 원	구로구 개봉동353~2	613-8001~3
동 부 병 원	성동구 화양동 24~17	463-6262
동부 제일병원	동대문구 망우1동128·12	492-0711
동 주 병 원	강동구 성내 2동 199~5	487-1121~3
명지 성모병원	영등포구 대림 2동 1041~13	845-6113~5
목 병 원	용산구 갈월동5~9	752-0777
목동 성모병원	강서구 목동406~28	695-8404
보 건 병 원	성동구 행당동320~10	292-5939·7435
부 국 병 원	동대문구 상봉동108~2	434-7735·8133
삼 성 병 원	동대문구 답십리 3동 463~19	212-9967~70
삼 양 병 원	마포구 동교동205~6	323-1144·6644
삼육재활원부속 아동병원	관악구 봉천동722~3	878-8122~4
삼 일 병 원	영등포구 영등포동 4가 63	678-3567·4031
서부 성심병원	마포구 성산동94~4	374-3111~2
서안 복음병원	강서구 신월동51~11	604-7551~5
서울간호전문대 부속병원	서대문구 홍제동287~89	725-8201~3
서울 내과병원	강남구 대치동910~2	552-4891~4
서울 백제병원	용산구 한남동657~59	793-0945~7
성 가 병 원	서대문구 북가좌동 418	373-1470

병원명	소재지	전화
성가 성북병원	성북구 하월곡동88-526	913-5403
성베드루병원	구로구 독산동 1077~25	802-2111~3
성북 성모병원	성북구 하월곡동29~110	912-2423
성북 성심병원	성북구 종암동 10~125	917-9647·9650
성분도병원	용산구 동자동 19~28	754-7771
성 아 병 원	동대문구 망우동 489~28	435-6061
성 야 병 원	성동구 하왕십리동 846~10	293-1121
성지혜병원	동대문구 회기동 67~3	961-8882~3
세 정 병 원	강서구 신월 4동 546~27	696-5601~3
세 종 병 원	동작구 대방동341~4	814-5030
송 천 병 원	강동구 길동 412~10	484-2138~40
시립 서대문병원	은평구 역촌동 산31	388-5041~2
시립 아동병원	강남구 내곡동12~425	566-5171~6
시립 정신병원	은평구 응암동 산6	303-9111~3
신 라 병 원	성북구 석관동168~23	963-7882
신 생 병 원	관악구 신림동1578~52	856-7601
신 일 병 원	도봉구 수유 5동 47~7	903-5121~5
신 정 병 원	강서구 신정 4동 942~12	602-4157~8
신 중 병 원	동대문구 전농동 602~9	966-2926
신 화 병 원	영등포구 영동포동 7가 77	633-9511~3
실로암 안과병원	강서구 등촌동512~5	690-5561
십 자 병 원	구로구 독산동 1012~18	854-9315
안 세 병 원	강남구 논현동 59	541-1541~9
양 지 병 원	관악구 신림 본동 78~6	885-6001~4
연세암센터부속병원	서대문구 신촌동131	392-8596
영 동 병 원	강남구 신사동 651~14	541-1100~7
영동 제일병원	강남구 삼성동151~1	567-3819
영등포 성모병원	영등포구 당산동 3가 386~3	677-5211~3
우신향병원	성북구 안암동 5가 85~9	94-7505~9
이영순 병원	구로구 독산동960	857-2001~2
일 신 병 원	은평구 갈현동 390~8	385-5101~5
전 병 원	성북구 동선동4가 26	94-0794
제 세 병 원	동대문구 상봉동 74~43	433-3336~7

병원명	소재지	전화
제일병원	동작구 상도동 188~19	845-8111~3
조지이토티 기념병원	은평구 응암동42~5	388-3422
종하병원	영등포구 문래동 2가 39	635-1547
주몽병원	강동구 고덕동32~2블럭	470-9734
중앙병원	종로구 와룡동161	765-4181~7
지산 성모병원	마포구 성산동 56~3	333-0012
지성병원	영등포구 양평1가 120~32	635-3883~5
차병원	강남구 역삼동 650~9	557-2611
청량리 정신병원	동대문구 청량리동 48	965-1171~7
한독병원	동작구 신대방동 583~13	832-7751~4
한독의료재단병원	중구 남대문로 5가 774	753-6941
한미병원	성북구 길음동 547~79	913-0175
한서병원	강남구 역삼동 718~35	555-5851~2
한중병원	중구 회현동 133~6	776-3616~7
해성병원	강남구 논현동 241~4	546-6831~2
해정병원	종로구 관훈동 196~10	730-5191
현대병원	동작구 노량진동 54~11	812-2611~5
현저병원	종로구 모악동 32~2	724-5858~9
혜성병원	마포구 동교동 172~13	322-0161~2
혜춘병원	중구 회현동 1가 194~24	777-3481~6
홍익병원	강서구 신정동 899~1	693~5552~5
흑석 성모병원	동작구 흑석동177~8	829-0166~8

부산직할시

병원명	소재지	전화
고신의료원	서구 암남동34	256-5161(代)
김원묵 기념봉생병원	동구 좌천동68~11	68-9955~8
대동병원	동래구 수안동 183	53-4331~7
동래 광혜병원	동래구 온천 3동 1426~7	53-2111~15
동산병원	사하구 괴정 3동 1003	203-1371~5
메리놀병원	중구 대청동 4가 12	44-8801~5
부산대의대 부속병원	서구 아미동 1가 10	26-0101~9

병 원 명	소 재 지	전 화
부산 위생병원	서구 서대신동 2가 382	242-9751~5
성분도병원	동구 초량 3동 31~3	43-7001~7
왈레스기념 침례회병원	동구 초량3동 1147~2	43-9331~7
인제의대부속 부산 백병원	부산진구 개금동633~165	93-3421~9
일신 기독병원	동구 좌천동 471	67-1501~5
재 해 병 원	남구 대연3동 73~15	623-0121~5
제 중 병 원	동래구 연산5동 703~4	864-0081~2
지방공사 부산의료원	동래구 연산 4동 605~37	82-9031~6
춘 해 병 원	부산진구 범천1동 873~44	68-7246~8
한국보훈복지공단 부산 보훈병원	동구 범일동 62~720	643-0801~6
한 독 병 원	부산진구 부전2동 255~27	803-0500~6
해 동 병 원	영도구 봉래동 3가 37	412-6161~9
광 산 병 원	중구 중앙동 4가 56	44-5041~3
구포 성심병원	북구 구포동 146~3	333-2001~5
남 천 병 원	남구 남천3동 29~8	623-3211~5
녹십자병원	동래구 온천동 161~4	53-9601~3
누 가 병 원	북구 덕천동 383~21	334-1001~4
동래 중앙병원	동래구 연산4동 739~1	862-6241~2
마리아수녀회 구호병원	서구 암남동 7~2	26-3045
명 동 병 원	동래구 온천 1동 183~7	552-1844·7523
반 도 병 원	해운대구 중1동 1394~92	73-5000~4
범 일 병 원	동구 범일동 833~26	66-8581~3
부산 강남병원	북구 덕천동 353~3	332-8000~3
부산 고려병원	부산진구 개금1동 177~314	93-4016~7
부산 대남병원	북구 학장동 164	324-2227
부산 아동병원	서구 암남동18	26-4655~7
부산 적십자병원	부산진구 전포4동 607~1	89-7616~9
성 가 병 원	부산진구 범천1동 719~14	65-3861~2
성 모 병 원	사하구 당리동 304~6	204-2121
세 일 병 원	동구 초량3동 1144	42-8111~3
세 종 병 원	동래구 안락 2동 454~12	524-4200~4
송두현신경외과병원	동래구 초량동 1191~6	462-4200~4
송봉환신경외과병원	동래구 온천1동 173~5	53-3137

병 원 명	소 재 지	전 화
수영병원	남구 수영동 445~11	752-0747
시민병원	동래구 서2동 199~19	522-6000~2
신라병원	진구 가야동 303~3	89-8188
심당병원	중구 영주동 616~12	463-6301~5
아세아병원	동구 수정동 95	43-2581
영도병원	영도구 대교동 1가 114~1	412-8881~3
우리들병원	동래구 낙민동 205~10	552-2100
유성병원	진구 부전1동 341~8	87-5131~4
유일병원	동구 초량동 1149~2	462-9000~1
율곡병원	동래구 명륜동 533	53-5973
인제병원	영도구 대교동 2가 62	47-8111~3
자성대병원	동구 범일동 652	68-3682~3
제일병원	동구 범일동 105~1	68-6832~3
중앙병원	진구 범천동1 847~42	69-5551~3
한병원	진구 전포동 151~1	87-5111~2
한미병원	동래구 부곡동 223~83	512-0005
한빛병원	북구 주례동 1162~2	322-7661
한중병원	북구 구포동 1121~6	322-1153·2202
해양병원	중구 중앙동 4가 80~8	44-4456~8
해운대병원	해운대구 중1동 1394~27	72-0052·0707
해운대 성심병원	해운대구 중1동 808~3	72-0079
현대병원	동래구 명륜동2 2~62	53-2404~8
혜성병원	동래구 안락1동 423~9	522·1196

대구직할시

병 원 명	소 재 지	전 화
가톨릭병원	남구 대명동 317~1	623-8001~20
경북대의대부속병원	중구 삼덕동 2가 335	422-1141
계명대 동산병원	중구 동산동 194	252-5101~10
곽병원	중구 수동 18	252-2401~6
영남대의대부속병원	남구 대명동 317~1	623-8001~20
파티마병원	남구 신암동 302~1	952-4051~7

병 원 명	소 재 지	전 화
가야 기독병원	남구 송현동183~12	622-2301~4
대구 애락보건병원	남구 내당동 13~46	52-0859
대구적십자병원	중구 남산2동 937~1	252-4701~7
성 심 병 원	남구 대명동1126~2	623-2111
세 강 병 원	남구 송현동 56~2	623-2121~6
수 성 병 원	중구 삼덕동 364~2	44-3669
인재 기독병원	수성구 수성동4가 1224~17	752-4966
지방공사 대구의료원	서구 중리동 1162	52-0693
한 독 병 원	서구 내당 5동 1198~25	67-0379
현대기독병원	수성구 중동 264~6	762-8892~4

인천직할시

병 원 명	소 재 지	전 화
가톨릭의대 부속 성모자애병원	북구 부평동665	524-5111~25
노동복지공사 중앙병원	북구 부평동 산73	94-0541~9
길 병 원	중구 용동 117	72-9011~19
부평 안병원	북구 청천동 302	524-0591~8
연세대의대 인천 세브란스병원	북구 가정동 406~1	524-7501~7
인천 기독병원	중구 율목동 237	762-7831~45
인천 세광병원	남구 주안동 144~2	425-2001~15
인천 적십자병원	남구 숭의동341~21	883-9011~5
지방공사 인천병원	중구 신흥동 2가 18	73-5801~7
경기 후생병원	중구 중앙동2~3	762-7511~3
노동복지공사 산업재활원	북구 구산동 산73	93-8135·9606
대 동 병 원	북구 부평동417~16	93-9934~6
대우중공업부속병원	동구 만석동6	762-1011~6
대 천 병 원	북구 부평동465~2	94-0081~6
새인천병원	남구 간석동170~23	423-6661~6
인천 성심병원	남구 주안동 226	82-3351~3
인천적십자 결핵요양병원	남구 연수동 220	865-2311~5
인천 중앙병원	남구 주안동 1007~4	425-0071~7
인천 해안병원	남구 숭의동 171~17	833-8511

광주직할시

병 원 명	소 재 지	전 화
광주 기독병원	서구 양림동 264	68-0051~9
광주 적십자병원	동구 불노동 174	365-0671~4
전남대의대 부속병원	동구 학1동 8	27-0011~30
조선대 부속병원	동구 서석2동 588	232-6301~5
광주 성인병원	서구 서2동 47~19	68-4511
김승완 외과병원	동구 대인동180~5	22-6767
김정형외과병원	동구 대인동 161~2	22-0525-8123
김화중정형외과병원	동구 대의동 35~2	22-2543
대 우 병 원	동구 학1동 110~8	68-3311~2
문명호정형외과병원	북구 중흥동 721~8	524-8855
백 제 병 원	서구 백운동625~9	365-3837~8
서 석 병 원	북구 누문동126	33-6321~4
세 종 병 원	동구 황금동 115	22-8778
안정남 외과병원	동구 대인동 321~13	523-7007
우 성 병 원	동구 계림1동 288~21	54-7111
인 제 병 원	북구 북동171	363-7771~2
제일산부인과병원	동구 대인동312~15	27-8123~4
중 앙 병 원	서구 화정동 774~1	364-0789
한 국 병 원	서구 양1동 288~9	362~5661~4
현 대 병 원	동구 금남로 5가 4	33-5166
홍안과병원	동구 궁동50	22-0627
효 성 병 원	북구 중흥동676~6	522-4191~2

경 기 도

병 원 명	소 재 지	전 화
가톨릭의대 부속성가병원	부천시 소사동2	652-0091~0111
가톨릭의대부속 성빈센트병원	수원시 지동93	6-4111~24
경기병원	송탄시 장당동 390~1	4-8105~9
고려대의대부속 반월병원	안산시 고기동 516	827-1511

병 원 명	소 재 지	전 화
광 명 병 원	광명시 철산동 389	658-0551~5
동 수 원 병 원	수원시 우만동 441	33-6711~8
부천 대성병원	부천시 심곡동 110~6	652-0141~6
부천 제일병원	부천시 송내동 577~2	63-2111~7
성 남 병 원	성남시 태평동 5113~1	42-9200~9
세 종 병 원	부천시 소사동 91~121	64-2211~9
시 흥 병 원	시흥군 의왕읍 오전리310	52-2621~7
신 천 병 원	의정부시 가릉동 산7	42-0101(代)
양친회병원	성남시 단대3동 3001	43-3000~9
중 앙 병 원	안양시 안양6동 산160	42-8111~9
한 국 병 원	안양시 안양동627~195	2-8101~5
한 미 병 원	성남시 태평동3309~327	44-3000
한 성 병 원	성남시 호계동 968~18	52-0011~5
가톨릭의대부속 의정부 성모병원	의정부시 의정부동 271	42-7131(代)
강 화 병 원	강화군 강화읍 갑관리173~1	2-7371~4
고 려 병 원	수원시 매산로 3가 16~16	43-9982
고려대의대부속 여주병원	여주군 여주읍 하리55~3	2-5553
광 제 병 원	수원시 영화동 443~13	6-3001~2
국 민 병 원	의정부시 의정부 3동 166~7	3-2101~4
근로복지공사 반월병원	화성군 반월면 일리95	82-2991~2
남서울병원	평택시 평택동291~7	52-4567
동 산 병 원	안양시 안양1동 676~115	42-5111
동 일 병 원	안양시 안양1동 639~4	2-2202·9307
박 애 병 원	평택시 평택동41~2	52-2121~4
백령적십자병원	옹진군 백령면 진촌리807	35·01
벧엘 병 원	성남시 수진 2동 4565	43-7761~3
새서울병원	의정부시 의정부1동 126~5	2-3755
서 민 병 원	수원시 신풍동 201	5-2532~3
서 울 병 원	안양시 안양4동 676~11	2-2150·2550
서 울 병 원	광명시 광명동 158~89	612-3073
성 심 병 원	안양시 안양3동 695~207	2-2429
성요셉병원	부천시 심곡동548	62-3003~6
세 일 병 원	부천시 심곡3동 355~6	652-0155~6

병원명	소재지	전화
송탄 제일병원	송탄시 신장동212~11	4-8781~2
수원 도립병원	수원시 신풍동 249	5-4141~5
수원 백내과병원	수원시 팔달로 2가 95	5-5566·5588
수원 성모병원	수원시 영화동 436~8	63121~3
수원 성심병원	수원시 영화동 301~7	42-3310~11
수원제일병원	수원시 중동20	7-3221~5
신갈 을지병원	용인군 기흥면 신갈리 455~	8-2348~9
신영순병원	안양시 안양동 653~20	2-0121~5
안양병원	안양시 안양 5동 613~9	3-0151~7
안양 성모병원	안양시 비산동 566~3	43-8651~4
안양 신경정신병원	시흥군 의왕읍 왕곡리 36~10	52-4110
양평 길병원	양평군양평읍 공흥리 316~2	3-3771~5
연세대의대 영동 세브란스 용인분원	용인군 용인읍 역북리407~1	2-5552~5
오산 기독병원	화성군 오산읍 오산리 860~6	2448·2507
오산 성심병원	화성군 오산읍 오산리 751~17	3393·3411
용인 정신병원	용인군 구성면 상하리 4	수원 8-3531~3
인산병원	용인군 구성면 상하리22	8-3531
제일병원	김포군 김포읍 북변리407~2	2-2313
지방공사 금촌의료원	파주군 금촌읍금촌리101	2-2021·2029
지방공사 안성의료원	안성군 안성읍 당왕리455	3192·3440
지방공사 의정부의료원	의정부시 의정부2동266	2-2951~2
지방공사 이천의료원	이천군 이천읍 관고리 산44~	2-2641~2
평택 기독병원	평택시 평택동 71~3	2-1311~4
평택 성심병원	평택시 평택동 623	2-3649
평택 제일병원	평택시 평택동 72~7	2-9115~7
평택 한일병원	평택시 평택동 64	2-3154~5
포천 도립병원	포천군 포천읍 신읍리 169	2-2042·2486
혜성병원	이천군 이천읍 중리270~3	2-4162
회생병원	고양군 지도읍 화정리산34~1	원당62-6900~7

강원도

병원명	소재지	전화
노동복지공사 장성병원	태백시 화광동 195	8-6080~3
동원보건원	정선군 사북면 사북1리	4-3121~5
동인병원	강릉시 포남동 산 161	3-6161~4
아산재단부속 인제병원	인제군 인제읍 남북리 388	2131~4
연세대의대 원주 기독병원	원주시 일산동162	42-3131~6
영동병원	동해시 평릉동산7~3	32-3006~9
지방공사 삼척의료원	삼척시 남양동 55~9	72-1141~5
지방공사 영월의료원	영월군 영월읍 영흥리1066	4170~3
지방공사 원주의료원	원주시 개운동 437	44-6911~4
지방공사 춘천의료원	춘천시 효자3동 17~1	2-6843~7
한림대부속 춘천성심병원	춘천시 교동 153	52-9970
현대병원	강릉시 옥천동 326	2-7959
노동복지공사 동해병원	동해시 평릉동 190	32-3131~5
대한중석 상동광업소 부속병원	영월군 상동읍구래 6리	2572
인성병원	춘천시 낙원동 8~1	53-2030·3030
지방공사 강릉의료원	강릉시 남문동 164	3-3384~6
지방공사 속초의료원	속초시 영랑동 197~3	2-6822
춘천 제일병원	춘천시 조양동 74~1	2-2240·5804

충청남도

병원명	소재지	전화
가톨릭의대부속 대전 성모병원	중구 대흥동 520~2	252-9331~50
대전 선병원	중구 선화동 63	252-7771~7
대전 을지병원	중구 목동24	26-7191~7
백제병원	논산군 논산읍 취암동21~14	2-2191~5
성세병원	중구 월평동 187	522-0711~5
순천향의대부속 천안병원	천안시 봉명동23~20	3-3711~5
아산재단부속 보령병원	대천시 죽정동1	2-4101~5

병　원　명	소　재　지	전　화
유성 선병원	대전시 중구 지족동 22~1	823-3331~8
조치원 제일병원	연기군 조치원읍 서창리204	2-4281~3
지방공사 공주의료원	공주시 중동330~1	2-4111~5
지방공사 홍성의료원	홍성군 홍성읍 고암리 572~3	2-5121~6
충남대의대 부속병원	대전시 중구 대사동 640	253-6831~49
국립 공주결핵병원	공주시 신관동 172	22-2631~3
당진 성모병원	당진군 당진읍 읍내리570~2	2-2750·2188
대전 박외과병원	중구 은행동 149	22-1163·3463
대전 복지병원	동구 대화동39~7	72-2779
대전 유외과병원	중구 은행동128	253-9785~7
대천 서울병원	대천시 대천동 172~3	2-5756~8
대천 외과병원	대천시 대천동 181	2-6550~3
동광병원	서산군 서산읍 동문리 316	2-8222~4
부여 성요셉병원	부여군 부여읍 구위리261	2-2822·3440
서산 서울병원	서산군 서산읍 동문리 932	2-3121~5
아산 공립병원	온양시 온천동 235	2-3147~8
안 광 병 원	대전시 동구 정동 2~9	23-3530·3542
지방공사 서산의료원	서산군 서산읍 읍내리491~5	2-2173·2645
지방공사 천안의료원	천안시 봉명동 39~1	2-3081~2
한 국 병 원	대전시 중구 오류동151~1	523-7773~5
김석화산부인과병원	천안시 대흥동 42~9	2-4321~2

충청북도

병　원　명	소　재　지	전　화
남궁병원	청주시 남문로2가 15	52-2111~7
서울병원	청주시 북문로 1가 62	53-3351~5
순천향 음성병원	음성군 음성읍 읍내리785~2	2-4297~8
지방공사 청주의료원	청주시 사직동 554~6	4-2191~3
청주병원	청주시 북문로 3가 39~1	52-3101~5
가톨릭의대부속 옥천 성모병원	옥천군 옥천읍 삼양리 158~4	32-1571~2
동아병원	충주시 역전동 674	2-3816·9300
보은 성모병원	보은군 보은읍 삼산리175~60	2008·4295
신라병원	충주시 성서동 205~32	2-3396

병원명	소재지	전화
정 병 원	제천시 중앙로1가 101	2-5131~4
제천 서울병원	제천시 명동 10~1	42-7605~9
제천 주민병원	제천시 고암동 566~1	2-7141~4
지방공사 충주의료원	충주시 역전동 630	43-2210~3
충주 성심병원	충주시 성서동 113	2-7900~1

전라남도

병원명	소재지	전화
근로복지공사 순천병원	순천시 조례동541~3	3-2101
남 광 병 원	광산군 서창면 마륵리120~1	362-0061~72
성골롬반병원	목포시 산정동 97	72-1581~4
성 인 병 원	여수시 운덕동 164~3	63-2181
아산재단부속 보성병원	보성군 미력면 반용리768	2-2141~5
영 광 병 원	영광군 영광읍 주주리275	2-5101~8
해 남 병 원	해남군 해남읍 해리182~1	2-4116~9
국립나주정신병원	나주군 산포면 산재리501	금성32·1347
국립목포결핵병원	목포시 대성동 201	72·3860
국립소록도병원	고흥군 도양읍 소록리1	고흥 소록 4·5
남 양 병 원	목포시 대의동1가 4	22-1446
노 동 병 원	목포시 행복동 2가 6	42-0987·5620
대우재단부속 신안대우병원	신안군 비금면 수대리49	비금 102~5
대우재단부속 완도대우병원	완도군 노화읍 이포리 156	완도 216~9
목포적십자병원	목포시 상락동1가 10	22-6181~4
박 병 원	무안군 무안읍 성동리885	2233-4
성가롤로병원	순천시 장천동44	22-0171~3
시 민 병 원	목포시 남교동 5~4	22-0315·1362
여수 애양재활병원	여천군 율촌면 신풍리1	여수82·7877
전 남 병 원	여수시 광무동 120~1	22-7121~4
제 일 병 원	목포시 용당동 1109~14	72-9953
지방공사 강진의료원	강진군 강진읍 서성리305~23	2-2167~9
지방공사 목포의료원	목포시 용해동 133	72-2101~2
지방공사 순천의료원	순천시 매곡동 130	52-8141~3

전라북도

병원명	소재지	전화
김제병원	김제군 김제읍 서암리 377	42-1011
아산재단부속 정읍병원	정주시 정일동 350	2-5116~9
예수병원	전주시 중화산동 1가 300	2-8641~9
원광대의대 부속병원	이리시 신용동 344~2	52-6111·7111
전북대의대 부속병원	전주시 경원동 3가 14	6-0111~9
지방공사 군산의료원	군산시 금동 14~1	2-7131~3
지방공사 남원의료원	남원시 동충동 171~2	2-2075~6
한국농촌위생원 개정병원	군산시 개정동 413	2-3135~7
방소아과 병원	전주시 경원동 1가 52~5	2-6029
원광대의대부속 제2병원	이리시 동산동 144~23	52-9111(대)
장수 성모병원	장수군 개내면 장계리 1350	2-0174
전주 적십자병원	전주시 고사동 1가 473	2-3394·8849
이동호외과병원	전주시 경원동 3가 60~2	72-3071

경상남도

병원명	소재지	전화
거제 기독병원	거제군 신현읍 상동리산 27~7	고현 2-2187~9
근로복지공사 창원병원	창원시 중앙동 104~1	82-5111·5211
김해 복음병원	김해시 삼정동 261	2-5364·9950
대우의료재단부속 옥포대우병원	거제군 장승포읍 두모리 363	4-6161~9
동강병원	울산시 태화동 123~3	43-1931~7
마산 고려병원	마산시 합성 2동 50	56-7151~60
마산 성모병원	마산시 중앙동 3가 4~247	43-3311~7
마산 파리마병원	마산시 대성동 2가 6~1	3-1151~5
밀양 영남병원	밀양군 밀양읍 내2동 1196	2-8102~3
반도병원	진주시 장대동 100-10	2-0191~4
백천병원	울산시 신정2동 1651~9	75-1100~5
언양 동강병원	울주군 삼남면 교동리 378	6-3151
왕산병원	창령군 창령읍 탄하리 23~1	2-4961~2

병 원 명	소 재 지	전 화
윤양병원	진주시 동성동 12~3	42-1100~5
제일병원	진주시 강남동 241	52-5881~4
지방공사 마산의료원	마산시 중앙동 3가 3	2-1071~3
지방공사 진주의료원	진주시 중안동4	3-5171~5
진주 고려병원	진주시 칠암동 485~2	53-7575~80
현대 해성병원	울산시 전하동 290~3	32-1301~5
가락병원	울산시 우정동 284-27	43-1121
거창병원	거창군 거창읍 하동245	7-7171~3
거창 적십자병원	거창군 거창읍 상동74~1	3-3251~2
경남병원	마산시 산호동 425~8	3-1313~5
국립 마산결핵병원	마산시 가포동 486	2-1141~3
금강병원	김해시 부원동 25~6	33-0005~8
동마산병원	마산시 석전동231~6	92-9911~5
동서병원	의창군 내서면 호계리362~1	55-3003~4
마산 복음병원	마산시 남성동151~5	3-1881
바오로병원	울산시 학성동 432~352	2-7121~4
삼성병원	삼천포시 동금동 90~1	32-5151~3
삼천포 성심병원	삼천포시 향촌동 442~1	2-8617
성심 인애병원	산청군 산청읍 내리91	2053·2793
양산 복지병원	양산군 양산읍 신기리444~1	4-2339
울산 성심병원	울산시 중구 성남동 148~2	43-3151~3
의령 고려병원	의령군 의령읍 서동508~1	4234~5
제일병원	울산시 신정1동 1409~3	73-6121~5
충무 기독병원	충무시 무전동 413~50	42-5113~5
통영 적십자병원	충무시 서호동 163~22	2-3043~5
한국병원	울산시 옥교동84~5	2-2440·4872
한일병원	김해시 부원동 867~1	2-5144
진주 한일병원	진주시 본성동 1~7	42-3391~5
함양 성심병원	함양군 함양읍 하동 613~6	4322~4

경상북도

병원명	소재지	전화
문경병원	점촌시 점촌동 402~3	2-6711~5
순천향 구미병원	구미시 공단동250	2-7151~60
아산재단부속 영덕병원	영덕군 영해면 성내동산37	32-1581~5
안동병원	안동시 용상동 1454~4	3-1101~7
안동 성소병원	안동시 금곡동 177	2-2621~6
영천 성베드로병원	영천시 오수동 307	33-1191~8
지방공사 포항의료원	포항시 영흥1동 315	2-0551~8
포항 기독병원	포항시 덕수동 925	2-3211~2
포항 선린병원	포항시 대신동 69~7	2-2105~8
포항 성모병원	포항시 대잠동 270~1	72-0151~7
경주병원	경주시 용강동 357	42-2661
경주 기독병원	경주시 서부동 147	2-0891~4
공생병원	의성군 의성읍 후죽동475~3	2-3881~2
남산병원	김천시 남산동 3~9	2-2111·7300
대구 정신질환요양원	달성군 화원면 본리동85~1	632·5217
동광병원	포항시 상남동 462~5	2-3111~4
상주병원	상주시 남성동 33~27	2-7990~2
상주 성모병원	상주시 냉림동 350~5	32-5001~5
상주 적십자병원	상주시 서성동 121	2-3681
성누가병원	영주시 영주4동 536~4	2-6011~5
순창병원	영주시 영주 1동 3~2	2-3318~9
안강병원	월성군 안강읍 산수리 1784~4	8-4225~6
영덕 제일병원	영덕군 영덕읍 우곡동322~2	3122·3905
영주 기독병원	영주시 영주2동	2-6161·7151
울릉 군립병원	울릉군 울릉읍 도동176~2	2110
울진 군립병원	울진군 울진면 읍내리563~5	2-2146
제남 농촌의료원	의성군 봉양면 화전동90~4	36·78
지방공사 김천의료원	김천시 모암동 85	2-8143~6
지방공사 안동의료원	안동시 북문동 470	2-3631~3

제 주 도

병 원 명	소 재 지	전 화
한국병원	제주시 3도 1동 518	52-5852
한라병원	제주시 연동 2030~1	52-9221~9
나사로병원	제주시 1도 1동 1458~1	22-3625~6
덕용병원	제주시 1도 1동 1159	22-2191~2
새한병원	제주시 2도 1동 1421~9	22-7323·7781
영동병원	제주시 2동 1동 1251~1	22-3919
지방공사 서귀포의료원	서귀포시 동홍동 1530	62-3413~5
지방공사 제주의료원	제주시 3도 1동 154	22-3521~2
현대병원	서귀포시 서귀동 316~1	62-8001-2

이 책을 펼치는 순간 당신의 운명은 바뀐다!!

세계적인 심령능력가 안동민 저

업장소멸

전 6권

전생과 이승에서의 업장을 어떻게 풀 것인가?
이런 사람들은 지금 운명을 바꿔라

왜 돈많은 집에 태어나는 사람도 있는데, 그렇게 노력해도 가난에서 헤어나지 못하는가?

왜 세상에는 성공하는 사람, 실패하는 사람이 따로 있는가?

왜 평생 병이라는 것을 모르는 사람이 있는데 왜 나는 온갖 병을 짊어지고 살아야 하는가?

왜 남들은 결혼하여 행복을 누리는데 왜 나는 출산을 못하는가?

왜 남들은 일류대학이나 직장을 가는데 왜 나는 낙방만 하는가?

⇨ 이책은 당신은 누구인가? 또 사후에는 저승에서 무엇으로 환생할 것인가에 대한 끝없는 의문을 명쾌하게 풀어준다.
⇨ 최초로 공개되는 저승에서 보내온 S그룹 회장의 메시지!
⇨ 심령학자가 본 '화성연쇄살인사건'과 '미국판 화성연쇄살인사건'의 진상과 그 범인은 누구인가?

사업을 성공시키는 비법, 라이벌이나 원수를 주술로서 제거시키는 비법공개!

〈전 6권〉
① 심령문답편
② 업장소멸편
③ 악령의 세계편
④ 원혼의 세계편
⑤ 비전의 주술편
⑥ 업장완결편

완간

저자와의 대화
저자와 당신의 전생, 금생, 내생의 인연과 운명을 이야기해 보고자 하시는 분은 책속의 대화 신청서를 작성, 우송 해 주십시오

서음출판사 (253) 5292~4
FAX (253) 5295

전국 유명서점에 있습니다.

이 땅에도 소련과 같은 수용소군도가 있었던 사실을 당신은 아십니까? 그것이 바로 악명높았던 국토건설단과 삼청교육대, 반체제 인사들을 강제 연행, 차마 인간으로서는 상상조차 할 수 없는 고통과 공포의 도가니 속으로 몰아넣었던 인간도살장이다!

이것이 바로 정치군인들에 의해 판매 금지 당했던 문제의 그 소설이다!

한국판 수용소군도, 그 기막힌 이야기들

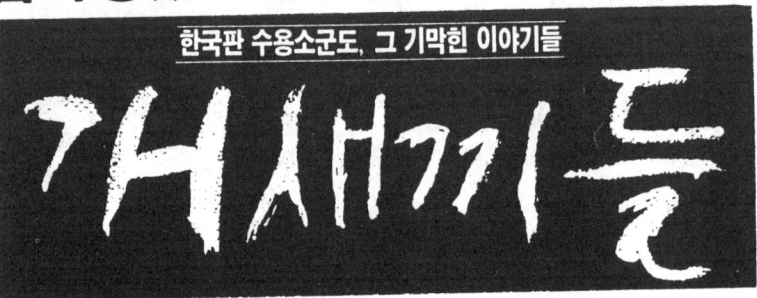

상 하   우리는 그들을 어떻게 심판할 것인가? 정을병장편현장소설

한 시대의 증언자, 정을병 문학의 대표작

총검으로 자신의 부패를 가리며 국민들을 치밀하게 이용했던 박정희 정권 18년 5개월, 재임 8년 3개월 동안 민중에 대한 대량학살과 반체제 인사들에 대한 대규모 투옥, 안정속의 개혁이라는 간판 밑에 공포속의 침묵만을 강요했던 5공 정권—— 그 암울했던 극한 상황속에서 그들의 하수인들에 의해 자유가 어떻게 유린되는가를 5인의 솔제니친 중 한명이었던 저항작가 정을병에 의해 비로소 파헤쳐진 한국판 수용소군도, 그 실체!

이 작품 《개새끼들》은 '개새끼'로서 취급을 받아도 좋을 사람을 욕하기 위해서 쓰여진 작품이다. 우리 사회에는 언제부터인가 '개새끼' 같은 더러운짓만을 골라 하는 속물적 인간들이 너무나 많다. 그들에게는 어떤 체면이나 국가의식 같은 것은 전혀 찾아볼 수 없으며, 다만 철저하게 무장된 몰염치한 근성만을 발견할 수 있을 따름이다. 단군 이래 최대의 도둑들이 국민에게 남긴 선물이란… 그야말로 불쾌감 밖에 아무것도 없다. 각하 아저씨들— 그러는 게 아니예요.

全國베스트셀러
1位 突破!

전국유명서점 공급중
서음출판사   253-5292~4
FAX 253-5295

최신가정의학백과
암백과

版權
本社
所有

1998년 10월 10일 9판 발행

發行處 瑞音出版社
登錄 : 1976.5.14 No.1-220
서울시 동대문구 신설동 94-44
(253) 5292~4
FAX(253) 5295

著　者
金東集 外

發行人
李 光 熙

校　正
柳 智 山
徐 玄 淑

Printed in Korea
＊파본은 바꾸어 드립니다.

정가 15,000원